科学·实用·全面的孕产专家指导

怀孕知识一本全

王楠 编著

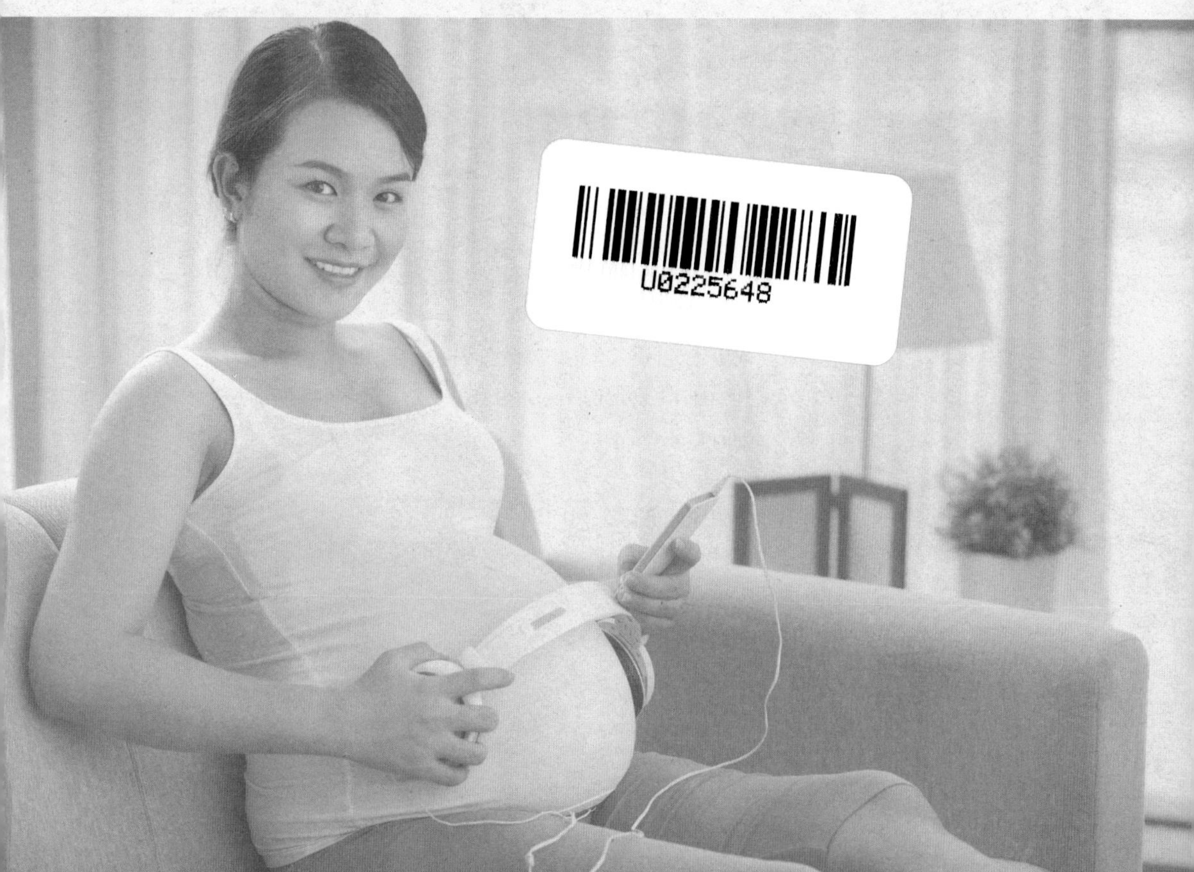

中国妇女出版社

图书在版编目（CIP）数据

怀孕知识一本全 / 王楠编著. -- 北京 : 中国妇女出版社, 2016.5

ISBN 978-7-5127-1168-6

Ⅰ.①怀… Ⅱ.①王… Ⅲ.①妊娠期—妇幼保健—基本知识 Ⅳ.①R715.3

中国版本图书馆CIP数据核字(2015)第225198号

怀孕知识一本全

作　　者：王　楠　编著
责任编辑：肖玲玲
封面设计：小　渔
内文版式：蚂蚁王国
责任印制：王卫东
出版发行：中国妇女出版社
地　　址：北京东城区史家胡同甲24号　邮政编码：100010
电　　话：（010）65133160（发行部）　65133161（邮购）
网　　址：www.womenbooks.com.cn
经　　销：各地新华书店
印　　刷：北京世纪雨田印刷有限公司印刷
开　　本：170 × 240　1/16
印　　张：24
字　　数：395千字
版　　次：2016年5月第1版
印　　次：2016年5月第1次
书　　号：ISBN 978-7-5127-1168-6
定　　价：36.80元

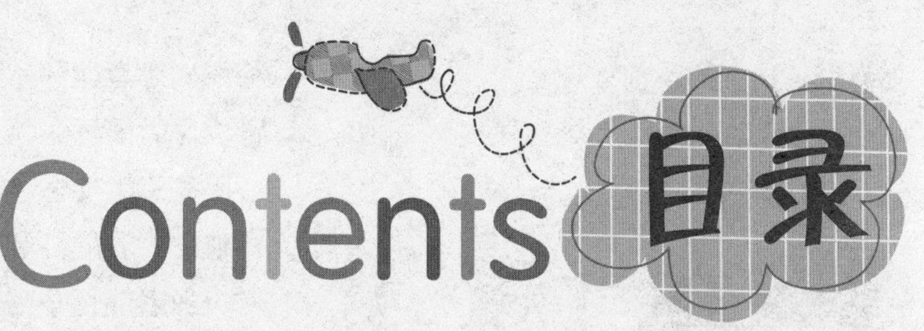

Contents 目录

第一篇 优生优孕

第一章 如何生出健康宝宝 2

什么是优生 2
优生的五要素是什么 2
优生的主要措施是什么 3
什么是优生咨询 4
优生咨询的内容主要有哪些 4
怀孕期间的这些数字你知道吗 4
“酸儿辣女”有科学依据吗 5
一次射精有多少精子 5
影响精子质量的环境因素 6
女性要具备哪些条件才能受孕 6
什么是最佳受孕状态 7
怎样把握受孕的最佳时机 7
受孕的最佳姿势是什么 8
如何实现高质量的受孕 8
什么是最佳受孕环境 9
为什么婚后不宜马上怀孕 9
10个不宜受孕的时间 9
父母血型与优生有什么关系 10
什么是怀孕最佳心理状态 11
个人爱好和才能会遗传给孩子吗 11
怀孕前应做好哪些思想准备 11
关于色盲，你知道多少 12
什么叫先天缺陷 12
先天缺陷有哪些类型 12
有关怀孕的常见错误观念有哪些 13
为什么怀孕女性不宜太胖 14
女性自慰会影响优生吗 14
准爸爸的年龄对胎儿有什么影响 14
什么是月经过稀 14
月经过稀会影响怀孕吗 15
避孕工具避孕失败后受孕的胎儿会畸形吗 15
口服避孕药、外用避孕药避孕失败后受孕的胎儿会畸形吗 15
安全期避孕和体外排精避孕失败后的胎儿会畸形吗 16
性生活频率高对优生有什么影响 16
为什么要做凝血方面的测定 16
为什么要定期做尿常规检查 17
如何选择合适的卧具 17
孕前和孕期为什么不宜住新房 17

如何进行适宜的孕前锻炼 18
哪几种人不宜婚配 18
近亲结婚有哪些危害 19

第二章 了解遗传病 19

什么是遗传病 19
遗传病分哪几类 20
什么是隔代遗传 20
遗传病的三级预防是怎么回事 21
遗传、优生与胎教之间有什么关系 21
哪些父母会把疾病遗传给宝宝 22
哪些夫妻需要进行遗传咨询 23
孩子的智力取决于双亲的遗传吗 23
夫妻双方的体质对优生有什么影响 24
先天性疾病都是遗传病吗 24
遗传病与胎儿性别有什么关系 25
龋齿会遗传吗 25
鼻子、耳朵的形状也能遗传吗 26

第三章 孕前疾病与防治 26

为什么必须进行婚检 26
为什么孕前要进行口腔检查 27
受孕前为什么不能服用安眠药 27
为什么孕前孕后都不能养小动物 27
孕前有阴道炎怎么办 28
为什么会出现妊娠反应 29
妊娠反应时该怎么办 29
阑尾炎会影响怀孕吗 30
肺结核患者能怀孕吗 30
糖尿病患者能怀孕吗 30
肾炎患者能怀孕吗 31
心脏病患者能怀孕吗 31
高血压患者能怀孕吗 32
肝炎患者能怀孕吗 32
淋病患者能怀孕吗 32
甲亢患者能怀孕吗 33
梅毒患者能怀孕吗 33
红斑狼疮患者能怀孕吗 33
患有生殖系统肿瘤者怀孕有什么后果 33
哮喘病患者能否怀孕 34
精神病患者不宜怀孕吗 34
什么是“理想型”的孕妇 34
孕前应该注射乙肝疫苗吗 35
孕前应该注射甲肝疫苗吗 35
孕前应该注射水痘疫苗吗 35
孕前应该注射风疹疫苗吗 36
孕前要注射流感疫苗吗 36
什么是先天性疾病 36
为什么男性不宜洗桑拿浴 36
哪些职业对生育宝宝有危害 37
乙肝病毒也可父婴传播吗 37
怎样防治乙肝病毒的父婴传播 37
哪些情况下孕前应该咨询医生 38
疲劳过度对受孕有什么影响 38

第四章 了解不孕不育症 39

什么是不孕 39
导致女性不孕的主要原因有哪些 39
怎样检查输卵管是否畅通 40
压力会造成不孕吗 40

什么是宫腔镜检查 41
什么是腹腔镜检查 41
什么是“试管婴儿” 41
哪些情况下适合做“试管婴儿” 41
什么是人工授精 42
如何进行人工授精 42

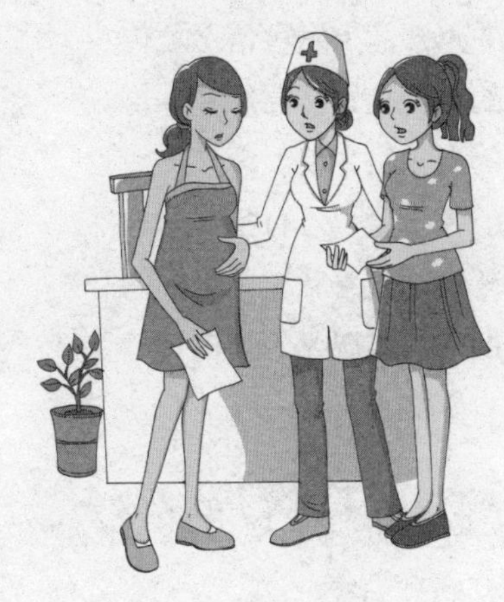

第五章 优生需要哪些准备 43

怀孕前应做好哪些准备 43
为什么孕前要注意营养 43
备孕男性应该怎样饮食 44
孕前女性为什么要补充叶酸 45
为什么男性也要补充叶酸 45
孕前为什么要补充维生素 45
为什么孕前要补充B族维生素 46
孕前为什么要多吃含钙食物 46
孕前为什么要多吃含铁食物 46
为什么怀孕前不能吸烟 46
为什么怀孕前不能饮酒 47
咖啡对孕前女性有什么影响 47
咖啡对孕前男性有什么影响 47
男性饮酒对生育有什么影响 47
男性吸烟对生育有什么影响 48

第二篇 健康孕期

第一章 健康孕早期 50

第一节 胎儿发育早知道 50

孕1月 50
胎儿身体发育情况是怎样的 50
胎儿的大脑发育情况怎样 51
孕2月 51
胎儿身体发育情况是怎样的 51
胎儿的运动能力如何 51
胎儿对触觉刺激有反应吗 51
你了解胎儿脑神经细胞的发育规律吗 51
孕3月 52
胎儿身体发育情况是怎样的 52

胎儿的感知能力发育情况怎样 52
胎儿的触觉发育情况怎样 53
胎儿的视觉发育情况怎样 53
胎儿的呼吸系统发育情况怎样 53
胎儿牙齿的发育状况是怎样的 54
胎儿的运动情况是怎样的 54
胎儿也能喝水吗 54

第二节 胎教的作用与方法 55

什么是胎教 55
怎样正确认识胎教 55
胎教从什么时候开始合适 55
胎教的前提是什么 56
胎教的理论基础是什么 56
胎教分哪几个阶段 56
为什么说胎教具有可行性 57
什么是直接效果的胎教和间接效果的胎教 57
怎样进行科学的胎教 58
你了解无意胎教和有意胎教吗 58
情绪与胎教有什么关系 59
胎教的第一步是什么 59
受过胎教的宝宝有哪些优势 60
受孕当月的胎教要点是什么 60
受孕的瞬间情绪良好利于优生 60
怎样进行环境胎教 61
中医的逐月胎教法科学吗 61
如何促进胎儿大脑发育 62
胎教有哪些误区 62
胎教要遵循哪些原则 63
孕妇品格对胎儿有什么影响 64
孕妇的“胎教心灵操”包括哪些内容 64
怎样做好孕早期的营养胎教 65
为什么孕妇到大自然中去有利于胎教 65
胎儿也会发脾气吗 66
妈妈怎样当好胎教的主角 66
家庭其他成员在胎教中的注意事项 67
音乐胎教分几种 67
音乐胎教有哪些误区 67
如何进行音乐胎教 68
怎样与胎儿一起玩耍 68
孕妇如何进行运动胎教 69
营养与胎教有什么关系 69
孕早期最适宜的胎教活动是什么 70
准爸爸在胎教中起怎样的作用 70

第三节 孕妇的护理常识 72

孕妇的营养餐桌 72

孕妇应遵循哪些饮食原则 72
三种营养素和钙质怎样补充 72
孕期营养不良对胎儿有什么影响 73
孕妇为什么要补充蛋白质 74

补充蛋白质的食谱举例 74
为什么孕妇要多吃清淡的植物性食物 75
偏爱素食对孕妇有什么危害 75
易导致流产的食物有哪些 75
孕妇缺钙对胎儿有什么影响 76
孕妇缺糖会有什么后果 77
孕妇为什么要适量补充脂肪 77
为什么孕妇要适量补锌 78
为什么孕妇要适量补铁 78
孕妇缺碘有什么危害 79
为什么孕妇需要补硒 79
为什么孕妇不能缺铜 80
为什么孕妇不能缺锰 80
孕妇为什么不能缺镁 80
孕妇不宜喝的水 81
孕妇如何选择奶粉 81
有利于胎儿大脑发育的麦类食物有哪些 82
有利于胎儿大脑发育的谷类食物有哪些 83
有利于胎儿大脑发育的豆类食物有哪些 83
有利于胎儿大脑发育的果类食品有哪些 84
有利于胎儿大脑发育的蔬菜有哪些 85
调料对孕妇有什么影响 86
为什么孕妇不宜节食 86
孕妇服用阿胶有什么讲究 87
孕妇吃姜有什么讲究 88
孕妇吃蒜有什么讲究 88
维生素C对孕妇的作用是什么 89
维生素E对孕妇的作用是什么 89
孕妇能吃蜂蜜吗 89
孕妇的日常护理 90
怀孕的征兆有哪些 90
到医院怎么检查是否已经受孕 90
如何划分怀孕期 90
你知道胎儿各器官的发育时间吗 91
什么时候开始产前检查 91
孕早期的产前检查有何作用 91
什么是无压力测试 92
如何推算预产日 92
有过剖宫产史的孕妇需要注意什么问题 93
怀孕早期能做B超吗 93
孕妇怎样保持良好的心境 94
孕妇为什么要进行适度的运动 94
孕妇运动有何优点 95
什么是合适的运动程度 95
为什么孕妇不宜拔牙 95
孕妇洗澡时应注意什么 96
孕期睡眠要注意什么 96
孕妇骑车该注意什么 97
准爸爸需要做哪些事 97
孕早期孕妇的身体会发生哪些变化 98
孕妇冬季应多晒太阳吗 99
孕早期如何工作 99
焦虑对胎儿有哪些不良影响 99
孕妇怎样控制自己的情绪 100
孕妇打鼾对胎儿有什么影响 100
孕妇为什么不宜去拥挤的场合 100
什么是超声波诊断法 102
哪些情况可利用超声波进行诊断 102

家用电器对健康的影响 102
孕妇的求知欲对胎儿会产生什么样的影响 103
孕妇为什么不宜穿高跟鞋 103
什么是双子宫妊娠 104
双子宫对怀孕有影响吗 104
孕妇受到噪声干扰对胎儿有什么危害 104
准爸爸怎样和胎儿说话 105
微波对胎儿有什么影响 105
静电对胎儿有影响吗 106
孕妇为什么不能长时间看电视 106
孕妇可以使用空调吗 106

第四节 孕妇宜忌 107

为什么孕妇忌过多接触办公室里的电话机 107
为什么孕妇忌过多接触办公室里的复印机 107
孕妇为什么忌涂指甲油 107
孕妇为什么忌喝浓茶 108
孕妇为什么忌多吃油条 108
孕妇为什么宜适量吃菠菜 108
孕妇为什么宜适量吃水果 109
孕妇为什么忌多吃山楂 109
孕妇为什么忌多吃土豆 109
孕妇为什么宜吃红枣 110
孕妇为什么宜吃板栗 110
孕妇为什么宜吃花生 110
孕妇为什么忌做X线检查 111
孕妇为什么忌用电吹风 111
孕期为什么忌使用风油精 111
孕妇为什么忌大笑 112
孕妇为什么忌吃火锅 112
孕妇为什么忌饮可乐饮料 112
孕妇为什么忌长期服用鱼肝油 112
孕妇为什么忌多吃人工腌制的食品 113
孕妇为什么宜多吃苹果 113
孕妇为什么忌恐惧心理 114
孕妇为什么忌有依赖心理 114
孕妇为什么忌暴躁心理 115
孕妇为什么忌忧郁心理 116
胎教实施宜适量 116
为什么孕早期忌过性生活 117
为什么忌多吃罐头食品 117
孕妇为什么忌吃糯米甜酒 118
孕妇为什么忌多吃酸性食物 118
孕妇为什么忌多吃黄芪炖鸡 118
为什么孕妇要忌食可能诱发过敏的食物 119
孕期为什么宜吃适量瓜子 119
孕妇为什么忌吃百忧解 120
怀孕后为什么忌过度清洗阴道 120

第五节 常见病的防治 121
孕妇应该遵循哪些用药原则 121
孕妇感冒对胎儿有什么影响 121
孕妇早期感冒怎样防治 122
孕妇防治感冒可以用哪些食谱 122
孕妇发热对胎儿有什么影响 122
为什么预防宝宝近视要从怀孕开始 123
农药对胎儿有什么影响 123
什么是妊娠恶阻 123
造成妊娠恶阻的原因是什么 124
治疗妊娠恶阻有哪些食谱 124
如何使用保胎药保胎 124
先兆性流产如何保胎 124
先兆性流产如何防治 125
习惯性流产如何保胎 125
习惯性流产可用什么保胎食谱 126
影响胎儿生长发育的抗生素类药物有哪些 126
影响胎儿生长发育的激素类药物有哪些 126
影响胎儿生长发育的维生素类药物有哪些 127
影响胎儿生长发育的其他类药物有哪些 127
风疹病毒感染有哪些症状 127
风疹病毒感染对胎儿有什么危害 128
风疹病毒感染有何防治措施 128
巨细胞病毒感染对胎儿有什么危害 128
防治巨细胞病毒感染有何措施 129
早孕反应太剧烈为什么不宜保胎 129
孕妇为什么要注意口腔卫生 129
孕妇小腿抽筋由哪些原因引起 130
孕妇怎样防治小腿抽筋 130
哪些孕妇应做绒毛组织活检 130
做绒毛细胞检查会对胎儿造成损伤吗 131
什么是静脉曲张 131
怎样防治静脉曲张 131
孕妇发生呕吐怎么办 132
孕妇注射疫苗该注意哪些事项 133
孕妇用药对胎儿有什么影响 133
孕妇在哪些情况下需要就医 134
胎儿先天性畸形有哪些类型 135
准爸爸用药也会使胎儿畸形吗 135
病毒和细菌感染对胎儿有哪些危害 136
中药对孕妇绝对安全吗 136
用于安胎的中药有哪些 136
孕妇忌用哪些中药 138
用黄体酮保胎应注意什么 139
服用中药对胎儿肤色有影响吗 139
抗癌药对胎儿有什么影响 140
孕期用错药怎么办 140
为什么孕妇尿痛要早检查 141
怀孕后怎样防治痔疮 141
孕妇腹泻有什么危害 142
怎样预防胎儿佝偻病 142
孕妇为什么要慎用止咳药 143
孕妇怎样预防低钾症 143
孕妇尿频是病吗 144
孕妇仍有月经怎么办 144
水痘、带状疱疹病毒感染对胎儿有什么危害 145
防治水痘、带状疱疹有何措施 145

第二章 健康孕中期 146

第一节 胎儿发育早知道 146

孕4月 146

胎儿身体发育情况是怎样的 146
胎儿感觉发育情况是怎样的 146
胎儿听觉发育情况是怎样的 146
胎儿心理发育情况是怎样的 147
胎儿记忆力发育情况是怎样的 147
胎儿的视觉发育情况是怎样的 148
胎教时胎儿有什么感觉 148

孕5月 148

胎儿身体发育情况是怎样的 148
胎儿习惯是怎样养成的 148
怎样促进5个月胎儿的智力发育 149

孕6月 149

胎儿身体发育情况是怎样的 149
胎儿智力发育情况是怎样的 149
胎儿的情绪是怎样的 150
胎儿听觉发育情况是怎样的 150
胎儿嗅觉发育情况是怎样的 150
胎儿思维发育情况是怎样的 151

孕7月 151

胎儿身体发育情况是怎样的 151
胎儿味觉发育情况是怎样的 151
胎儿会吞咽吗 152
胎儿为什么会打哈欠 152

第二节 胎教的作用与方法 152

抚摸胎教有哪些好处 152
孕妇“情绪胎教心灵操”有哪些内容 153
如何对胎儿进行运动胎教 153
孕中期如何进行营养胎教 153
什么是对话胎教 154
对话胎教有哪些注意事项 154
阳光对胎教是否有益 155
什么是联想胎教法 155
新鲜空气为什么对胎儿有益 155
色彩对胎儿有什么作用 156
怀孕中期宜听什么音乐 156
怎样教胎儿学数字 157
可以对胎儿进行英语启蒙教育吗 157
胎儿可以分辨声音的强弱和高低吗 158
胎儿能感受明暗吗 158
什么是光照胎教 159
如何进行光照胎教 159
如何让腹中的胎儿“见多识广” 159
艺术编织也可作为一种胎教吗 159
绘画和剪纸也属于胎教吗 160
欣赏艺术作品也是胎教吗 160
孕妇美容和穿衣也是胎教吗 160

第三节 孕妇的护理常识 161

孕妇的营养餐桌 161

孕妇为什么不宜长期吃高蛋白饮食 161
孕妇为什么不能长期摄入高糖食品 162
孕妇为什么不宜长期摄入高脂肪食品 162
为什么孕妇不能盲目摄取高钙食品 162
孕妇多喝石榴汁有什么好处 163
孕妇吃核桃可以给胎儿补脑吗 163

孕妇为什么要多吃植物油 163
孕妇为什么不能多吃精米和精面 164
孕妇为什么要慎吃海带 164
为什么孕妇不能过多摄入胆固醇 164
盛夏孕妇应吃些什么 165
孕妇可以适量吃猪腰吗 165
孕妇能吃葡萄干吗 166
孕妇能吃菠萝吗 166
孕妇能吃辣椒吗 167
孕妇能吃方便面吗 167
孕妇的日常护理 167
为什么胎儿喜欢妈妈的声音 167
如何做好乳房保健 168
怀孕后乳房会发生怎样的变化 168
乳头应该怎样保护 169
什么是正常胎动 169
怎样测胎心音 170
怎样测宫高 170
孕妇游泳为何有利于顺产 170
孕妇游泳应注意哪些问题 171
什么时候最容易流产 171
妇科检查会造成流产吗 172
孕妇的体重为什么会影响胎儿的心脏发育 172
如何防止发生便秘 173
孕妇便秘为什么不能使用开塞露 173
孕妇怎样选择衣服 173
孕妇也能穿时装吗 173
孕妇应穿什么样的内裤 174
孕妇如何清洁皮肤 174
干性皮肤如何护理 175
孕妇为什么会生黑斑和雀斑 175
孕妇多长时间洗一次头发为宜 175
孕妇应该怎样保养头发 176
孕妇应怎样按摩头部 176
孕妇的内衣为什么要勤换洗 176
孕中期准爸爸应做哪些工作 177
乘电梯会对胎儿有影响吗 177
孕妇的居住环境需要注意什么 178
什么时候会产生初乳 178
孕妇如何安度三伏天 179
孕妇如何安度严冬 180
孕妇皮肤瘙痒有哪些危害 180
皮肤瘙痒怎样缓解 181
孕中期可以进行性生活吗 181
为什么孕中期过性生活要戴避孕套 182
孕中期性生活该注意哪些事项 182
性高潮会引起流产吗 183
孕妇有必要选用腹带吗 183
孕妇坐车时应不应该系安全带 183
孕妇每天的睡眠时间以多少为宜 184
孕妇床上用品怎么选择 184
孕妇外出有什么注意事项 184
孕妇可以乘飞机吗 185
孕妇为什么不宜打麻将 185
孕妇怎样自我监护 186
为什么孕妇要慎用祛斑霜 186
高龄初产妇怎样加强孕期保健 187
肥胖的孕妇如何进行自我护理 187
孕妇肥胖对怀孕和分娩有什么影响 188
瘦弱的孕妇如何进行自我护理 188
矮小的孕妇如何进行自我护理 189
孕妇可以泡温泉吗 189

第四节 孕妇宜忌 189

孕妇为什么要慎用藏红花 189
为什么孕妇忌烫发或染发 190
为什么孕妇忌食用芦荟 190
孕妇宜控制食盐量 190
孕妇为什么忌摄入过多的咸味食品 190
孕妇为什么忌摄入过多的刺激性食物 191
孕妇为什么忌摄入过敏性食物 191
孕妇为什么忌吃苦瓜 192
孕妇宜适量运动 192
孕妇为什么忌过量、剧烈的运动 193
为什么孕妇宜淋浴 193
为什么孕妇洗浴时宜水温适中 194
为什么孕妇忌去舞厅 194
孕妇为什么忌戴隐形眼镜 194
为什么孕妇忌涂口红 195
为什么孕妇宜进食红糖和鸡蛋 195
为什么孕妇宜多吃香蕉 196
孕妇为什么忌睡电热毯 196
孕妇为什么忌睡席梦思床 197
孕妇为什么忌听摇滚音乐 197
孕妇为什么忌食用棉籽油 198
为什么孕妇忌闻汽油味 198
为什么孕妇忌过食冷食 198
孕妇为什么忌饥饱不一 199
为什么孕妇忌狼吞虎咽 199
孕妇为什么宜少吃黑木耳 200

第五节 常见病的防治 200

孕妇为什么会发生水肿 200
防治水肿应怎样饮食 201
胎儿发育迟缓的原因是什么 201
怎样预防胎儿发育迟缓 202
什么是羊膜穿刺 203
如何防治颈管无力症 203
子宫肌瘤对胎儿有什么危害 204
孕妇血小板减少如何防治 204
孕妇如何防治阑尾炎 205
单纯性疱疹病毒感染对胎儿有什么危害 205
防治单纯性疱疹病毒有何措施 206
孕妇患腮腺炎有什么危害 206
孕期胀气怎么办 206
孕期胀气如何食疗 207
恐药症有什么危害 208
胎儿唇腭裂怎样预防 208
什么是妊高征 209
妊高征对胎儿有何危害 209
如何预防妊高征 209
治疗孕妇贫血有什么食谱 210
孕妇为什么要做眼底检查 210
孕妇患心脏病对胎儿有什么影响 210
胎儿先天性心脏病有哪些病因 211

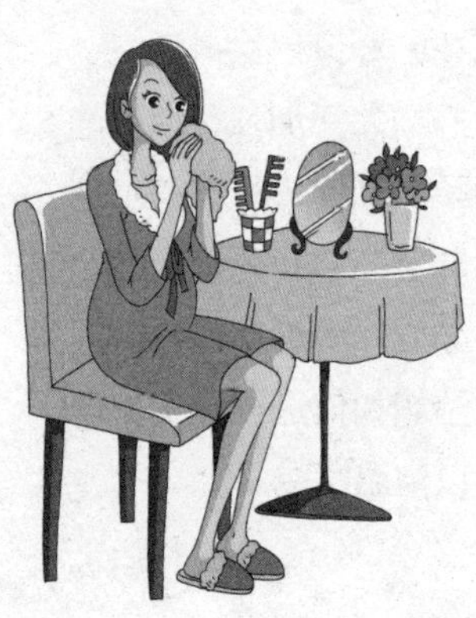

胎儿先天性心脏病有哪些种类及治疗方法 211
什么是妊娠期鼻炎 212
怎样预防胎儿失聪 213
什么是胎儿窘迫 213
怎样防治胎儿窘迫 214
疟疾对胎儿有什么危害 214
如何防治疟疾 214
为什么要查甲胎蛋白 214
孕妇为什么要查乙肝表面抗原 215
乙型肝炎对胎儿有什么危害 215
防治乙型肝炎的措施有哪些 216
孕妇出现黄疸是怎么回事 216
近视会遗传吗 217
孕妇为什么会牙龈出血 217
牙龈出血应怎样防治 218
防治牙龈出血有哪些食谱 218
孕妇鼻出血怎么办 218
为什么孕妇不可过多服用维生素B_6 219
孕妇为什么会腰痛 219
防治孕妇腰酸背痛有什么食谱 220
孕妇为什么会坐骨神经痛 220
孕妇头晕眼花是怎么回事 220
羊水的来源是什么 221
什么是羊水过多 221
什么是羊水过少 222
胎儿会大小便吗 223
哪些情况下高血压孕妇可以继续妊娠 223
孕妇发生宫颈癌怎么办 224
孕妇患膀胱炎有哪些危害 224
膀胱炎应怎样防治 225
孕妇患淋病对胎儿有什么危害 225
孕妇如何防治淋病 225
孕妇患结核病对胎儿有什么危害 226
孕妇如何防治结核病 226
孕妇患生殖器疱疹对胎儿有什么危害 226
孕妇如何防治生殖器疱疹 227
什么是妊娠中毒症 227
妊娠中毒症的症状是什么 227
如何治疗妊娠中毒症 228
预防妊娠中毒症有哪些措施 228
什么是早产 229
造成早产的原因有哪些 229
什么是葡萄胎 229
葡萄胎的症状是什么 230
为什么会发生葡萄胎 230
葡萄胎为什么要多次刮宫 230
孕妇烧心是怎么回事 231
烧心有哪些防治措施 231
什么是子宫颈关闭不全 232
胎盘有哪些功能 232
什么是胎盘前置 232
胎盘前置可以分哪几种情况 233
胎盘前置的症状有哪些 233
胎盘前置如何治疗 233
什么是正常位胎盘早期剥离 234

第三章 健康孕晚期 235

第一节 胎儿发育早知道 235

孕8月 235

胎儿身体发育情况是怎样的 235

胎儿智力发育情况是怎样的 235

孕9月 236

胎儿身体发育情况是怎样的 236
胎儿智力发育情况是怎样的 236

孕10月 237

胎儿身体发育状况是怎样的 237
胎儿智力发育情况是怎样的 237

第二节 胎教的作用与方法 237

怎样进行阅读胎教 237
阅读胎教该注意哪些事项 238
为什么阅读胎教是有益的 238
孕妇在孕晚期应听什么音乐 239
怎样对胎儿进行性格培养 239
胎儿在母亲子宫内是怎么学习的 239
胎儿有睡眠吗 240
母子怎样传递生理信息 240
母子怎样进行心理沟通 241

第三节 孕妇的护理常识 242

孕妇的营养餐桌 242

孕妇吃鱼对胎儿有什么好处 242
孕妇能吃虾吗 242
孕妇能吃牛肉吗 242
孕妇能吃羊肉吗 243

孕妇的日常护理 244

妊娠期孕妇腹部增大有何规律 244
孕妇腹部为什么会小于孕月 244
孕妇腹部为什么会大于孕月 244
孕妇拿取东西时的正确姿势 246
孕晚期应做什么样的妊娠体操 246
孕晚期为什么要进行胎心电子监测 247
孕妇为什么要做骨盆测量 247
性生活有助于分娩吗 248

第四节 孕妇宜忌 248

为什么孕晚期孕妇忌仰卧 248
孕妇为什么宜多吃玉米 249
为什么孕妇宜吃胡萝卜 249
为什么孕妇宜吃莴苣 249
孕妇为什么忌用洗涤剂 249
孕妇为什么忌吃甲鱼 250
孕妇为什么忌吃螃蟹 250
孕妇为什么忌开灯睡觉 250
孕妇为什么忌常用手机 250
为什么孕妇忌食桂圆 250
为什么孕妇忌食人参 251

第五节 常见病的防治 251

如何测定胎位 251
胎位不正有哪些类型 252
胎位不正有哪些危害 252
胎位不正的矫正方法是什么 253
孕妇为什么会心慌气短 253
孕妇出现心慌气短时怎么办 253
什么是衣原体感染 254
孕妇怎样预防衣原体感染 254
孕妇手脚麻木是正常现象吗 255
什么是围产期 255
孕妇怎样进行围产期心肌病的防治 255
什么是高危儿 255

哪些情况下会出现高危儿 256
什么是尖锐湿疣 257
孕妇有尖锐湿疣怎么办 257
孕妇为什么会耻骨痛 257
孕妇耻骨痛应怎样处理 258
孕妇为什么易患胆囊炎 258
孕妇患了胆囊炎应该怎么办 258
什么是新生宝宝溶血病 259
新生宝宝溶血病有哪些症状 259
什么是胎头浮动 259
产前胎头浮动对胎儿有什么影响 260

第三篇 健康分娩

第一章 分娩前的准备工作 262

什么是分娩 262
什么是足月产 262
什么是过期产 262
什么是软产道 262
什么是软产道坚韧 263
软产道哪些异常会影响顺利分娩 263
什么是产力 263
保护产力应从哪儿方面着手 264
什么是骨产道 264
什么是骨盆狭窄 264
什么是胎头固定 265
什么是面先露 265
产妇的分娩心理对胎儿有什么影响 265
产妇在分娩时大声喊叫有哪些危害 266
哪些方法可以减轻分娩时的疼痛 266
分娩有几种方式 266
自然分娩的优点有哪些 267
自然分娩的缺点有哪些 268
自然分娩要经过哪些过程 268
什么是剖宫产 269
剖宫产的优点有哪些 269
剖宫产的缺点有哪些 269
剖宫产的小孩更聪明吗 270
什么情况下应该选择剖宫产 270
剖宫产率为什么越来越高 270
剖宫产后要注意什么问题 271
一次剖宫产下次还要做剖宫产吗 272
是否可以拒绝剖宫产 273
剖宫产能做几次 273
剖宫产过程中能放环吗 273
剖宫产时应选择什么样的麻醉方式 274
为什么有的产妇在自然分娩中又选择剖宫产 274
剖宫产会不会影响以后的性生活 274
分娩有哪些新模式 275
什么是导乐分娩 275

什么是无痛分娩 276
坐式分娩可能吗 276
水中分娩是怎么回事 277
宝宝生在水中安全吗 277
什么是引产 278
引产方法有哪些 278
什么情况下需要引产 278
蓖麻油炒鸡蛋对引产管用吗 278
产前检查胎位正常都可以正常分娩吗 279
胎儿头位都是正常胎位吗 279

第二章 轻松分娩全过程 280

分娩时为什么要做会阴侧切 280
什么情况下做会阴侧切 280
会阴侧切会很痛吗 280
宫缩是怎么回事 281
“开骨缝”是怎么回事 281
什么是破膜 282
正常情况下什么时间破膜 282
胎膜破后应注意什么问题 282
为什么有的产妇在产程中会感到剧烈疼痛 282
什么是阵痛 283
生孩子为什么会疼 283
疼多久才会生 284
分娩过程中要有多少次疼痛 284
产程中可以用镇痛药吗 284
应该怎样选择镇痛药 285
产程中常用的镇痛药有哪些 285
哪些技巧可以减轻分娩痛苦 285
分娩时的呼吸技巧有哪几种 286
为什么不能滥用催产素引产 287
产妇临产前为什么要灌肠 288
什么情况不宜灌肠 288
产妇分娩前为什么要刮掉阴毛 288
临产时饮食应该注意哪些问题 288
临产后饿了还可以吃东西吗 289
产程中为什么要做肛查 289
产程中哪些情况要做阴道检查 289
临产后产妇小便要注意什么 290
临产后产妇大便要注意什么 290
产程中的阴道黏液栓是怎么回事 291
什么是持续性枕横位、枕后位 291
为什么会发生持续性枕后位 292
持续性枕后位在分娩时有何表现 292
持续性枕后位有什么影响 292
什么是颜面位 293
什么是额位 293
什么是复合位 294
分娩时为什么要经常听胎心音 294
分娩期间为什么要注意胎动 295
胎盘怎样从子宫剥离 295
胎盘何时娩出 295
胎盘已经剥离有什么征兆 296
如何娩出已剥离的胎盘 296
分娩后为什么要在产房里停留一段时间 296
减轻手术瘢痕的有效方法有哪些 297
双胎分娩时有何特点 297
双胎分娩应注意什么 298
第一产程产妇应该怎样配合接生 298
第二产程产妇应该怎样配合接生 299

第三产程产妇应该怎样配合接生 299
丈夫陪伴分娩有什么意义 299
丈夫应怎样陪产 300

第三章 意外状况巧处理 300

什么是早产 300
早产有什么征象 300
早产的原因是什么 301
早产对婴儿有什么危害 301
如何预防早产 301
什么是急产 302
急产有什么害处 302
产妇一人在家发生急产怎么办 303
去医院的路上发生急产怎么办 303
产妇在舟车上发生急产怎么办 303
什么是难产 304
为什么会难产 304
子宫和阴道异常会造成难产吗 304
子宫收缩异常会造成难产吗 305
产妇盆腔狭窄会造成难产吗 305
哪些难产的原因是胎儿本身造成的 305
难产有多危险 305
如何才能避免难产 306
什么情况下需要产钳助产 307
出现早破水对母儿有哪些影响 307
出现早破水怎么办 307
怎样防止早破水 308
什么原因可导致胎膜早破 308
胎膜早破时该怎么办 309
什么是脐带脱垂 309
引起脐带脱垂的原因是什么 309
脐带脱垂有什么危害 309
什么是羊水栓塞 310
哪些情况容易引起羊水栓塞 310
如何预防羊水栓塞 311
什么是会阴裂伤 311
发生会阴裂伤怎么办 311
什么是子宫破裂 311
什么原因造成子宫破裂 312
子宫破裂有哪些表现 312
如何预防子宫破裂 313
产妇为什么会出现休克 313
产妇休克怎么办 314
什么是不协调宫缩 314
哪些因素会造成宫缩乏力 314
宫缩过强及其危害 315
子宫翻出是怎么回事 316
什么是胎盘早剥 316
哪些因素可引起胎盘早剥 316
胎盘早剥有哪些并发症 317
胎盘早剥有什么临床表现 317
怎么预防胎盘早剥 318
为什么会出现胎盘滞留 318

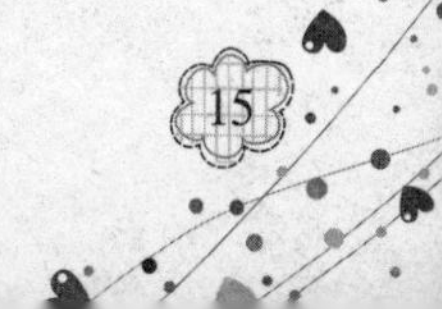

第四篇 新生宝宝的护理

第一章 新生宝宝的身体发育 320

新生宝宝的身体形态是怎样的 320
正常新生宝宝有何特点 320
新生宝宝出生后有哪些健康标准 321
新生宝宝的大脑发育情况是怎样的 322
新生宝宝的视觉是怎样的 322
新生宝宝的听觉是怎样的 322
新生宝宝的味觉是怎样的 322
新生宝宝的触觉是怎样的 323
新生宝宝的温度觉是怎样的 323
新生宝宝的痛觉是怎样的 323
新生宝宝的心理特点是怎样的 324
宝宝的脐带何时脱落 324
什么是新生宝宝脐茸 324
宝宝的生殖器看起来正常吗 325
宝宝的呼吸为什么会不规律 325
你了解宝宝的囟门吗 325

第二章 新生宝宝的饮食护理 326

新生宝宝应怎样护理 326
新生宝宝每天需要多少营养素 326
乳房大小会影响产乳量吗 327
喝催乳汤有何学问 327
初乳对新生宝宝有何益处 328
如何判断母乳是否充足 329
新生宝宝吐奶是怎么回事 329
什么是按需哺乳 329
妈妈患感冒能喂奶吗 330
妈妈乳头破裂怎么办 330
宝宝为什么不喜欢吃母乳 331
怎样对早产宝宝进行母乳喂养 331

第三章 新生宝宝的日常护理 331

为什么要让刚出生的宝宝大哭 331
宝宝娩出后不哭怎么办 332
怎样护理新生宝宝的皮肤 332
怎样清洁宝宝的眼睛 333
怎样清洁宝宝的耳朵 333
怎样清洁宝宝的口腔 333
怎样清洁宝宝的鼻子 333
新生宝宝的脐部应该如何护理 333
新生宝宝的头发为什么很少 334
新生宝宝的指甲能剪吗 334
新生宝宝的胎垢能洗掉吗 335
怎样观察新生宝宝的小便 335
怎样观察新生宝宝的大便 335
怎样防止新生宝宝睡偏头 336
新生宝宝的被褥怎样选择 336
新生宝宝的垫被怎样选择 336
新生宝宝的枕头应怎样选择 337

对宝宝可有哪些抱法 337
怎样给宝宝测量体温 337
怎样给新生宝宝取暖 338
新生宝宝的居室温度以多少为宜 338
新生宝宝需要晒太阳吗 338
给新生宝宝洗澡时应注意什么问题 339
新生宝宝的衣着应怎样选择 339
新生宝宝应该怎样平安度夏 340
冬季养育宝宝有哪些注意事项 341
怎样给宝宝喂药 341
为什么不宜给宝宝使用电热毯 342
为什么不能用闪光灯给新生宝宝拍照 342
为什么不宜随便抚摸宝宝的头 342

第四章 新生宝宝的疾病防治 343

怎样知道新生宝宝是否生病 343
为什么要及时接种卡介苗 344
为什么要接种乙肝疫苗 344
怎样判断新生宝宝视力是否正常 344
怎样防治新生宝宝出现眼炎 345
新生宝宝为什么会患泪囊炎 345
宝宝患了泪囊炎应该怎么办 345
泪道不通有哪些表现 346
怎样判断新生宝宝听力是否正常 346
患结膜炎的原因主要有哪些 347
新生宝宝患结膜炎有哪些表现 347
新生宝宝结膜炎应怎样预防和护理 347
哪些新生宝宝易患耳聋 348
尿布疹由哪些原因引起 348
怎样预防尿布疹 349
新生宝宝尿少正常吗 349
脐炎有哪些症状 350
应如何防治新生宝宝脐炎 350
什么是新生宝宝破伤风 350
新生宝宝破伤风有哪些症状 351
新生宝宝的头部血肿怎样处理 351
新生宝宝颅内出血的原因是什么 351
新生宝宝颅内出血有哪些表现 352
新生宝宝呼吸道感染有哪些症状 352
宝宝为什么会出现短暂的窒息 352
怎样预防宝宝窒息 353
宝宝的生殖器为什么会有液体流出 353
新生宝宝肛门周围感染有哪些表现 353
新生宝宝肛门周围感染应该怎样预防 354
新生宝宝为什么会出现红斑 354
新生宝宝皮肤有青斑正常吗 354
为什么宝宝会脱皮 355
新生宝宝黄疸分哪两类 355
为什么新生宝宝会出现黄疸 355
鹅口疮怎样预防 356

新生宝宝脓疱疮应如何治疗 356
怎样防止新生宝宝出现脓疱疮 356
什么是新生宝宝惊厥 357
新生宝宝斜颈是怎么回事 357
引起斜颈的原因有哪些 357
新生宝宝发热时该怎么办 357
什么是新生宝宝腹胀 358
新生宝宝为什么会出现腹泻 358
新生宝宝腹泻有哪些症状 359
新生宝宝皮下坏疽应怎样防治 359
什么是新生宝宝脱水热 360
什么是新生宝宝败血症 360
为什么新生宝宝不宜用中草药制剂 360
怎样发现新生宝宝甲状腺功能低下 361
什么是克汀病 361
怎样发现克汀病 362
什么是新生宝宝硬肿症 362
怎样防止新生宝宝低血糖 362
怎样防治新生宝宝智力出现障碍 363

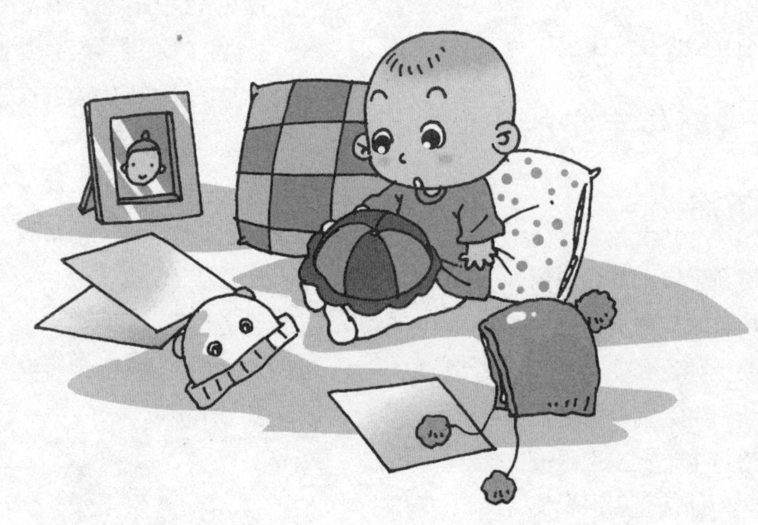

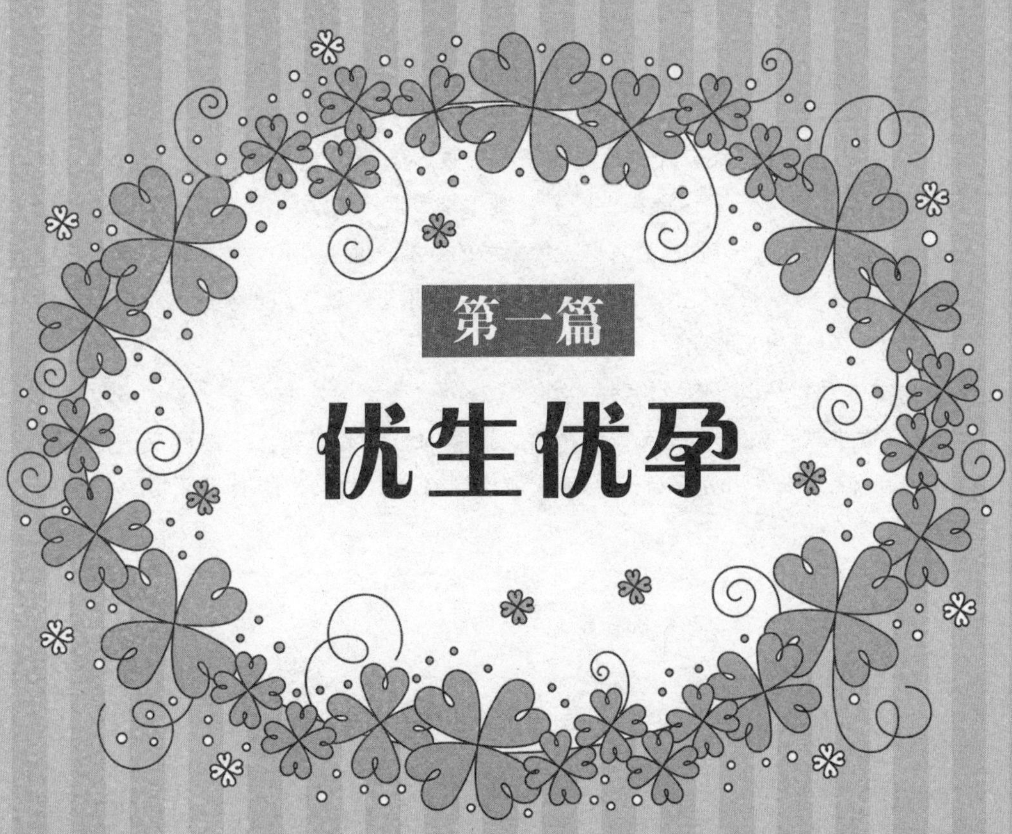

第一篇

优生优孕

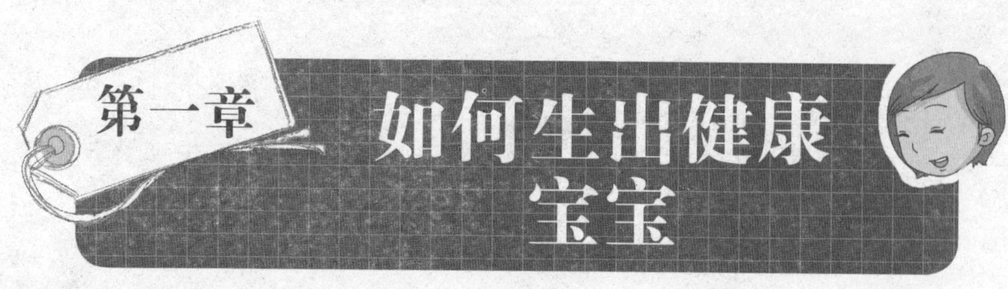

第一章 如何生出健康宝宝

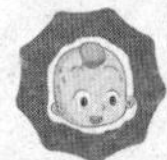 什么是优生

“优生”一词由英国人类遗传学家高尔顿于1883年首次提出，其原意是“健康的遗传”。他主张通过选择性婚配，减少不良遗传素质的扩散和劣质个体的出生，从而达到逐步改善和提高人群遗传素质的目的。通俗地说，优生的“生”是指出生，“优”是优秀或优良，优生即是生优，就是运用遗传原理和一系列措施，使生育的后代既健康又聪明。

优生大致包括以下内容：

① 优生宣传教育，使未婚青年树立正确的恋爱婚姻观，禁止近亲结婚。选择配偶时除了以爱情为基础外，还应注意到对方家庭、家族有无遗传性疾病史等问题。

② 进行婚前检查，把好生育优秀后代的第二关，防止遗传病延续。

③ 确定最佳生育年龄，选择最佳生育时机。

④ 孕期优境养胎。

⑤ 重视母子情感沟通，对胎儿进行优教，培养健康、聪明的下一代。

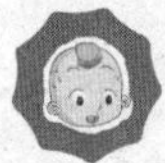 优生的五要素是什么

优生的五要素包括：

① **生育年龄**。据最新科学统计，女性的最佳生育年龄为25～29岁，男性的最佳生育年龄为30～35岁。

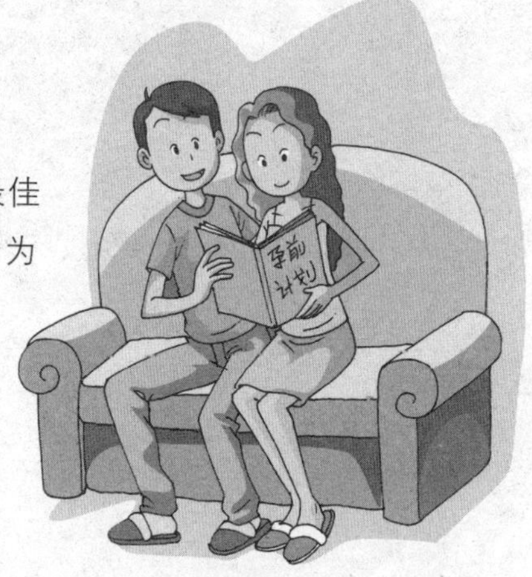

② **受孕时身体状况**。在男女双方身体状况最佳时受孕，有利于受精卵的正常发育，对宝宝的身体健康及智力发育至关重要。特别需

要注意的是：孕后及哺乳期间妈妈应少服或不服药。

③ **结婚范围**。随着社会的变迁，如今人口流动增大，婚姻地域范围也在扩大，这样有利于人口素质提高。因为婚姻地域范围小，人与人之间亲缘性高，范围扩大后，人们的基因不同的程度高，不同基因在遗传时会优胜劣汰，提升人口素质。

④ **某些疾病**。精神病患者在治愈后的两年内不宜生育；肝炎、肺结核、麻风病、性病以及其他一些传染性疾病患者治愈前或治愈后的半年时间内不宜受孕生育。

⑤ **婚姻法规定**。直系亲属和三代以内的旁系血亲不得结婚。

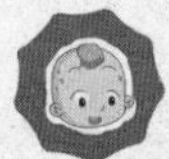

优生的主要措施是什么

优生是每一对年轻夫妻的愿望，他们都想了解优生有哪些内容，以及实现优生的途径。每一对育龄夫妻只要遵循优生的要求，按优生的方法去做，便能达到优生的目的：

● 遵守优生方面的法律。我国已在《婚姻法》等相关法律中规定，禁止近亲结婚，禁止未经治愈的严重精神病人或其他在医学上认为不应该结婚的疾病患者结婚等。近亲结婚者所生子女，遗传病的发病率远远高于非近亲结婚者。所以，只有避免近亲结婚，才能减少遗传病的发生。

● 进行婚前检查。婚前检查是优生的重要内容，主要是对男女双方在结婚登记之前进行询问和身体检查，包括实验室和其他各种理化检查，以便及时发现不能结婚、生育的疾病，或生殖器畸形等方面的问题，供当事人进行婚育决策时参考。

● 选择最佳生育年龄和受孕时机，为胎儿各方面的发育创造人有利条件。

● 进行早孕指导，做好孕期保健，使胎儿健康地孕育成长。

● 进行遗传咨询。遗传咨询是指在生了一个异常儿之后，通过对孩子进行必要的检查，搞清其父母是否患遗传病。如果是遗传病，医生则要根据详细病史、家谱分析、体检及化验等明确这类疾病再现的可能性有多大，然后再帮助决定是否可生第二胎。

● 开展产前诊断。在妊娠期间，用各种医学方法了解胎儿的情况，预测胎儿是否发育正常，是否有某些遗传病，以决定胎儿的去留。对个别的遗传病还可以通过新生儿筛查加以控制，如先天性甲状腺功能低下、苯丙酮尿症等，采用药物或食

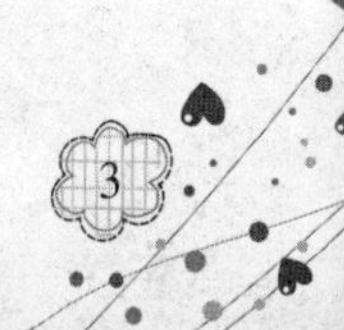

物治疗可以使孩子正常发育。

● 避免有害环境，如大气、饮水、电磁辐射以及其他化学及物理因素对胎儿的危害和影响。

● 加强孕期营养，让孕妇保持良好的精神心状态，适当活动和锻炼，在轻松、恬静、舒适的环境里孕育胎儿。

● 夫妻共同学习有关胎教的知识，积极给未出世的宝宝以各种有益的刺激，在良好的环境中孕育胎儿。此外还可学习一些教育学、儿童心理学、遗传学、妇产科学、性医学、社会学和营养学等方面的科学知识，指导自己更科学地孕育胎儿。

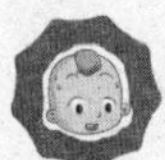

什么是优生咨询

优生咨询是优生工作的重要组成部分，是指由医生或其他专业人员对遗传病或先天畸形患者或其亲属，就有关病因、遗传方式、诊断、预后、防治以及在亲属子女中再发生此病的风险等问题进行解答，并向患者及其亲属就有关婚配与生育等问题提出建议与指导，从而排除某些不良遗传因素，预防胎儿发育缺陷，以达到优生的目的。

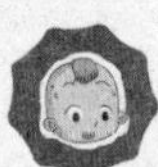

优生咨询的内容主要有哪些

优生咨询的内容包括：

① **婚前咨询**。这是优生工作的基础。通过咨询对可能有问题的即将结婚的男女进行全面健康检查和生殖器官检查，必要时做实验室检查。

② **孕前咨询**。为了保证孕期母亲和胎儿的健康，有利于优生优育，由专家指导准父母选择最佳的生育年龄，安排理想的受孕时机。孕前除需要考虑母亲的年龄和健康因素外，还要注意不良环境因素对受孕的影响，孕前进行咨询，以采取必要的措施。

③ **孕期咨询**。孕期咨询要从早孕开始。有适应证者要在孕早期或孕中期进行孕期专门诊断，若发现胎儿异常可及时终止妊娠。

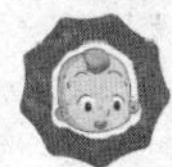

怀孕期间的这些数字你知道吗

在怀孕期间，有一些数字是孕妇应该知道的：

胎儿在母体内生长的时间	40周，即280天
预产期计算方法	末次月经首日加7，月份加9（或减3）
妊娠反应出现时间	妊娠4周左右
妊娠反应消失时间	妊娠12周左右
首次产前检查时间	停经后3个月内
自觉胎动时间	妊娠16～20周
胎动正常次数	早、中晚各测1小时，将测得的胎动次数相加乘以4，每12小时30～40次左右，不应低于15次
早产发生时间	妊娠28～37周内
胎心音正常次数	每分钟120～160次
过期妊娠	超过预产期14天
临产标志	见红、阴道流液、腹痛，每隔5～6分钟子宫收缩一次，每次持续30秒以上
产程时间	初产妇12～16小时，经产妇6～8小时

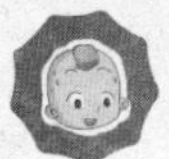

“酸儿辣女”有科学依据吗

从医学的角度讲，孕妇出现食欲和味觉方面的变化，如食欲下降、对气味敏感、嗜酸或嗜辣，甚至想吃一些平时并不喜欢吃的食物等，都属于正常的妊娠生理反应。这是由于孕妇的内分泌活动较孕前有所改变，新陈代谢也随之发生变化，继而对消化系统产生影响所致，与胎儿的性别根本没关系。

一次射精有多少精子

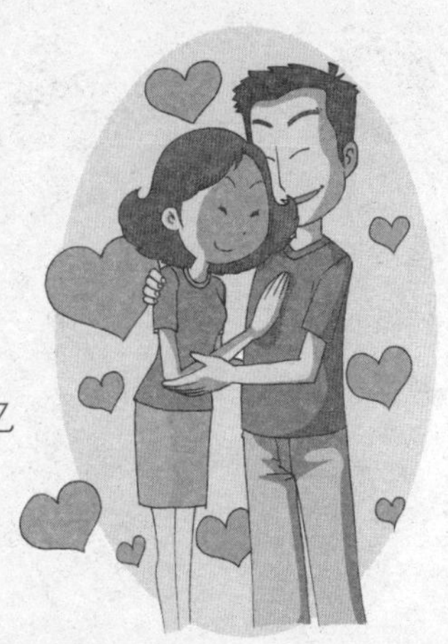

健康男性一次射精约射出5毫升的精液，大约存活着2亿个精子。生化分析的结果显示，精液中98%是水分，其余约2%是蛋白质和核糖核酸，还有极少的微量元素，如锌。虽然成年男子每次射出的精子量近2亿个，但只需有1个精子便能使卵子受精。所以，精液量较少、精子数量稍低时仍有可能导致怀孕。但如果精子数量低到每毫升2000万个以下，那么受孕的机会就会明显减少。

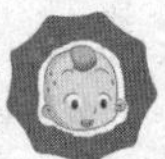

影响精子质量的环境因素

精子是男性生殖细胞。要想生育一个健康、聪明的宝宝，做丈夫的首先要有高质量的精子。影响精子质量的环境因素包括：

● **金属元素**。科学已经证明，对生殖系统有影响的毒性金属有汞、铅、镉等。长期接触这些重金属可以导致精子数量下降，密度减少，活力降低，一次排精量减少，畸形精子比例增加。

● **农药和药物**。随着农业的发展，农药对精子质量的影响越来越受到人们的重视，比如敌敌畏、马拉硫磷、亚甲蓝、靛青红等，都可以影响精了的运动能力，使精子的数量减少，形态发生改变。

● **有机物质**。许多有机物质对精子具有杀伤力，如苯、甲醛、食品添加剂等有害化学物质会阻碍精子的生成和活力，甚至导致睾丸萎缩。

● **气体**。研究发现，经常吸入汽车尾气的人正常精子数量明显下降。

● **辐射**。生殖细胞是对辐射最敏感的细胞之一，超量辐射对精子可产生不良影响。电磁波、核辐射、X线照射都是精子的杀手，可使精子细胞异常、孕妇流产及胎儿发育不良。

● **温度**。睾丸所处环境温度如果超过45℃两小时，就会对精子不利，长时间热水浴、长期穿紧身裤等都可以使精子的生成和活力受到影响。

● **烟酒**。每日吸烟30支者，精子存活率为49%；长期或大量饮酒，可导致70%的精子发育不良或失去活力。

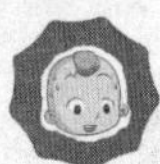

女性要具备哪些条件才能受孕

首先，女性的卵巢能够排出成熟、健康的卵子。卵子健康与否，关系到能否受精及胚胎能否继续生长。经过对不孕症女性做排卵检测，发现有的是因为卵泡未成熟就退化了，有的是成熟了却不排卵。因而受精的先决条件是女方要有成熟的卵泡并排出卵子，二者缺一不可。

其次，输卵管功能正常。精卵结合是在输卵管的壶腹部和峡部完成的。通常卵子排出后，几分钟内就被输送到输卵管的壶腹部。因此，输卵管既要完成运输任务，又要承担卵子在此受精的任务。这就要求女性至少有一侧输卵管完全通畅。女性生殖器官的其他通道也必须通畅，包括阴道、子宫颈及子宫腔，这有助于精子在女性体内的运动。受精之后，受精卵被输卵管送到子宫腔，着床于子宫内膜。子宫内膜的变化与受精卵的生长发育步调要一致。如有一方提前或落后，医学上称为“不同步化”，则着床就不能完成，妊娠就不能继续。

什么是最佳受孕状态

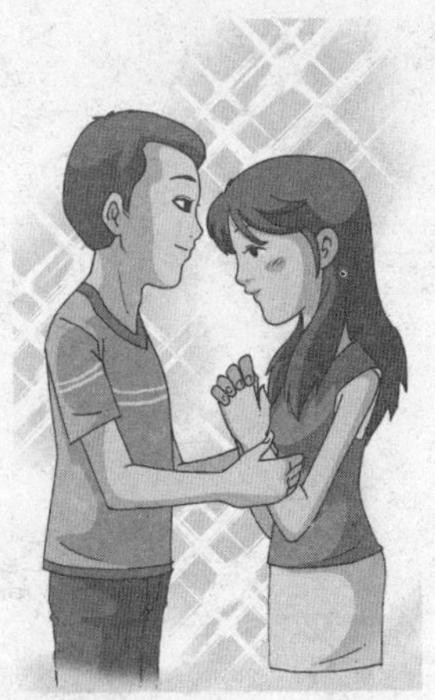

选择夫妻双方心情最愉快、思维最活跃、体力最充沛的时候受孕，可为后代的良好发育打下坚实的基础。此外还要高度重视同房时的环境。天气阴冷、风雨交加、电闪雷鸣、居住环境嘈杂和脏乱均会影响人的情绪，而悲伤、忧郁、惊恐、焦虑、烦躁等情绪又会使神经系统、内分泌系统受到干扰而不利于优时成胎。夜深人静、居室清洁、光线幽暗、心情恬和、夫妻恩爱缠绵之时被认为是最好的受孕时机。

怎样把握受孕的最佳时机

要选择好受孕日必须确定女性的排卵日。因为性交后，精子在女性生殖道内最多只能存活3天，故选择好排卵日就更为重要。

一般有两种测定方法：可用测定基础体温的方法预测排卵日。基础体温是指人经过6～8小时睡眠后醒来，未进行任何活动时所测得的体温。

排卵前基础体温逐渐下降，相对较低，保持在36.4℃～36.6℃；排卵日基础体温下降到最低点，排卵后基础体温升高，一般会上升0.3℃～0.5℃，一直维持到下次月经来潮前再开始下降。

- 根据阴道黏液变化判断排卵日。女性月经周期分为干燥期—湿润期—干燥期，湿润期往往白带较多且比较稀薄，这种现象一般持续3～5天。当观察到分泌物像鸡蛋清一样清澈、透明、高弹性、有拉丝度，这一天一般就是排卵日。

- 运用避孕镜检测排卵日。每天清晨，将1滴唾液滴到镜片上，风干或灯下烤干后看到羊齿状结构即为排卵日。在安全期则会出现不规则气泡和斑点状图像。如果这两种图像同时出现，说明你处在过渡期。此种方法操作简单，便于掌握，测试准确、迅速。

顺便要提一下的是：在排卵期前最好禁欲几日；丈夫在同房前切忌用热水进行盆浴，因为高温会使精子的数量和活力下降。

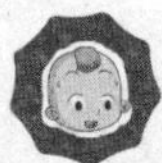

受孕的最佳姿势是什么

怎样使精子比较容易进入宫腔？性交时的体位与受孕有密切关系。最普遍的性交方式是女方仰卧，男方俯在女方的身体上，这种方式对受孕是十分有利的。女方的阴道口朝上，形成一个杯形。为增加受孕概率，女方可在臀部下面垫个枕头，使骨盆向上方倾斜，会使精子更易通过阴道、进入子宫。男方射精后阴茎可在阴道中多停留一会儿，以使更多的精子到达宫腔，女方则最好继续保持仰卧20～30分钟。夫妻也可以采用另一种性交方式，女方面朝下俯卧，男方的阴茎从女方的后位进入阴道，射精后精子可沉积在宫颈附近。对于后位子宫的女性，这种方式可能更有利于受孕。

如果想怀孕，那么在性交过程中不利于精子到达宫腔的任何做法均应放弃。如在射精后，女方不应马上站起来，因为精液可能会流出来而影响受孕。同样道理，站立式、坐式性交均会使精液流失，应该避免采用。

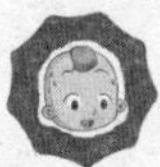

如何实现高质量的受孕

要顺利受孕，夫妻之间性生活的质量是非常重要的。研究表明，女性在达到性高潮时，阴道的分泌物增多，分泌物中的营养物质如氨基酸和糖增加，可使阴道中精子的运动能力增强；同时，还可促使阴道充血，阴道口变紧，阴道深部皱褶伸展变宽，便于储存精液；平时坚硬闭锁的子宫颈口也会因此松弛张开，宫颈口黏液栓变得稀薄，使精子容易进入。性快感与性高潮又可促进子宫收缩及输卵管蠕动，有助于精子上行，从而达到受孕的目的。数千万个精子经过激烈竞争，强壮而优秀的精子胜出并与卵子结合，孕育出高素质的后代。所以，恩爱夫妻生下来的孩子健康、漂亮、聪明的说法是相当有道理的。

以受孕为目的的性生活特别需要性高潮，可以借助微弱的粉红色灯光、恩爱的神情、温柔的触摸、亲昵的拥抱、甜蜜的接吻等，使情感得到升华。

什么是最佳受孕环境

外界环境中的不良刺激常常会影响妊娠的质量及胎儿的发育。所以在计划受孕前，应尽力排除不利因素的干扰，创造良好的受孕环境。

● **周围环境**。在工作或生活的环境中，某些物理和化学的因素会影响受孕的质量，如高温、放射线、噪声、振动等物理因素，及铅、汞、镉、砷等金属，某些化学物品、农药等，这些都要尽可能避免接触。另外，夫妻双方都要避开新装修的环境。

● **生物因素**。已知有多种病毒能通过胎盘危害胎儿，可以引起死胎、早产、胎儿宫内生长发育迟缓、胎儿智力障碍或畸形，而这些病毒常可通过猫、狗等家畜传播。因此，计划怀孕的夫妻应避免接触猫、狗及其他家畜。

为什么婚后不宜马上怀孕

千百年来，中国人的传统是希望结婚后早生贵子，但是随着时代的发展，人们的观念也在逐步地发生变化。科学调查证明，结婚后马上怀孕并不利于优生。这是因为：

新婚阶段，由于男女双方精神和身体都处于紧张和疲劳状态，接触烟酒的机会又较多，如婚后立即怀孕，常会影响准妈妈的健康和胎儿的发育；新婚之后，夫妻同房的机会多，次数频繁，而精子的成熟大约需60天，如果性交频繁，不但精子的量大大减少，而且精子的质也会大大降低，不利于优生；此外，婚后短时间内受孕，夫妻性生活又很难节制，孕早期性生活过多、过频容易造成流产。

一般认为，结婚3～6个月后再怀孕比较适当。这时，新婚阶段的体力疲劳应已恢复，工作和家务也已安排就绪，性生活也有了规律，夫妻双方在各方面已能互相适应。在健康状况良好的状态下，夫妻可以考虑怀孕。

10个不宜受孕的时间

不是什么时候都适合受孕，如果你希望生一个健康、聪明的宝宝，在受孕时间上要有所忌讳。总的来说受孕有以下十忌：

一忌情绪波动之时或精神受到创伤后（大喜，洞房花烛夜；大悲，丧亲人；意外的工伤事故等）受孕。

二忌烟酒过度，吸烟和饮酒后不宜马上受孕。

三忌妇科手术后（诊断性刮宫术、人工流产术、放或取宫内节育器手术等）恢复时间不足6个月受孕。

四忌产后恢复时间不足6个月受孕。

五忌接触有毒物品（例如：农药、铅、汞、镉、麻醉剂等）后马上受孕。

六忌照射X线及其他放射线、病毒性感染或者慢性疾病用药后，停用时间不足3个月内受孕。

七忌口服或埋植避孕药停药时间不足3个月受孕。

八忌长途出差，疲劳而归不足两周受孕。

九忌奇寒异热、暴雨雷鸣时受孕。

十忌大病后休虚时受孕。

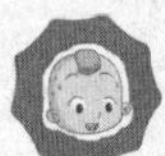

父母血型与优生有什么关系

血型是有遗传基础的。一个人的血型一半来自母亲，一半来自父亲。譬如，母亲传给子代B因子，父亲传给O因子，子代的血型为BO，由于O是隐性，只会表现出B型。依照血型遗传规律，知道父母血型，便可推算出子女可能是哪种血型，不可能是哪种血型。父母和子女之间的血型遗传关系如下：

父母血型	子女可能血型	子女不可能血型
A×A	A、O	B、AB
A×O	A、O	B、AB
A×B	A、B、O、AB	——
A×AB	AB、A、B	O
B×B	B、O	A、AB
B×O	B、O	A、AB
B×AB	A、B、AB	O
AB×O	A、B	O、AB
AB×AB	A、B	AB、O
O×O	O	A、B、AB

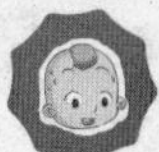 什么是怀孕最佳心理状态

夫妻之间感情和睦，性生活和谐满足，双方都愿意让小家庭增员，在这样的心理状态下最适宜怀孕。谁都希望宝宝能在一个和谐美满的氛围中出生，因此，在计划怀孕前，夫妻双方关于何时要宝宝、怀孕期间以及宝宝出生以后如何安排好家庭生活都要达成共识。在这样的心理基础下受孕，最有利于家庭幸福，宝宝也才能有一个良好的成长空间。夫妻间感情不和谐，生活安排不得当，很容易导致妻子在怀孕期间情绪不佳，从而波及母亲体内的胎儿的健康。

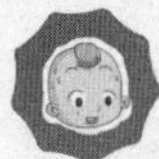 个人爱好和才能会遗传给孩子吗

遗传学中有一种获得性状遗传理论，认为通过遗传可以使生物体后代继承父母辈一定的形态特征或生理特征；生物体在个体发育过程中所获得的新性状，即生物的新的形态特征或生理特性，也可遗传给后代。

获得性状遗传的规律和作用，使我们能够理解个人爱好和才能有可能传给孩子的奥秘。其原因是，有些孩子所以有特殊爱好和才能，一方面是由于父辈在个体发育过程中即个体生活过程中，通过学习和实践锻炼，获得了某种才能的新性状，形成生物性遗传基因，经血缘遗传途径传给了孩子；另一方面是由于父辈获得了某种才能的新性状后，通过有意或无意的胎教，影响胎儿的身心发育，使胎儿也具有了某种才能的新性状，加上胎儿出生后经过有意识地培养和训练，使孩子内在的这种新性状充分发挥出来，成为爱好和才能。如果以上两方面原因都存在，那么孩子的爱好和才能会更突出。

 怀孕前应做好哪些思想准备

受孕之后，做妻子的会在身体和心理上产生较大的变化，为了能够很好地适应这个变化，女性在怀孕前要做好必要的心理准备。

孕前应先消除忧虑感。一些年轻女性对怀孕抱有担忧心理，一是怕怀孕会影响自己优美的体形；二是怕分娩时会有难以忍受的疼痛；再则怕自己没有经验、带不好孩子，或是担心产后上班工作时无人照料幼儿。其实，这些顾虑都是没有必要的。毫无疑问，怀孕后，由于生理上的一系列变化，体形会发生较大的变化，但只要注意锻炼和保健，产后体形很快就能恢复，体质还会有所增强。另外，分娩时所

产生的疼痛也是很短暂的，只要能够按照医生的要求去做，密切配合，就能减少痛苦，顺利分娩。

毫无疑问，怀孕哺乳会对女性的工作产生一些影响，也许会因此失去一些事业发展的机会，但这些都是暂时的。生育子女会使女性更成熟，只要能够平衡好生育与工作的关系，对个人的工作不仅不是阻碍，反而是一种促进。

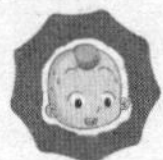

关于色盲，你知道多少

色盲属于X连锁隐性遗传病，主要表现是患者不能正确区分颜色。决定此病的色盲基因是隐性的，男性发病率远远高于女性。

如果男患者与正常女性婚配，一般儿子都正常，女儿都是携带者；如果女色盲携带者与正常男性婚配，后代中儿子将有1/2可能发病。女儿不发病，但其中1/2为携带者；如果女性色盲携带者与男性患者婚配，后代中女儿有1/2可能发病，1/2为携带者；儿子也有1/2可能发病，1/2正常。

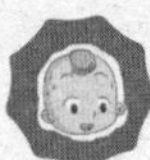

什么叫先天缺陷

先天缺陷是指婴儿在出生前即已形成的发育障碍，包括形态结构异常及代谢功能异常的先天畸形和先天性智力低下，因其各种发育障碍均发生于出生前，故名为先天缺陷。

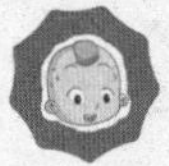

先天缺陷有哪些类型

先天缺陷种类繁多，主要分为4种类型：

- **形态结构的先天缺陷，表现为先天畸形**。形态结构缺陷既有体表的、肉眼可见的畸形，又有体内的器官、组织畸形，其种类不下数百种。
- **生理和代谢功能障碍所致的先天缺陷**。表现为功能障碍，如先天聋、哑、盲之类。
- **先天智力低下**。包括各种染色体畸变所致的智力低下，单基因性疾病、多基因遗传病所致的智力低下和环境致畸物引起的智力低下，如酒精中毒综合征、铅中毒、先天风疹综合征以及环境缺碘影响胎儿大脑发育所致的智力低下等。初生婴儿某些智力低下不易被发现，有些到3岁左右才开始表现出来，还有到更大年龄需经过检查才能确定。

● **宫内发育迟缓，有遗传因素**。多数宫内发育迟缓儿出生后体重虽可较快增长，但智力发育仍较差，智商较低，因此也属于先天缺陷。

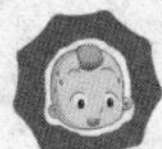

有关怀孕的常见错误观念有哪些

由于受传统观念等因素的影响，很多孕妇形成了不少错误的孕育观念，这对优生是不利的。

● **“我年龄大，不宜怀孕”**。只要有正常排卵的女性都可以怀孕，年龄大可能不易受孕，但是怀孕不会对健康造成伤害。

● **“怀孕期间应该吃双份饭”**。产妇适当的体重是比平时增加12公斤左右，超过这个重量，并不会增加胎儿的营养，只会使产妇显得笨拙臃肿。

● **“我怕运动会伤到胎儿”**。适度的运动能够减轻怀孕期间的不适，并有助于顺产。但因运动过度产生疼痛或感到精疲力竭，对孕妇来说不是好现象，有可能导致胎儿缺氧。

● **“分娩的痛苦，超过我可以忍受的程度”**。没有人能够预知你分娩时的感觉，过来人的经历，只会增加你的恐惧。最好的办法是把亲朋好友的经验抛在脑后，多注意相关的科学知识，这是减轻产痛的关键。

● **“做母亲是女人的本能”**。许多女性以为女人天生就会照顾小孩，但是事实并非如此。学习照顾新生婴儿，就像学习其他技能一样，需要时间、耐心和爱。

● **“我的乳房太小，不能喂母乳”**。产妇不论乳房大小，都有喂母乳的能力。母乳供需有自然保持平衡的特点，婴儿吃得越多，母乳分泌得也越多。

● **“我在喂母乳期间不会怀孕”**。许多女性在喂母乳期间虽然没有月经，有时也会排卵，尤其是在产后最初的3个月内，因此，不能把喂母乳当作避孕方法。

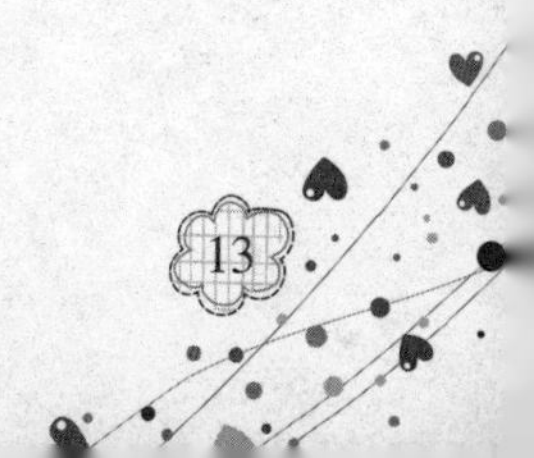

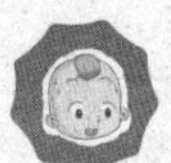

为什么怀孕女性不宜太胖

医学调查证明，肥胖可引起女性闭经、月经不调和不孕。其中月经不调的发生率达到50%；不孕症发生率为18.5%，比一般同龄女性高8.5%～11.5%。同时，肥胖孕妇的并发症也较多，过度肥胖引起的妊娠高血压综合征、巨大胎儿、胎盘早期剥离、难产及胎死子宫等的发病率都远远高于一般孕妇。

女性自慰会影响优生吗

女性阴道黏膜比较脆弱，在异物的刺激下，容易发生充血水肿及黏膜损伤，从而为病菌侵入大开方便之门，容易导致阴道炎、宫颈炎、子宫内膜炎以及输卵管炎，严重者还可导致腹膜炎、败血症等，反复的炎性发作，输卵管内膜及肌层均可因创伤而导致瘢痕形成，黏膜纤毛坏死，最终会导致输卵管梗阻及蠕动功能障碍，婚后可严重影响卵子、精子的运行及受精卵着床，导致不孕或宫外孕。

准爸爸的年龄对胎儿有什么影响

科学研究发现，高龄丈夫的精子也可能会引起胎儿畸形，包括先天愚型儿。像高龄母亲的卵细胞一样，高龄丈夫未发育的精子长期经受种种危险环境的损害，加上本身身体的衰老，都可导致基因变异。大约25%～30%的先天愚型患儿的病因归于父亲染色体异常。研究发现，丈夫年龄超过50岁（有的研究认为55岁），出生先天愚型儿的危险性增高。然而，到目前为止，有关父亲年龄对胎儿影响的研究尚无定论。主要有以下两方面的原因：其一，先天愚型儿的发生率很低，而能存活下来的先天愚型儿则更少；其二，大多数高龄父亲是与高龄母亲结婚的，这时就很难确定先天愚型来源于高龄母亲还是高龄父亲。

在妊娠期间，如果担心丈夫的年龄影响胎儿质量，尽管这种可能性很小，也应与医生讨论，决定是否需要做产前特殊诊断。

什么是月经过稀

月经过稀是指月经周期在40～50天以上或更长一些时间。月经过稀常由于下丘脑－垂体－卵巢轴功能失调，使卵泡生成期延长或排卵异常所致。月经过稀患者无排卵或卵巢黄体功能不足的比例高于正常月经周期者，月经周期越延长，月经就越不规律。

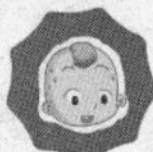 月经过稀会影响怀孕吗

月经过稀的常见原因有：

- 下丘脑–垂体–卵巢轴功能低下。
- 多囊卵巢。
- 月经过稀合并泌乳、甲状腺、肾上腺功能不足等。

上述月经过稀的原因均可导致不孕或受孕困难。

极少数女子月经周期虽然过稀，但其排卵功能正常，只是排卵少些而已，一般不影响怀孕。

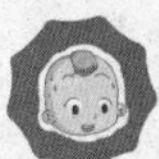 避孕工具避孕失败后受孕的胎儿会畸形吗

阴道隔膜、避孕套主要是阻止精子进入子宫腔，使精子与卵子不能相遇结合而达到避孕目的。但由于在使用过程中避孕套、阴道隔膜破裂、脱落等原因，有些女性因避孕失败而怀孕。由于精子和卵子在避孕过程中未受到任何损害，所以胎儿一般不会发生畸形。

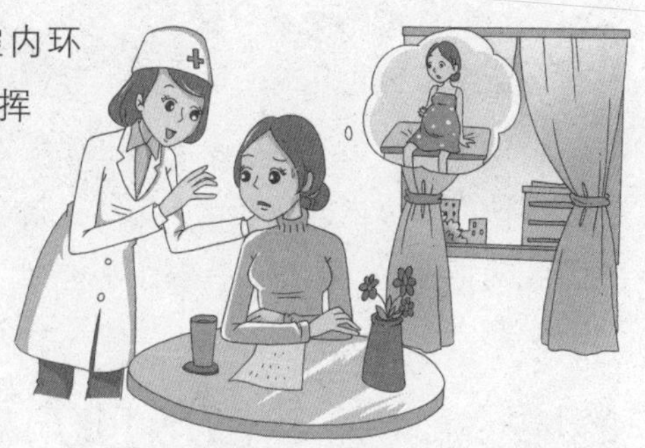

宫内节育器的原理主要是改变宫腔内环境，影响精子生存和受精卵种植，从而发挥避孕作用。这种避孕方法目前已被育龄女性广泛采用。这种避孕方式失败后的怀孕，虽然受精卵没有受到损害，但带环妊娠的流产、早产、胎盘早期剥离的发生率较高；或节育环长到胎体上，会影响胎儿的生长发育。

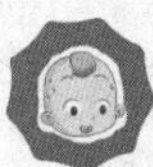 口服避孕药、外用避孕药避孕失败后受孕的胎儿会畸形吗

口服避孕药主要是以通过抑制排卵而达到避孕目的，外用避孕药主要是通过杀

灭精子而达到避孕目的。这两种避孕药因受使用方法、药效等因素的影响，仍有一定的失败率。由于两种避孕药主要是化学药物合成，若在使用过程中怀孕，精子和受精卵都有可能受到药物的化学作用伤害，所以，因使用避孕药失败而导致的怀孕，胎儿有畸形的可能性，应及时与医生沟通这一情况，听从医生建议。

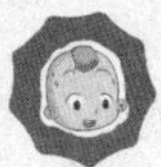安全期避孕和体外排精避孕失败后的胎儿会畸形吗

这两种避孕法主要是通过避免精子和卵子相遇而达到避孕目的。但由于受情绪、环境、额外排卵、操作失误等因素的影响，失败率较高。如避孕失败怀孕，精子和卵子一般未受到损害，不会引起胎儿畸形。

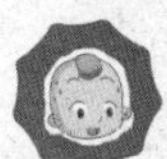性生活频率高对优生有什么影响

性生活的频率确实对生育质量有一定的影响。比如当男子的精子数过少时，性生活过于频繁，精子数会更少，当然会使生育机会受到影响。有关研究表明，当禁欲时间少于12小时，精液量和精子密度都将比平时减少一半以上；若禁欲时间达到24小时，精子储备就会迅速增加。有人做过调查，每天做爱一次的男性，第二、三、四天的精子数分别下降70%、60%和50%，可见精子数少的男性应该适当减少做爱次数，从而增加受孕机会。

但精子数量足、活力差的男性要想让妻子怀孕，则要适当增加做爱次数。因为精子在体内储存过久会老化，活动力减弱，死精子增多。如果勤排精，存活的精子数会相对提高，从而可以提高生育能力。

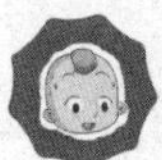为什么要做凝血方面的测定

血小板是血液中的一种血细胞，有止血和凝血功能。当血管损伤时，血小板会迅速黏着、聚集在破伤处，并释放促凝血物质，与血液中其他凝血因子共同作用形成血块，达到止血目的。当血小板减少或小血管功能不正常时，出血就不易自行终止。血液中缺乏凝血因子，如患严重肝炎，使凝血因子生成发生障碍，羊水栓塞消耗大量凝血因子，都可引起不易止住的出血，这通常会给孕产妇造成生命威胁。

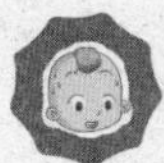

为什么要定期做尿常规检查

尿常规检查主要检查的是尿液颜色、透明度、酸碱性、比重、蛋白质和糖的含量，以及显微镜下红细胞、白细胞、管型等。产前查尿主要检查的是后5项。正常孕妇尿液不应有或仅有微量蛋白，不含糖，显微镜高倍视野下，不得超过5个白细胞，不应有红细胞及管型。

首次产前检查，除详细询问有无肾炎、泌尿系统感染病史外，还应查尿常规。如尿液中出现较多白细胞、红细胞、管型或多量的蛋白质并伴有高血压及肾功能减退时，则可能要考虑治疗，甚至终止妊娠。

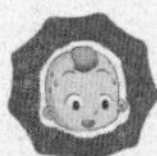

如何选择合适的卧具

床的高度。床的高度最好略高于孕妇的膝盖0.2米～0.3米。倘若床铺过高，易使人产生紧张感，影响睡眠；若床铺过低，则易受潮，寒湿、湿热之地气如果冲入孕妇体内，则会对孕妇及胎儿的健康产生影响。

床的宽度。床应该宽大，便于睡眠时自由翻身，有利于气血流畅、筋骨舒展。一般来说，床铺最好比孕妇身高再长20厘米～30厘米，宽于孕妇身宽40～50厘米。婴儿床除要求一定长度、宽度外，还应在床周围加栏杆，以避免婴儿滚下床。

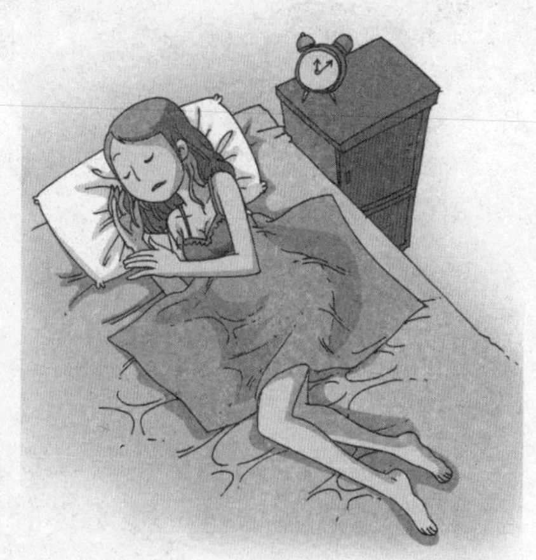

床的软硬度。床的软硬度以木板床上铺10厘米厚的棉垫为宜。其他的床，如南方的竹榻、藤床、棕绷床，也较符合养生要求。现代的弹簧钢丝床、沙发床、席梦思床的弹性过大、过软，会影响孕妇休息。

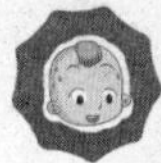

孕前和孕期为什么不宜住新房

建造新房和装饰新居所用的砖、水泥、钢筋、木材、胶合板、塑料、油漆、瓷器和新家具中，均含有一定量的对人体有毒害的物质，如聚乙烯、甲醛、酚、铅、石棉等，对胎儿和孕妇健康都不利。此外，新建房屋中湿度也较大，潮气重，易使毒性物质和有害的粉尘微小颗粒滞留于室内，污染居室内空气。所以，孕前和怀孕期间最好暂不住新居。

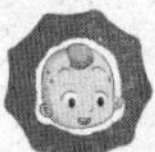 如何进行适宜的孕前锻炼

沉浸于自我封闭式的新婚生活，无节制的纵欲则是最大的禁忌。保持良好的精神状态也是增强身体素质的精神卫生条件，万万不可忽视。

现代科学表明，夫妻经常通过体育锻炼保持身体健康，能为下一代提供较好的遗传素质，特别是在加强下一代心肺功能（摄氧能力）、减少单纯性肥胖等方面产生显著的影响。

孕前锻炼的时间每天应不少于15分钟。一般适于在空气新鲜的清晨进行，锻炼的适宜项目有跑步（慢跑）、散步、做健美操、打拳等，在节假日还可以从事登山、郊游等活动。

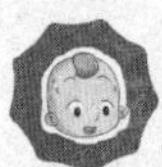 哪几种人不宜婚配

夫妻双方的身体健康状况是家庭幸福的重要条件，更是保证子女健康的生理基础。因此，在选择对象时，除了注意对方的道德品质外，还必须注意对方的身体健康状况。如果有以下4类情况之一者，最好不要选为配偶：

● 法律规定直系血亲或三代以内旁系血亲之间不准通婚。直系血亲是指以本人为中心，垂直上下三代以内的血亲，包括父母、祖（外祖）父母、子女、孙（外孙）子女。三代以内旁系血亲是指从祖父母、外祖父母同源而出的男男女女，如兄弟姐妹（包括同父异母或同母异父者）、叔、伯、舅、姨、姑及堂表兄弟姐妹等。

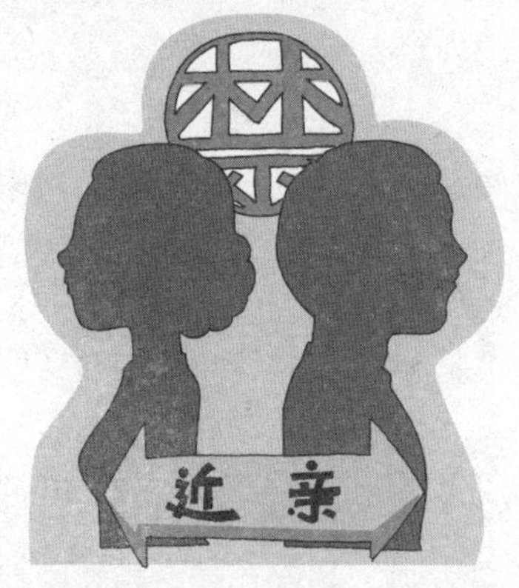

● 男女双方均患有未愈的严重精神分裂症、狂躁抑郁性精神病或重度智力低下者，不宜婚配生子。据调查，夫妻双方都患有精神分裂症者，其子女的发病概率为57.8%～68.1%。重度智力低下者生活多不能自理，如果双方同病，非但不能互补，尚需他人照顾，既无法承担家庭义务，又无能力教养子女，会加重家庭和社会的负担。

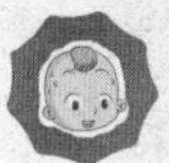 近亲结婚有哪些危害

通常所说的近亲结婚，是指有血缘关系的人彼此结婚。我们这里所说的血缘关系是指群体中的两个人有一个或几个共同的祖先，有着共同祖先的直系血亲和三代以内的旁系血亲，称为近亲。

近亲结婚者生育，之所以有可能造成严重的危害，主要是遗传基因在起作用，因为它增加了下一代遗传性疾病的发生概率。据统计，在有先天性疾病和遗传性疾病的人中，近亲婚配的后代中发病率高达1/64，发病率比一般婚姻状况的发病率高150倍。原因是，有许多人可能携带某些遗传病的基因而不表现出来，成为隐性遗传病携带者，这时，如果他和有相同血缘的、带有相同遗传病基因的近亲结婚了，那么他们的后代就会将父母携带的隐性遗传病外显出来而成为显性，临床上表现为疾病，而这种遗传性疾病并不会终止于这一代，遗传病还会通过特有的遗传方式继续向后代传递，这样受遗传病伤害的人数会逐渐增多；和非相同血缘的人结婚，由于可以相互弥补遗传不足，他们的后代得遗传病的机会就会大大降低。

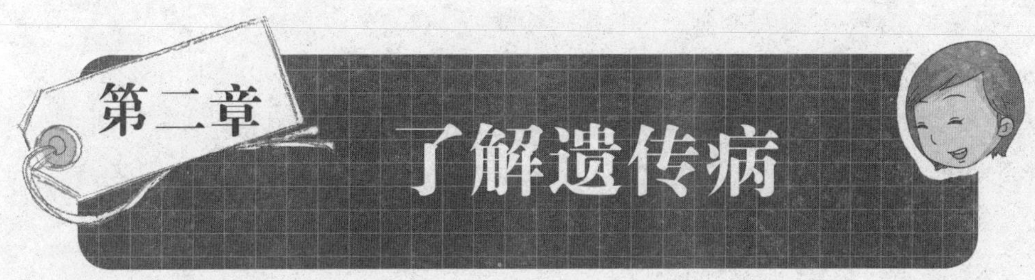

第二章 了解遗传病

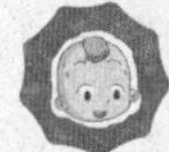 什么是遗传病

子女的疾病倘若是由于父母双方或一方遗传所引起的，就称遗传性疾病，简称遗传病。遗传病是生殖细胞或受精卵的遗传物质（基因或染色体）带有疾病或发生突变（或畸变）所引起的疾病，通常具有垂直传递的特征。

已知的遗传病有许多种，但是同一对父母所生的孩子并不一定都会显示遗传病。遗传病的发生有一定的概率，因此同母所生的子女，有的可得遗传病，有的不得遗传病，但在不得病的孩子身上可能带有遗传病的基因，等带有基因的孩子长大

成人，婚配以后生育后代，又可能会使其后代患遗传病。遗传病也有根据性别遗传的，有的病只传给男孩，不传给女孩，而有的则多传给女孩。遗传病的发病有一定的规律，一般是可以预测和防治的。

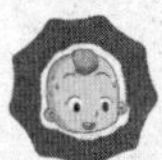

遗传病分哪几类

遗传病一般分为基因病和染色体病。基因病又分为单基因病和多基因病。单基因病按遗传方式可分为常染色体显性遗传病、常染色体隐性遗传病、伴X性显性遗传病、伴X性隐性遗传病、伴Y性遗传病和其他遗传病等几类。染色体病又分为常染色体异常和性染色体异常两大类。归纳起来，通常可将遗传病分为单基因病、多基因病、染色体病、线粒体遗传病和体细胞遗传病五大类。

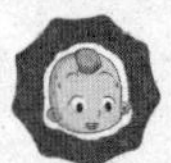

什么是隔代遗传

隔代遗传，指一家三代人中，第一代和第三代出现类似的表型，而第二代则未出现该表型的现象。是遗传、表观遗传及数量遗传共同作用的结果。一些遗传病是隔代遗传的，遗传学上称之为伴性遗传。

隔代遗传的一个明显表现为伴性遗传疾病。伴性遗传疾病的患者绝大多数为男性，追踪其家族发病的情况时可以发现，患者的母亲是正常健康人，其外祖父却是该病患者。

- 伴性遗传病是从外祖父传给外孙，跳过母亲这一代，有明显的隔代遗传现象；
- 患者均为男性，因此有“传男不传女”的现象。

因为伴性遗传病是隐性遗传病，并且都是通过女性传递的。女性虽不发病，但却是伴性遗传病致病基因的携带者，并将这种病传递给其子代中的男性。

比如甲型血友病，它的发病基因是位于X染色体上的第八凝血因子突变所致，是一种典型的隐性遗传病，其发病者均为男性。由于父亲遗传给儿子的性染色体只是Y，传给女儿的则是唯一的一个带致病基因的X染色体，所以患血友病的男人，他的儿子完全正常，女儿虽然表型正常，但全部为致病基因携带者，她们结婚所生男孩约有一半将患有外公所患的遗传病。由此可见，伴性隐性遗传病虽有隔代现象，但致病基因都是通过患者女儿传递下去的。

但是隔代遗传并不是只出现在伴性遗传中，其他遗传也可出现，比如常染色体遗传，由于显隐性关系的缘故，也可出现隔代遗传。

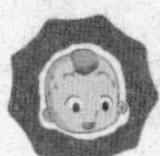

遗传病的三级预防是怎么回事

遗传病的预防分3个阶段，一级预防是孕前预防；二级预防是产前预防；三级预防是新生儿筛查。

一级预防。主要措施：一是避免近亲结婚生育和大龄生育；二是孕前3个月（至少1个月）到孕后3个月补充叶酸，有条件者，最好是整个孕期都要补充；三是食盐加碘；四是孕前3个月接种风疹疫苗；五是怀孕早期早发现和早治疗糖尿病等疾病；六是远离毒品，戒烟戒酒；七是确保孕期用药安全；八是做好女工保健，避免接触有害物质。

二级预防。主要措施：一是进行孕前遗传咨询和遗传学检查；二是进行产前筛查，筛查染色体异常；三是进行产前甲胎蛋白血清生化检查，筛查神经管畸形等；四是孕16～24周时做超声检查，筛查80%的体表和内脏畸形。

三级预防。主要措施：对出生缺陷儿早发现，早治疗，对新生儿疾病进行筛查和儿童系统保健。一是筛查新生儿先天性代谢性疾病，进行早期干预；二是筛查新生儿听力，早期发现，早期干预，减轻残疾程度；三是进行儿童系统保健，通过体检及早发现畸形缺陷，如髋关节脱臼、马蹄内翻足、先天性心脏病、唇腭裂，以便适时进行手术治疗。

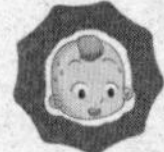

遗传、优生与胎教之间有什么关系

遗传是优生的基础，也是胎教的先决条件。在自然界，只有素质良好的种子才有可能结出优良的果实。同样道理，只有继承了父母双方良好遗传基因的健康胎儿，才有可能达到优生，也才谈得上胎教。但遗传不是优生的唯一决定因素，胎儿生长发育的环境及所接受的教育（胎教）也会对优生产生重要影响。

一个儿童，虽然父母的遗传基因很好，但如果生活环境差，无良好教育，个人努力也不够，他的智力发育就会受到限制，智商就较低；相反，虽然某儿童的父母遗传基因一般，但如果这个儿童得到了良好的教育，个人又勤奋努力，他的智力就会得到充分发育，智商会较高。当然，如果父母的遗传基因很好，儿童出生后又得到良好的教育，个人又勤奋上进，那么他的智力潜力与外界环境、教育及个人努力会相辅相成，这个儿童便会表现得智力超群。因此，专家将先天的遗传因素，后天的环境、教育条件（包括胎教），个人的主观努力程度称为决定人们智力差异的三要素。

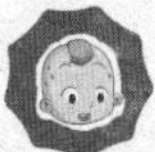

哪些父母会把疾病遗传给宝宝

据遗传学家统计，下列父母有生出严重遗传病后代的风险：

● 35岁以上的高龄孕妇。有关资料证明，染色体偶然出错的概率越到生殖年龄后期越明显增高。因为女性一出生，卵巢里就储存了她这一生拥有的全部卵细胞，当她年龄较大时，卵子会相对地老化，生染色体异常患儿的可能性也会相应增加。

● 父母之一为平衡易位染色体的携带者。他们的子女中有1/4将流产，1/4可能是易位型先天愚型，1/4可能是平衡易位染色体的携带者，只有1/4可能生出正常的孩子。

● 有习惯性流产史的孕妇。统计资料告诉我们，习惯性流产妇女的染色体异常的概率比常人高12倍。因此有习惯性流产史的夫妇要有所警惕，在下次怀孕前男女双方一定要进行全面的体检及遗传咨询。

● 已经生出一个先天愚型患儿的母亲，其第二个孩子为先天愚型患儿的概率为3%。已生过一个常染色体隐性代谢病患儿（如白化病、先天性聋哑、侏儒、苯丙酮尿症等）的母亲，再次生育时孩子的发病率为25%。

● 孕妇如为严重的连锁疾病（如血友病）患者，则男性胎儿全部是患儿，女性胎儿为该病基因的携带者；如果孕妇为一般性连锁疾病基因的携带者，则男性胎儿是患儿的风险为50%。

● 经常接触放射线或化学药剂的工作人员，有可能因工作而导致自身基因病变而生出有病的下一代。

有以上情况的育龄夫妇，一定要做好遗传咨询和产前诊断，从根本上阻断遗传性疾病。

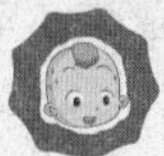

哪些夫妻需要进行遗传咨询

遗传咨询俗称“遗传询问”、“遗传指导”。需要进行遗传咨询的情况有：

- 患有遗传病或发育畸形患者及其家庭成员；
- 连续发生不明原因疾病的家庭成员；
- 近亲结婚的夫妻；
- 染色体平衡易位携带者，以及其他遗传病基因携带者；
- 确诊为染色体畸变者的父母；
- 曾生过多发畸形、智力低下患儿者；
- 两性畸形患者；
- 非妇科性反复流产、有习惯性流产史或不明原因的死胎史者，以及不孕的女性及其丈夫；
- 有致畸物质和放射物质接触史的夫妇，如放射线、同位素、铅、磷、汞等毒物或化学制剂接触者；
- 孕早期有过病毒感染的孕妇及经常接触猫、狗的孕妇；
- 孕期服用过致畸药物的孕妇；
- 35岁以上的高龄孕妇；
- 血型不合的夫妻。

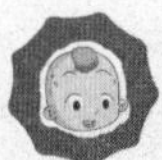

孩子的智力取决于双亲的遗传吗

可以说，智力也是有一定遗传基础的。我们看到，较高智商父母的子女往往比较聪明，反之亦然。统计资料表明，双亲智力正常者，其子女73%智力正常；若双亲为一个智力低下、一个智力正常者，其子女64%智力正常；双亲均为智力低下时，其子女只有28%智力正常；双亲一个智力低下、一个智力有缺陷时，子女只有10%智力正常；父母智力都有缺陷者，子女只有4%智力正常。这说明智力与遗传有着密切的联系。

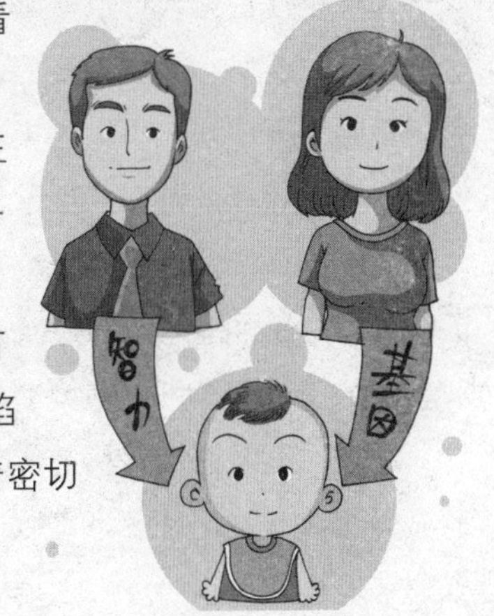

但是，如果因此就认为孩子的聪明或愚笨完全是爹妈给的，那就未免太偏颇了。因为智力高低主要取决于大脑功能状况，而大脑的生长发育又受遗传和环境两方面因素的调节控制。

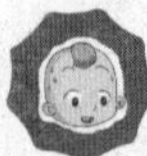

夫妻双方的体质对优生有什么影响

在生育前千万别疏忽了对自己和爱人健康体质的关注，因为聪明在很大程度上是以充沛的体力作基础的。我们知道，人的智力的物质基础是大脑神经细胞，要使神经细胞活跃，就需要供给其充足的氧气和血液。成人脑的重量不过占体重的2%，脑的血流量却占全身血流量的20%，要使脑细胞的血液循环良好，就必须有健康的体魄。这种健康体质，同样受遗传因素控制。

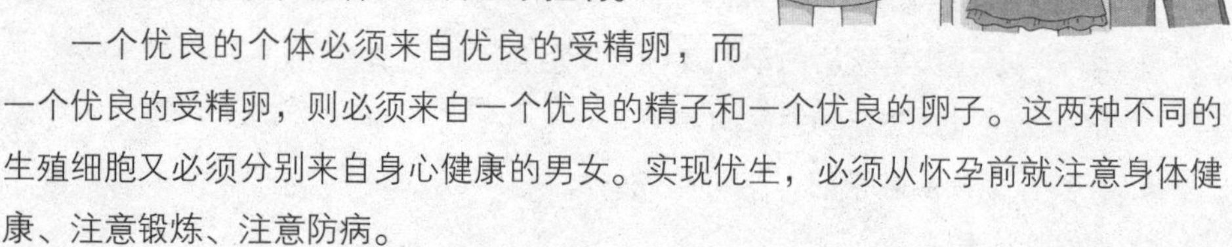

一个优良的个体必须来自优良的受精卵，而一个优良的受精卵，则必须来自一个优良的精子和一个优良的卵子。这两种不同的生殖细胞又必须分别来自身心健康的男女。实现优生，必须从怀孕前就注意身体健康、注意锻炼、注意防病。

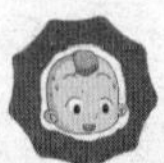

先天性疾病都是遗传病吗

人们往往把先天性疾病都看成遗传病，其实，这是两个完全不同的概念。

先天性疾病一般是指在胎儿期得的疾病，也就是胎儿在子宫内的生长发育过程中，受到外界或内在不良因素作用，致使发育不正常，出生时已经有疾病的表现或迹象。如：风疹病毒感染引起的畸形、先天性髋关节脱位等。

遗传病是指父母的精子或卵子发育异常，而导致胎儿发生器质性或功能性的不正常。这种病可能一出生就表现出来，也可能在出生后长到一定年龄时才表现出来。如：精神病是可以遗传的，多数到青春期才开始发病。

所以，先天性疾病和遗传病是不同的。先天性疾病是生下来就表现出来，但并不都与遗传有关，且多半可以通过做好孕期保健来避免。而遗传性疾病多半不易治愈，常是终生存在的。

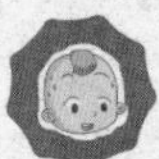 遗传病与胎儿性别有什么关系

人类的遗传病可分多种，其中由于致病基因在性染色体上所引起的遗传病叫性连锁遗传病，其遗传规律是疾病只传给儿子或女儿。血友病就是一组遗传性出血性疾病，患者终生有轻微损伤后出血不止的倾向，如果不及时处理，有可能危及生命。血友病分为甲、乙、丙三种类型，以血友病甲最常见，乙次之，丙最少见。血友病甲和乙都是性连锁遗传病，其遗传性致病基因由女方携带，疾病只传给儿子，不传给女儿。故患有血友病甲或乙的男性与正常女性结婚，其子女中男孩全是患者，女孩全是血友病基因携带者。若正常男性与女性血友病患者结婚，其子女中同样男孩全部为患者，女孩全部为致病基因携带者。由此可见，凡是女方或女方家族中有血友病甲或乙患者的，均表明此女性为血友病基因携带者，其怀孕后一定要鉴定胎儿性别，只能保留女孩，不能生养男孩。

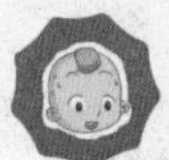 龋齿会遗传吗

龋齿具有遗传倾向。研究结果还表明，牙釉质结构，牙齿的形态、大小及其牙列、牙弓形态，牙齿咬合面裂沟的深浅，口腔唾液含量及其缓冲力等都具有遗传性，而它们都与龋齿的发生有关。以下情况可导致龋齿：

● 牙釉质钙化好，抗龋能力就高；反之，抗龋能力就低。

● 若牙齿形态不好或牙冠凸度不好，自洁能力差，食物残渣和牙菌斑容易附着，就会导致龋齿。

● 牙咬合面裂沟浅，食物残渣不容易附着，很容易被清除，牙菌斑难于形成，龋齿较少。若裂沟深，嵌入的食物与细菌易积聚，裂沟深处的菌斑难以清除，易导致龋齿。

● 唾液量、唾液黏稠度与龋齿的发生有密切关系。如唾液腺经放射治疗后，会使唾液分泌减少，黏稠度增加，口腔龋齿会很快出现。

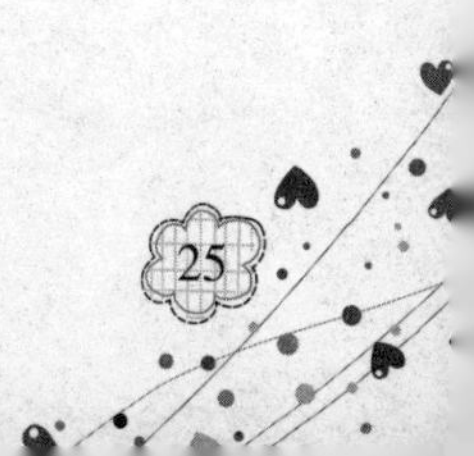

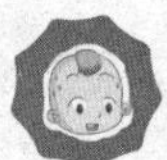鼻子、耳朵的形状也能遗传吗

笔直、高挺、窄孔的鼻子符合现代人的审美要求，每个人都希望拥有这样的鼻子，但从遗传角度看，双亲必须是小鼻孔、窄鼻子，而且至少一方鼻子高直。一般来说，大、高、鼻孔宽的鼻子是显性遗传。有趣的是，鼻子的遗传基因会一直持续到成年人阶段，就是说，小时候是塌鼻梁，长到成年时成为高鼻梁的可能性也不是没有的。

就耳朵而言，由于民间一些说法的影响，许多父母认为宝宝的耳朵又大又厚，将来一定有福气，这种观点事实上毫无科学根据。从遗传上讲更客观一些：耳朵的形状是遗传的，而且大耳朵为显性遗传，小耳朵为隐性遗传。

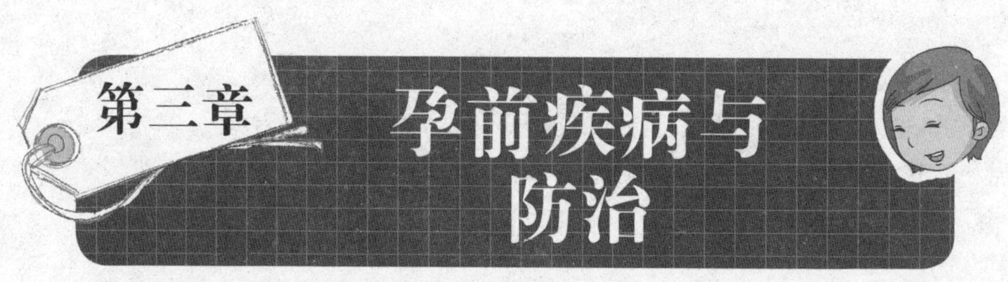

第三章 孕前疾病与防治

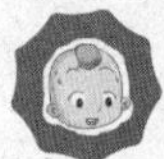为什么必须进行婚检

婚前检查，是夫妻生育健康孩子的第一步，有助于发现不利优生和家庭生活的因素，并及时处理。如患有麻风病、急性传染病、结核病及严重的心、肝、肾功能不全等疾病者，要了解是否适宜结婚或生育，有的不宜马上结婚或生育，因为一旦婚后妊娠对父母及后代的健康都是很不利的。

婚前检查的内容包括：

● 健康询问，重点了解有无遗传病、传染病和精神病。

● 家族史调查，最好追溯3～4代，重点了解有无遗传病、遗传缺陷、畸形、精神病患者。

● 体格检查，包括全身检查和生殖器官检查。生殖器官检查主要看发育情况与年龄是否符合，有无畸形，有无传染病，必要时医生检查性功能情况。

● 宣传性知识，指导性生活，协助安排计划生育。

婚前检查是关系到家庭幸福、后代健康和民族昌盛的大事，是全社会卫生保健工作中不可缺少的一项，受检的男、女青年要诚实、坦率，并严肃、认真地对待。

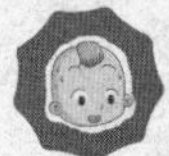 为什么孕前要进行口腔检查

医学研究发现，孕期许多常见病的发生都和孕妇的口腔有关，所以孕前最好能进行一系列的口腔检查，以及时治疗口腔疾病:

● **牙龈炎和牙周炎**。女性怀孕后体内的雌性激素，尤其是黄体酮水平会有所上升，从而使牙龈中的血管增生，血管的通透性增强，所以极易诱发牙龈炎，即“妊娠期牙龈炎”。严重时可引起牙齿松动脱落。

● **蛀牙**。不但会诱发急性牙髓炎或根尖炎，还会增加小宝宝患蛀牙的可能性。

● **阻生智齿**。阻生智齿是指口腔中最后一颗磨牙（俗称“后槽牙”），由于受颌骨及其他牙齿的阻碍，不能完全萌出，造成部分牙体被牙龈所覆盖。阻生智齿的牙体与牙龈之间存在较深的间隙（医学上称为“盲袋”），容易积留食物残渣，导致细菌滋生，从而引起急、慢性炎症。

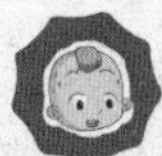 受孕前为什么不能服用安眠药

据专家分析，安眠药对男女双方的生理功能和生殖功能均有损害。男性服用安眠药可使睾酮生成减少，导致阳痿、遗精及性欲减退等，从而影响生育能力。女性服用安眠药则可影响下丘脑功能，引起性激素浓度的改变，造成月经紊乱或闭经，并引起性功能障碍，从而影响受孕能力，导致暂时性不孕。

为了避免影响男女双方的生育能力，新婚夫妇或准备怀孕的夫妇千万不要服用安眠药。一旦发生失眠现象，最好采取适当休息、加强锻炼、增加营养、调节生活规律等方法来解决，以从根本上解决失眠问题。

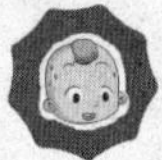 为什么孕前孕后都不能养小动物

许多女性很有爱心，喜欢养小动物，但是孕前孕后都不要养这些小动物，因为

这些宠物小猫、小狗或鸟儿身上寄生着弓形虫等病毒，这些病毒可能使女性感染一些疾病。如果是在孕期感染，则有使宝宝神经系统受损害的危险，宝宝出现脑积水、无脑儿或视网膜异常等的概率也会增加。因此，如果已怀孕或正准备怀孕，一定要把宠物安置到其他地方，一旦接触了宠物，要马上去洗手。而如果养小宠物时怀孕了，千万别忘记去医院检查一下自己有无感染小宠物身上的病原菌，若真的感染了，要与丈夫、医生共同探讨胎儿的去留问题。

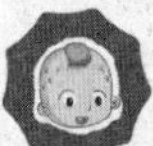

孕前有阴道炎怎么办

女性生殖器炎症是常见疾病，主要有外阴炎、阴道炎、宫颈炎及盆腔炎等。而引起女性生殖道炎症的病原微生物有许多，如淋菌，梅毒螺旋体、衣原体等病毒，以及真菌、寄生虫、原虫等。普通阴道炎则多由滴虫和白色念珠菌引起。

滴虫性阴道炎是由滴虫在月经前后大量繁殖而引起炎症发作的。滴虫通常隐藏在腺体及阴道皱襞中，消耗和吞噬阴道分泌物内的糖原物质，阻碍乳酸的生成，常会改变阴道的酸碱度，破坏其防御机制，引起继发性的细菌感染。滴虫性阴道炎表现为外阴瘙痒和有稀薄的泡沫状白带，也可造成尿道感染，而出现尿频、尿痛等症状。严重的阴道炎症常常会导致不孕，因为大量的白细胞和泡沫状白带会使精子的运动发生改变，使其不能到达输卵管与卵子结合。

白色念珠菌性阴道炎是由白色念珠菌感染而引起的。白色念珠菌是条件致病菌，只有当局部的环境条件适合时，才易发病。如怀孕、糖尿病或接受大量雌激素治疗的患者，由于阴道中的糖原增加，酸度增高，适合念珠菌生长，造成其大量繁殖引起炎症。白色念珠菌性阴道炎主要表现为外阴瘙痒、灼痛，症状严重时，人会觉得奇痒难忍，坐卧不宁，痛苦异常。还可出现尿频、尿痛及性交痛。病人白带呈现豆腐渣样改变。

阴道炎常常会引起新生宝宝的感染，因此在孕前、孕期应治疗阴道炎。不同病原引起的阴道炎的治疗方法不同，应该在查清病原微生物后，针对不同的病原微生物，使用抗菌药物治疗。

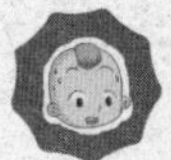

为什么会出现妊娠反应

出现妊娠反应的原因至今并无定论，只知道不是单一因素引起，而是由多种因素造成的。

● **受到内分泌的影响**。怀孕后，女性体内绒毛膜促性腺激素会急速上升，这种激素在血液中的浓度越高，妊娠反应就越严重。

● **营养因素**。怀孕期间新陈代谢增加，需要较多营养，故容易出现维生素不足现象，而加重妊娠反应。

● **和情绪、压力有关**。通常承受生活压力较大，家庭成员关系不良者，妊娠反应也较厉害。

● **和代谢有关**。怀孕后糖类代谢速率改变，对高血糖或低血糖较敏感，所以吃得过饱或过于饥饿就会想吐。

● **中枢神经对呕吐控制的机制改变**。因此有些妇女在怀孕期间，会对某些特殊气味，以及油炸、辛辣、含咖啡因等食物较敏感。

妊娠反应时该怎么办

其实，妊娠反应不是病，是会自行减轻消失的，并不需要特别的药物治疗，只需在饮食习惯上稍做调整即可。

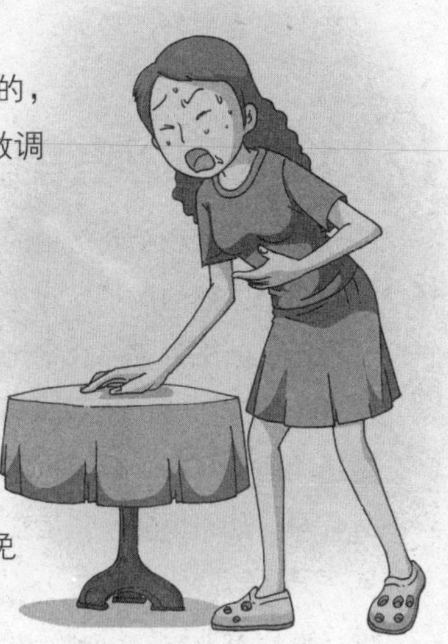

● **少食多餐**。少食是怕吃太多造成血糖过高；多餐是避免久饥。事实上，饥饿过久再进食，也会造成呕吐。

● **随身携带小零食**。零食最好是以糖类为主，如小饼干。

● **建议在早晨吃较清淡的早餐**。平时则避免辛辣、特殊气味、油炸及脂肪类的食物。

● **进餐时，食物的水分不要太多，想喝水，则最好在两餐之间喝，因为水分太多也会引起胃胀、呕吐。**

除了孕妇自身要注意外，在平日的生活细节上，家人也应给予较多的关心和精神支持，以帮助度过妊娠反应的这段“非常时期”。

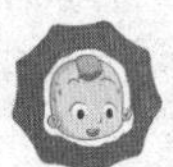

阑尾炎会影响怀孕吗

阑尾的位置靠近右侧输卵管。如果阑尾炎很严重，可以形成阑尾脓肿穿孔，直接蔓延到相邻的输卵管，或发展为腹膜炎，累及双侧的输卵管，影响其功能，从而导致不孕。因此，必须彻底治疗阑尾炎，以免殃及生殖系统，造成不孕。

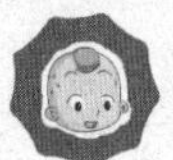

肺结核患者能怀孕吗

肺结核是一种慢性呼吸道传染病，肺结核病人多有长期不适、疲乏、低热、食欲减退、咳嗽、咯痰、咯血等症状。

如果肺结核病人婚后怀孕，会使身体各个脏器的负担增加。再加上早期妊娠反应，孕妇很难满足营养和休息方面的需要。更重要的是随着胎儿生长发育，需要的营养也增加，会使母体的营养水平更差，这就会大大降低母亲的抵抗力。由于孕妇抵抗力下降，疾病又消耗孕妇的大量营养，会使胎儿的发育也受到影响。患肺结核的孕妇分娩的时候，因为腹腔里的压力突然下降，肺部扩张，可能会使肺结核病灶向周围扩散。另外，如应用药物治疗肺结核病，还可能导致出现畸形儿或死胎。因此，结核病患者最好不要怀孕。

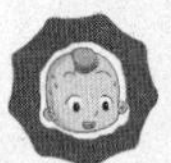

糖尿病患者能怀孕吗

糖尿病对孕妇和胎儿产生的影响主要取决于糖尿病的轻重程度。对母亲而言，怀孕会加重糖尿病的病情；对胎儿而言，病情会影响各器官的发育，易出现畸形、早产、死胎，新生宝宝死亡率比较高。

● 哪些糖尿病患者不宜怀孕：

糖尿病病变严重，已有糖尿病性心血管病变、糖尿病肾病或糖尿病视网膜病变者不宜怀孕。如不慎怀孕，应在孕12周之前尽早终止。

● 哪些患者可以怀孕：

糖尿病病情变轻，控制较好，未产生以上严重病变者都可以怀孕。

● 孕前注意事项：

改口服降糖药为胰岛素。因口服降糖药会对胎儿产生不良影响，因此应将口服降糖药改为胰岛素控制血糖。因胰岛素不会被胎盘吸收，所以可以放心使用。

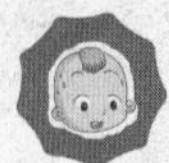 肾炎患者能怀孕吗

妇女正常妊娠过程中，血液循环量逐渐增加，怀孕晚期比未孕时会增加30%以上。随着循环血量增加，肾血流量及肾小球滤过率都会明显增加。因而妇女怀孕后肾脏负担会加重。如果孕妇过去曾患过肾炎而治疗不彻底，症状未缓解，伴有高血压和蛋白尿者，怀孕后会因为肾脏负担加重，导致肾小球病变加重，肾脏功能衰竭。慢性肾炎病人在怀孕后半期还容易并发妊娠中毒症，加重对肾脏的损害，会影响胎盘功能而使胎儿宫内缺氧，因而胎儿很难成活。

如果孕妇患急性肾炎恢复较快，其症状一般1周左右可消失，但还是可能造成自然流产和早产。如肾脏病变持续超过2周以上，则应终止妊娠，因为此时胎儿受到的危害最大。

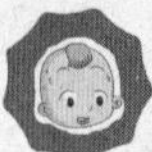 心脏病患者能怀孕吗

怀孕女性因为全身循环血量的增加，其心脏负担也会加重。研究表明，怀孕时心脏的负担比长跑都要重。所以已诊断为心脏病的女性在准备怀孕前应先确定自己是否可以怀孕。

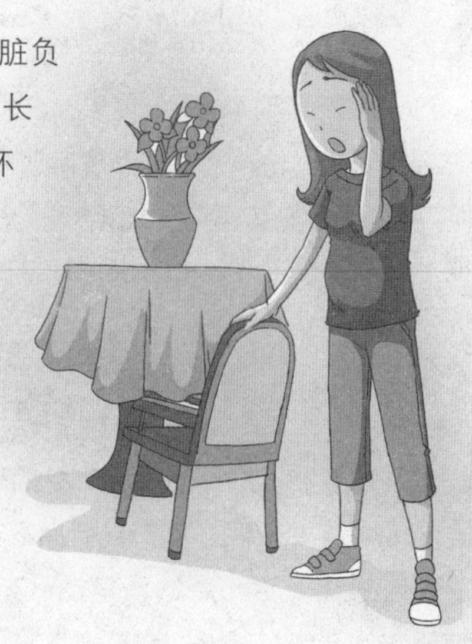

● 如何判断心功能和等级：

心功能1级：一般体力活动不受限。

心功能2级：休息时正常，但进行日常体力活动时即感疲劳、心慌、憋气。

心功能3级：休息时正常，但稍活动即觉心慌。

心功能4级：休息时即感心慌、憋气。

● 哪些患者可以怀孕：

心脏病变轻，心功能良好，心功能1级和2级者。

● 哪些患者不宜怀孕：

心功能3级和4级者，及心脏病变重者。

心脏病患者最好经较全面的体格检查，并经咨询产科医生，确认可以怀孕后再做怀孕的准备。孕前及孕中均应预防感冒，以免进一步加重心脏负担，并导致出现严重感染。

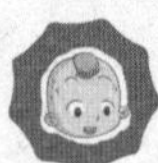

高血压患者能怀孕吗

患有高血压疾病的孕妇和患有肾脏疾病的孕妇一样，很容易患妊娠中毒症，而且易成为重症。对于平时有高血压的患者，要经医生检查患高血压的原因，排除由于肾脏病或内分泌疾病引起的高血压。普通高血压患者最好在血压恢复到19/12千帕以下再怀孕。即便如此，在孕期也应密切注意血压。

有些患者平时血压在19/12千帕上下，这类女性妊娠后，有30%～40%的人在孕早期及中期血压会降到正常，到怀孕7个月后血压又会逐渐升高。有些孕妇是怀孕后才出现高血压，往往出现在怀孕24周以后。此时由于血管痉挛加重，影响子宫血流量，胎盘绒毛缺血使胎盘功能减退，胎儿在宫内缺氧，发育停滞，导致胎儿体重小于孕龄，严重时胎儿会死亡。另外，胎盘绒毛缺血严重时会坏死、出血，导致胎盘早期剥离，也会威胁母婴生命。因此，高血压患者不宜怀孕。

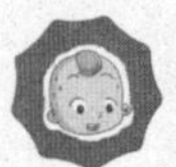

肝炎患者能怀孕吗

肝炎病毒可通过胎盘使胎儿在宫内受到感染，而怀孕会加重肝脏负担，使肝炎病情恶化。因此，急性肝炎患病期内的育龄女性应避孕，待痊愈后至少半年，最好2年后再怀孕。在孕前要加强营养。如在患病期间怀孕，宜在早期终止。乙肝病毒携带者可检查乙肝病毒DNA，如呈阳性，可向医生咨询是否在孕期打疫苗。

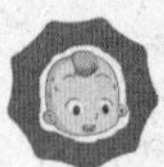

淋病患者能怀孕吗

孕妇患淋病后如果不及时治疗，将会对妊娠造成很大危害，可引起胎膜早破、羊膜腔内感染、胎儿感染、早产、死胎、胎儿发育迟缓、新生宝宝体重低等情况，还会使新生宝宝死亡率增高。含有淋病双球菌的羊水经新生宝宝口腔会污染其消化道，有可能引起新生宝宝脑膜炎、肺炎、败血症。另外，胎儿经阴道分娩时，常会被含有淋球菌的宫颈分泌物感染，引起新生宝宝淋菌性眼炎，出现双眼睑红肿，眼结膜充血，有较多的脓性分泌物，不及时治疗会引起角膜溃疡，甚至导致失明。因此淋病患者不宜怀孕。

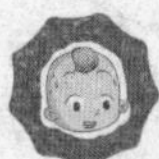

甲亢患者能怀孕吗

患甲亢的女性常有月经异常和无排卵的情况，故不易怀孕。甲亢女性怀孕后发生流产、死胎、早产现象都明显高于正常女性。怀孕给甲亢患者造成的生理负担很重，心悸、心动过速、气短、畏热、多汗、食欲亢进、神经过敏等症状可能加重。甲亢对胎儿也有很大的不良影响，有可能导致胎儿畸形、体重过低，甚至发育停滞等。

甲亢患者妊娠属于高危妊娠。为保证患甲亢的女性的健康和优生，患甲亢的女性最好在病愈之后怀孕，这样对母婴都有益。

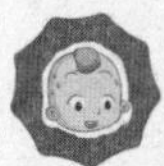

梅毒患者能怀孕吗

梅毒是由梅毒螺旋体引起的疾病，梅毒螺旋体是一种很小的微生物，进入人体以后可以造成各个器官、系统的损害，尤其造成人体的心血管系统和神经系统的损害，严重的可以导致患者死亡。患者如果怀孕的话，梅毒螺旋体可通过胎盘传染给胎儿，胎儿会在胚胎发育过程中就感染梅毒，出现先天梅毒。因此，梅毒患者不能怀孕。

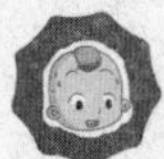

红斑狼疮患者能怀孕吗

系统性红斑狼疮是一种结缔组织疾病，由免疫系统反应引起病人关节、肾脏、皮肤、心脏、血管、肺和大脑等多器官损害。

红斑狼疮患者大多数为女性，占80%以上，年龄在20～40岁多见。红斑狼疮对孕妇、胎儿及新生宝宝均有一定影响，治疗的药物对胚胎及胎儿亦有不良作用。因此，一般认为不论病情是否已经控制或缓解，都不宜怀孕。

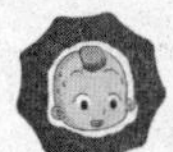

患有生殖系统肿瘤者怀孕有什么后果

肿瘤一般分为良性肿瘤和恶性肿瘤。妇科生殖系统的良性肿瘤，一般以子宫肌瘤和卵巢肿瘤为多见。这类肿瘤体积小的时候可不影响怀孕，但应在医生的监护和指导下按期进行妇科检查。

卵巢位于子宫体旁，随着妊娠时子宫的增大，卵巢肿瘤也随之从盆腔上升到腹腔。由于其活动空间已扩大，此时，如果孕妇突然体位变化，易发生肿瘤扭转，引发急腹症。

子宫肌瘤由于与胎儿共同处于子宫体内，所以对胎儿的影响较大。子宫肌瘤体积较大的时候，可以使子宫腔变形，加之宫腔内压力增加，容易引起流产或早产。子宫肌瘤的存在还会造成孕妇临产时子宫肌的收缩无力，引起大出血。

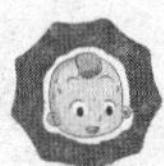

哮喘病患者能否怀孕

哮喘是一种常见疾病，由多种因素引起支气管痉挛而反复发作，又称支气管哮喘。哮喘对母婴的影响取决于哮喘的严重程度。长期患慢性哮喘的病人，由于心肺功能受到严重损害，通常不能承受怀孕后的生理负担，因此不适合怀孕。哮喘发作时孕妇呼吸困难，严重时会引起全身性缺氧，胎儿也因此缺氧，从而造成胎儿发育迟缓和早产，或使胎儿及新生宝宝死亡。

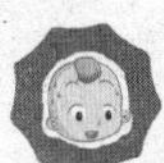

精神病患者不宜怀孕吗

精神病患者是不应该怀孕的。从优生优育角度讲，精神病患者患病未愈期间不宜结婚生育。精神病人之间的结合更让人担心，如果他们有了子女，很可能遗传有精神病。即使子女不发病，但由于患者本人没有自理能力，不能独立生活，更谈不上教养子女。

精神病患者经过长期治疗，如果已经治愈可以考虑结婚，但婚后最好不要生育。如果一定要生育，至少在精神病完全治愈2～3年以后，已停服治疗性药物的情况下再考虑，因为怀孕还易造成精神病复发。

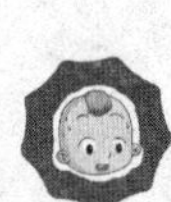

什么是“理想型”的孕妇

这些女性相信科学，能自觉掌握较多的生理卫生知识，懂得怀孕是女性特殊的生理现象，情绪安稳、自然，不急躁、不惧怕，没有心理包袱和思想负担；定期做产前检查，听从医生的嘱咐；有时还给胎儿以良性刺激，如让胎儿“听”轻音乐，经常用手抚摸腹部；能和丈夫、父母和睦相处，不怨天尤人；不吸烟、不饮酒、不滥服药物；既不神经过敏，也不放纵自己；该自己干的力所能及的事情不推辞；一切顺其自然，能善待自己，善待腹中胎儿。这样的孕妇，会生出一个身心健康的小宝宝。

孕前应该注射乙肝疫苗吗

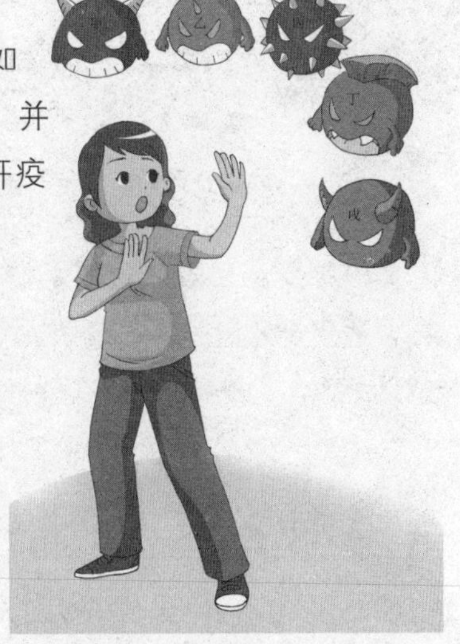

乙肝疫苗是用乙肝病毒的表面抗原制作的。如果孕妇没有感染过乙肝病毒，为预防孕妇得肝炎，并使胎儿免遭乙肝病毒侵害，可以在孕前注射乙肝疫苗。

乙肝疫苗的注射时间可按照0、1、6的程序进行，即从第一针算起，在此后1个月时注射第二针，6个月时注射第三针。建议准妈妈在孕前9个月时进行注射，它的免疫率可达95%以上，免疫有效期在5～9年。如果有必要，可在注射疫苗后5～6年时加强注射一次。

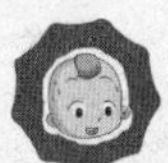孕前应该注射甲肝疫苗吗

甲肝病毒可以通过水源、饮食进行传播。孕期女性因为内分泌的改变和营养需求量的增加，肝脏负担加重，抵抗病毒的能力减弱，极易感染甲肝病毒。因此专家建议高危人群（经常出差或经常在外面吃饭的女性）应该在孕前注射疫苗防病、抗病。

一般甲肝疫苗在接种后8周左右便可使人体产生很高的抗体，使接种者获得良好的免疫力。接种疫苗3年后可再进行加强免疫。

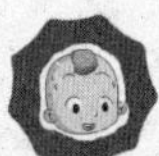孕前应该注射水痘疫苗吗

妇女在孕早期感染水痘可导致胎儿先天性水痘或新生宝宝水痘。如果在怀孕晚

期感染水痘，孕妇可能会患严重肺炎甚至有生命危险。水痘疫苗的注射时间至少应该在受孕前3个月。其免疫时效可达10年以上。

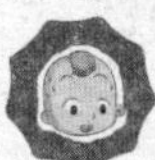孕前应该注射风疹疫苗吗

风疹病毒可以通过呼吸道传播，如果孕早期感染风疹，有25%的孕妇会出现先兆流产、流产、胎死宫内等严重后果；也可能导致胎儿出生后出现先天性畸形、先天性耳聋等。最好的预防办法就是在怀孕前注射风疹疫苗。

风疹疫苗的注射时间至少在孕前3个月，因为注射后大约需要3个月的时间，人体内才会产生抗体。其有效率在98%左右，可以达到终身免疫。

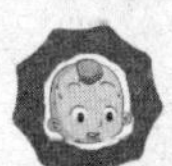孕前要注射流感疫苗吗

这种疫苗属短效疫苗，抗病时间只能维持1年左右，且只能预防几种流感病毒，适用于儿童、老人或抵抗力相对较弱的人群。对于孕期女性，其防病、抗病的意义不大。因此专家建议孕前妇女可根据自己的身体状况自行选择。

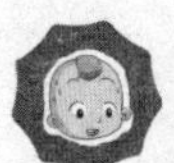什么是先天性疾病

先天性疾病指婴儿出生时已经发生的疾病。有些先天性疾病是遗传的，或者说有些遗传性疾病是先天的，如唇裂、多指、并指、先天愚型等。

有些先天性疾病并非遗传病，而是由于胚胎发育过程中受到某种环境因素影响的结果。如孕妇在孕早期患病毒感染，尤其是风疹，胎儿就会出现房间隔或室间隔缺损等先天性心脏病。其他如孕期受过量X线照射等都可能影响胎儿的正常发育，引起非遗传性的先天性疾病。也有些遗传性疾病并非先天的，就是说出生时不一定患病，要等个体发育达到一定阶段才会出现明显症状，如苯丙酮尿症，婴儿出生时未显现异常，可到出生后4～9个月时新生宝宝会出现神经、精神发育明显落后，未经治疗的患儿，大多数为白痴。

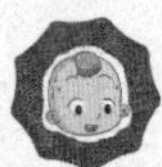为什么男性不宜洗桑拿浴

桑拿浴可以促进人体血液循环和细胞的新陈代谢，预防心血管类疾病，如早期

高血压、动脉硬化或轻度冠心病等。

但未婚男青年和已婚未生育的男性最好不洗桑拿浴。因为男性的精子产生于睾丸，而精子对温度的要求比较严格，必须在34℃～35℃的条件下才能正常地生长存活。隐睾患者只是因为异位的睾丸温度比正常人高2℃～3℃，精子便不能生成。而桑拿浴室内的温度湿蒸在50℃左右，干蒸可达到100℃。因此，未婚男子和婚后希望生育的男性，应避免洗桑拿浴。

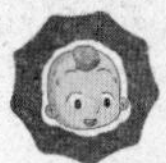

哪些职业对生育宝宝有危害

人们在从事工农业生产、科学技术活动及其他职业活动的过程中，都有可能接触各类职业性有害因素（或称职业危害），某些职业有害因素对女工作人员的健康，特别是生殖健康会有不良影响。

目前已知对月经有影响的有害因素有百余种。常见工业毒物如铅、汞、苯、甲苯、汽油，物理因素中诸如强烈噪声、全身振动、电磁波等都可引起月经异常。长期接触有机溶剂、农药以及从事视屏作业的妇女，不孕的危险度增高。孕期接触高浓度铅、苯、甲苯、麻醉剂气体、抗癌药等，会有自然流产发生率增高的危险。因此，从事这些职业的女性在孕前或孕期一定要暂时调离岗位，以保证优生。

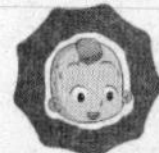

乙肝病毒也可父婴传播吗

母婴传播是乙肝病毒重要的传播途径之一。母婴传播又叫垂直传播，是指孕妇患有乙肝或携带病毒，乙肝病毒通过胎盘、羊水及阴道等分泌物传给胎儿及新生宝宝。

最近国内外有关专家研究指出：乙肝病毒也可父婴传播。专家们研究发现，患有乙肝的男性，其精子中可检出乙肝病毒DNA，该病毒存在于精子头部细胞质中。这样的精子进入卵子后，尽管孕妇本身并无肝炎，但这种受精卵在形成胚胎的过程中，其携带的乙肝病毒会不断增殖，使其子代成为乙肝患者或病毒携带者。乙肝病毒的这种传播方式称为父婴传播。乙肝病毒经父婴传播的概率比母婴传播要大，而且更容易造成孩子终身携带。

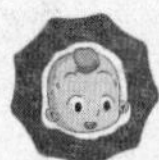

怎样防治乙肝病毒的父婴传播

预防父婴传播最有效的办法只有一个，这就是要求新婚夫妇在婚前进行乙肝检查。无论男女，任何一方患有乙肝，都应进行积极的治疗，待病情治愈无传染或病情稳定后方可结婚生育。如果病情稳定打算结婚时，可先用高效乙肝免疫球蛋白进行预防注射并等到机体出现抗体阳性时，才能结婚生育。新生宝宝除按规定注射乙肝疫苗外，还应在出生后24小时内及1个月内各注射一次高效乙肝免疫球蛋白，以保护新生宝宝。

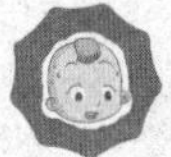

哪些情况下孕前应该咨询医生

如果在受孕前有以下情形，应该尽早咨询医生：

- 超过3个月没来月经。
- 有两次或两次以上的流产记录（无论人工流产或自然流产）。

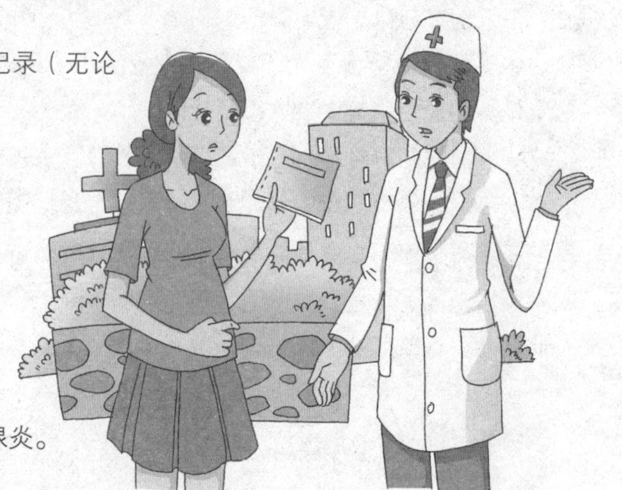

- 月经周期等于或短于3周。
- 有盆腔炎的病史。
- 女方有结核病史。
- 女方有腹部手术史。
- 女方有子宫内膜异位症。
- 女方年龄超过30岁。
- 男方患有急性或慢性前列腺炎。
- 男方有静脉曲张。
- 男方有腮腺炎病史。
- 男方有毒物接触史。

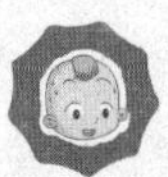

疲劳过度对受孕有什么影响

许多年轻人刚结婚就怀孕了，从优生角度看，这并不好，因为筹备婚礼时许多小夫妻都是东奔西跑购置物品，或粉刷收拾新房，身心都比较疲劳。刚结婚还没让身心得到很好的恢复，就在极度疲劳下受孕，这对胎儿的健康发育也是不利的。有的妇产科专家认为：结婚即怀孕的女性比婚后休息一段时间再受孕的女性更易患妊娠中毒症，这可能与新婚夫妻过度疲劳有一定关系。

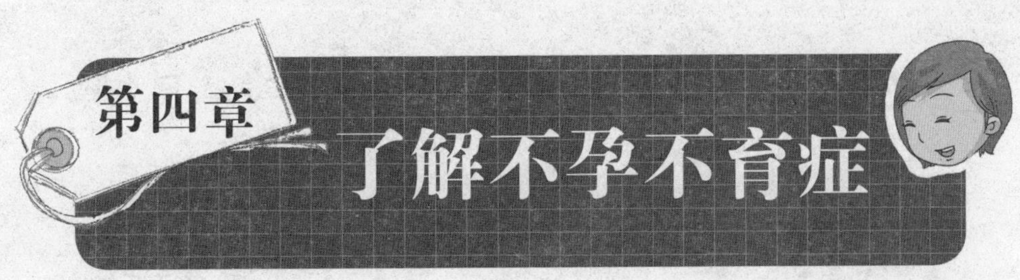

第四章 了解不孕不育症

什么是不孕

不孕症是指婚后同居、有正常性生活，未避孕达1年以上而未能怀孕者。根据婚后是否受过孕又可分为原发性不孕和继发性不孕。原发性不孕指从未妊娠过；继发性不孕指曾有过妊娠，以后1年以上未避孕而未再妊娠。

根据不孕的原因可分为相对不孕和绝对不孕。相对不孕是指夫妇一方因某种原因出现受孕阻碍或生育能力降低，导致暂时性不孕，一般该原因得到纠正，仍有可能怀孕。绝对不孕指夫妇一方有先天或后天的生理方面的缺陷，并因无法纠正而不能怀孕。

导致女性不孕的主要原因有哪些

● **月经紊乱**。月经周期改变：月经提早或延迟；经量改变：经量过多或过少；经期延长：常见于黄体功能不全及子宫内膜炎症。

● **闭经**。年龄超过18岁尚无月经来潮；月经来潮后又连续停经超过6个月。

● **痛经**。子宫内膜异位、盆腔炎、子宫肌瘤、子宫发育不良、子宫位置异常等疾病存在时可出现行经腹痛。月经前后诸症：少数妇女月经前后周期性出现“经前乳胀”“经行头痛”“经行泄泻”“经行水肿”、“经行发热”“经行口糜”等一系列症状，常因内分泌失调而黄体功能不正常引起，一般痛经不至于引起不孕，但有些可导致不孕。

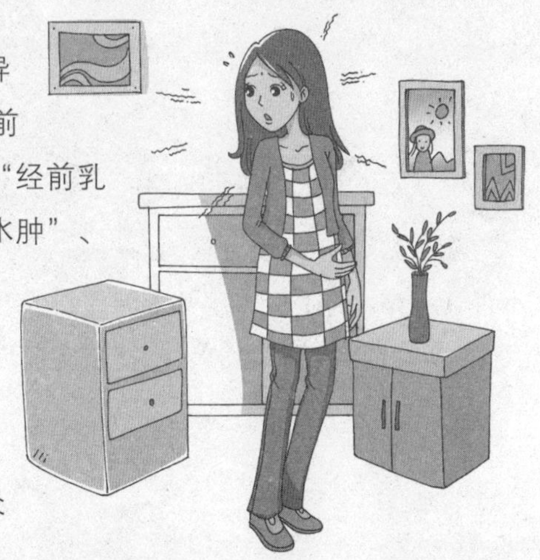

● **白带异常**。有阴道炎、宫颈炎

（宫颈糜烂）、子宫内膜炎、附件炎、盆腔炎及各种性传播疾病时，会出现白带增多、色黄、有气味、呈豆腐渣样或水样，或伴有外阴痒、痛等症状，严重的可能会影响受孕。

● **腹痛**。慢性下腹痛、两侧腹隐痛或腰骶痛，常常是在患有盆腔炎、子宫颈炎、卵巢炎、子宫内膜异位症、子宫或卵巢肿瘤时出现。

● **溢乳**。非哺乳期乳房自行或挤压后有乳汁溢出，少数提示有下丘脑功能不全、垂体肿瘤，泌乳素瘤或原发性甲状腺功能低下、慢性肾功能衰竭等疾病，可能会影响受孕。

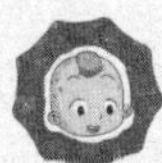

怎样检查输卵管是否畅通

输卵管的通畅与否，是决定能否生育的重要环节。如果未采取避孕措施一年以上未怀孕，最好做一次输卵管检查，检查的方法通常有两种：

● **输卵管通液法**。其方法是：将液体注入子宫腔内，并进行观察。如果注入的液体量大于子宫腔的容量却并没有阻力，停止注射后又无液体回流入注射器，或从子宫颈流出，就说明液体已通过输卵管进入腹腔，因而可以确诊至少有一侧输卵管是畅通的；如果注射时有阻力，或有液体回流或漏出，则可能是输卵管阻塞或输卵管发生了痉挛。

● **子宫输卵管造影法**。此方法是将造影剂注入子宫和输卵管，然后拍片。根据X光片可以观察子宫颈管、管腔和输卵管腔内及管壁是否有病变，如子宫肌瘤、子宫内膜息肉、宫腔粘连、子宫畸形等。如果输卵管不显影就表明有阻塞。输卵管造影不能了解输卵管周围的病变。因为造影法比较复杂，所以通常都先用简单的通液检查，若有阻塞或结果不能确定，或半年以上仍不怀孕者才考虑造影术。

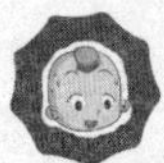

压力会造成不孕吗

正值生育年龄的女性，如果长期处于极大的精神压力下，其神经传导物质会使下视丘不停地释放促性腺刺激而抑制脑下垂体的功能，使卵巢不再分泌女性激素并且不排卵，月经会开始紊乱甚至变成无月经。在这种情况下，女性当然也就不太容易怀孕了。

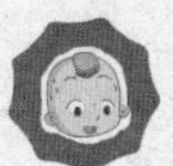

什么是宫腔镜检查

宫腔镜也是内窥镜的一种，可通过子宫颈插入子宫腔内进行观察，以了解子宫内有无病变，如子宫颈管黏膜的病变，子宫口是否松弛，宫腔内有无粘连、有无息肉、肌瘤、畸形等。

宫腔镜检查通常用于不育症患者经其他各种检查仍不怀孕，而需要排除子宫腔内是否有病变可能者。有盆腔内炎症、正在月经期或有严重的全身性疾病的女性，则均不宜做宫腔镜检查。

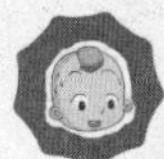

什么是腹腔镜检查

腹腔镜是将内窥镜通过腹壁上的小切口插入腹腔，以观察盆腔器官有无炎症粘连、结核、子宫内膜异位、畸形或肿瘤等，可以看到其他检查所不能发现的微小病变。但腹腔镜检查是进入腹腔的一次手术，因此必须严格掌握检查的适应证。通常用于有下列情况者：经多种检查未发现不育的原因，经过一个阶段的治疗仍无效果者。尤其是妇科检查时查到盆腔部分有增厚、粘连、小结节或肿块而不能确诊时，或有内外生殖器畸形通过其他检查不能确诊者，都可通过腹腔镜来证实。

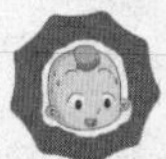

什么是“试管婴儿”

“试管婴儿”是“体外受精和胚胎移植”技术的俗称，是从女性体内取出卵子，放入试管内培养后，再加入处理过的精子，使卵子受精。经过继续培养后，受精卵发育成几个细胞而成为早期胚胎，再将这早期胚胎移植到女性子宫内，发育成胎儿。不孕患者只要夫妻双方的精子、卵子无问题，一般都可以通过这种技术而拥有自己的亲生骨肉。

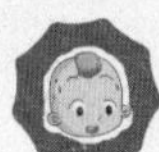

哪些情况下适合做“试管婴儿”

“试管婴儿”技术适用于：女性双侧输卵管不通或功能不良，男性少精、弱精和梗阻性无精症，以及不明原因的不孕。实施“试管婴儿”技术时，女方不宜超过40岁。女性年龄过大时，卵巢对药物的反应会降低，卵子数量少，卵子的质量也会下降，受精率、妊娠率都会降低，而且流产率和胎儿畸形率会高于年轻女性。

什么是人工授精

人工授精技术指以非性交方式将精子置于女性生殖道内（多为阴道内和宫腔内），使精卵结合达到妊娠生育的一种辅助生殖医学技术。

如何进行人工授精

想进行人工授精的女性，首先应考虑所接受的精液的质量而不是考虑“保证受孕”。人工授精有以下3种形式：

● 用自己丈夫精液做人工授精，称丈夫人工授精，也称配偶间人工授精或同种授精。

● 用他人（自愿供精者）精液做人工授精，称供精者人工授精，也称非配偶间人工授精或异种授精。

● 少数也有用他人精液和自己精液混合后进行人工授精的，称为混合人工授精。

3种授精方式中，第一种当然是“顺理成章”的；第三种也是不育夫妇的一种愿望，尽管其成功率较低；第二种则需要有关医院的严格把关，一般应选择大城市有条件为供精者做血常规、淋病检查、糖耐量试验、精液细菌培养、染色体检查的医院，切不可“病急乱投医”。而且，供精者必须经检查证明现在无显性遗传病，有较高的智商。受孕率取决于女性本身的健康状况。如果接受人工授精的女性每月都有成熟的卵子正常排出，那么在排卵期前后24小时内实施人工授精，成功率就会很高。

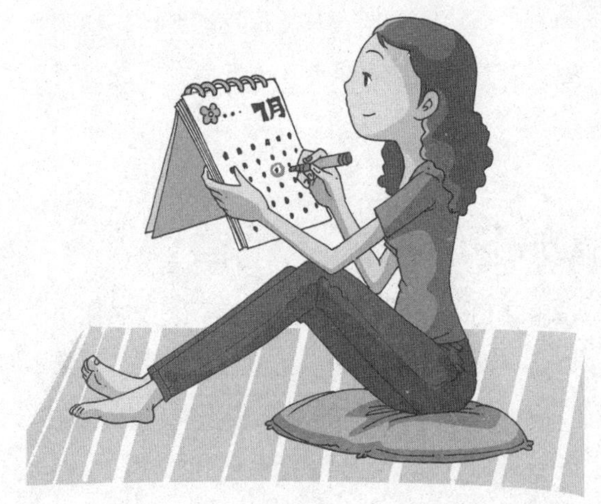

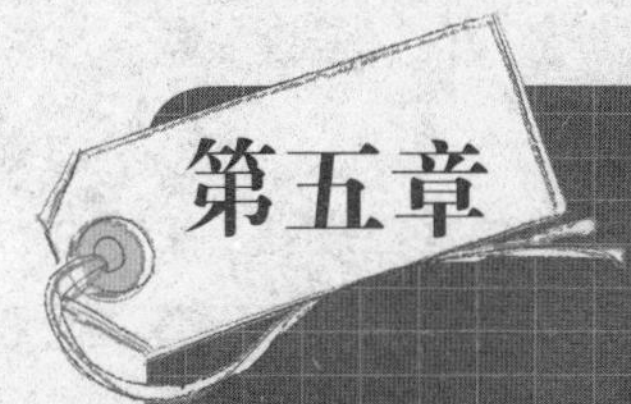

第五章 优生需要哪些准备

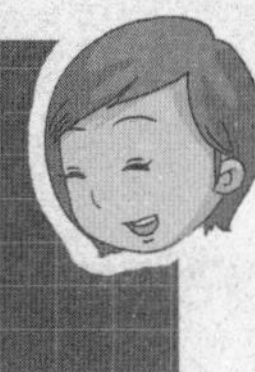

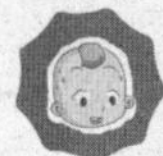

怀孕前应做好哪些准备

怀孕前先做一个周全的计划会给怀孕带来好的开始。这样使得女性不但可以在心理上做好怀孕的准备，而且能够采取一些措施，以增加受孕的机会，最终拥有一个健康又聪明的宝宝。

理想的孕前准备至少在怀孕前3个月开始，对此我们有以下一些建议：

● 受孕前半年要完全停止服用避孕药，使身体恢复到正常的月经周期。最好等到3次正常月经周期后再怀孕，在此期间可用避孕套或子宫帽进行避孕。

● 确定自己的工作对胎儿没有危害。如果工作中接触到不利的环境因素如放射线、噪声等，应适当调换工作岗位。

● 确定进行过风疹疫苗的预防注射，孕前注射风疹疫苗对胎儿保护有利。

● 开始服用叶酸等微量元素，保证均衡、充足的营养。

● 锻炼身体，使身体、情绪处于最佳状态。

● 若长期患某种疾病，如糖尿病或癫痫等，并且是在治疗中，在打算怀孕之前应该去咨询医生，医生可能要对是否适宜怀孕，是否需要更换治疗用药作出综合评价，一般要停用对胎儿有影响或会导致较难受孕的药物。

● 戒除不良习惯。如吸烟、饮酒等对精子、卵子及受精卵均有毒害作用，应在怀孕之前几个月先戒除，等怀孕后再戒往往为时已晚。

为什么孕前要注意营养

一般来说，人们比较重视怀孕后的营养。但实际上，孕前营养也很重要。

计划受孕前的食物要均衡、多样，不要太精细，食用五谷杂粮最好，加上花生、芝麻等含有丰富的促进生育的微量元素和各种维生素的食物，适量的含动物蛋白质较多的瘦肉、奶、蛋，以及新鲜蔬菜和水果，会对男性精液的产生起到良好的

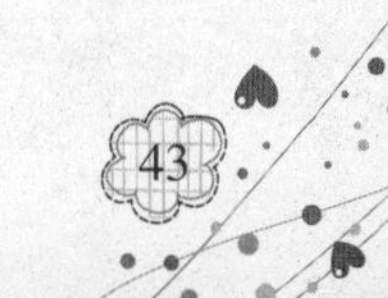

促进作用。同时应注意，食物不能太咸，尤其是炒菜时应少放盐，过多摄入盐，可能易使怀孕期间出现高血压和水肿症。

合理的饮食除能提供合格的精子、卵子外，还给准备受孕的女性提供了在体内储存营养的机会。因为在孕早期，胚胎需要的营养还不是靠母亲每日饮食、通过胎盘输送到胎儿体内的，而主要是从子宫内膜储存的营养中获得的。倘若在怀孕前期营养不足，身体无法储备，怀孕后又因妊娠反应较大、呕吐频繁、不思饮食而缺乏营养，势必会影响胎儿大脑发育所需的营养供给。

备孕男性应该怎样饮食

准备生育宝宝前，男性应多注意锌和维生素A的补充。正常人的血浆中锌含量为0.6～1.33微克/毫升。而精液中锌含量比血浆含锌量高百倍。锌直接参与精子内的糖酵解和氧化过程，保持精子细胞膜的完整性和通透性，维持精子的活力。如果缺锌，睾酮、二氢睾酮（雄激素）减少，不利于精子生成。缺锌易使前列腺炎、附睾炎不愈。这些都可造成男性不育。所以，男性不可缺锌。如果发现精液中锌含量过低，可以采取以下疗法:

- **增加锌的摄入量**。锌主要来源于食物，在膳食中可多吃富含锌的食物，如牡蛎、蛋黄、瘦肉、花生、核桃、苹果等。如果男性有消化道疾病应认真治疗，以增加锌的吸收。

- **可用补锌药物**。最常用的是硫酸锌糖浆或片剂，成人每天300毫克，1～3个月为1个疗程，然后复查血与精液中的锌含量和精子数量、活力。如锌含量仍不足，可重复1个疗程。但应注意，补锌不可过量，过量的锌反而会抑制生精过程。一定要在医生指导下补锌。

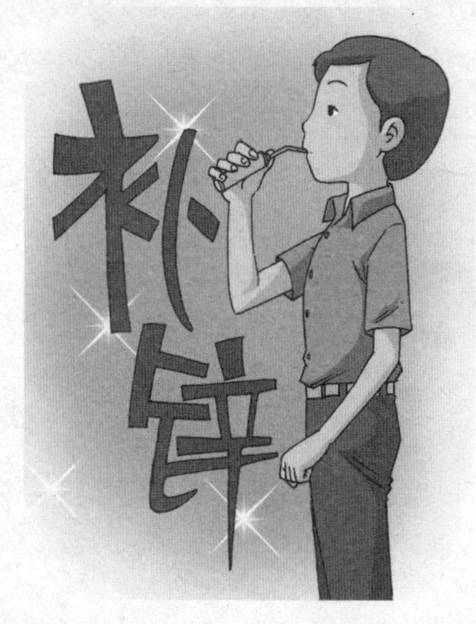

缺乏维生素A的男性，其精子的生成和活动能力都会受到影响，甚至易产生畸形精子，影响生育。一般来说，正常成年男性，每日需要供给维生素A 2200国际单位或4克维生素A原（胡萝卜素）。青春期男性多一些，为2500国际单位。

维生素A及维生素A原主要来源于动物肝

与肾、乳汁、蛋黄、胡萝卜、辣椒、杏、柿子、南瓜及鱼肝油等。

对于男性，保护睾丸需要提供养分；持续生产健康的精子需要养分；产生伴精子游动的各种营养分泌液也需要养分，而这一切都需要高质量的食物。因此，夫妻在计划要孩子时，绝不仅仅是女性需要在几个月前进行必要的食补，男性也不可忽视食补。因为生命起源于精子与卵子的结合，怀孕是男女双方的任务和责任。

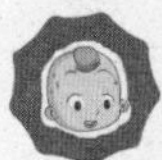

孕前女性为什么要补充叶酸

叶酸不足可引起巨细胞性贫血，胎儿畸形发生率增加，甚至出现葡萄胎、神经器官缺陷等。所以，准备怀孕的女性最好孕前半年在医生指导下直接补充叶酸或多进食绿叶蔬菜、谷物、花生、豆类等食物。

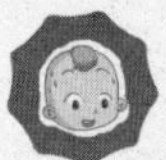

为什么男性也要补充叶酸

叶酸是女性在做母亲前必须补充的一种维生素，因为它有利于婴儿神经系统的健康。男性其实也需要补充叶酸，因为最新的调查结果显示：男性精子含量低与体内叶酸缺乏有关，叶酸可以促进DNA的合成。因此，男性精子含量低时就要考虑补充叶酸含量高的食物。

此外，叶酸在人体内能与其他物质合成叶酸盐，如果男性体内缺乏叶酸盐，还会加大婴儿出现染色体缺陷的概率，使婴儿长大后患癌症的危险性增加。

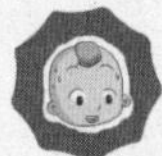

孕前为什么要补充维生素

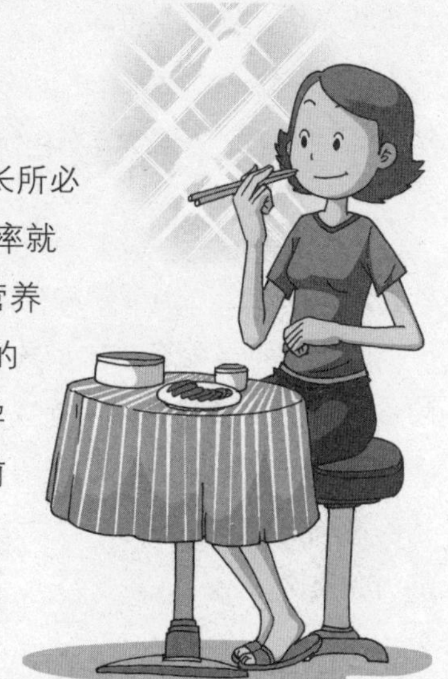

维生素是维持人体正常生理功能、促进人体生长所必需的一类化合物。如果女性缺乏维生素，其受孕概率就会低得多。此外，如果缺少了维生素，即使其他营养素进到体内，也无法充分发挥作用，比如人体对钙的吸收，就少不了维生素D的作用。因此，女性在受孕前一定要注意补充各类维生素，补充的时间以孕前2～3个月为宜。

富含维生素的食物有绿叶蔬菜、动物肝脏、肉类、蛋、牛奶及橘子、草莓等水果类。

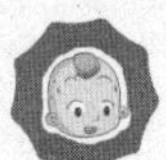

为什么孕前要补充B族维生素

研究证明，孕前口服B族维生素1个月以上，胎儿出生缺陷尤其是神经系统的缺陷的发生率可以减少50%。所以，专家建议，育龄女性应每天服叶酸400微克，以避免出现胎儿死亡、无脑儿、脊柱裂等严重后果。

但同时要注意，服用过多的叶酸，会掩盖住维生素B_{12}缺乏症，这种疾病也可能导致胎儿神经受损害，所以孕妇每天服叶酸的剂量最好不超过1毫克。

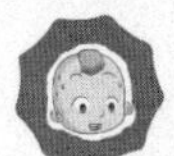

孕前为什么要多吃含钙食物

钙是骨骼与牙齿的重要组成成分，而怀孕时需要量为平时的两倍。孕前未摄入足量的钙，易使胎儿发生佝偻病、缺钙抽搐。孕妇因失钙过多，可患骨质软化症并易发生抽搐。所以，孕前应多进食鱼类、牛奶、绿色蔬菜等含钙丰富的食物。

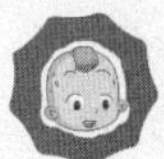

孕前为什么要多吃含铁食物

铁是血色素的重要组成成分，铁缺乏会导致贫血。胎儿生长发育迅速，每天吸收约5毫克铁质，且孕期孕妇的血容量较非孕期增加30%，如果缺铁，易导致孕妇孕中晚期贫血。铁在体内可储存4个月之久，在孕前3个月即开始补铁很有好处。可通过多摄入含铁丰富的食物如牛奶、猪肉、鸡蛋、大豆、海藻等来补铁，还可通过铁锅做饭、炒菜获得铁。

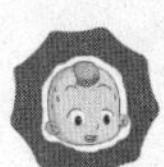

为什么怀孕前不能吸烟

专家认为，吸烟对孕妇和胎儿健康有严重影响。香烟中的尼古丁有致血管收缩的作用，女性子宫血管和胎盘血管收缩，不利于精子着床。

吸烟与不孕症有极大的关系。香烟在燃烧过程中所产生的物质有致细胞突变的作用，对生殖细胞会有损害，会导致胎儿畸形和智力低下。应该注意，妻子和吸烟的丈夫在一起，会造成妻子被动吸烟，吸入飘浮在空气中的焦油和尼古丁，从而影响到健康。所以，如果夫妇计划生孩子，最好在怀孕前戒烟，怀孕后再戒烟为时过晚。

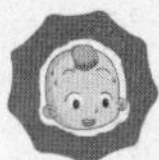 为什么怀孕前不能饮酒

酒的主要成分是乙醇，当乙醇被胃、肠吸收进入血液、运行全身以后，除少量从汗、尿及呼出的气体中以原来的形式排出体外，其余大部分由肝脏代谢。随着饮酒量的增加，血液中的乙醇浓度随之增高，对身体的损害作用也相应增大。乙醇在体内达到一定浓度时，对大脑、心脏、肝脏、生殖系统都有危害。

乙醇可使生殖细胞受到损害，使受精卵变得不健全。酗酒的女性受孕，可造成胎儿发育迟缓，出生后智力低下，甚至成为白痴。因此，为了后代的健康，孕前女性千万不要饮酒。研究表明，乙醇在人体内储存时间较长，受乙醇侵害的卵子很难迅速恢复健康，所以，一般来说，最好在受孕前3个月停止饮酒，因为孕前1周内即使“适量”饮酒，也会抑制胎儿生长，使新生宝宝体重减轻。

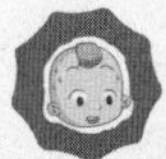 咖啡对孕前女性有什么影响

研究表明，常饮含咖啡因饮料的女性怀孕较为困难。瑞典和丹麦联合进行的调查结果显示，不喝咖啡、不吸烟的女性，婚后平均2个月就可怀孕；每天喝咖啡2杯以上或吸烟7支以上的女性，婚后平均4个月才能怀孕。所以，计划怀孕的女性不宜多喝咖啡，同时应少饮或不饮含咖啡因的饮料。

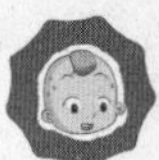 咖啡对孕前男性有什么影响

美国哈佛大学医学院的科学家曾经做过这样一个试验：他们将成活的精子放入一定量的可乐饮料中，1分钟后，居然发现可乐对精子的杀灭率为58%～100%。因此，新婚男性常饮用含咖啡因的饮料，其精子的成活率会大大降低，从而影响其生育能力，即使与卵子成功结合，也极有可能导致胎儿畸形或先天发育不良。

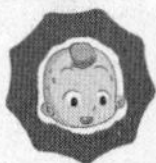 男性饮酒对生育有什么影响

众所周知，男性过量饮酒能造成阳痿或暂时性无能。同时，长期大量饮酒会造

成男性生育能力减退。

现已证明，酒可降低睾酮生成速度，扰乱体内睾酮分布，使循环睾酮数量增加，不能被组织利用，从而影响精子的生成和精液的质量。酒还能引起睾酮还原酶活性增强，导致生殖腺功能低下。男性会出现睾丸萎缩、阳痿以至不育等。酒后同房生育的低能儿、畸形儿，说明乙醇不仅伤害生殖系统，而且还易导致精子或卵子遗传基因的突变。科学家研究发现，酒精对生殖细胞有强烈的毒害作用，能损伤精子、影响胚胎发育。男性长期酗酒可使70%的精子发育不全或游动能力差。这种精子如果和卵子相遇而形成受精卵，发育形成的胎儿就不会健康。

有些人喜欢在星期天大肆酗酒，喝得酩酊大醉，夜间同房怀孕所生婴儿在国外被称为“星期天婴儿”。这些婴儿大多体质很弱，发育迟缓，智力低下，常有畸形和痴呆。这就是酒精对生殖细胞严重损伤的结果。

所以，男性必须在计划怀孕前相当长的一段时间里少酗酒，不喝醉酒。在怀孕前1周最好不喝酒，以保证精子的质量，这有利于胎儿的健康成长和发育。

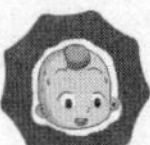

男性吸烟对生育有什么影响

香烟里的有害物质可以通过吸烟者的血液循环进入生殖系统。男性长期吸烟可以使精子发生异变，也就是使染色体和遗传基因发生异变。有人检测120名烟龄1年以上男性的精液，发现每天吸烟30支以上者，精子的畸形率超过20%；烟龄越长，吸烟量越大，精子的数量越少，精子的畸形率越高，精子的活动能力也越低。精液中精子数量的减少与新生宝宝先天性缺陷有直接关系。

因为当精液中精子数量减少时，染色体发生畸变的可能性会显著增加。精液中如果精子大量减少，例如减少到正常人数量的1/4或1/5，便会造成男性不育症。长期吸烟的男性在尼古丁等有害物质的刺激下，精子所需要的适宜的内环境遭到破坏，使精子发育不良、畸形或有缺陷的精子生成较多，结果会增加流产、死胎和早产的发生率，或者使婴儿出现形态功能等方面的缺陷。

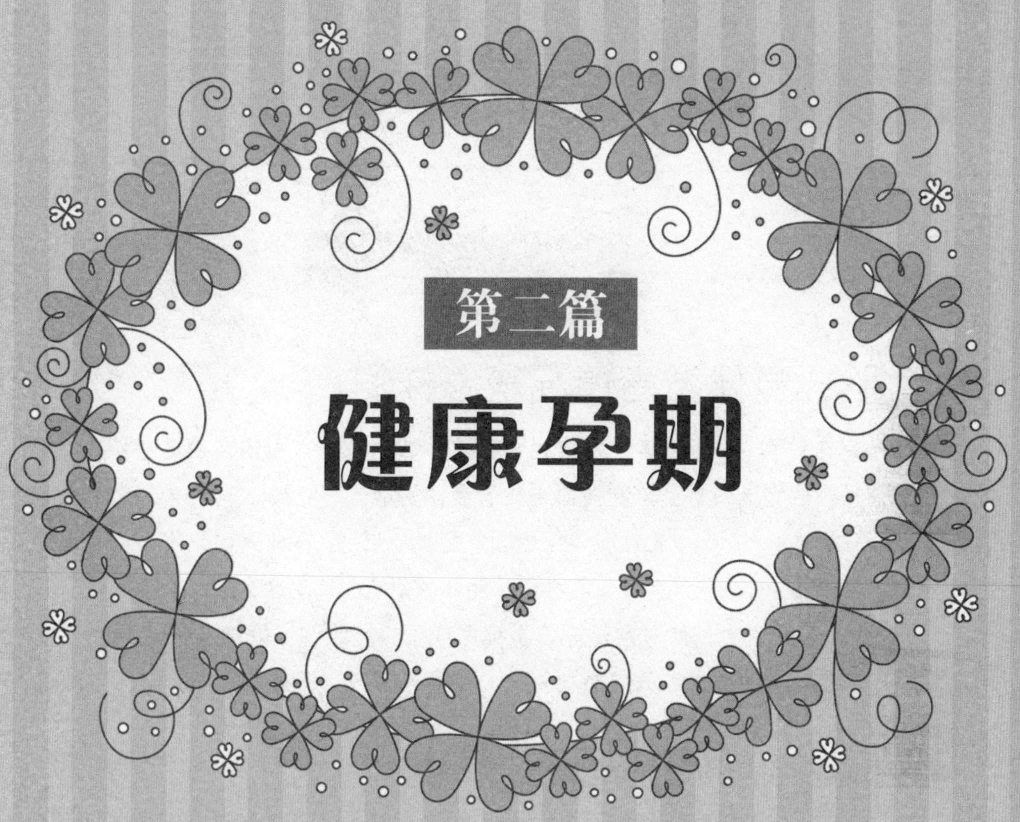

第二篇

健康孕期

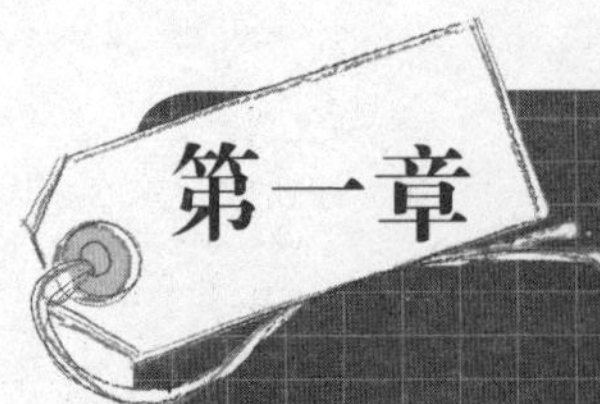

第一章 健康孕早期

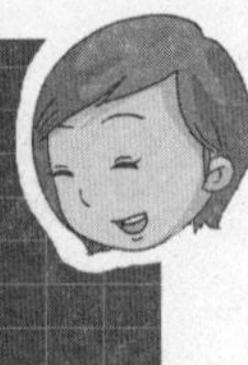

第一节 胎儿发育早知道

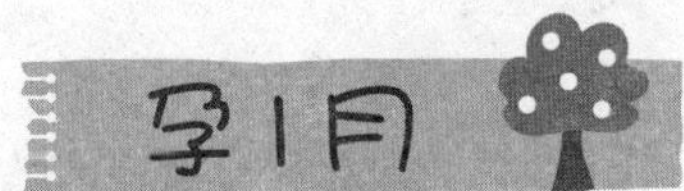

孕1月

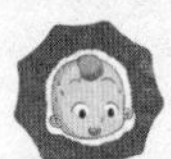

胎儿身体发育情况是怎样的

受精卵在输卵管中行进4天后到达子宫腔，然后在子宫腔内自由地停留3天左右，等待子宫内膜准备好了，便在那里找个合适的地方“驻扎”下来，这就叫做着床。受精卵经过多次分裂，形成一个细胞团，会逐渐长大，同时开始分化，一部分变成胎儿，另一部分变成供给胎儿营养并保护胎儿的附属器官。这是生命的第1周。

第2周，小生命生长得非常迅速，脊椎形成了，脑组织、脊髓及神经系统，还有眼睛，都有了雏形。此时开始有血管，心脏尚未形成，但在心脏生成的部位已有心跳。

在怀孕的第3周，胚胎迅速生长。在短短7天内，体积可以增长10倍。头部开始有了雏形，并且长出了像小豆芽一样的尾巴，将来要发育成骶骨和尾骨。到第3周末，胚胎约2毫米长，血液也开始流动。

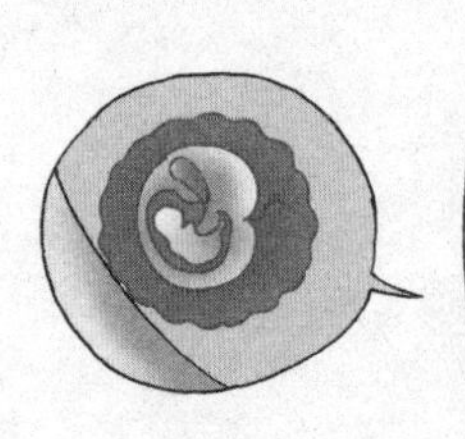

第4周时出现心脏，又过1周出现肢体萌芽，眼睛、耳朵随之出现，肺、肝也开始出现雏形；此时胎儿脑的重量增加很快，明显快于其他动物。

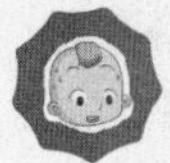

胎儿的大脑发育情况怎样

在胎儿整个生长发育过程中，脑是最先发育的部分。

由脑、神经及各种感官组织（眼、耳、鼻等）组成的头部，在胚胎早期即约占整个身体的一半。第3周时，真外胚层开始形成神经管；第4周时，便分化出3个原始的脑泡，即菱脑、中脑和前脑。

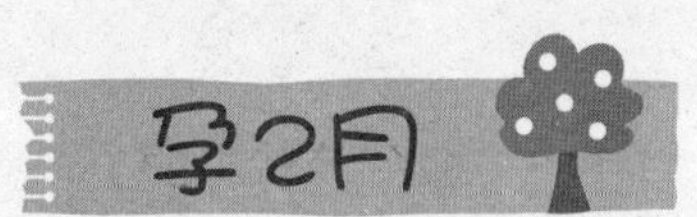

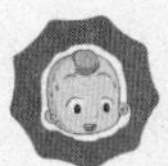

胎儿身体发育情况是怎样的

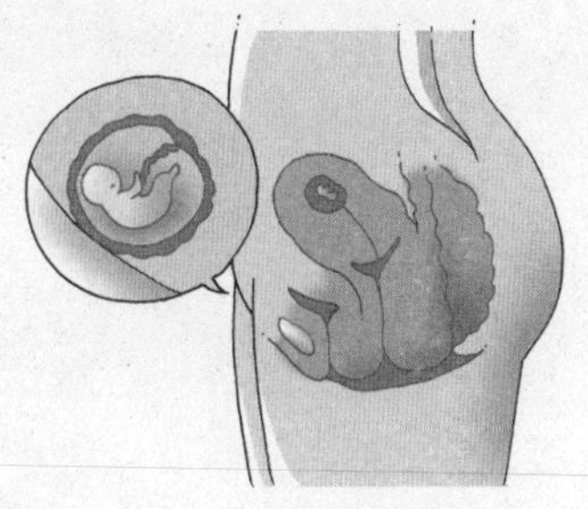

胚胎至第7周时，手指、脚趾、眼睛清晰可见。胚胎开始伸直并在羊水中活动，尾巴消失，整个外观近似幼儿。至第8周末，胚胎已近3厘米，所有的器官已初具雏形。

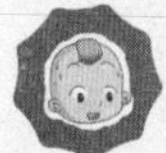

胎儿的运动能力如何

早在第7周开始，胎儿就可以在母体内蠕动了，但这时由于活动幅度很小，母亲还不能感觉到胎儿的活动。

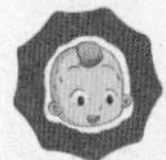

胎儿对触觉刺激有反应吗

通过对人工流产的研究得到进一步证实，胎儿对触觉刺激很灵敏。如2个月的胎儿即可对细而尖的刺激产生反应。胎龄4～5个月时，用胎儿镜还发现，如果用一根小棍触碰胎儿的手心，他会握紧手指，碰他的足底，他的脚趾可动，膝部还可屈伸。

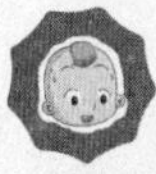

你了解胎儿脑神经细胞的发育规律吗

神经细胞的数量及神经纤维的长度由遗传因素决定，而突触的形成则受制于子宫内的环境因素。经常接受多变的外界刺激，脑的发育较快，增重明显，突触数也越来越多，突触的形成略迟于神经细胞和神经纤维。人类的这一过程始于怀孕后2个月，出生后8个月至1年达到高峰。

这些神经胶质细胞的功能，在胎儿的时候已经开始形成，出生之后会以惊人的速度增加，将直接决定其大脑的功能和智力发育水平。

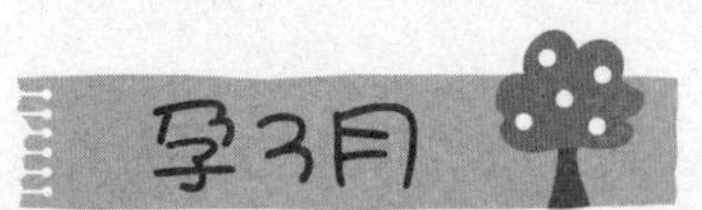

胎儿身体发育情况是怎样的

小生命进入第3个月（9～12周）时，开始被称为胎儿。第8周初胎头占整个胎儿全长的1/2，以后生长加快，至第12周末，身体重量增加1倍。内脏系统已开始具有功能，胎儿已能吞咽羊水，然后变成尿液排泄出来。第9周时，男女胎儿外阴大致相似，至第12周末，已显示成熟胎儿男女外阴的形态。

胎儿从第3个月即第9周开始，就从胚胎期升为胎儿期。胎儿期与胚胎期两者之间并无绝对的界限，前者是后者的继续。此时胎儿身体的各个系统已进一步发展，生殖系统开始发育。到12周末，胎儿躯体迅速增长，胎儿长7厘米～9厘米，重21克～22克，完全形成了一个小人形，但是头部圆大，占身体全长的1/2。9周时，两眼闭合，外生殖器男女不分，有脐疝。10周时肠管内移腹腔，指甲开始出现。12周时性别、头颈分明，刺激后有吸吮动作，眼皮也可有反应，并已有呼吸，能把羊水吞进肺里又吐出来，有时还排尿，可作出各种特殊的反应，能移动腿脚、手指和头，嘴能张开、闭拢和吞咽；碰碰他的眼睑，会眯下眼睛；碰脚趾，会把脚趾张开。此期胎盘已形成，胎儿可以从母体吸取足够的营养，营养通过脐带直接输送到胎儿体内。

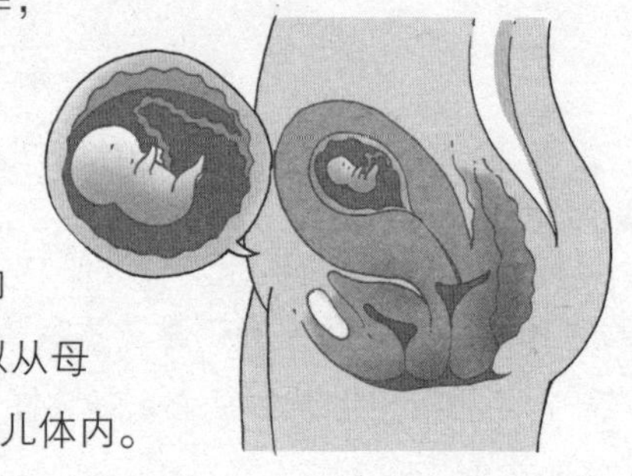

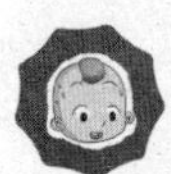

胎儿的感知能力发育情况怎样

3个月的胎儿感知能力已比较强，与母亲能达到心心相印的程度，母亲的喜、怒、哀、乐均可被胎儿感知到。

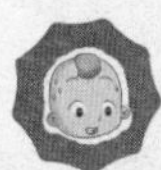 胎儿的触觉发育情况怎样

3个月左右，胎儿就有了触觉。当胎儿开始触碰到子宫中的一些组织，如子宫壁、脐带或胎盘时，会像胆小的兔子一样立即避开。但随着胎儿逐渐长大，特别是到了孕中期和孕晚期，胎儿会变得"胆大"起来，不但不避开触摸，反而会对触摸作出一些反应，如有时当母亲抚摸腹壁时，胎儿会用脚踢作为回应。我们的运动胎教正是在胎儿有了触觉时才实行的。通过抚摸训练，使胎儿的身体得到活动，其手脚的灵活性也可得到锻炼。

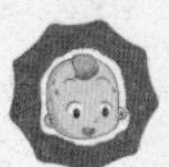 胎儿的视觉发育情况怎样

胎儿的视觉在孕13周就已形成，且对光很敏感。在第4个月时，胎儿对光就有反应，这一点通过胎儿镜观察，并不难发现。当胎儿入睡或有体位改变时，胎儿的眼睛也在活动。胎儿在6个多月时就有了开闭眼睑的动作。在孕期最后几周，当一束光照在母亲的腹部时，睁开双眼的胎儿会将脸转向亮处，他看见的是一片红红的光晕，就像用手电筒照在手背时从手心所见到的红光一样。

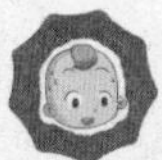 胎儿的呼吸系统发育情况怎样

早在孕11周，身躯仅有4厘米～5厘米长的胎儿胸廓便出现了上下起伏的运动；孕13～14周（孕3个多月），胎儿的这种呼吸运动变得明显，足以引起羊水在呼吸道内呈潮式移动；孕晚期（孕36周），胎儿的呼吸运动变得有规律，呈间断性。通常，在正常情况下其呼吸浅而快，每分钟30～70次。随着呼吸运动进入胎儿气管和肺泡中的羊水能被吸收。因此，正常的羊水不会引起胎儿肺部炎症或其他病变。科学研究发现，胎儿的呼吸道不仅能吸收液体，而且本身还分泌液体。

妊娠期间，母体子宫的生理收缩可促使胎儿呼吸道内的液体或进入的羊水排出，在子宫肌放松时，又可引起羊水向呼吸道里反流。

若妊娠过期，胎盘老化，胎儿赖以生存、供氧的胎盘输氧能力下降，或传送氧的"纽带"——脐带缠绕胎颈、紧勒胎体，或自身扭转、打结等阻断氧气供应时，均可导致宫内胎儿急性或慢性缺氧。胎儿呼吸幅度增大，喘息状的病态呼吸出现，

大量混杂胎便的羊水被吸入肺泡，会引起胎儿宫内吸入性肺炎、肺透明膜病等疾患。所以，一旦胎儿出现呼吸不畅时，要及时采取相应措施挽救胎儿。

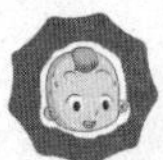 胎儿牙齿的发育状况是怎样的

胎儿乳牙牙胚的发育是从胎龄3个月开始的。胎龄5个月时，乳牙牙胚就开始钙化，与此同时，恒牙牙胚也开始发育。若在胚胎时期胎儿得不到足够的营养，可直接影响胎儿牙齿的生长发育，出生后易患牙齿疾病。因此，母亲怀孕期间应多摄取富含钙质的食品，如牛奶、鸡蛋等，还要多到户外活动，多晒太阳，以促进胚胎牙齿、骨骼的发育，防止孩子患先天性牙齿疾病。

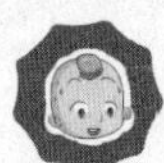 胎儿的运动情况是怎样的

两个月的胎儿就已经开始在羊水中进行类似游泳的运动了。3个月起，他就会吸吮自己的手指，只要是嘴能够碰到的东西，不管是手臂还是脐带，或者是脚趾，他都会张嘴去吸吮。3个月胎儿的身体，已经能够做出反屈、前屈、侧屈和翻转等动作。

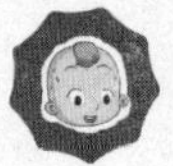 胎儿也能喝水吗

据医学科学研究人员介绍，胎龄满3个月时，胎儿就能够喝水。当然，他所喝的水是就地取材，饮用羊水。他所饮入的羊水中含蛋白质，通过肾脏分解，会再次排泄入羊水；而饮入羊水中混杂的脱落上皮组织等物质，则会形成胎粪。但不用担心羊水会被胎粪污染，因为大约每隔3小时母体就会替胎儿更换一次羊水，既无细菌也没有灰尘。

至于胎儿每天喝水的量，目前还不能作出精确的估计，有人说1天可达500毫升。那么，胎儿为什么要喝水呢？究其原因，恐怕是一种生存本能：为了训练自己的生存本领，通过对口腔吸吮能力的锻炼，为出生后使用口唇吃奶做好准备。

第二节 胎教的作用与方法

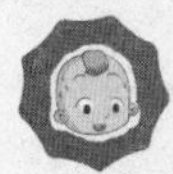

什么是胎教

胎教就是在女性怀孕期间，科学地调节母体内外环境，使孕妇保持良好的身心状态和情绪，防止不良的主观和客观因素对胎儿的影响，给胎儿提供优良条件，包括饮食营养，有意识地给胎儿感觉器官以良性刺激，促进胎儿大脑发育、身心健康，为出生后智力发育及健康成长奠定良好的基础。胎教是优生、优育、优教三者的结合，也是早期教育的起点。

广义胎教是指为了促进胎儿生理上和心理上的健康发育成长，同时确保孕产妇能够顺利地度过孕产期所采取的精神、饮食、环境、劳逸等各方面的保健措施。

狭义胎教是指根据胎儿各感觉器官发育成长的实际情况，有针对性地、积极主动地给予适当合理的信息刺激，使胎儿建立起条件反射，进而促进其大脑功能、躯体运动功能、感觉功能及神经系统功能的成熟。换言之，狭义胎教就是在胎儿发育成长的各个阶段，科学地提供视觉、听觉、触觉等方面的刺激，如光照、音乐、对话、拍打、抚摸等，使胎儿大脑神经细胞不断增殖，神经系统和各个器官的功能得到合理的开发和训练，从而最大限度地发掘胎儿的智力潜能，达到提高其素质的目的。从这个意义上讲，狭义胎教亦可称为“直接胎教”。

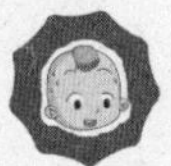

怎样正确认识胎教

有些人并不相信胎教，认为胎儿根本就不可能接受教育。这是因为，这些人还不了解胎儿的发育情况，不了解胎儿的能力。这里所说的教育，不同于出生后的教育，而主要是对胎儿六感功能的训练，即皮肤的感觉、鼻子的嗅觉、耳的听觉、眼的视觉、舌的味觉，以及躯体的运动感觉。胎教是通过各种适当的、合理的信息刺激，促进胎儿各种感觉功能的发育与发展，为出生后的早期教育，即感觉性的学习打下一个良好的基础。

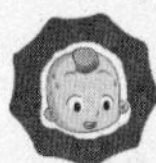

胎教从什么时候开始合适

医学研究结果表明，胎儿的神经系统在第4孕周时已经开始建立；第8～11孕周时，胎儿对触觉有了反应；第16～19孕周时，胎儿的听力形成；从第20孕周起，胎儿视网膜形成，开始对光线有了反应。因此，选择胎教的方法应与胎儿的发育程度相符合。当胎儿的触、视、听、味觉等都发育到一定程度时，有针对性地进行各种合适的胎教，可有助于促进胎儿身心的健康发育。

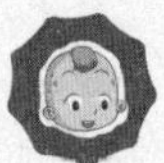

胎教的前提是什么

很多人以为胎教就是对胎儿进行教育，这是不正确的。胎教其实是指人们用各种方法，刺激胎儿的各种感官，以帮助胎儿身体和脑皮层细胞的生长。胎教的前提是胎儿能感应到外界环境的刺激。

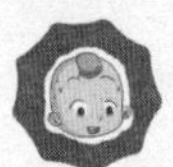

胎教的理论基础是什么

国内外大量科学研究已证明，胎儿在母亲子宫腔内是有感觉、有意识、能活动的一个“小人”，并能对外界的触、声、光等刺激产生反应。孕妇的思维和联想所产生的神经递质，也能传入胎儿脑部，给胎儿脑神经细胞发育创造一个相似的递质环境。胎教就是根据这些理论基础，在孕期通过调节和控制母体的内外环境，提供良性刺激，避免不良刺激，促进胎儿身心的健康和智力发育。

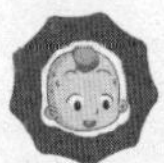

胎教分哪几个阶段

胎教作为一个完整的教育体系，可分为4个阶段：第1个阶段是胎教的前期准备阶段，包括从心理上和物质上的准备。第2个阶段，从受精到妊娠5个月，这一时期是胚胎发育、胎儿器官细胞迅速分化和形成，大脑开始初期发育的阶段。这个阶段的胎教，以保持孕妇良好的情绪为主要目标。第3个阶段，从妊娠5个月到出生前，这个阶段，是胎儿大脑迅速发育直到比较完善的阶段，这时，胎儿不仅能接受刺激并作出反应，而且具有初步的学习能力，并能形成最初的记忆，所以此阶段应以积极胎教为主要目标。第4个阶段，从临产到胎儿娩出。这时成熟胎儿经历产程的考验而来到世间，尽管时间短暂，但对胎儿完成出生前的最后发育意义重大，影响深远，这个阶段，应以全力保护胎儿顺利降生为主要目标。

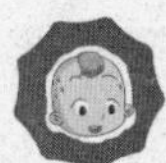

为什么说胎教具有可行性

生活在母亲子宫里的胎儿是个能听、能看、能感觉的小生命。孕妇和胎儿之间存在着相互沟通、相互作用的3条信息系统，它们分别是：

生理信息传递系统——胎儿的存在促使母体分泌多种激素，以维持妊娠的需要。另外，母体也在积极地向胎儿传递生理信息，如母亲情绪不安时所分泌出来的激素可使胎儿产生不安反应，导致胎动异常、心动过速等。

行为信息传递系统——行为也是一种不说话的语言。人们通过观察发现，每当胎儿感到不适、不安或意识到危险临近时，就会拳打脚踢向母亲报警；而当孕妇极度疲劳或气愤时，其心情也会自然而然地传递给胎儿，使胎儿得到母亲行为的暗示，这也会影响到胎儿的健康和发育。

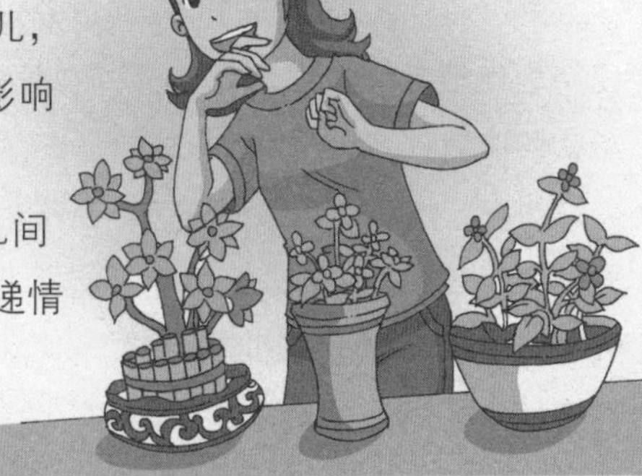

情感信息传递系统——孕妇和胎儿间具有心灵、情感相通的关系，彼此可传递情感信息。

总之，胎儿与母亲血肉相连，这就为胎教的顺利实施奠定了基础。

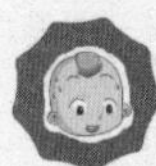

什么是直接效果的胎教和间接效果的胎教

直接效果的胎教

指直接针对胎儿的教育，是用音乐、语言等手段直接刺激胎儿，以促使胎儿在音乐、语言及身心各方面得到更好的发展，如在胎儿听力发育的关键时期，通过经常给胎儿听优美的音乐，来提高胎儿的音乐反应能力、接受能力和辨别能力；在胎儿有语言感受能力的时候，给他读优美的散文、诗歌等，以提高胎儿的语言感受能力。直接效果胎教的要点是增加对胎儿的智力、情感方面的良性刺激。

间接效果的胎教

指主要针对孕妇的教育，母亲及胎儿的其他亲人通过改善胎儿生长的内部环境和外部环境来促使胎儿更好地成长。如关注每日胎儿营养的全面性，母亲尽可能不偏食，并适当补充容易缺乏的营养成分；母亲关注自己的情绪调整，尽量保持开朗乐观的心情，不自寻烦恼、不与人吵架；母亲适当阅读一些优美的散文、诗歌，以此自娱并使自己处于欣赏美的情绪状态；家人尽可能创造快乐宁静的家庭氛围，使母亲心情恬静、愉快；母亲尽可能注意天气冷暖，保证自己气血调和等。间接效果胎教的要点是为胎儿创造全面、和谐、愉悦的内部和外部生存环境。

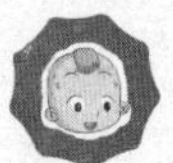

怎样进行科学的胎教

科学地实施胎教是有益的。孕妇要创造一个安逸优美的环境，可以听一些和谐的、柔美的、节律鲜明的音乐，要避免噪声、尖锐声响的刺激，少到声音嘈杂的地方去。避免污浊空气、剧烈的颠簸和震动，如坐汽车经过坎坷不平的路面等。孕妇还要保持坦然舒畅、愉快豁达、充满美好向往的心情，避免沮丧、忧虑等不良心态，避免精神刺激等。孕妇可以听音乐，欣赏美术作品，看轻松愉快的小说故事，追忆美好的童年往事，力求使自己不断产生美的感受，以刺激胎儿大脑的发育。游览公园、散步田野、观看湖光山色，能促进孕妇分泌酶与血管活性物质，调节全身的血流量，调节大脑神经细胞的兴奋度，从而改善胎盘的供血状况，促进胎儿智力和全身各器官的迅速发育。家庭和睦，爱人体贴，父母关心，邻居和同事热情帮助，以及孕妇阅读有关妊娠与分娩方面常识的书籍，增加孕妇自身的卫生保健知识，减少孕妇对妊娠与分娩的恐惧，均可使孕妇保持心情舒畅，情绪安定，生活规律，从而为优生创造重要条件。可见，胎教不仅是母亲的事，也是父亲及其他家人甚至整个社会的事。

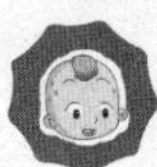

你了解无意胎教和有意胎教吗

有意胎教是指有意识、有目的和有计划地在怀孕期间，采用某些方法、创造某些条件，让孕妇和胎儿的身心得到调养。无意胎教是指没有特意采取某些方法、创造某些条件，但某些日常生活中的情况也能够使孕妇和胎儿的身心得到调养，在无意中产生了有意的效果。在实际生活中，有时无意胎教所占的比例也很大。

有些孕妇未曾有意地去创造某些条件，而是随心所欲，毫无胎教目的地去实现自己的某种愿望与嗜好，然而，却意外地收到胎教的效果，生下的孩子与经过精心施以胎教者所生的孩子，在体质、智力等方面相差无几。虽然无意胎教收到了“无心插柳柳成荫”的效果，但这其中毕竟带有盲目性，不能和有意胎教相提并论。在现实当中，由于孕妇的精神、意向、习惯、嗜好等在成年以后已基本定型，因此即便是有意也较难在孕期内强行加以改变。这就需要孕妇在孕前多读一些有关胎教的书刊，增加文化知识，提高个人修养与文明程度，力争使无意胎教转变为有意胎教。

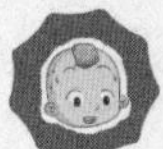 情绪与胎教有什么关系

人的个体差异在胎儿期就有所表现。有的老实文静，有的活泼好动，有的淘气顽皮。这既与先天神经类型有关，也和胎儿所处的内外环境有关。正常情况下胎动多是好事，不但告诉准妈妈胎儿发育正常，而且也预示着出生后孩子的抓、握、爬、坐等各种动作将发展较快。

必须注意，孕妇的情绪过分紧张、极度疲劳、腹部的过重压力以及外界的强烈噪声等，都可使胎儿躁动不安，甚至易引起流产、早产。

孕妇精神状态的突然变化，如惊吓、恐惧、忧伤、严重的刺激或其他原因引起的精神过度紧张，能使大脑皮质与内脏之间的关系失去平衡，引起循环紊乱，严重的会引发胎盘早期剥离，甚至造成胎儿死亡。

孕妇的情绪问题还可引起内分泌的变化，会促使其机体分泌出不同种类、不同数量的激素，有些物质会通过血液经胎盘和脐带进入胎儿体内而影响其身心健康。

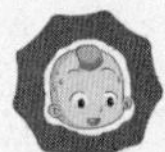 胎教的第一步是什么

就胎教效果而言，母亲对待胎教的态度以及在实施胎教过程中的情绪是极为重要的。如果母亲缺乏爱，即使环境再好，想教的知识方法再多，对胎儿也不会有良好的刺激。胎儿与母亲是心心相印的，母亲怀孕时的情绪对胎儿有直接的影响，这种影响甚至在胎儿出生后仍会左右他的意识。

不用说，胎教的第一步是母亲对孩子要充满爱，且从内心深处盼望着孩子的诞生，并将这种盼望贯穿在整个怀孕期间，而这种感情的存在能使胎教获得最佳效果。

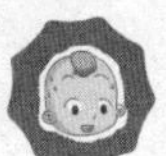

受过胎教的宝宝有哪些优势

● **睡眠好、少哭闹**。受过胎教的孩子身体健康，体内营养充足，很少有不适感，自然睡眠良好，较少哭闹。

● **多继承父母的优点**。实施胎教的父母多以良好的品性来诱导胎儿，使胎儿在成长和发育过程中，接收的都是父母优秀品性方面的信息，受到良好的鼓励。另外，胎儿本身具有巨大潜能，胎教能开发出胎儿的潜在优良品行，未来也就会多表现出一些优点来。

● **成长快**。受过胎教的孩子明显比未受胎教的孩子更有精神、更活泼，长相也更漂亮，眉宇间总是透着灵气。这样的孩子说话早、悟性高、懂事快、愿意讲一些大人的话，而且坐、立、行、走都较一般的孩子早一些。

● **乐感强、智商高**。经过音乐胎教训练的孩子乐感较强，易喜欢音乐。音乐是启发智慧的一把金钥匙，日本著名教育家铃木镇一就用音乐训练培育出许多高智儿。这是因为音乐优美的韵律激发了孩子大脑的发育，开发了智力，提高了智商。

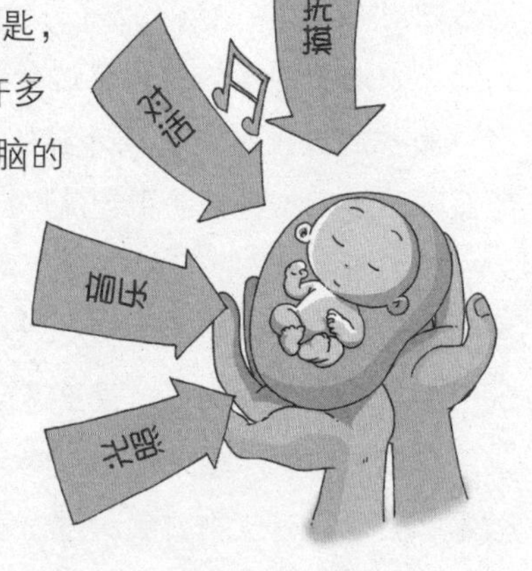

● **品质优良**。经过胎教的孩子由于其父母始终注意灌输真、善、美的东西，使得他们从小就易表现出文明、礼貌、谦虚、关心别人、有爱心、对事物有热心，具有积极的生活态度。

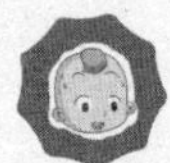

受孕当月的胎教要点是什么

经常散步，听舒缓乐曲，积极调节早孕反应，避免繁重劳动和不良环境。丈夫应体贴妻子，主动承担家务，常陪妻子散心，居室环境收拾干净，摒除嘈杂吵闹，做到不过量饮酒，不在妻子面前抽烟，节制性生活。

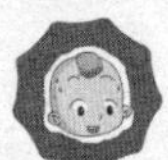

受孕的瞬间情绪良好利于优生

祖国传统医学认为，男女交合时必须心情良好，才能为孕育优良后代打下良好的基础。在选择好的最佳受孕日里，夫妻下班后应早些回家，共同操持家务，在和谐愉快的气氛中共进晚餐。饭后最好夫妻单独待在一起，播放一些抒情优美的轻音乐，一边听一边进行感情交流：体会对方的情感和需求，同时也表达自己的感受。也可以共同回忆恋爱中的趣事，憧憬未来的家庭和孩子。当夫妻双方在情感、思维和行为等方面都达到高度协调时同房。

在同房的过程中，夫妻双方都应有美好的意念，要把自己的美好愿望转化为具体的形象。带着美好的愿望和充分的激情进入“角色”，最大限度地发挥各自的潜能。可运用一些手段以增强双方的性感，使性欲达到高潮。女性达到性高潮时，血液中氨基酸和糖原能够渗入阴道，使阴道中的精子获得能量而加速运行，从而使最强壮、最优秀的精子与卵子结合。

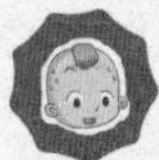

怎样进行环境胎教

年轻夫妻在准备受孕前6个月就可接受一些环境卫生知识，以利于优境养胎。

人类从受精卵到胚胎再到胎儿出生瞬间成为新生宝宝，大约要经历280天。妊娠过程中胎儿能否正常生长发育，除了与父母的遗传基因、孕育准备、营养因素有关外，还与孕妇在妊娠期间的内外环境有着密切的联系。为了保证胎儿的健康发育，母亲应该避免6种不利于妊娠的内外环境：

- 多次堕胎或流产。
- 夫妻体弱、患病。
- 不洁的性生活引起的胎儿宫内感染。
- 放射线伤害。
- 职业与嗜好的不良刺激。
- 污染与噪声。

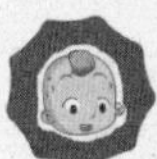

中医的逐月胎教法科学吗

唐代名医孙思邈在他的医著《千金要方》中描述了胎儿的成长发育过程：“儿在母腹中，受其精气，一月胚，二月胎，三月有血脉，四月形体成，五月能动，六月筋骨成，七月毛发生，八月脏腑具，九月谷神入胃，十月百神备而生。”并提出了“逐月养胎法”，对孕妇的饮食起居做了详细指导。

胎儿在母腹中并不是“两耳不闻宫外事”的。宋代名医陈自明总结前人经验，提出了“子在腹中，随母听闻”的观点，认为母亲心平神安，气血调顺则胎安，怀孕时须“无悲哀，无思虑惊动”“无大言，无号哭”。若惊恐愤怒则气血逆乱，胎失所养则会发生畸形或流产，因胎儿和母体是血肉相连的，母亲的营养、情绪、健康状况，不仅能改善自己血液中的生化成分，同时还影响着胎儿赖以生存的子宫内环境，如压力、温度、羊水中离子的浓度等。

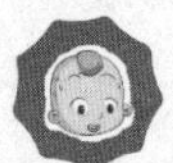

如何促进胎儿大脑发育

摄入富含蛋白质、维生素、微量元素、卵磷脂的鱼、蛋、奶、肉、禽类、蔬菜、水果等食物，以满足胎儿大脑神经细胞发育的需要；积极参加各种文艺、体育、社会等活动，使胎儿从母亲的腹中起就见多识广；多读书，多朗诵，多唱歌，多听音乐，多赏优美风景以陶冶自己的情操；夫妻间多进行感情交流，以此促进胎儿大脑的发育。

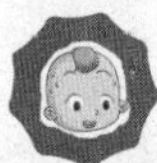

胎教有哪些误区

误区1：胎儿没有意识，胎教也不会有作用

有些人根本不相信胎教，认为胎儿不可能接受教育，这是因为他们不了解胎儿的发育情况，也不了解胎儿的能力。事实上5个月的胎儿不仅具备了全方位的感知觉能力，而且还具备了受教育的“能力”。但这里所说的“教育”不同于幼儿园和学校“教育”，狭义地讲，主要是指对胎儿实施感官刺激，即对皮肤触觉、运动觉、视觉和听觉进行良性刺激，使胎儿建立起条件反射，进而促进其大脑功能、感觉功能，为宝宝出生后的早期教育奠定基础。

误区2：胎教就是教胎儿唱歌、说话、算算术

胎教的目的不是教胎宝宝唱歌、识字、算算术，而是通过各种适当的、合理的信息刺激，促进胎宝宝各种感觉功能的发育，为出生后的早期教育（感觉学习）打下一个良好的基础。

误区3：胎教做好了，宝宝长大一定是神童

经过胎教的孩子，也不一定个个都是神童。我们提倡胎教，并不是因为胎教可以培养神童，而是因为胎教可以发掘个体的素质潜能，让每一个胎宝宝的先天性遗传素质获得最优秀的发展。如果把合适正确的胎教和出生后的早期教育很好地结合起来，我们相信，每位出生正常的宝宝都能成为“天才”。

误区4：胎教就是给胎儿听音乐

许多年轻的爸爸妈妈认为胎教就是让孕妇和胎儿一起听音乐，有的说听古典音乐，有的说要培养孩子开朗的个性就要听摇滚乐，甚至还有的说要听流行歌曲、京剧的。正确的做法应该是，孕期要适当听音乐，但要讲求内容、方法、时间和音乐种类的选择，并根据胎动的类型进行调整等。此外，胎教还包含其他方面的内容，如父母的抚摸、与胎儿的对话，母亲的情绪、睡眠的姿势等。各大医院妇产科开办的准妈妈课堂会对孕期胎教的细节问题进行指导和操作演练，教会准父母正确的胎教方法。

误区5：胎教从怀孕后开始

许多年轻的父母一旦得知怀孕，就会非常高兴地开始多方面的准备工作，例如：加强营养、定时检查、适量运动等，应该说这些都是有益的。但真正的胎教应该从怀孕前甚至是婚前就开始，包括进行婚前检查，了解生育的生理功能；在计划怀孕前选择理想的受孕季节和时间，保持良好的心情，避免不良因素的影响；考虑职业、工作环境对受孕和胚胎发育的影响等，可向专业医生进行咨询。

胎教要遵循哪些原则

胎教原则是人们进行胎教时必须遵循的准则，它反映了胎教的客观规律，同时也是千百年来胎教实践经验的概括和总结，可对具体的胎教活动起指导作用：

自觉性原则

自觉性原则要求孕妇在正确认识胎教意义的基础上，主动学习和运用胎教方法，有目的、有计划地进行胎教。

及时性原则

胎教过程具有不可逆转性，因此，胎教必须尽早进行，否则会错过最佳时机，难以弥补。一般说来，胎教的最关键时期是怀孕5～7个月。

科学性原则

以科学的教育学、心理学和生理学、优生学等理论为指导，根据胎儿成长的基本规律，恰当地选择胎教方法，引导胎儿在母体内更顺利、更健康地成长。

个别性原则

根据孕妇本人及其家庭的具体情况，选择适宜的方式方法。由于孕妇本人的智力、能力、气质、性格等存在个体差异，所以，胎教的途径和手段也应因人而异。

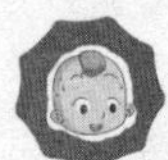

孕妇品格对胎儿有什么影响

古人经过长期的观察和经验积累，总结出了一些培养孩子优秀品格的经验。前面我们已经提到过，古人认为孕妇的为人处世、日常生活起居的方式，会通过气血运行的规律对胎儿产生不小的影响，孕妇身正则气正，孕妇品性正，孩子就会才德过人、有大出息，而不会有邪气。古书中记载的周文王、周成王之母“目不视恶色，耳不听淫声，口不出傲言”“立而不跛，坐而不差，独处不倨，虽怒不骂”就是很好的例子。

所以，孕妇注重自己的品格道德修养，注意培养自己的正气，为人处世追求仁义、礼貌、信义，追求慈善，对胎儿良好人格的形成以及胎儿的容貌会有潜移默化的影响。

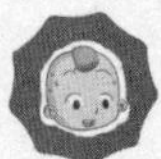

孕妇的“胎教心灵操”包括哪些内容

第一节：早晨起床先闭目让自己放松，使身心头脑处于宁静舒适状态。

第二节：用平静舒适的心态暗示自己：“我是一个充满正气的人，我要培养出一个品行端正的孩子，所以，起床后一定要注意保持行为品格端正。我相信自己完全能做到。”

第三节：继续暗示自己：“我心中充满了爱意，不仅爱丈夫，也爱亲人朋友和他人、爱所有的孩子。我将以最真诚的心去对待他们。我相信我腹中的孩子也会感受到这一切，相信他也会这样为人的。”

第四节：继续暗示自己：“我知道我会为自己的这种追求感到自豪，也会由此得到品行端正的孩子，对此我有充分的信心。”晚上睡觉前，孕妇可再检查一下自己一日的行为，如果做到了，你可以为自己的努力而感到自豪。

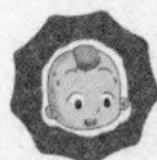 怎样做好孕早期的营养胎教

孕早期是指停经到停经后第三个月。此期正处于胚胎细胞分化增殖和主要器官形成的重要阶段。大部分孕妇可出现不同程度的早期妊娠反应，而这往往易使孕妇改变饮食习惯，影响营养素的摄入。

如果早晨起床就想吐，往往是因胃内无物所致，要减轻症状，应睡前加餐，这样可以使夜间有较多的热量供给胚胎细胞生长用。如晨起症状明显，最好立即吃点儿咸味食物，假如怕吐而不吃，则症状会持续更长时间。

大部分孕妇偏爱酸性食品，带酸味的食品能增加食欲，帮助孕妇顺利地进行糖代谢，以改善身体状况。有时厌食的症状可能是由于食物的气味引起的。要减轻这种症状，应尽量减少食物烹调的时间，使烹饪时间闻不到气味；还可以吃些凉拌蔬菜、豆腐等。

不断呕吐可引起体内水分流失，为维持新陈代谢、排出体内废物，必须补充水分。所以尽量保证液体食物的摄入量，如牛奶、豆浆、含水分多的蔬菜和水果。另外，注意食物的颜色及味道的不断变化，也可增强食欲。

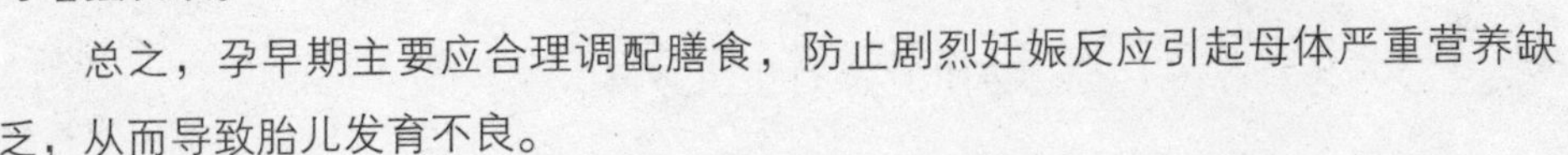

总之，孕早期主要应合理调配膳食，防止剧烈妊娠反应引起母体严重营养缺乏，从而导致胎儿发育不良。

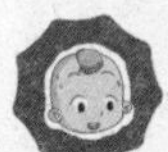 为什么孕妇到大自然中去有利于胎教

大自然不仅可以开阔人的视野，对于母婴的身心健康也大有益处，因为到大自然中去，人会感到眼前的山川河流美不胜收，处处赏心悦目，令人心情愉悦。

大自然中清新的空气对于人的健康有极大的益处，对孕妇更是如此。

大自然的美景多种多样，各具风格。日月星云、山水花鸟、草木鱼虫、田林原野等都能陶冶人们的情操、激发人们对生活的热爱。它能给人们带来欢乐，激发丰富的想象力，使人们的精神世界丰富多彩。

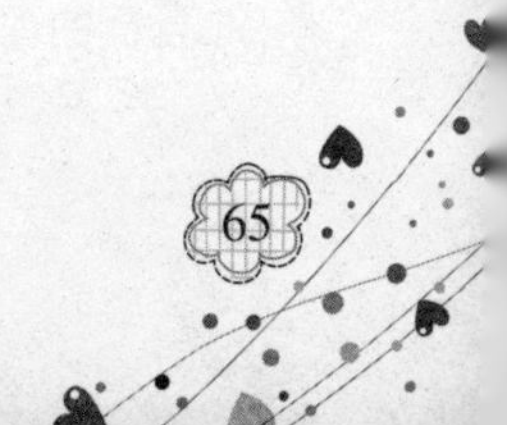

总之，大自然是无限美妙的。多欣赏大自然的美景，不仅能使孕妇得到放松、愉悦，从宁静和美景中获得清爽、舒畅之感，而且还可以使孕妇大开眼界，增长知识，增添机体活力。这些都是极有利于孕妇和胎儿身心健康的。

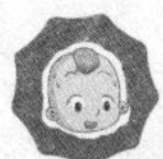

胎儿也会发脾气吗

研究表明，胎儿在子宫里不仅有感觉，而且还能对母亲相当细微的情绪、情感差异作出敏感的反应。

胎儿并不像传统观点认为的那样是无思维的小东西。大量的研究表明，胎儿在孕5周起就能对外界刺激作出反应；8周时能做出诸如蹬脚、摇头等动作来表示他的喜好或厌恶；从6个月起，胎儿就过着积极的情绪生活，不满意时也会发点儿小脾气。

母亲的情绪对胎儿的影响很大。母亲的焦虑、恐惧、愤怒和不安所引起的一系列生理变化，严重影响着母体内胎儿的生活环境。这些消极因素会导致母体对胎儿的供养减少，使胎儿也置于不安与恐惧之中。调查发现，夫妻吵架、与邻居不和所导致的不良心境对胎儿影响最大。特别是准妈妈发怒时，大声哭叫能引起胎儿的极大不安和恐惧。准妈妈发怒时体内还会分泌大量去甲肾上腺素，使血压上升、胎盘血管收缩，引起胎儿一次性缺氧，从而影响其身心健康。因此，准妈妈应注意保持良好的情绪状态，使胎儿情绪得到健康发展。

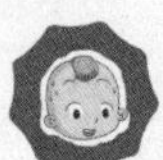

妈妈怎样当好胎教的主角

众所周知，胎儿是母亲孕育的，母体既是胎儿赖以生存的物质基础，又是胎教的主体。一方面，母体为胎儿的生长发育提供了一切必要的物质条件，母亲的身体素质和营养状况直接关系到胎儿的体质健康；另一方面，母亲的文化修养、心理卫生状况又不可避免地会在胎儿幼小的心灵中打下深深的烙印，对孩子的精神世界产生不可低估的影响。因此可以说，母亲是孩子生命中的第一任教师。

一般情况下，从发现自己的腹内已孕育一个小生命时起，多数准妈妈便承担起保护和培养这一幼小生命的重大责任。也许有些准妈妈会因为自己的文化水平不高等因素而感到气馁，对胎教缺乏信心。其实，所谓胎教最为关键的莫过于母亲的爱心。只要准妈妈把培养孩子作为生活中的重要任务，付出足够多的精力和时间，倾注自己的理性和爱心，那么未来的孩子就一定会令人满意。

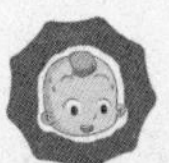

家庭其他成员在胎教中的注意事项

不要以为胎教只是未来父母的责任，实际上，家庭的其他成员，尤其是孩子未来的爷爷、奶奶、外婆、外公等人也将在胎教中占据一席之位。

一些老人，尤其是爷爷、奶奶，往往希望生一个小孙子，而不喜欢孙女。这会给孕妇带来一定的精神压力，甚至造成心理障碍，以致影响腹中胎儿的发育。还有一些老人，往往是孕妇的母亲或婆婆，总是滔滔不绝地介绍自己当年的亲身感受和经验，有的会把生育过程说得困难而又痛苦。这对于孕妇来说无疑是一种不良刺激，会使她对怀孕和分娩产生恐惧，从而导致孕期充斥着痛苦、不安，同样会给胎儿造成极为不利的影响。为使孕妇在孕期有良好而健康的心态，家庭其他成员应关心孕妇的情绪，积极引导，排除不良情绪。

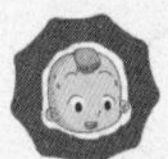

音乐胎教分几种

音乐胎教有两种：

一种是提供给胎儿欣赏的，基调主要以轻松、活泼、明快、悦耳动听，能够较好地激起胎儿的反应为主。可根据胎儿胎动特点选择不同音乐，例如对于那些胎动频繁的胎儿，可为他们选一些柔和、缓慢、平稳的曲子；对那些胎动比较弱的胎儿，可选一些轻松活泼、节奏明快的曲子。总之，对胎儿的生长发育状况，孕妇了解得最清楚，应具体情况具体对待，因人而异、因材施教。一般情况下，那些轻松愉快、活泼明朗、旋律流畅的圆舞曲、摇篮曲、民乐、古典乐曲等都比较适合胎儿。

另一种是给母亲听的，特点是以优美、宁静、悠闲为主，可使孕妇感到轻松愉快、心情舒畅、精神饱满、情绪稳定，这些又都有利于胎儿的健康生长。

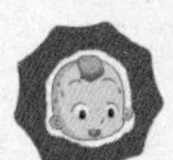

音乐胎教有哪些误区

为了让宝宝出生后能健康成长、聪明伶俐，现在许多家长都在学做音乐胎教。但有些家长学不得法，反而进入误区，要知道，错误的音乐胎教会伤害胎儿。

给胎儿听较大音量的乐曲

这会引起胎儿的躁动不安，长期下去，胎儿体力消耗太大，可能出生时会体重过低，有时还会出现不良神经系统反应。节奏过分强烈和音量较高的音乐，还会使胎儿的消化系统发生紊乱。

给胎儿听音乐的时间过长

一般每次以5～10分钟为宜，超过这个时间，胎儿的听觉神经和大脑会疲劳。

直接把收放机放在腹部播放音乐

不可将收放机或耳机直接放在孕妇腹壁上，离胎儿太近或声音太大，会影响甚至伤害胎儿的听力。一般给胎儿听的音乐频率范围在500～1500Hz之间。

随意购买胎教传声器

应购买经过卫生部鉴定、能保护胎儿耳膜的传声器。胎教传声器放在孕妇的腹壁与胎儿头部相应的部位，音量的大小可根据成人隔着手掌能听到传声器中的音响强度来定，这样的强度相当于胎儿在腹内听到的音响强度。

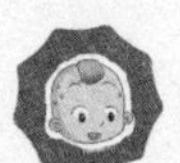

如何进行音乐胎教

由于在孕早期的第4周后，胎儿的听觉器官已经开始发育，而且神经系统也已初步形成，尽管发育得还很不成熟，但已具备了可以接受训练的最基本条件。因此从这个时期开始，可以给母亲和胎儿放一些优美、柔和的乐曲。每天放1～2次，每次放5～10分钟。这不仅可以激发孕妇的愉快情绪，也可以给胎儿的听觉以适当的刺激，促使其神经系统更好地发育，为进一步实施音乐胎教和听觉胎教开个好头。

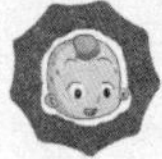

怎样与胎儿一起玩耍

胎儿对触觉刺激具有较为灵敏的反应。父母与胎儿玩耍的目的，就是隔着准妈妈腹壁对胎儿施以触觉上的刺激，促进胎儿动作反应和大脑的发育，拉近父母与孩子的感情。

父母与胎儿的这种玩耍可以从孕早期的时候开始。每天傍晚，准妈妈平躺下，尽量使肚子松弛。然后双手捧着胎儿，用一个手指反复地轻轻地按压胎儿。如果胎儿不愿意继续玩耍下去，他会用力挣脱或蹬腿表示反对，这时，应立即停止动作。

与胎儿玩耍的胎教作用已经被妇产科专家们的实验研究所证实。一些准妈妈也发现，抚摸胎儿的头会增加胎儿的心率。一些观察发现，在母腹中经常被父母抚摸，进行过“体操锻炼”的胎儿，出生以后，其翻身、抓、握、爬、坐等各种动作的发展，都比没有进行过“体操锻炼”的胎儿早一些，而且肌肉的活力较强，特别是竖向的肌肉力量较强。

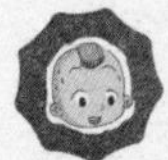

孕妇如何进行运动胎教

足尖运动

做这种运动时，孕妇应取自己感到舒适的体位，比如坐在椅子上或床边，双腿自然与地面垂直，两脚并拢平放在地面上。然后脚尖使劲向上跷，呼吸一次后，恢复原状；随后将一条腿放在另一条腿上，可以先将左腿放在右腿上，左脚尖慢慢地上下活动，然后再换右腿进行。通过脚尖和踝关节的活动，能够增强孕妇脚部肌肉的血液循环，防止脚部疲劳，减轻脚部水肿的症状，每次3～5分钟即可。

骨盆韧带运动

骨盆韧带运动是让孕妇仰卧在床上（或其他自己认为舒服的地方），两腿稍屈曲与床呈45度角，双膝并拢，并拢后带动大腿和小腿向左、向右摆动，摆动时两膝好似在画一个椭圆形，动作要缓慢有节奏，双肩和脚心要紧贴床面，然后左腿伸直，右腿的膝盖慢慢向左倾倒，右腿膝盖从左侧恢复原位后，再向右侧倾倒，此后两腿交换进行。

这项运动可使骨盆关节和腰部的肌肉保持柔软，减少疼痛，有利分娩。每个动作各做10次。

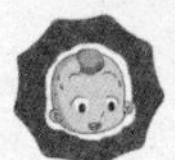

营养与胎教有什么关系

孕早期是胎儿器官形成的关键时期，此时胎儿大脑已初具雏形，为确保营养胎教的实施，孕妇要注意摄入含有适量蛋白质、脂肪、钙、铁、锌、磷、维生素（A、B、C、D、E）和叶酸（预防神经管畸形）的食物，以使胎儿得到生长发育所必需的营养物质。倘若这个时期营养供给不足，就会影响胎儿发育。

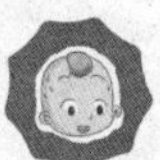孕早期最适宜的胎教活动是什么

散步是孕妇最适宜的活动。据报道，散步可以增强胎儿神经系统和心、肺的功能，促进新陈代谢。有节律而平静的步行，可使孕妇腿肌、腹壁肌、胸廓肌、心肌增强活动。同时，步行也有利于扩大血管容量，加快血液循环，增加给身体细胞的营养，特别是增加给心肌的营养。此外，在散步中，肺的通气量增加，呼吸变得更深。因此，我们可以说，散步是增强孕妇及胎儿体质的有效方法。为了增强散步效果，应注意以下几点：

首先是散步的地点要选择好，最好选择花草茂盛、绿树成荫的公园。这些地方空气清新，氧气浓度高，尘土和噪声都比较少。孕妇经过一天的工作，心理上受到紧张的刺激，会感到疲乏不适，置身于这样宁静恬淡的环境里，无疑是一种极好的身心调节。

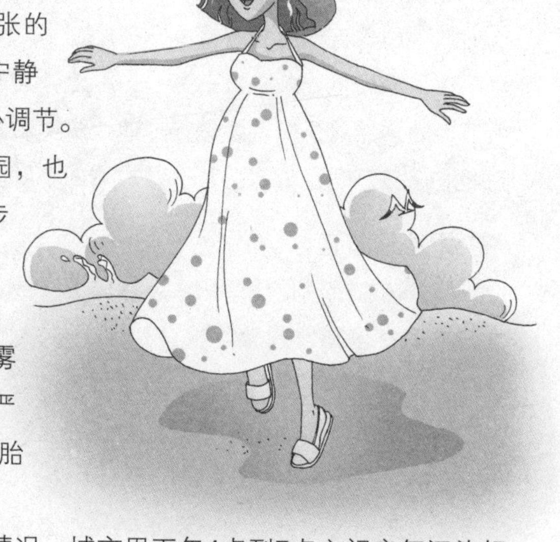

如果你所住的地方没有那样的公园，也可选择一些清洁僻静的街道作为散步的地点，应注意避开那些空气污染严重的地方，如闹市区、集市以及交通要道等。这些地方往往空气污浊，烟雾弥漫，病毒、细菌等的污染也都比较严重。在这种地方散步，反而会给孕妇和胎儿带来不良的影响，得不偿失。

其次是散步的时间要适宜，一般情况，城市里下午4点到7点之间空气污染相对严重。孕妇要有意识地避开这段时间，并根据个人的工作、生活情况选择安排好散步的具体时间，可以选择上午9点后或晚餐之后散步。

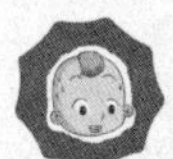准爸爸在胎教中起怎样的作用

孕早期是胎儿大脑发育的敏感期，准爸爸在创造良好的胎教环境、调节孕妇的情绪等方面发挥着重要作用，如能实施与胎儿对话、给胎儿唱歌等胎教方法，将发挥无可比拟的作用。

爱子先爱妻

准爸爸应加倍关爱、体贴怀孕的妻子，让妻子时时体会到家庭的温暖；主动承担家务活，保证妻子有充足的休息和睡眠时间；尽量给妻子创造安静、舒适、整洁的环境；切忌惹妻子生气，更不要与她发生争吵，避免妻子受到不良情绪的刺激；不要吸烟，要节制性生活；与妻子同听悠扬的乐曲，共赏优美的图画；经常陪伴妻子散步，到公园及户外去领略大自然的美景，使妻子心情愉快、情绪稳定地度过孕期。

要把父爱传递给腹中的胎儿

胎教不仅由准妈妈完成，同样也应由准爸爸实施。美国的优生学家认为，胎儿最喜欢爸爸的声音、爸爸的爱抚。当妻子怀孕后，丈夫可隔着肚皮经常轻轻抚摸胎儿，胎儿对爸爸手掌的移位动作能作出积极反应。也许是因为男性特有的低沉、宽厚、粗犷的嗓音更适合胎儿的听觉功能；也许是因为胎儿天生就爱听父亲的声音，所以，胎儿对这种声音都会有积极的反应。

此时胎儿尚小，感觉能力还弱，但准爸爸参与胎教仍会有潜移默化的作用。这样做，对妻子的心理也是极大的慰藉。

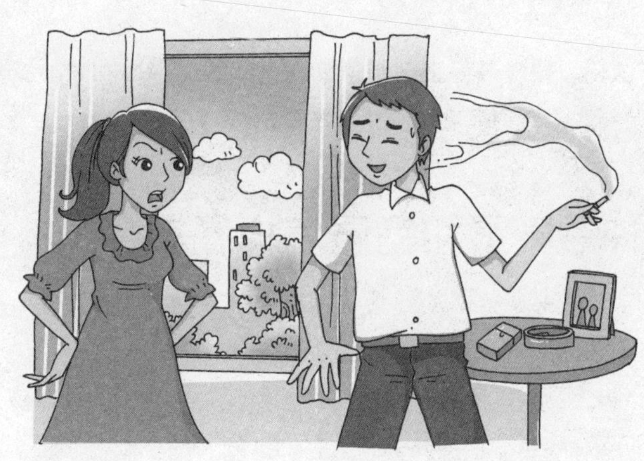

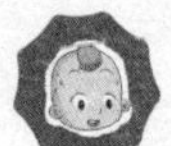

第三节 孕妇的护理常识

孕妇的营养餐桌

孕妇应遵循哪些饮食原则

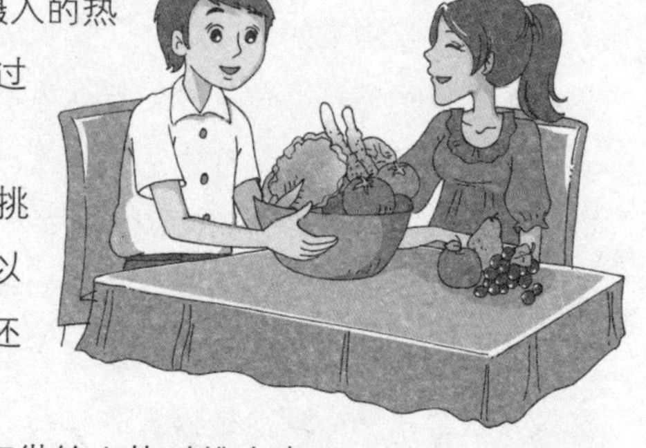

- **需热量较高**。特别是孕中期以后，摄入的热量应比平时高10%～25%，但是不宜摄入过多的脂肪。

- **饮食多样化**。食量均匀，不偏食、挑食。鱼、肉、蛋、动物内脏、豆类不但可以供给胎儿成长所需和母体所需的蛋白质，还可以供给一部分矿物质、维生素和脂肪。

- **多吃新鲜蔬菜和水果**。蔬菜和水果可供给人体对维生素C、维生素A和矿物质（钙、磷）的需要，且新鲜蔬菜中含有纤维素，可增加肠蠕动，防止便秘。

- **吃些杂粮**。粮食最好采用粗米面或杂粮等，这不但可以供给热能，还可以供给一部分矿物质、蛋白质和B族维生素等。

三种营养素和钙质怎样补充

一般来说，三大营养素的热量占人体摄入的总热量的比例分别为：蛋白质10%～14%，油脂20%～30%，碳水化合物58%～68%。孕妇因为子宫扩大压迫到肠道，比一般人更容易便秘，所以还需要摄入一定量的膳食纤维。除此之外，亚麻油酸和次亚麻油酸也非常重要，因为它们是胎儿脑部发育所需的脂肪酸，且两者之间的比例最好在4：1～10：1之间，这将有助于胎儿脑部和视网膜的发育。

到了孕晚期，孕妇需要大量的钙质，这些钙质通过胎盘供给胎儿，而一般孕妇在所摄取的营养素中，钙质的摄取量常常与中国营养协会的建议量相差较大，导致孕妇缺钙。同时，孕妇的铁质需求量又比未怀孕妇女高一倍左右，以满足红细胞的增加所需的铁质，一般来说，孕妇在孕晚期的铁质摄取量最好为每天29毫克，但根据调查发现，很多孕妇的铁质摄取量明显不足。

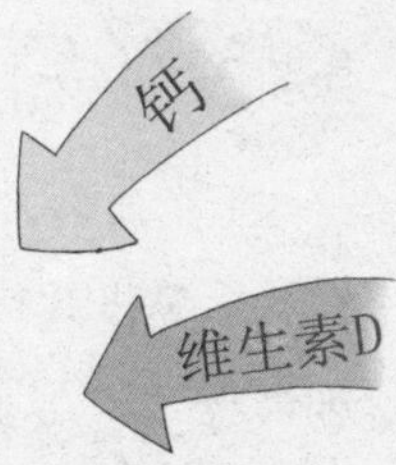

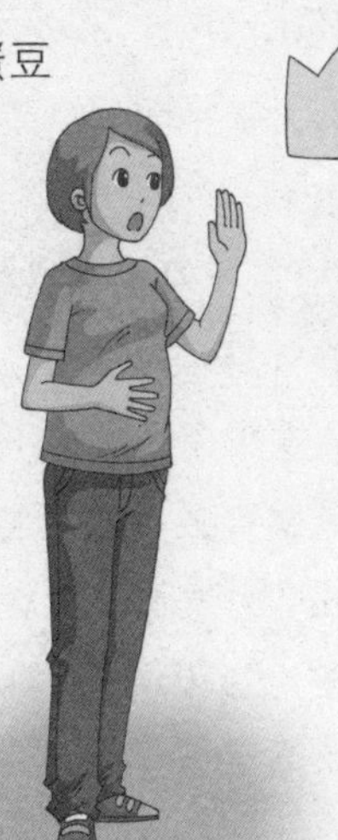

孕妇要均衡摄取六大类食物，包括奶类、鱼肉蛋豆类、五谷根茎类、蔬菜类、水果类以及油脂类，需调整饮食习惯，尽量从各类食物中摄取所需营养。以鲜奶为例，孕妇常会加倍饮用以补充营养，鲜奶固然含钙丰富，但鲜奶中的铁、锌、叶酸、维生素C的含量都不足，人体所必需的脂肪酸也只有微量。另外，孕妇也常常选择多种维生素补剂及矿物质补剂补充营养，但是这些维生素、矿物质补剂的部分营养素含量不是过高（例如维生素A）就是过低（例如锌），即使鲜奶与各种补剂合并使用，也无法满足怀孕期对均衡营养的需求。

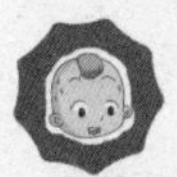 孕期营养不良对胎儿有什么影响

胎儿和新生宝宝死亡率高

据世界卫生组织统计，新生宝宝及产妇死亡率较高的地区，母子营养不良的情况比较普遍。营养不良的胎儿和新生宝宝的生命力较低，经不起外界环境中各种不利因素的冲击。此外，某些先天性畸形也与母子营养的缺乏有关。

胎儿营养不良和新生宝宝体重下降

调查表明，胎儿营养不良和新生宝宝的体重与母亲的营养状况有密切关系。据国外对216名孕妇的营养状况调查，其中营养状况良好者，出生婴儿的平均体重为3866克；营养状况极差者，出生婴儿的平均体重为2643克。

胎儿贫血

营养不良会导致孕妇贫血，孕妇贫血具有一定的危害性，往往会造成早产，并使新生宝宝死亡率增高。孕妇贫血会使胎儿肝脏缺少铁储备，胎儿也易患贫血。

胎儿智力发育受到影响

人类脑细胞发育最旺盛的时期为妊娠最后3个月至出生后1年内，在此期间，发育水平最易受营养不良的影响。孕期营养不良会使胎儿脑细胞的生长发育延缓，DNA合成过度缓慢，也就影响了脑细胞增殖和髓鞘的形成，进而影响智力的发展。

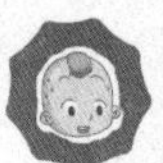

孕妇为什么要补充蛋白质

蛋白质是人类生命的物质基础。在正常情况下，由蛋白质供给机体的热量占人体所需总热量的10%～14%。对于准备生育的夫妇，膳食中的蛋白质供应量应增加到18%～23%。对于一般成年人，每千克体重每天需要蛋白质1克～1.5克，准备生育的夫妇应为1.5克～2克，这样才能为怀孕做好充足的营养准备。

孕期膳食中蛋白质供给不足，对胎儿的生长发育会产生多方面的影响。首先，可使胎儿生长发育缓慢，体重偏轻；其次，会影响胎儿头围的大小和脑的重量及其功能，使胎儿智力发育不良。如果孕妇蛋白质摄入量严重不足，则会影响胎儿的神经、心理功能，胎儿表现为：表情淡漠、对环境刺激无反应或反应慢、不爱说话、不爱动及没有微笑等。

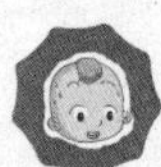

补充蛋白质的食谱举例

姜爆鸭丝

【主料】鲜鸭肉250克。

【辅料】鲜姜40克，红甜椒25克，青蒜苗25克，植物油25毫升，酱油8毫升，白糖1克，料酒适量。

【做法】

①先把鸭子剔骨，再将鸭肉切成长4厘米、粗0.5厘米的丝，姜切丝，甜椒切成粗1厘米的丝，青蒜苗切成小段。

②把鸭丝放入烧至五成热的油锅中翻炒数下，加入料酒、姜丝、甜椒丝，再放入酱油、白糖、青蒜苗段，炒出香味，起锅装盘即成。

玉兰五花鱼

【主料】鱼750克（任何鱼均可），五花肉100克，玉兰片50克。

【辅料】高汤5勺，葱花、蒜片、姜末、酱油、味精、盐、醋、料酒、香油、植物油各适量。

【做法】

①将鱼洗净，两面打上花刀，过油炸一下，捞出待用。

②用植物油、葱、姜、蒜炝锅，炒五花肉片和玉兰片，炒好加酱油、料酒、味精、醋和盐少许，再放5勺高汤，把鱼放锅内大火烧开，然后用微火煨大约15分钟，汁剩一半，把鱼翻个儿捞出，放入盘中，调料也同时捞出，放在鱼上。最后将原汁加上香油和酱油搅匀，洒在鱼身上即成。

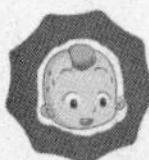

为什么孕妇要多吃清淡的植物性食物

孕妇腹中的胎儿器官处在刚刚形成的时期，这时母体为胎儿所提供的营养能否满足胎儿发育阶段的需求，将对胎儿器官组织的形成起着极为重要的作用。同时，母体给胎儿所提供的营养是否易于吸收，也很重要。

有资料证明，孕妇多食用清淡的植物性食物，有利于胎儿的生长发育，孩子降生后会显得更聪明，富有天赋。如果食物中肉食比例过大，即动物蛋白质含量过高，大脑产生的血清素就会降低，脑血清素含量低不利于人的睡眠和情绪平衡；相反，碳水化合物含量丰富的植物性食品，却能提高血清素值，这对人的情绪有镇静作用。所以说，粮食、蔬菜等植物性食物，是女性孕前、孕期、哺乳期的重要食品。

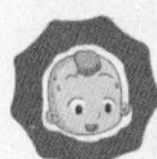

偏爱素食对孕妇有什么危害

素食大多是指那些植物性食物，这些食物虽含有较多的营养物质，但普遍缺少一种被称为牛磺酸的营养成分。牛磺酸对人体而言非常重要，孕妇更是不可缺少。孕妇体内缺乏牛磺酸，也会对胎儿和新生宝宝视力发育产生影响。临床发现，体内缺乏牛磺酸的妈妈所生宝宝均患有严重的视网膜退化症，个别的甚至会导致失明。

由于动物性食物中大多含有一定量的牛磺酸，再加上人体自身亦能合成少量的牛磺酸，因此，正常饮食的人不会出现牛磺酸的缺乏。但由于孕妇对牛磺酸的需要量比平时增加了许多，此时其自身合成牛磺酸的能力又有限，因此，从外界增加摄取一定数量的牛磺酸就十分必要了。富含牛磺酸的食物较多，如鲜肉、鲜蛋、牛奶、小虾等，孕妇可以适量多吃这些食物。

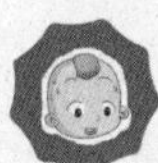

易导致流产的食物有哪些

孕妇饮食对胎儿影响极大，因此孕妇饮食必须慎重。孕早期是胎儿易流产的时期，孕妇在饮食上宜多吃对胎儿有益的食物，避免摄入对胎儿不利的食物，以保证胎儿的正常发育，防止流产、早产。

能导致孕妇流产的食物主要有以下几类：

活血类

导致流产的活血类食物主要有山楂、蟹爪等。这类食物能活血祛瘀，诱发堕胎。如《本草经疏》说，山楂能“行经气，消瘀血”。现代医学也指出，山楂对子宫有收缩作用，孕妇大量食用，易刺激子宫收缩，导致流产。《本草纲目》说，蟹爪能“随生胎，下死胎”。故活血类食物孕妇均应忌食。

辛热类

辛热类食物主要有肉桂、干姜、胡椒、花椒及鳗鲡鱼等。这类食物能助热动火，旺盛血脉，损伤胎元。《本草纲目》中记载：“肉桂性辛散，能通子宫而破血。”破血则易引发流产。《随息居饮食谱》说，胡椒“多食动火燥液，耗气伤阴，破血堕胎……故孕妇忌之”，还说花椒“多食动火堕胎”，说鳗鲡鱼“多食助火发病，孕妇及时病忌之”等。故孕妇应慎食辛热食物。

滑利类

滑利类食物主要有冬葵叶、落葵、苋菜、马齿苋、薏苡仁等。这类食物能通下焦，损伤肾气，使胎元不固。《本草图经》说，冬葵叶“食之胎滑易产”。《本草纲目》说，马齿苋“利肠滑胎”，说苋菜性冷利“滑胎”。薏苡仁味气寒，其性冷利，《本草疏经》说：“妊娠禁用”。现代医学指出，薏苡仁对子宫有刺激作用。凡上述滑利类食物孕妇都应忌食。

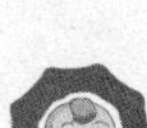

孕妇缺钙对胎儿有什么影响

孕妇缺钙会影响胎儿骨骼、牙齿的发育，导致身材矮小，骨骼发育异常、出牙迟、牙齿排列不整齐等。有的还会导致新生儿出生后易得先天性喉软骨化病。此外，钙对于新生儿智力与神经系统发育也起着十分重要的作用。因此，孕妇应加强钙的补充。钙质的来源有牛奶、酸乳酪以及多叶的绿色蔬菜。但是，奶制品的脂肪含量也很高，所以，最好选择低脂的乳制品，例如脱脂奶。含钙质的食物主要有鱼虾类、白面包、肉骨汤、豆腐、脱脂奶等。

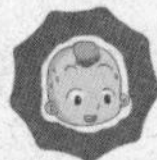

孕妇缺糖会有什么后果

胎儿大脑发育时需消耗较多能量，虽然胎儿大脑只占体重的2%左右，但其消耗的能量占全身总热量的20%。糖是大脑活动能量的主要来源，大量的糖能刺激胰岛素分泌增加，使血液中色氨酸含量增高，从而增强胎儿大脑神经元的活动，增强胎儿的智力。有人称糖为“慢性糖”，是因为它可以将能量细水长流地提供给大脑，是大脑能量的最佳来源，但是，如果摄入过多糖，又会损害脑的功能，容易造成胎儿神经敏感和神经衰弱等各种大脑障碍，造成孩子出生后易哭闹、吃奶差等不良后果。所以，女性在怀孕期间摄入的糖量要适度。

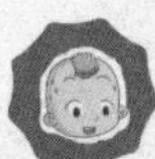

孕妇为什么要适量补充脂肪

脂肪最主要的营养功用是产生热量提供给机体能量，它不但产热量大（1克脂肪的产热量是糖类、蛋白质的2.25倍），而且储存在体内的脂肪构成了巨大的“燃料基地”。当人体缺乏热量时，机体就从这个“基地”中将脂肪动员出来，产热供能，这样，宝贵的蛋白质就可以避免被过度消耗。

脂肪组织是构成人体的重要成分，存在于皮下及器官之间，对重要的脏器起到保护作用。脂肪还可以为机体提供必需的脂肪酸，同时还是脂溶性维生素吸收的促进者。缺少脂肪，这两类物质都会缺乏，从而给机体发育带来不利影响。

从孕2月起，孕妇对脂肪的需要量相应增加，从孕早期开始，孕妇某些部位就有脂肪存积。整个孕期，孕妇平均增加体脂2000克～4000克，此外，孕晚期还要供给胎儿作脂肪储备，那时胎儿的脂肪可为其体重的5%～15%。脂肪也是脑及神经系统的重要成分。脑组织脂肪中约1/3为亚油酸和亚麻酸，这些不饱和脂肪酸对髓鞘和细胞膜的生成具有重要作用。

因此，孕妇膳食中应含有适量的脂肪，有足够的饱和脂肪酸和不饱和脂肪酸。

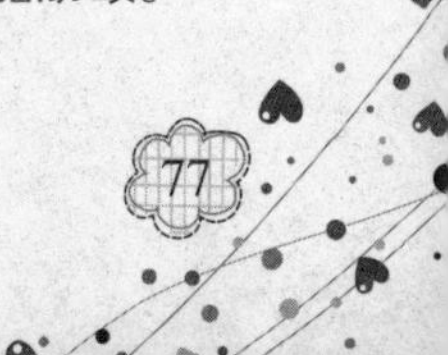

一般认为，孕妇膳食中脂肪供给量以占总热量的20%～25%为宜。

脂肪的主要来源有：食用油脂、动物性食品和坚果类食品。各种油脂类植物种子及坚果类食品中，亚油酸（必需脂肪酸之一）含量较高，如花生仁、黄豆、芝麻及核桃等，这些都是孕妇首选的含油脂食物。一般鱼类及贝类食品含有较丰富的二十二碳六烯酸，芝麻油、玉米油、瓜子仁、松子等及动物脑、心、肺和瘦肉中含有较丰富的其他不饱和脂肪酸。

为什么孕妇要适量补锌

锌作为人体内一系列重要酶类的有机组成部分，对维持孕妇的生理功能有着非同小可的作用；在分娩过程中，锌也起着不可低估的作用。锌主要影响孕妇分娩时子宫的收缩力。锌可以增强子宫肌细胞内有关酶的活性，促进肌细胞收缩，从而把胎儿驱出子宫。因此孕妇缺锌，可造成宫缩乏力、难产，还有增加产后出血等产科并发症的可能。

锌在人体内的总量不超过3克，据测定，女性在怀孕后第二个月，血中锌含量即开始下降，到孕晚期母体血锌浓度较未妊娠的正常女性低20%左右。可见孕期补锌的重要性。动物性食物含锌量较高，而且易被吸收。如肉、奶、鱼、蛋、牡蛎等，其中牡蛎和鲱鱼的锌含量甚至超过每千克1000毫克以上，可称“含锌食品”之王，孕妇应注意选食。

为什么孕妇要适量补铁

如果没有足够的铁的补充，孕妇生理性贫血会加重，将会出现贫血症状，如头疼、头晕、耳鸣、目眩、疲倦乏力、记忆力减退，严重的可引起贫血性心脏病，甚至心力衰竭；易发生早产，分娩时易引起大出血，易休克，产后抵抗力弱，易感染。孕妇贫血还会使胎儿氧供应量减少，影响胎儿的生长发育，胎儿体重会比正常儿低；宫内缺氧严重，可导致胎死宫内，新生宝宝易发生窒息。怀孕两个月时，孕妇须注意补充铁质。

含铁量较高的谷类有糙米、玉米、燕麦；豆类有绿豆、紫芸豆、黑芝麻；蔬菜中有菠菜、芹菜、苔菜、土豆等；各种动物的肝脏，其中尤以猪肝、鸭肝最佳；菌藻类有紫菜、海带、发菜、口蘑、杵蘑、黑木耳；海产品有海蜇皮、海蜇头、虾米、虾皮等。总之，铁的来源是多方面的。孕妇要注意饮食搭配，讲究食品的质和量，饮食多样化、不挑食，保证每天都会有足够的铁摄入。

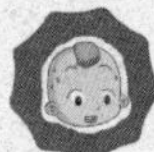 孕妇缺碘有什么危害

人体内约含有25毫克的碘，其中10毫克在甲状腺中。碘是甲状腺素和三碘甲腺原氨酸的重要组成成分，甲状腺素能促进蛋白质的生物合成，促进胎儿的生长发育。妊娠初期，孕妇甲状腺功能活跃，碘的需要量增加。妊娠期碘摄入量不足或缺乏，孕妇易发生甲状腺肿大、功能减弱，这会影响胎儿的发育。

孕妇缺碘还会造成流产、死胎、聋哑和先天性畸形。胚胎期和婴儿期严重缺碘时，可使之终生呆傻。研究还发现，缺碘胎儿脑的损害最为严重，出生时即使有轻度的碘缺乏，也可影响其智力的发育，导致长大后学习困难和工作无能。

成人每日碘摄入量应为150微克，孕妇每日应再加25微克～50微克。

富含碘的食物有海带、紫菜、海虾、海鱼及海盐等，而谷类、豆类、根茎类蔬菜中碘的含量均较低。

但如果长期摄入过量的碘，可影响甲状腺对碘的利用而造成甲状腺肿。故对碘的摄入，贵在平衡、合理。

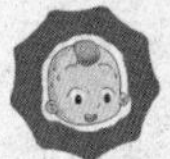 为什么孕妇需要补硒

人体缺乏硒可导致克山病，这类病人往往有心悸、头晕、气短及心功能不全等症状，严重者常因心力衰竭而死亡。由克山病流行病学调查得知，克山病好发于育龄女性。孕妇处于低硒水平，易患克山病。

硒能缓解或降低人体对镉、汞、砷、铅、铊、镍、硫等中毒反应。若缺硒，上述毒性元素会对孕妇及胎儿产生毒害，引起胎儿免疫功能低下、畸胎、死胎及流产等不良后果。

孕妇每日膳食，硒的摄入量应为65微克。

硒的地理分布很不均匀，贫硒地区的食物中含硒量低。一般地区中，动物的肝、肾，龟和虾中含硒量丰富，芝麻、糙米、普通面粉、黄豆、蘑菇、芦笋、胡萝卜、蒜、橙子和香蕉等含硒量较多，海带、发菜和贝壳类含硒也特别多。

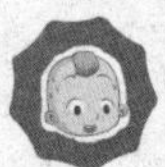为什么孕妇不能缺铜

铜为人体不可缺少的微量元素之一，是体内各种含铜酶的必需成分或维持某些酶活性的必需物质。人体缺铜时，相关酶的活性显著降低，可导致多系统功能紊乱。胎儿缺铜则会引起中枢神经系统发育不良，出现胎儿小头畸形、智力及运动障碍等，还易发生动脉瘤和主动脉破裂；缺铜还会使胎儿骨质中的胶原纤维合成受损，骨骼发育受限，从而出现骨骼变形、关节畸形、发育停止；由于缺铜还可影响胎儿对铁的吸收，所以，胎儿出生后易发生缺铁性贫血。

为什么孕妇不能缺锰

锰可直接影响人体的生长发育，它的作用是维持骨骼的生长、血液的形成，以及蛋白质、核酸的合成和糖类、脂肪的正常代谢。

孕妇缺锰是大忌，因为这不仅能影响到胎儿的健康，严重的还会导致孕妇产生惊厥甚至死亡。如果婴幼儿缺锰，生长会停滞，并会伴有骨骼畸形或软骨病，尤其是长骨、肌肤、结缔组织的发育不全。因为骨骼的发育需要成骨细胞分泌一种多糖类物质，它的形成需要多糖聚合酶和半乳糖转移酶两种酶的催化，而锰是这两种酶的活性催化中心的组成成分。

食物中含锰量高的有坚果、粗粮、干豆类和绿叶蔬菜，其中粮食是人体锰最主要的来源，每千克小麦含锰量常常在10毫克以上。我们日常饮用的茶叶中含有较丰富的锰，一杯浓茶中锰含量可高达1.3毫克以上。但孕妇喝浓茶易影响机体对铁的吸收，故需综合考虑补锰。

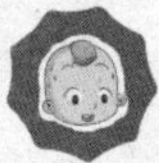孕妇为什么不能缺镁

镁可参与核酸的合成，维持核酸结构的稳定，还能激活脱氧核糖核酸酶，因而镁对遗传过程具有十分重要的作用。

孕妇缺镁往往易出现情绪不安、容易激动及妊娠高血压、水肿、蛋白尿，严重时还会发生昏迷、抽搐等症，这对胎儿正常发育是极为不利的。因此，孕妇要注意多吃些含镁丰富的食物。镁广泛存在于绿叶蔬菜和其他食物中，每千克绿叶蔬菜含镁300毫克~800毫克；豆芽含镁较高，每百克含镁523毫克；大豆每百克含镁322毫克。含镁丰富的食物还有大麦、豌豆、麦芽、荞麦、蛋黄、香蕉、红糖、核桃、

红果、大茴香、黄瓜及枸杞子等。

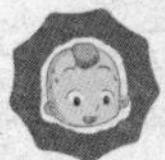

孕妇不宜喝的水

现在市场上销售的水品种很多，花样不断翻新，有纯净水、超纯水、太空水、蒸馏水、离子水、富氧水、矿泉水等，不胜枚举。而且，很多水都是以“健康新概念”的面目出现的。那么，孕妇究竟应该饮什么水和不应该饮哪些水呢?

纯净水、超纯水、太空水等，都属超纯水，只是称呼上的不同。它们的优点在于没有细菌，没有病毒，干净卫生，但其缺点是水分子凝聚成线团状，不易被人体吸收，大量饮用时，还会带走人体内有用的微量元素，从而降低人体的免疫力，容易导致疾病，对胎儿不利。所以，孕妇不宜喝这类水。

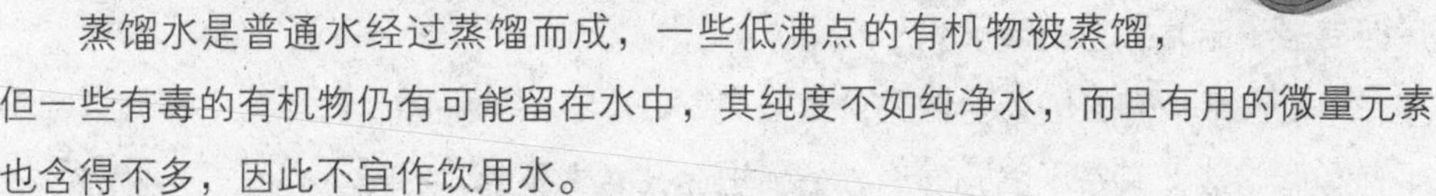

蒸馏水是普通水经过蒸馏而成，一些低沸点的有机物被蒸馏，但一些有毒的有机物仍有可能留在水中，其纯度不如纯净水，而且有用的微量元素也含得不多，因此不宜作饮用水。

将自来水净化后烧开饮用即可，无须追求各种概念的水。为了孕妇饮水安全，不妨在家庭中使用净水机，如果是购买桶装水，应选择可靠的品牌。

饮料的品种更是繁多。虽然某些饮料中含有一些营养物质，但其含量很有限，即使含乳饮料，其蛋白质含量也不过1%，远不如牛奶的3.3%和鸡蛋的14.7%，因而孕妇不可能从饮料中获取足够的人体所需的营养素，充其量只是为人体补充水分。有的饮料中还含有色素或防腐剂，这些成分对人体有害无益。所以，孕妇应慎重选择饮料，尽量不喝或少喝饮料。

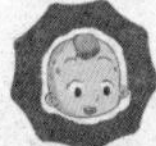

孕妇如何选择奶粉

所谓孕妇奶粉是针对孕妇的生理特点，为促进胎儿的正常发育，满足孕妇和胎儿所需营养而特别配制的奶粉。孕妇对各种品牌、各具特色的孕妇奶粉应该怎样选择呢?

首先，需要了解各种品牌奶粉的特点，有的奶粉是含脂肪较低或几乎不含脂肪的；有的不含乳糖，不会引起胃肠道反应；有的强化了普通奶粉所没有而胎儿发育所需的叶酸；有的提供了亚油酸、亚麻酸等胎儿成长必需的脂肪酸或DHA；多数孕妇奶粉都提供了充足的微量元素，如铁、锌、铜等，还提供了充足的钙、磷，孕妇选择奶粉时必须注意营养的均衡。

其次，孕妇还要照顾自己的口味，在妊娠反应较重的孕早期，有些孕妇对口味非常敏感，酷爱或反感某些口味，因此不应只看广告宣传，要根据口味选择产品。

再次，要注意喝孕妇奶粉的时机，虽然称为孕妇奶粉，但是应在孕前几个月就开始补充，可为漫长的孕期打下营养基础。

最后，要注意奶粉的每天用量。孕妇奶粉并非越多越好，为了保证均衡的营养，每天喝1～2杯，配合均衡的各类食物，就能够达到充足营养的目的。

有利于胎儿大脑发育的麦类食物有哪些

用大麦芽与糯米面熬炼加工成的麦芽糖，富有营养，为孕妇的滋补佳品。由于它是自然糖分，属于天然食品，食用后不仅不会像白糖那样会影响孕妇血液循环，反而有益于胎儿智力发育。

荞麦面中的赖氨酸、色氨酸含量较高，其脂肪中的油酸、软脂酸、亚麻酸都是不饱和脂肪酸，有益于胎儿健康，会促进胎儿智力发育。

莜麦又称青稞，含不饱和脂肪酸较多，有益智健脑作用。

燕麦的蛋白质和脂肪含量都相当高。主要是其所含蛋白质与其他麦类不同，燕麦的全蛋白中球蛋白占80%，球蛋白有软化血管、降低血脂的作用，对健脑有益。

小麦营养丰富，但由于加工工艺不同，有标准粉、富强粉之分，其营养成分略有区别。标准粉比富强粉营养损失少，营养价值更高些。一般每100克标准小麦粉含蛋白质9.4克，脂肪1.9克，碳水化合物72.9克，钙43毫克，磷330毫克，铁5.9毫克，维生素B_2 0.1毫克，烟酸4毫克。这些营养成分对胎儿大脑发育有一定的促进作用。

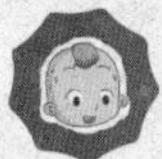

有利于胎儿大脑发育的谷类食物有哪些

谷类食物有健脑作用，主要有大米、小米、糯米、黄米等。

这4种谷类米仁构造基本相同，都是由谷皮、糊粉层、胚乳和谷胚4部分组成。谷皮主要由纤维素、半纤维素组成，也含有一定的蛋白质、脂肪和维生素。在糊粉层中纤维素含量较高，蛋白质、脂肪和维生素含量也较高，如果经过细加工，大部分营养物质会被破坏掉；如粗加工，其营养物质则保存较多。胚乳是整个谷粒的主体部分，绝大部分是淀粉。谷胚由胚芽、胚轴、胚根和子叶等部分组成，其B族维生素和维生素E、蛋白质、脂肪、矿物质的含量都比较丰富。

这4种谷类中的营养成分如下：

每100克大米含蛋白质7.8克，脂肪1.3克，碳水化合物76.6克，钙9毫克，磷203毫克，铁2.4毫克，维生素B_1 0.19毫克，维生素B_2 0.06毫克，烟酸1.6毫克。大米蛋白质的含量比较高，但是不能提供人体所必需的8种氨基酸，所以，以大米为主食的南方人，必须搭配其他粮食食用为好。

小米中蛋白质、脂肪、铁的含量都比大米高。每100克小米含蛋白质9.7克，脂肪3.5克，碳水化合物72.8克，钙29毫克，磷240毫克，铁4.7毫克，胡萝卜素0.19毫克，维生素B_1 0.57毫克，维生素B_2 0.12毫克，烟酸1.6毫克。小米所含的营养成分容易被人体吸收，其中蛋白质吸收率达83.4%，脂肪为90.8%，糖为99.4%，但人体必需的8种氨基酸含量也不全，应与其他食物搭配食用。

糯米又称江米。其蛋白质、脂肪含量与大米差不多，但其对人体的营养作用比大米强。

黄米的营养成分与小米接近，脂肪和蛋白质含量高于小米。

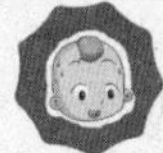

有利于胎儿大脑发育的豆类食物有哪些

大豆不仅蛋白质含量高，每100克大豆中含蛋白质40克，而且是能提供人体智力活动需要的植物蛋白。因此，从蛋白质含量、质量角度看，大豆是高级健脑食品。大豆谷氨酸的含量非常高，每100克可含6.61克；每100克大豆中还含脂肪20克。在这些脂肪中，油酸、亚油酸、亚麻酸等优质不饱和脂肪酸又占80%以上。这就更加说明，大豆是高级健脑食品。此外，每100克大豆还含钙240毫克，铁9.4毫克，磷570毫克，维生素B_1 0.85毫克，维生素B_2 0.3毫克，烟酸2.2毫克。这些营养成分都是人体进行智力活动所必需的。

与黄豆的营养成分相近的还有黑豆，其健脑作用比黄豆还明显。

毛豆是灌浆后尚未成熟的大豆。带豆荚的毛豆含有较多的维生素C，每100克维生素C含量可达30毫克，煮熟后仍含有27毫克，是较好的健脑食品。

豆制品中，值得推荐的是发酵大豆。经发酵，整个大豆变成黑色，此时称豆豉，其含维生素B_2非常丰富。每100克豆豉中维生素B_2含量为0.3毫克，发酵前每100克大豆只含0.156毫克，发酵后维生素B_2含量提高了将近1倍。维生素B_2在谷氨酸代谢中起着非常重要的作用，而谷氨酸是人脑中的重要物质，可提高人的记忆力。因此说，豆豉是很重要的健脑物质。

豆腐也是由大豆制成的，每100克豆腐中含蛋白质35.3克，脂肪19克，钙120毫克，维生素B_1、维生素B_2含量也很高。因此，豆腐也是非常好的健脑食品。豆腐制品如冻豆腐、豆腐干、豆腐丝、卤豆腐干等都有益于健脑，可交替食用。

有利于胎儿大脑发育的果类食品有哪些

在植物性食物中，有些果品是健脑佳品，孕妇多吃这类食物，对胎儿的脑发育十分有益。

● **鲜枣和干枣**。鲜枣维生素C的含量非常高，每100克可食部分含量可达540毫克；酸枣中维生素含量最高，为每100克酸枣可食部分中含830毫克～1170毫克。枣中的维生素C在人体中被吸收率高达86.3%。

每100克干枣含蛋白质3.3克，脂肪0.4克，碳水化合物73克，此外，干枣中还含有相当多的有机酸、胡萝卜素、B族维生素、维生素C。

● **花生米**。每100克花生米含蛋白质26.5克，脂肪45克，碳水化合物20克，还含有钙、磷、铁等微量元素。花生米中的蛋白质大部分是球蛋白，球蛋白对健脑有益。

● **柿子和柿饼**。鲜柿子中每100克含水分约76.5克，蛋白质0.4克，糖类14克，胡萝卜素0.85毫克，维生素C43毫克，烟酸0.1毫克。柿子是健脑食品。柿饼是鲜柿子晾干而成，其营养价值比鲜柿子高。

● **葡萄和葡萄干**。每100克鲜葡萄含水84克～92克，蛋白质0.3克～0.9克，脂肪0.1克～0.8克，碳水化合物8.5克～13.4克，胡萝卜素0.01毫克～0.41毫克，维生素B_1 0.01毫克～0.18毫克，维生素B_2 0.01毫克～0.03毫克，烟酸0.1毫克～0.8毫克，此外还含有维生素C、钙、磷、铁等成分。葡萄所含营养成分有健脑作用，还可抗血栓，预防脑血管和心血管疾病。

葡萄干是葡萄晾干制成的，其含糖、铁量较高。

● **柑橘**。柑橘品种很多。以金橘为例，每100克含水分81.1克，含蛋白质1克，含脂肪0.1克～0.4克，碳水化合物7.3克～16.8克，胡萝卜素0.1毫克～0.64毫克，维生素B_1 0.4毫克，维生素B_2 0.4毫克，维生素C16毫克～56毫克，维生素E 0.36毫克～0.52毫克，钙60毫克，磷15毫克，铁1.05毫克。柑橘以富含B族维生素和维生素C为特点，是健脑益智食品。

● **核桃、栗子**。核桃、栗子属于自然食品。日本研究自然疗法及健脑食物的专家，把核桃、栗子、花生仁3种食物称为健脑食品的“三杰”。

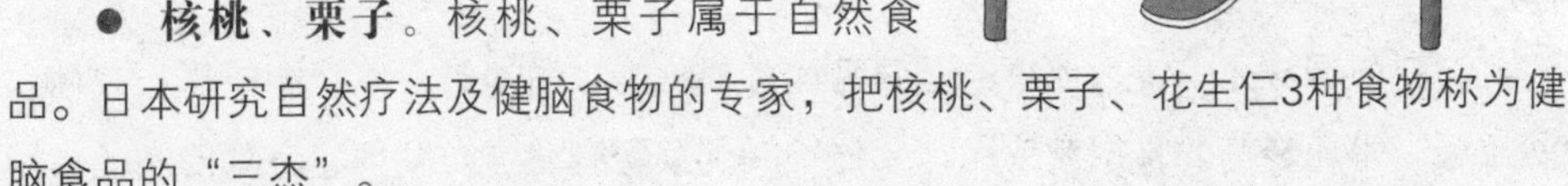

每100克核桃仁含蛋白质15.4克，脂肪63克，此外还含有钙、磷、铁及各种维生素。在脂肪酸的组成中，不饱和脂肪酸占63%，维生素B_6的含量也相当高。

每100克栗子含蛋白质5.3克，脂肪1.7克，碳水化合物65克～70克，胡萝卜素0.3毫克～0.4毫克，维生素B_1 0.6毫克，维生素B_2 0.15毫克，烟酸0.5毫克～2.2毫克，维生素C34毫克，维生素E2.04毫克～23.85毫克，钙25毫克，磷93毫克，铁1.5毫克，其脂肪中大部分是不饱和脂肪酸，可有效补充大脑发育所需要的营养。蛋白质中氨基酸的组成如谷氨酸等的含量很高，这些都是健脑成分。

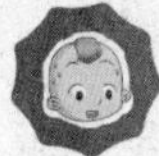 有利于胎儿大脑发育的蔬菜有哪些

蔬菜中的健脑食品主要有以下几种:

● **香菇**。香菇营养丰富，每100克含蛋白质21克，脂肪1.3克，粗纤维32克，碳水化合物29克，胡萝卜素20微克～120微克，维生素B_1 0.19毫克，维生素$B_2$1.3毫克，烟酸24.8毫克，钙35毫克，磷289毫克，铁7.3毫克，另外，还含有其他维生素、矿物质及30多种酶和18种氨基酸。因其含有全面丰富的营养成分，所以是很好的健脑食品。

● **金针菇**。金针菇营养全面丰富，每100克干品含蛋白质31.2克，脂肪5.78克，粗纤维3.34克，碳水化合物60.2克，钙16毫克，磷280毫克，铁9.8毫克，尼

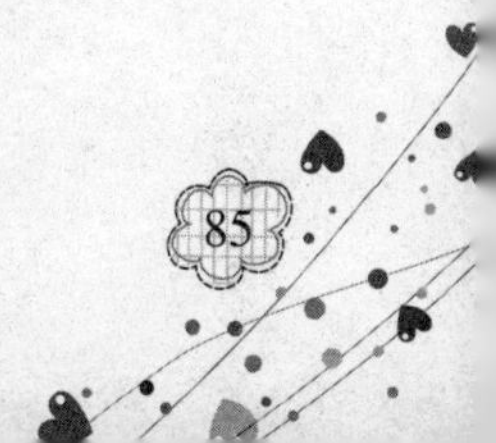

克酸23.4毫克，还含有维生素B_2、维生素C以及胡萝卜素等，并含有8种人体所必需的氨基酸，其中赖氨酸的含量特别高，是健脑佳品。

● **黄花菜**。黄花菜又名金针菜，被称为“健脑菜”，其营养价值高，含有丰富的蛋白质、脂肪、钙、铁等有健脑作用的营养成分，还含有较多的维生素B_1，其安神健脑作用明显。

● **南瓜**。每100克南瓜含蛋白质0.5克，脂肪0.1克，钙30毫克，磷9毫克，铁1.1毫克，胡萝卜素0.2毫克，维生素B_1 0.05毫克，维生素$B_2$0.06毫克，维生素C5毫克，碳水化合物15.5毫克，是健脑佳品。

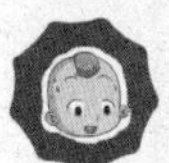

调料对孕妇有什么影响

调料即调味品，包括传统的调味品如香料、盐、酱油等，以及制成品如鸡精、沙拉酱、番茄酱等。食用制成品，要仔细阅读其配料，含防腐剂、色素的制品少用为好。

盐：许多孕妇在孕晚期出现水肿，可见足踝及小腿皮肤绷紧光亮，用手按压出现不易恢复的凹陷，长时间站立行走、中午不午睡则更加严重。这是因为孕妇体内内分泌变化，易导致水钠潴留，从而引起下肢水肿；同时增大的子宫压迫下肢静脉，使血液回流受阻，下肢易出现水肿。

酱油：酱油中含有18%的盐，孕妇在计算盐的摄入量时，要把酱油计算在内。此外，酱油中含有防腐剂。尽管孕妇不必忌食酱油，但应少食为好。

大料、桂皮、花椒：经研究发现，天然香味调味品能诱发基因突变。孕妇的食物中，应尽量少用或不用这类调味品。

味精：第九届联合国粮食及世界卫生组织食品添加剂法规委员会决定，取消成人每天摄入6克～7.5克味精的限量规定，但婴儿食品仍需慎用。味精可使食物味道鲜美，还含有一定的营养，没有证据证明它会产生毒素，因此，孕妇可以食用，但也要注意适量。

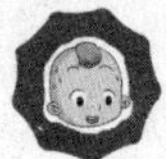

为什么孕妇不宜节食

女性怀孕以后，体内的新陈代谢变得旺盛起来，体重增加、身体发胖，这都是必然的、正常的，如不是这样，会有害无益。

孕妇控制饮食，会造成胎儿先天营养不足。俗话说，“先天不足，后天难养”。孕妇营养不足，就会给胎儿带来严重的后果。如果缺乏蛋白质，就会影响胎儿神经细胞的增殖，造成智力低下；缺乏无机盐、钙、磷等微量元素，就会影响其骨骼、牙齿的生长发育，易使胎儿得软骨病、佝偻病；缺乏维生素，胎儿的免疫力就会下降，影响其生长发育，甚至可导致胎儿发育不全，出现畸形；缺乏脂肪，再加上胎儿心脏、肝脏内储存的糖原（能量来源）明显减少，胎儿就经不住分娩时的宫缩和经过产道时受压迫的考验，胎儿出生后还容易发生低血糖和呼吸窘迫症。总之，营养缺乏，胎儿、新生宝宝就会出现很多不健康的症状，很难达到优生目的。

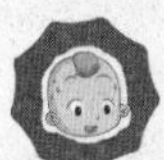

孕妇服用阿胶有什么讲究

阿胶是由驴皮经过浸泡、煎煮、过滤、浓缩等加工方法制成的。因为它产于山东东阿而得名，早在汉代成书的《神农本草经》中就已经有了阿胶的记载。历代医学家和药物学家在反复实践过程中，又发现了阿胶的不少新功能及主治病症，扩大了它的临床应用范围，但其最主要的功能还是滋阴补血、安胎。现代医学实验表明，阿胶对失血性贫血和肿瘤病等在化疗后提高白细胞的含量有良好的作用，阿胶还具有改善动物体内钙平衡等功能。

中医学认为，女性怀孕之后，全身精血多数都集中于下焦以养育胎儿，因此，妊娠期女性所需营养增加，稍一疏忽就容易出现阴血偏虚现象。而在产后，一般情况下，由于女性体内精血津液等营养物质的亏耗，身体会比较虚弱。在这两个特殊时期，适当服用一些滋补药物是必要的。由于阿胶的滋阴补血功能显著，常常被选用，但是必须使用得法。例如，孕妇和产妇如果胃口不好，不思饮食，服用阿胶后可能会加重症状，这时就应配伍一些砂仁、陈皮等。有些孕妇和产妇可能是阳虚，有小腹冷痛、腰膝酸软、白带过多、恶露不尽等症状，这时就不能用阿胶而要用助肾阳的中药了。

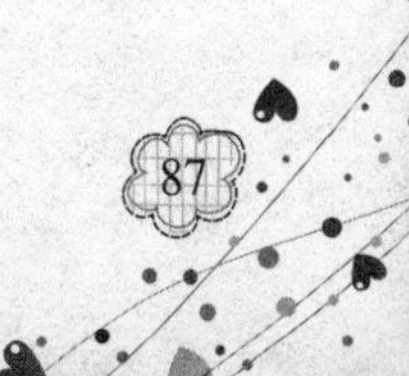

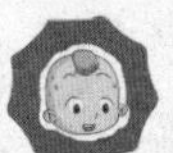孕妇吃姜有什么讲究

常言道："冬吃萝卜夏吃姜，不劳医生开处方。"生姜有益于防暑度夏。鲜生姜中的姜辣素能够刺激胃肠黏膜，令人开胃，使消化液分泌增多，有利于食物的消化和吸收。姜辣素对心脏和血管都有刺激作用，能使心跳及血液循环加快，人体汗毛孔张开，有利于体内的废物随汗液排出，并带走体内余热。孕妇吃生姜应该注意以下4点：

- 食量适度。炎夏容易口干烦渴，生姜则辛温，属于热性药物。根据中医"热者寒之"的原则，孕妇要少吃生姜。
- 孕妇如生痱子、疖疮、痔疮、肾炎、咽炎或者上呼吸道有感染时，不宜久食或暂时禁食生姜，以防病情加重。
- 生姜红糖水只适用于风寒感冒或淋雨后的畏寒发热，不能用于暑热感冒或风热感冒及其他类型的呕吐。孕妇如感冒要先辨清是否属于风寒感冒，否则不宜服生姜糖水。
- 腐烂的生姜会产生一种毒性很强的有机物——黄樟素，它能损害肝细胞。孕妇食用烂姜危害则更大，所以，千万不能用烂姜调味。民间"烂姜不烂味"的说法是错误的，应予纠正。

孕妇吃蒜有什么讲究

大蒜性温味辛，具有较强的抗病毒及杀菌作用。据李时珍《本草纲目》载："胡蒜通五脏、达诸窍、去寒湿、辟邪恶、消痈肿、化瘀积肉食。"孕妇吃大蒜可以防治感冒。食用的方法是：取大蒜20克，捣烂为泥，糖水冲服，能散寒健胃，可预防感冒、流脑，治疗头痛、肺炎、痢疾、恶寒发热等，亦可助消化及增食欲。早饭前吃糖醋大蒜10克，连吃15天为一疗程，可防治妊娠期高血压疾病及气管炎、慢性支气管炎。取大蒜30克捣烂煎水，温浴外阴或足部，可以治疗滴虫性阴道炎与脚癣。

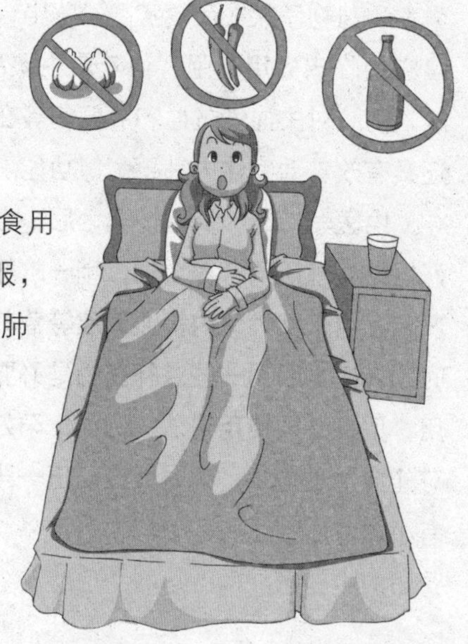

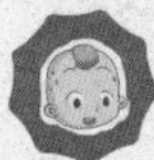

维生素C对孕妇的作用是什么

维生素C属于水溶性维生素，它可以预防坏血病，增加机体抗病能力。一般人如果缺乏维生素C会引起毛细血管障碍而导致脆性出血；孕妇如果缺乏维生素C，则容易患坏血病、贫血、流产及早产。维生素C在新鲜水果、蔬菜、豆类中含量较高，尤其是西红柿、柑橘、辣椒、草莓、葡萄中含量最高。

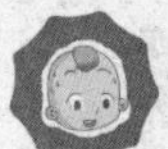

维生素E对孕妇的作用是什么

维生素E广泛分布在木本植物的果实、种子以及谷物胚中。充足的维生素E，可增强孕妇活力，对有习惯性流产的孕妇起到预防作用。若孕妇缺乏维生素E，就会引起肌肉萎缩，胎儿也会发育异常。

维生素E有助于毛细血管的扩张，改善血液循环。

含维生素E的食品有大豆、花生、芝麻、青豌豆、鸡蛋、肉类等。

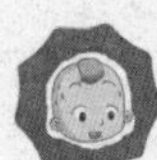

孕妇能吃蜂蜜吗

蜂蜜可促进人体消化吸收，增进食欲，镇静安眠，提高机体抵抗力。蜂蜜几乎含有蔬菜中的全部营养成分。在冬季每天喝上1～2汤匙蜂蜜，既补充营养，又可保证大便通畅。因为蜂蜜中的钾进入人体后有排钠的作用，可维持血液中电解质平衡；慢性肝炎、肝功能不良患者常吃蜂蜜能改善肝功能；对于肺结核、胃肠道溃疡等慢性病患者，蜂蜜是良好的滋补品，能增强体质。蜂蜜还是一种天然的美容佳品。作为润肤剂经常外擦，对皮肤的表皮、真皮起直接营养作用，可促进细胞新生，增强皮肤的新陈代谢能力。因此，孕妇吃适量蜂蜜是非常有好处的。但要注意，蜂蜜滑肠利泻，肠胃虚弱的孕妇要少食。

孕妇的日常护理

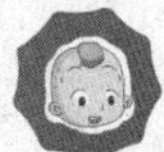

怀孕的征兆有哪些

最主要的怀孕征兆是停经。假如平时月经很准，有性生活又未采取避孕措施，那么当月经逾期10天时应怀疑妊娠。

停经后出现头晕、乏力、嗜睡、畏寒、食欲不振、不同程度的恶心、偏食、爱吃酸食或厌恶油腻和特殊气味等情况；有的人胃口、嗜好会发生变化，一会儿想吃这个，一会儿又想吃那个，平时爱吃的东西突然不想吃了，以前不爱吃的东西反倒想吃；有的还可能出现呕吐，或伴有乳房胀痛，乳头和乳晕发黑，有刺痛以及尿频等症状。有以上反应者一般即是怀孕了。

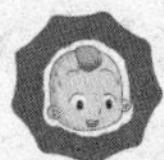

到医院怎么检查是否已经受孕

为了确诊，停经6周左右应到医院去检查。主要通过妇科检查、尿妊娠试验和B超检查，验证是否已怀孕。

- **妇科检查**。在检查中，医生会发现受检女性子宫开始变大，宫颈及子宫下段变软，且颜色发紫，阴道黏膜颜色变深等。受孕后两周的女性经此种检查而得到的诊断结果准确性几乎百分之百。
- **尿妊娠试验**。此试验可以诊断早期妊娠及与妊娠有关的疾病，其可靠性达95%。母体受精后20天左右（即停经35天），孕妇的尿中开始含有胎盘产生的绒毛膜促性腺激素，以后逐渐增加，到妊娠60天时达到高峰。通过生物妊娠试验，可测定尿中有无这种激素的存在，从而确诊是否怀孕。
- **B超检查**。这是一种简便易行的方法。怀孕5周后，用一个超声探头，在腹部检查，从屏幕上可见到子宫里有幼小的胚胎囊。

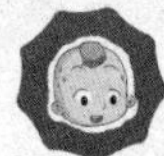

如何划分怀孕期

怀孕的分期一般采取如下分法：

- 怀孕初期——怀孕1～3个月

- 怀孕中期——怀孕4～7个月
- 怀孕后期——怀孕8～10个月
- 怀孕第10个月则称为“临盆月”

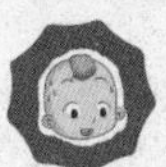

你知道胎儿各器官的发育时间吗

胎儿的生长基本上遵循着从头到脚的顺序，大脑发育一般在受孕后2～11周；眼发育在受孕后3～7周；心脏发育在受孕后3～7周；牙齿发育在受孕后6～10周；四肢发育在受孕后4～8周；耳朵发育在受孕后7～12周；口唇发育在受孕后5～6周；上下腭发育在受孕后10～12周；腹腔脏器发育在受孕后9～10周。

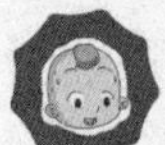

什么时候开始产前检查

近年来，由于产前诊断的开展，产前检查的时间有所提前，应从确诊怀孕时开始。产前检查除行双合诊检查（阴道腹部联合检查）了解软产道及盆腔内生殖器官有无异常外，还须测量基础血压，检查心肺，测尿蛋白及尿糖。对有遗传病家族史或有不正常分娩史者，应行绒毛培养或抽取羊水做染色体核型分析，以降低先天缺陷儿及遗传病儿的出生率。经上述检查未发现异常者，应于妊娠20周起进行产前系列检查，孕20～27周期间，每4周检查一次；自28周至35周，每2周检查一次，自妊娠36周起每周检查一次。凡属高危妊娠，应酌情增加产前检查次数。

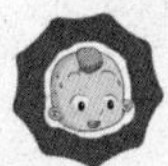

孕早期的产前检查有何作用

在首次产前检查时，医师要详细询问孕妇以往月经周期和全面健康状况，如：是否有不正常的分娩史，此次怀孕的头两个月内是否患过病毒性流感或出过风疹，

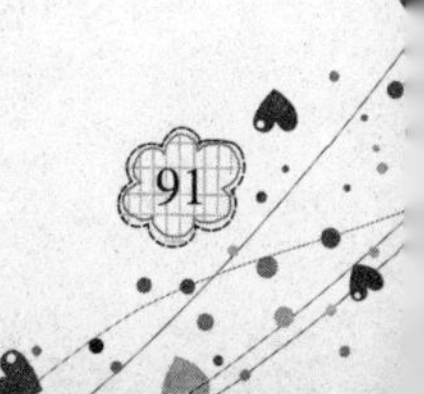

是否近亲结婚，双方直系亲属中是否有患遗传病、高血压病或糖尿病的人，有没有生过畸形儿，有没有对某种药物的过敏史等。

孕早期的健康检查具有无病早防、有病早治的作用。有些孕期病症，如轻度贫血，通过服药和加强营养即可得到早期治愈。如果心、肺、肝、肾等重要脏器患有较严重的不适于妊娠的疾病，可以及早采取人工流产方式终止妊娠，以免对孕妇的身体造成伤害，或威胁母子生命。所以，产前检查也是孕期监护的主要组成部分。

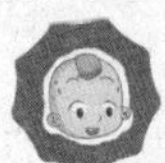

什么是无压力测试

无压力测试是通过监测胎儿活动和测量胎儿心跳了解其健康情况的一种产前检查。在测试中，会用胎心监测器记录胎儿在设定时间内的心跳速度（可能是30分钟或更久）。同时，孕妇也要提供在同一时间段的胎动情况，由测试人员一一记录。胎儿的心跳变化应与胎动有关，胎儿活动时，心跳应该会增加。

在设定的时间内，胎儿如果没有活动，这可能表示胎儿有问题，但也可能只是因为胎儿正在睡觉。这种情况下，可能要借助闹铃吵醒胎儿，或者由孕妇进食，刺激胎儿活动。如果测试结果表明胎儿有潜在的问题时，医生可能会再做1次无压力测试并借助其他辅助的诊断工具。对某些有高危症状的孕妇而言，测试是非常必要的。

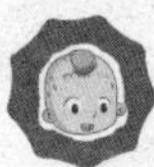

如何推算预产日

预产日的推算法如下：

一般的怀孕日数平均为280日，大概是9个月零7天，所以只要将最后一次月经来的第一天的月份加上“9”，日期加上“7”，就可简单地计算出预产日。

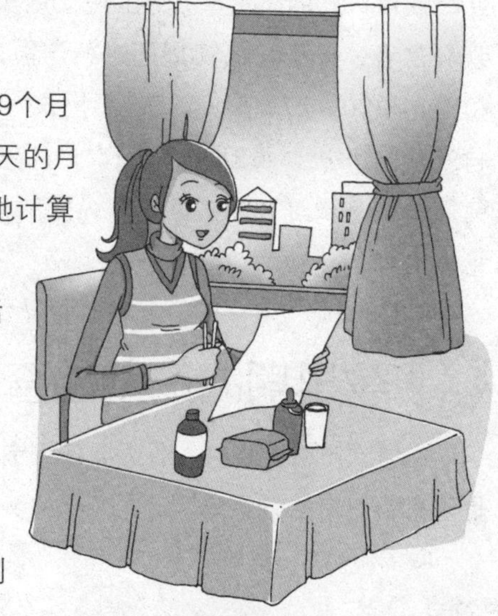

现在我们举个实例计算看看，假定最后一次月经来潮的第一天是1月12日：

1+9=10（预产月）

12+7=19（预产日）

预产日为10月19日

但如果最后一次月经是在4月以后，则

月数加“9”会超过“12”，也就是预产月是在隔年的月份，因此可以在一开始就减掉其差“3”，便能得到正确的答案。

（月数+9–12或4–3）

此外，当预产日的日数超过预产月份的总日数时，就表示超过的日数应该是在下个月份，所以预产月份也要变成下个月（原预产月份加1）。

例如最后一次月经的第一天是7月28日时：

（7+9）–12=4或7–3=4（预产月）

（28+7）–30（4月有30天）=5（预产日）

预产日为5月5日。

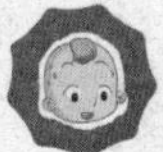

有过剖宫产史的孕妇需要注意什么问题

曾有过剖宫生产史的孕妇应注意以下事项：

实施剖宫产术未超过2年的最好不要怀孕，因为术后时间长一些，子宫上的伤口愈合得结实一些，伤口发生破裂的危险性就小一些。

以往有剖宫产史的妇女，怀孕后不必精神紧张，并不一定第一次是剖宫产，第二次也必须是剖宫产。

产妇做剖宫产手术有各种原因，有的是固定不变的，有的孕妇剖宫产的原因只是因为当时怀孕出现了异常。固定不变的原因是骨盆狭窄、子宫畸形等，这些情况在第二次分娩时仍然存在，这就需要再次剖宫产。第一次剖宫产若是因为前置胎盘、胎盘早期剥离、巨大胎儿或宫缩无力等，第二次分娩时这些情况可能会不存在，而且一切检查均正常时，这次便可以考虑从阴道分娩。但是需要在有经验的医护人员的监护下分娩，以避免子宫破裂。

总之，有剖宫产史的孕妇，应警惕前次手术瘢痕裂开的可能，要重视产前检查及孕前咨询。

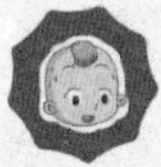

怀孕早期能做B超吗

在胚胎发育的早期，特别是在怀孕31～64天之间，是胚胎分化和形成的关键时期，也是胚胎的高度敏感阶段，此时，B超检查有可能造成胚胎的发育异常。因为B超所使用的高频超声波，其波长较短、能量集中、强度大、振动较剧烈，会产生许多特殊作用，可能产生的机械、热、光、电、化学及生物等多种效应，对孕早期绒毛超微结构、细胞膜有直接损伤。因此，早孕期女性应慎做或不做B超。如果有明显适应证，必须要做B超，则应缩短做B超时间、以最小的辐射强度和最短的辐射时间为宜。

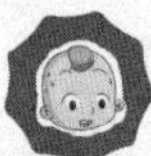

孕妇怎样保持良好的心境

孕妇明确早孕反应不是病，可采取转移注意力的办法，如和丈夫一起去看电影、去朋友家做客、逛公园、观花赏景，以减轻怀孕期反应；为了孩子的健康发育，一定要坚持进食；可多听一些轻松愉快、诙谐有趣、优美动听的音乐，使不安的心情得以缓解，在精神上得到慰藉；初次怀孕的女性，容易产生心理负担，如担心怀孕和哺乳使自己的体形发生变化，对分娩过分害怕，对胎儿性别想得太多等，可从家人、医生那儿得到帮助，及时消除这些多余的担心，从而正确地认识怀孕。

另外，在怀孕时期，丈夫对孕妇调理心境起到很重要的作用。此时的丈夫更应该体贴关心妻子，对妻子因怀孕反应造成的烦恼多采取谅解和忍让的态度，并多给予精神上的抚慰，努力料理好日常生活，帮助妻子尽快度过这段焦虑的日子，保证胎儿正常生长发育。

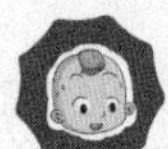

孕妇为什么要进行适度的运动

运动既可增强孕妇的体质，又有利于胎儿的健康发育，因此孕妇在怀孕期间进行适当的锻炼是非常必要的。适合孕妇运动的项目有很多，孕妇要根据自己的实际情况，选择适合自己的运动项目进行锻炼。如果怀孕前就一直爱好运动的孕妇，怀孕后没有什么特殊的情况，可以继续进行运动，但运动要有限度，不要运动到令自己感到疲劳或上气不接下气的地步。注意：不要尝试那些剧烈的运动，尤其在孕早期易流产的时候，要避免任何有损伤腹部的运动。如果是怀孕前一直不怎么运动的孕妇，那么怀孕后最好选择一些简单易行、运动量适中的运动方式，如散步、打太极拳、做孕妇体操等。

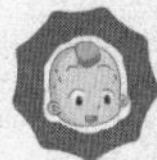

孕妇运动有何优点

首先，运动可以防止孕妇的体力衰弱，使之逐渐有较强的肌力和持久力。

其次，运动可控制体重。因过度肥胖而烦恼的孕妇确实很多，若想保持适当体重，最重要的是饮食有规律，做做运动也很有效。根据资料统计，孕期没有特别做运动的孕妇体重平均增加12.9千克，一直坚持运动的孕妇体重平均只增加12.2千克。

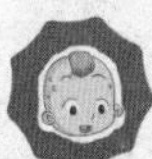

什么是合适的运动程度

虽然做同样的运动，有些人感到很吃力，有些人则觉得轻松；运动的强弱因人而异，感受也各不相同。根据消耗掉的氧气（氧气消耗量）来估计运动的强弱，是较科学的方法，可是，氧气消耗量无法靠自己测量，所以一般的方法是以计算心跳数（脉搏）的多少来判断运动强弱。

那么，妊娠中的运动该以何种程度为宜呢？一般来说，脉搏一分钟跳动不要超过140次。运动结束之后，孕妇可计算一下自己手腕的脉搏，看看一分钟跳了多少次，检查一下运动是否过度。

一边做运动，一边感受自己的承受力，以此来了解运动量，也是重要的标准（称为自觉性运动强度）。根据这种自觉性的标准，从稍感轻松的运动（持续不断地运动，到稍稍出汗的程度），到稍感吃力的运动（一直持续到有点紧张感、汗流浃背的程度）之间，应是适宜的运动量。

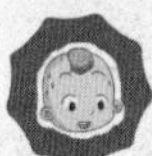

为什么孕妇不宜拔牙

对一般人（除患有严重心血管疾病及血液病病人）来说，拔牙不是什么大事，但孕妇应特别注意，因孕妇拔牙时的精神紧张及疼痛刺激易诱发子宫收缩，可能会引起流产和早产。据临床资料表明：在怀孕最初3个月内拔牙可诱发流产；怀孕8个月后拔牙有时可诱发早产；在怀孕4～7个月时拔牙会相对安全。另外，怀孕女性由于受雌激素的影响，拔牙时易出血过多，因此，孕妇在怀孕期应尽量避免拔牙。总之，怀孕期拔牙弊端较多，如必须拔牙时，也应在孕中期（4～7个月）进行。拔牙前应充分休息，做好口腔护理，精神放松；拔牙时充分麻醉，避免子宫受刺激产生收缩而诱发流产与早产。孕妇若有习惯性流产及习惯早产史应禁止拔牙。

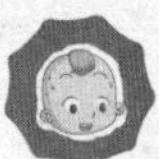 孕妇洗澡时应注意什么

在怀孕的最初几周内，处于发育中的胎儿中枢神经系统特别容易受到热的伤害。孕妇无论是何种原因引起的体温升高，如感染发热、夏日中暑、高温作业、洗热水澡等，都可能使早期胚胎受到伤害。有一项研究证明：孕妇体温比正常体温升高1.5℃时，可使胎儿脑细胞的数量增殖和发育停滞；上升3℃，则有杀死脑细胞的危险，而且这种脑细胞的损伤，常常是不可逆的。

因此，从怀孕的第一个月起，孕妇就不要再洗热水浴（指水温超过42℃），因为洗澡水过热，可使孕妇体温超过正常体温，从而导致胎儿脑细胞损伤，造成智力障碍、发育畸形。据调查，凡孕早期进行热水浴、蒸汽浴者，所生婴儿的神经管缺陷（如无脑儿、脊柱裂）比未洗热水浴或蒸汽浴者大约高3倍。因此，为了防患于未然，减少畸形儿和低能儿的出生，孕妇应尽量不用过热的水洗澡。通常来讲，孕妇的浴水以35℃~37℃为宜，而且最好淋浴。

另外，在洗澡时，不要用力搓腹部等部位，因为这样做有可能引起流产；要注意清洗会阴部位；还要注意不要用含有刺激性化学成分的洗浴用品，最好选择纯天然的洗浴用品。

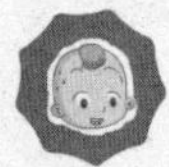 孕期睡眠要注意什么

怀孕以后，为了给胎儿创造一个良好的环境，孕妇一定要保证有充足的睡眠时间。应比平时多一些，每晚最少8~9小时，每天午间最少能保证1~2小时的睡眠时间，但时间不宜过长。怀孕早期，孕妇的身体变化不大，此期在子宫内发育的胎儿仍在母体盆腔内，外力直接压迫也不会对胎儿有严重影响，不必过分强调孕妇的睡眠姿势，可随意选择舒适的睡眠体位，如仰卧位、侧卧位均可。孕晚期，由于子宫增大压迫周围脏器，最好呈左侧卧位，这也有利于胎位的正常。

孕妇要注意养成良好的睡眠习惯，早睡早起，不熬夜，以保持充沛的精力。还要改变以往不良的睡眠姿势，如趴着睡觉或搂抱一些东西睡觉，因为趴着睡觉或搂抱东西睡觉可造成腹部受压，导致胎儿生长受限。

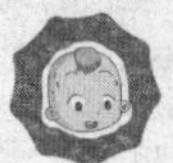

孕妇骑车该注意什么

一般来说，健康的孕妇是可以骑自行车的，但需注意以下几个方面：

● 要有良好的骑车技术，注意遵守交通规则。骑车往返路程不应太长，以免过于劳累；天气不好、路面湿滑时应避免骑车。

● 鞍座的高度要合适。要根据自己的身高和腿长来调整鞍座。如果鞍座太高，蹬车时，腿部就不得不几乎完全伸直，这样就会使会阴部和双手受到较大的压力，也不太安全。一般应将鞍座调到不需要脚完全伸直的程度，鞍座平面到脚踏板的距离应短于脚尖到会阴部的距离。

● 鞍座前倾的角度不能大于20度。鞍座要柔软富有弹性，最好加海绵座套。

● 注意骑车姿势，握把要轻，两肘略为弯曲，上身微微前倾，臀部要坐得舒适。

● 车把不要太低，应与鞍座相平，这样骑车时较为舒服。

● 不要骑男式车。女式车无横档，车身相对较低，上下车时不必过高抬腿，比较方便、安全；在紧急刹车等情况下，可轻易地由前面抽腿落地，不易摔倒或碰伤会阴部。另外，女式车车身较短，可以弥补孕妇易紧张、肌力差的不足，便于安全用力、支撑身体。

● 女性怀孕早期（前3个月），因胎盘功能不健全，容易发生流产，此期间应避免骑车。

● 怀孕期女性体内各系统都有相应的变化，其中变化最大的是生殖系统。怀孕期子宫胀大，孕妇身体重心前移，腰部曲度也增加。由于这些变化，怀孕末期，孕妇不应再骑车，以免发生意外，造成骨折、胎盘早剥或早产等。

● 怀孕期间有流产、早产症状，或已确诊为双胎、前置胎盘、胎盘功能不全者，不应该骑车；患有妊娠高血压综合征、妊娠水肿或其他系统疾病的，也不该再骑车，以免增加危险性。

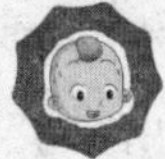

准爸爸需要做哪些事

怀孕以后，保持家庭和睦是非常重要的。夫妻二人接触最多、最亲密，丈夫的一举一动、情感态度都会直接影响到妻子。丈夫对妻子可适度地开开玩笑，幽默风趣地说话，使妻子心情平和愉快，或陪伴妻子看文艺节目，会久别重逢的亲人，尽可能地让妻子的情绪处在良好的状态，使妻子身体的内环境稳定，有利于胎儿的发育。

丈夫需要做的事主要有三件：

● **激发孕妇的母爱**

怀孕期间，做丈夫的要保证妻子有良好的情绪，当妻子情绪不安时，要多与妻子谈论胎儿的情况，多关心妻子出现的妊娠反应，要多和妻了描绘胎儿在母亲子宫内安详、自由自在的情形。要经常和妻子猜想宝宝长得有多漂亮、眼睛有多明亮等，以此增加母子在生理上和心理上的联系，增进母子感情，消除妻子因妊娠反应所引起的不愉快情绪，让妻子始终保持着期待做母亲的美好心情。

● **做好孕妇的后勤工作**

怀孕以后，妻子需要增加营养，做丈夫的要主动承担采购适合妻子口味的各类食品的责任；做些妻子平时最爱吃的饭菜；尽力多承担各种各样的家务劳动；设法创造温馨、舒适的家庭环境。总之，丈夫要尽量减轻妻子的负担，使她生活得更如意。

● **协助孕妇进行胎教**

怀孕第一周胎儿教育已可开始，主要是让妻子在怀孕期心境平和，精神愉快，尽量避免抑郁、悲伤、烦躁和惊恐。尽量保证生活规律、清洁卫生、饮食可口，做丈夫的还要适时地安慰和鼓励妻子，努力协助妻子过好“情绪胎教”的第一关。

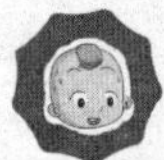

孕早期孕妇的身体会发生哪些变化

基础体温出现持续微微上升状态，这种状态将持续14～19天。

身体慵懒发热，下腹部和腰部稍凸出，乳房发胀，乳头时有胀痛，颜色变暗，排尿次数增加，心情烦躁，感到恶心，有的会出现呕吐情形，有些人甚至会出现头晕、鼻出血、心跳加速等症状。这些都是初孕期特有的现象，不必过于担心。

此时，子宫如鹅卵一般，比未怀孕时稍大一点，但孕妇腹部表面还没有增大的变化。

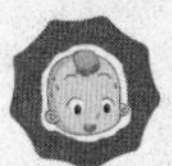 孕妇冬季应多晒太阳吗

孕妇可别忽视了日光“进补”。最新研究表明，孕妇是最需要接受冬季阳光照射的人群，冬阳对孕妇有以下三方面的好处：

- 常晒冬阳，可降低孕妇患骨质疏松症的风险，减少佝偻病儿的发生。
- 常晒冬阳，可增强孕妇的抵抗力，有助于预防各种感染。因为阳光中的紫外线有杀灭病原微生物的作用。
- 常晒冬阳，可以防止孕妇情绪波动，杜绝冬季抑郁症的发生。在孕期，由于受妊娠或内分泌变化的影响而引起不适，孕妇最容易出现情绪波动或情感障碍，而冬季又是季节性情感障碍——冬季抑郁症的高发期。在日照少的冬季，晒太阳是孕妇防治冬季抑郁症的最好办法。

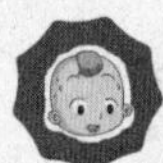 孕早期如何工作

一般来说，如果不是从事体力劳动，孕妇是可以坚持工作的。由于受工作环境的影响，孕妇可以得到身心两方面的调剂，更利于健康。当然，如果从事像搬运、建筑等重体力劳动，或需长时间站立、震动大、接触放射线等有害物质的工作，在怀孕后应停止或改换其他工作。

工作时，孕妇要根据自己的身体状况随时调整工作强度和时间，一旦感觉累了，要及时休息。在工休时间，可以吃一点水果或点心，并到室外呼吸一下新鲜空气。中午吃完饭以后，要尽可能睡上一会儿。

上下班时，要注意保暖，以防感冒。如果有条件，尽量不要挤公共汽车，以免人多时撞到腹部或因感染而患病。离家较近的孕妇，尽量步行上班。

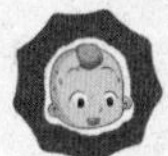 焦虑对胎儿有哪些不良影响

大量临床调查表明，在孕早期，孕妇情绪过度不安，可能导致胎儿口唇畸变，出现腭裂和唇裂。在孕后期，孕妇精神状态的突然改变，如惊吓、恐惧、忧伤，以及严重受刺激或其他原因引起神经过度紧张时，其大脑皮层与内脏之间的平衡关系会失调，可引发妊娠并发症，如早产、胎儿宫内发育迟缓、妊娠高血压综合征等。

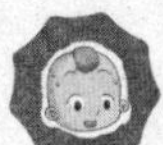

孕妇怎样控制自己的情绪

- 凡事要往好处想，不要生气，不要着急。
- 遇到不开心的事情要学会调整自己的情绪状态，让自己尽快脱离不愉快的情境，转移注意力。
- 跟自己说话，相信一切难题都有办法解决，说话时语气慢一点、平和一些。
- 坐下来，身子往后靠，使心情平静下来。
- 按摩头部和太阳穴。
- 用温水洗澡。
- 把眼睛闭上几秒钟。
- 置身于欢乐的人群中，给自己的情绪以积极的感染，从中得到宽慰。
- 到附近草木茂盛的宁静小路上散步。
- 听听自己喜爱的乐曲，翻翻自己喜爱的书籍，想想未来小宝宝的模样，构思一下他的名字等。

总之，孕妇要善于控制和稳定自己的情绪，尽量创造良好的心理环境，这将利于胎儿的生长。

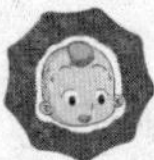

孕妇打鼾对胎儿有什么影响

打鼾在孕妇中很常见，专家在对近期刚生孩子的502名女性的研究时发现，有23%的女性在怀孕期间打鼾，而怀孕以前打鼾的只占4%；在打鼾的孕妇中有14%的人患高血压，而在不打鼾的孕妇中只有6%的人患有高血压；在打鼾的孕妇中患子痫前期的人占10%，而在不打鼾的孕妇中患子痫前期的人只占4%；发育迟缓的胎儿，在打鼾孕妇中占7.1%，而在不打鼾的孕妇中只占2.6%。总之，与不打鼾的孕妇相比，打鼾孕妇患高血压的危险增加了2倍，胎儿发育缓慢的危险增加了3倍半。因此，有打鼾习惯的孕妇应及早到医院诊治。

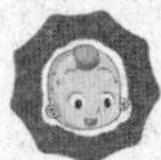

孕妇为什么不宜去拥挤的场合

人多嘈杂、热闹拥挤的公共场所，存在许多对孕妇及胎儿不利的因素。因此，孕妇应尽量减少去公共场所的机会和次数。公共场所中不利于母儿的因素有下面几类：

空气混浊，氧气含量低

许多公共场所，如电影院、戏院、车站、码头等，一般人多拥挤，空气混浊；抽烟者多，烟雾缭绕，二氧化碳含量高而氧气少。长时间处于这种环境中，孕妇会缺氧，导致胎儿宫内缺氧。另外，孕妇吸入过多的混浊空气、烟气、一氧化碳及其他有害成分，可影响胎儿正常发育。

易染上疾病

孕妇的抵抗力差，而在这类公共场所中，各种致病微生物的密度远远高于其他地方，尤其在传染病流行期间，孕妇很容易染上病毒或细菌性疾病。这些病毒和细菌对于正常人来说，可能影响不大，但对抵抗力相对较弱的孕妇，则可能引发疾病，而病毒对处于生长发育过程中的胎儿来说，危险性更大。

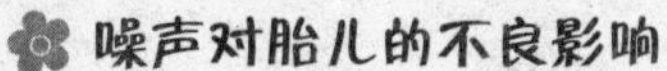

噪声对胎儿的不良影响

许多公共场所有高音喇叭、各种车辆的轰鸣声和人的嘈杂声。这些噪声对胎儿是很不利的。噪声会使孕妇的神经系统受到强烈的刺激，并破坏其心脏及血管系统的正常功能，使其机体中去甲肾上腺素的分泌增多，从而使孕妇子宫平滑肌收缩，易造成胎儿血液循环受阻，或胎盘供血不足，引起胎儿发育不良，同时，这也是造成流产或早产的原因之一。有人还特别指出，孕妇最好不要到飞机场去，因为飞机起飞和降落时的噪声对胎儿有明显的损害。

易造成损伤和意外

公共场所人多、杂乱，秩序往往不好，容易发生拥挤、骚乱、冲撞等。孕妇因行动笨拙，遇到突发事件时，不能及时有效地保护自己或迅速离开现场，常常易被绊倒或被冲撞，轻者受轻伤、精神高度紧张，影响胎儿健康；重者不仅孕妇本人受损害，而且胎儿可能流产、早产，甚至死亡。因此，孕妇切不可凑热闹去人多嘈杂的公共场所。

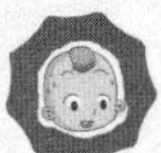

什么是超声波诊断法

超声波诊断法不但可以清楚地显示胎儿的样子，而且可以发现母体的一些病症，所以在妇产科的门诊中，这一诊断法已得到广泛应用。将周波数极高的超声波放在产妇的腹壁上时，声波就会反射出胎儿的状况，并且显示在屏幕上。通过此种方法，可以知道胎儿的活动情形、胎盘及子宫的状况等。但有专家认为，3个月内的胎儿不宜做超声波，因有可能受到过强声波的伤害。对此，目前尚无定论。

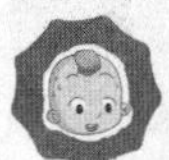

哪些情况可利用超声波进行诊断

了解怀孕的周数

怀孕6周的时候，由于通过超声波可以看到胚胎，所以，孕妇可以清楚地确定自己是否已经怀孕了。

此外，不记得最后一次月经来潮日期的人，以及月经不准的人，也可以通过超声波的诊断，知道怀孕的周数。这是因为，只要测量胚胎最长的直径，就可以知道怀孕的周数了。

胎儿的状态、有无异常等

怀孕8周左右，超声波的屏幕上就可以显示出胎儿心脏跳动的情形，同时也可以借此判定是否多胎妊娠。

类似水脑症等的畸形情况，也可以利用超声波诊断出来。如果怀孕已至30周的话，利用超声波可以判定出胎儿性别。不过，超声波诊断法的主要目的，并不是判定胎儿是男是女，而是诊断一些异常的状况。由于孕早期使用超声波对胎儿是否有害，目前尚无定论，孕妇要遵医嘱来决定是否采用。

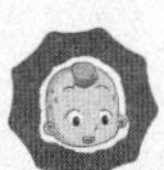

家用电器对健康的影响

家用电器产生的电磁波，会对孕妇的健康产生危害，是一种无形污染。例如电视，由于电子流对荧光屏不断轰击，荧光屏表面会产生对人体有影响的静电荷及放出一定的X线，而这些静电、X线以及荧光屏前被离子化的

尘埃和气体对孕妇及胎儿都是有害的。

另外，在孕妇卧室里，家电不宜摆放过多，尤其是彩电和冰箱不宜放在孕妇卧室内，还要注意定时给卧室通风换气，空气过于污浊，容易诱发感冒等上呼吸道疾病。

孕妇的求知欲对胎儿会产生什么样的影响

怀孕初期，孕妇往往容易发懒，什么也不想干，什么也不愿想。于是有人认为，这是孕妇的特性，随它去好了。殊不知，这样放任自己，也是错过了胎教的大好时机。

如果怀孕的母亲不思考也不学习，胎儿也会受感染而变得懒惰起来。而倘若母亲始终保持旺盛的求知欲，则可使胎儿不断接受良性刺激，保持大脑神经和细胞的活跃。因此，怀孕的母亲要从自己做起，勤于动脑，勇于探索，在工作上积极进取，在生活中也要保持浓厚的生活情趣，凡事都问个为什么，不断探索新问题。孕妇保持强烈的求知欲，充分调动自己的思维活动，会促使胎儿大脑变得活跃。

孕妇为什么不宜穿高跟鞋

怀孕后，孕妇由于生理上的改变，身体笨拙，行走不便。而高跟鞋的鞋跟一般均超过4厘米，会使孕妇身体重心抬高、前倾，容易使孕妇跌跤，导致脚踝扭伤或流产、早产。同时，孕妇穿高跟鞋会出现前腿弓，后腿绷，易造成腰背肌劳损，导致慢性腰痛，并因全身重量集中在前脚掌上而造成趾关节疼痛。

另外，孕妇穿高跟鞋，身躯必然前倾，骨盆会倾斜，使骨盆各径线发生变异，不利于将来分娩的正常进行；孕妇穿高跟鞋，还会使腹压增高，腹腔血流量减少，影响胎儿的供血，从而使胎儿的营养物质供应不足，影响发育。

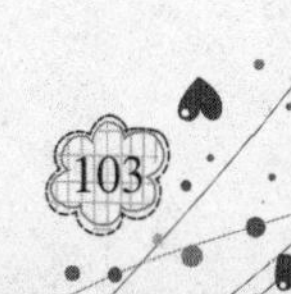

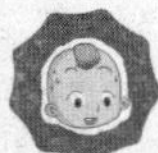

什么是双子宫妊娠

女性生殖器官是由胚胎期的副中肾管发育而成，左右副中肾管的头端发育成左右输卵管，两侧中段副中肾管相聚，合并形成子宫，以两侧末端相互融合成子宫颈。在胚胎发育过程中，若两侧副中肾管完全未融合，则两侧各自形成一个子宫并各附有输卵管和宫颈，即双子宫双宫颈；当两侧副中肾管仅部分融合，则形成不同程度的双角子宫、单宫颈。这种由双侧副中肾管融合受阻所形成的双子宫仍具有子宫应有的功能，不影响生育能力，双子宫受孕的妊娠称为双子宫妊娠。

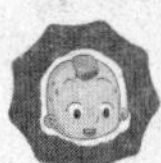

双子宫对怀孕有影响吗

双子宫的女性如果内分泌及生殖系统正常，一般不会影响受孕。但由于双子宫一分为二或以一侧为主，其宫腔显然比单子宫小，怀孕期间，可以发生流产、早产、胎位不正、早破水；生产时可因宫缩异常及胎位异常造成难产；产后易发生胎盘滞留，产后出血的发病率也较高。

双子宫孕妇的怀孕过程与单子宫孕妇相同，但易流产、早产，故孕期要注意劳逸结合，避免剧烈活动。双子宫孕妇一般可以通过阴道分娩，有胎位异常等特殊情况时，可以考虑剖宫产。分娩后要防止产后出血。

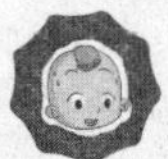

孕妇受到噪声干扰对胎儿有什么危害

强烈的噪声不仅会对孕妇的健康产生危害，而且也会对胎儿产生不良影响。噪声常易引起子宫收缩，影响胎儿的血液供应，进而影响胎儿神经系统的发育，造成新生宝宝智力低下。

此外，母亲接触强烈噪声，还可对胎儿的听觉发育产生不良后果。国外的一些研究表明，孕妇在怀孕期间如接触强烈噪声（100分贝以上），会使婴儿听力下降。这可能是由于噪声对胎儿正在发育的听觉系统有直接的抑制作用。

由于噪声会对人体产生许多不良的影响，因此，很多国家都在这方面作了规定。我国也制定并公布了《工业

企业噪声卫生标准》，对生产车间或工作场所的噪声作了明确规定。为了保护女职工及其子女的健康，怀孕在怀孕期间应该避免接触超过卫生标准（85～90分贝）的噪声。

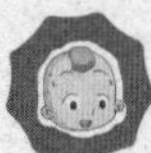 准爸爸怎样和胎儿说话

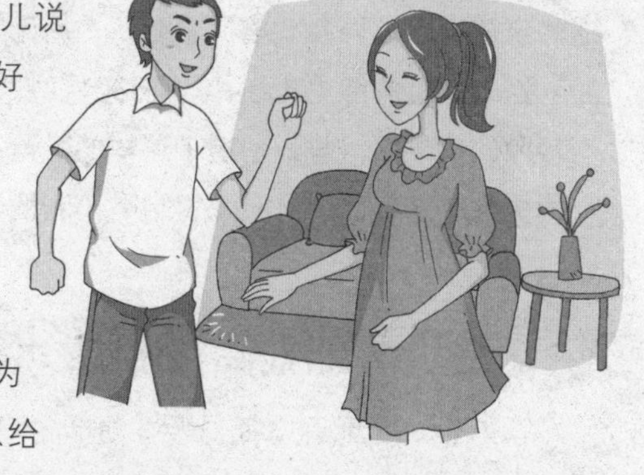

准爸爸抚摸怀孕妻子的腹部，同胎儿说话，把手放在妻子的腹部，对胎儿有很好的情感性影响。在妻子不舒服的时候，胎儿也会不舒服。这时候，准爸爸就可以把手放在妻子的腹部，说："宝宝乖，宝宝听话，一会儿就会好的！"

有些准爸爸觉得同宝宝说话会难为情。这其实没有什么不好意思的，可以给宝宝起个名字，这样交流起来就较为顺利了。准爸爸可以每天一早起床的时候就同他打招呼："你早，小××。"下班的时候也可以这样说："小××，爸爸回来了。"当宝宝活动剧烈、准妈妈受不了时，你还可以说："我的宝宝，妈妈不好受，你老实一些吧，小××。"

其实，同宝宝说话的内容是很丰富的，只要准爸爸有耐心，宝宝是乐于交流的。

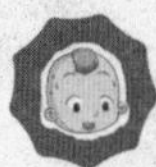 微波对胎儿有什么影响

微波是一种非电离辐射，它的能量远比电离辐射的X线小，对健康的危害也远比电离辐射轻。微波对人体健康的影响多属于功能性的，可以恢复。但是大强度的长期微波辐射，对人体健康的影响有时是不可逆转的，主要表现为神经衰弱综合征和对晶状体的损坏，对胎儿会有致畸作用。

我们建议，女性在怀孕期的前3个月不要接触微波辐射，包括微波理疗。因为怀孕期的前3个月是胎儿各器官的形成期，胎儿对致畸危险因素特别敏感，其中包括对药物、化学毒物或其他不良因素的刺激，也包括微波辐射。如果工作安排许可，孕妇最好在整个怀孕期间不从事接触大强度微波辐射的工作。

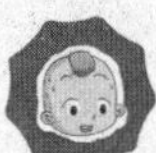 静电对胎儿有影响吗

生活中容易产生静电的物体很多，如化纤服装、地毯、乙烯地板、油漆表面、塑料电扇、热吹风机，以及金、银、铜、橡胶、铁和木头等器具，各种家用电器最容易产生静电，尤其是湿度在10%～20%的干燥天气里，静电量最大。

静电放电时，能产生3.5万伏的高压，因其电流甚微，不会置人于死地。孕妇遇静电放电时是否会“电”着胎儿，尚无定论，但静电对人体的危害不容忽视。

当人体带的静电电压小于4000伏时，一般无感觉；大于4000伏时，多数人会有轻微的燥热感；若长期携带这样的静电，人会产生烦躁不安、头痛、情绪激动及心律失常等症状，这对胎儿肯定是不利的。

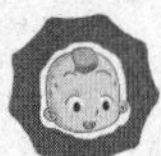 孕妇为什么不能长时间看电视

孕妇长时间地看电视对胎儿是十分不利的。专家调查，准妈妈每天收看电视2.8小时以上，常会出现不良反应。如在对怀孕早、中期准妈妈的调查中，发生不良反应的占9%左右，孕妇会出现眩晕、疲倦、乏力、食欲减退、心情烦躁、焦虑不安及妊娠高血压综合征等症状。

研究人员发现，电视机能产生静电环境，即大量的阳离子从电视机的荧光屏中释放出来，吸收室内的阴离子，而空气中的阴离子不仅具有促进准妈妈的机体代谢、促进胎儿生长发育与清除代谢废物的作用，还可增强准妈妈的免疫力、保持血压稳定、消除疲劳，并伴有催眠作用，一旦空气中阴离子不足时，准妈妈的健康就会受到影响，胎儿发育也会受影响。所以，准妈妈最好不要长时间看电视，以免长时间处于缺少阳离子的环境。

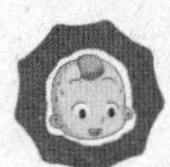 孕妇可以使用空调吗

适宜的室温有助于孕妇睡眠和增进食欲，也有利于宝宝健康地生长发育，因此，孕妇适当地使用空调是可以的。不过，孕妇也要注意“保温”，不要贪图凉快，使室温过低，空调机的冷空气不能直接对着孕妇吹，以免孕妇走出空调室时骤冷骤热，引起血管突然收缩扩张而感冒。室内外温差一般以不超过5℃为宜。

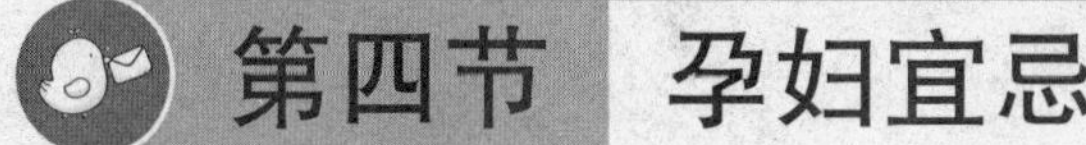

第四节 孕妇宜忌

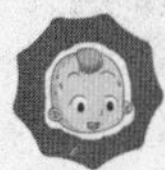

为什么孕妇忌过多接触办公室里的电话机

写字楼里的电话机容易传播疾病，因为电话听筒上2/3的细菌可以传给下一个拿电话的人，这是办公室里传播感冒和腹泻的主要途径。如果办公室里有患感冒或是如厕后未把双手洗干净的人使用电话，疾病就会在办公室里蔓延开来，很可能殃及孕妇和腹中的宝宝。所以，孕妇最好拥有一部独立的电话机。如果不得不和其他同事共用，孕妇至少应该减少打电话的次数，或者干脆勤快一点儿，经常用酒精擦拭听筒。

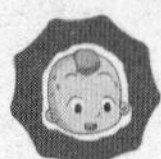

为什么孕妇忌过多接触办公室里的复印机

由于复印机的静电作用，空气中会产生臭氧，臭氧会使人头痛和晕眩。复印机启动时，还会释放一些有毒的气体，有些过敏体质的孕妇就会因此发生咳嗽、哮喘。

如果办公室里有一台复印机，可以跟同事商量，把它放在一个空气流通比较好的地方，并要避免日光直接照射。孕妇要尽量减少使用复印机，平时还应注意适当增加含维生素C和维生素E的饮食，因为它们可帮助抵御复印机带来的危害。

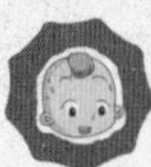

孕妇为什么忌涂指甲油

目前市场上销售的指甲油大多是以硝化纤维为基料，配以丙酮、乙酯、丁酯、苯二甲酸等化学溶剂和增塑剂及各色染料制成，这些化学物质对人体有一定的危害。孕妇大多喜欢吃零食，指甲油中的有毒化学物质很容易随食物进入孕妇体内，并能通过胎盘和血液进入胎儿体内，日积月累，会影响胎儿健康。

孕妇去医院做产前检查时，尤应注意不要涂指甲油。因为指甲的颜色有时可作为医生诊断病情的参考，如贫血、心脏病等，涂了指甲油，医生便无法作出正确的判断。

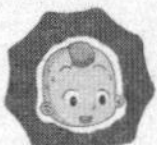 孕妇为什么忌喝浓茶

孕妇饮茶过多，会引起贫血，使新生宝宝因母体供血不足而体重减轻或患贫血。

哺乳期女性如饮茶，茶中的咖啡因可通过乳汁进入婴儿体内，使婴儿发生痉挛、烦躁不安，出现无缘无故的啼哭。

茶叶中含有2％～5％的咖啡因，每500毫升浓红茶水大约含咖啡因0.06毫克，如果每日喝5杯浓茶，就相当于服用0.3毫克～0.35毫克的咖啡因。咖啡因具有兴奋作用，服用过多会刺激胎动增加，甚至危害胎儿的生长发育。此外，茶叶中还含有大量的鞣酸，鞣酸可与孕妇食物中的铁元素结合成一种不能被机体吸收的复合物。

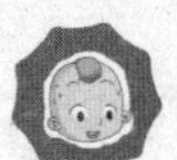 孕妇为什么忌多吃油条

油条在制作时，需要加入一定量的明矾，每500克面粉就要用15克明矾，而明矾是一种含铝的无机物。如果孕妇每天吃2根油条，就等于吃了3克明矾。这些明矾中所含的铝会通过胎盘侵入胎儿的大脑，造成大脑发育障碍，这会增加痴呆儿的发生概率。

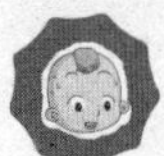 孕妇为什么宜适量吃菠菜

有人误认为菠菜富含铁质，多吃菠菜可供给人体较多的铁，有利于补铁，对胎儿生长发育有益。其实，菠菜含铁量并不丰富，每100克菠菜中含铁量只有1毫克多，而苋菜每100克含铁4.8毫克，白菜每100克含铁5毫克，芹菜每100克含铁8.5毫克。菠菜中含有较多的草酸，而草酸会妨碍人体吸收所需的重要营养素如锌、钙。

锌和钙是人体内不可缺少的元素，尤其是锌对胎儿有助长作用。如果人体缺锌，会感到食欲不振，进食减少；胎儿一旦缺钙，就会影响骨骼的钙化，出现软骨，出生后有可能发生佝偻病，出现鸡胸、罗圈腿以及牙齿生长迟缓等现象。所以，为了胎宝宝的健康，孕妇食用菠菜宜适量。

如果在烹调菠菜前用开水焯一下，其所含草酸可减少一大半，其对锌、钙的破坏作用也会大大降低。

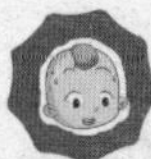

孕妇为什么宜适量吃水果

水果富含维生素，营养也比较丰富，适合孕妇食用。但是，孕妇如果不加节制，盲目过多地食用水果，会使体重迅速增加，甚至引起高脂血症。因此，孕妇吃水果宜适量。

这是因为水果中除含有90%的水分外，还含有果糖、葡萄糖、蔗糖和维生素C，且所含这些糖类很容易被人体消化吸收。糖会产生热量，一个中等大小的苹果能产生100千卡～200千卡的热量，相当于一碗米饭所产生的热量。果糖和葡萄糖经代谢还可转化为中性脂肪，不但会使人体体重增加，而且很易引起高脂血症。所以，一般主张孕妇每天水果摄入量不应超过800克，而且应该在饭后食用才不至于影响食欲。

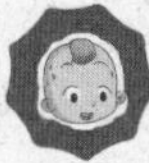

孕妇为什么忌多吃山楂

山楂开胃消食，酸甜可口，很多人都爱吃，尤其是怀孕后有些孕妇常有恶心、呕吐、食欲不振等妊娠反应，会更愿意吃些山楂或山楂制品，调调口味，增强食欲。但是，山楂对孕妇有不利影响，不宜多吃。

研究表明，山楂对孕妇子宫有兴奋作用，可促进子宫收缩，倘若孕妇大量食用山楂或山楂制品，有可能会刺激子宫收缩，进而导致流产。尤其是以往有过自然流产史或怀孕后有先兆流产症状的孕妇，更要忌食山楂制品。

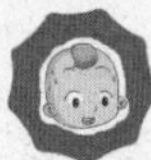

孕妇为什么忌多吃土豆

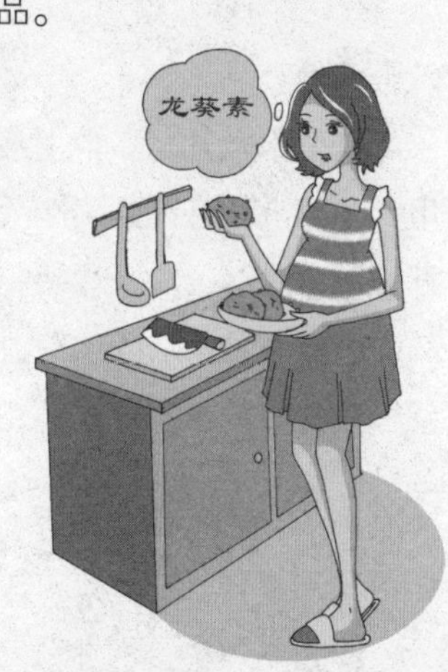

土豆是世界上公认的营养丰富的食物。然而，土豆中却含有一种叫龙葵素的毒素。孕妇若长期大量进食土豆，导致毒素在体内蓄积太多，会对胎儿生长不利。

孕妇也不能贪吃薯片。虽然薯片经高温处理后，龙葵素的含量会相应减少，但是毒素还是一定程度存在的。

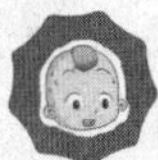

孕妇为什么宜吃红枣

被人们称为“天然维生素丸”的红枣，富含使人延年益寿的维生素P，含量居百果之冠；维生素C的含量比梨高出许多倍；还富含蛋白质、脂肪、有机酸、钙、磷、铁、胡萝卜素及B族维生素等多种营养成分，是孕产妇滋补的佳果。红枣性平味甘，具有补血安神、补中益气、养胃健脾等功效，预防肝病效果显著。枣中含有一种治疗高血压的药物成分——芦丁，孕妇常吃红枣可防治妊娠期高血压疾病。

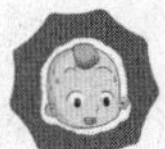

孕妇为什么宜吃板栗

板栗又称栗子。它与红枣、柿子一起被称为“三大木本粮食”。板栗富含蛋白质、脂肪、碳水化合物、钙、磷、铁、锌、多种维生素等营养成分，有健脾养胃、补肾强筋、活血止血之功效。孕妇常吃板栗，不仅可以健身壮骨，而且有利于骨盆的发育成熟，此外还有消除疲劳的作用。

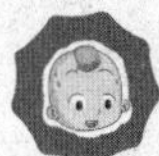

孕妇为什么宜吃花生

花生又称“长寿果”或“植物肉”。它味甘气香，脆润可口，有和胃、健脾、滑肠、润肺、养气之功。500克干花生米含蛋白质130克，相当于1250克瘦猪肉所含的蛋白质。花生米所含的脂肪是由亚油酸、花生酸、硬脂酸、棕榈酸、甘油酯等组成的，均是优质植物性成分。花生含人体必需的不饱和脂肪酸，含量较猪油等动物油多得多。此外，花生中的糖、钙、磷、卵磷脂、胆碱以及维生素A、B族维生素、维生素E、维生素K等含量也较丰富。所以说花生是一种营养素比较全面的食品。

花生米煮熟后，味甘性平，炒熟味香性温。早餐或者饭后吃25克很有补益作用。孕妇常吃可以预防产后缺乳。花生衣（即红薄皮）中含有止血成分，能够对抗纤维蛋白溶解，增强骨髓制造血小板的功能，缩短出血时间，提高血小板数量，改善血小板质量，加强毛细血管的收缩功能，是孕妇防治再生障碍性贫血的药膳。用新鲜花生叶煎水代茶饮，还可以防治妊娠高血压综合征。

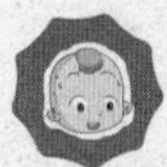

孕妇为什么忌做X线检查

X线是一种波长很短的电磁波，它能透过人体组织，使体液和组织细胞产生物理与生物化学改变，引起机体组织不同程度的损伤。

研究证实，如果女性在孕期做X线检查，照射的X射线积累到一定量时，就可能产生致畸作用和致癌作用。受孕后6～8周是胚胎器官的形成期，孕妇只要接受42～60拉德的X线辐射，就会使胚胎的基因结构发生变化，或者使染色体发生断裂，从而造成胎儿畸形，甚至死亡。妊娠3个月以后，胎儿的大多数器官已经基本形成，X线检查对胎儿的危害虽然小了一些，但也会影响胎儿的性腺、牙齿和中枢神经系统的继续发育，使胎儿在子宫内发育缓慢，出生后智力低下。另外，有关专家还指出，早期胎儿被X线照射，还有可能在其10岁以内增加发生恶性肿瘤和血癌的危险。

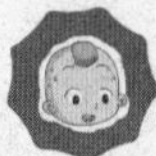

孕妇为什么忌用电吹风

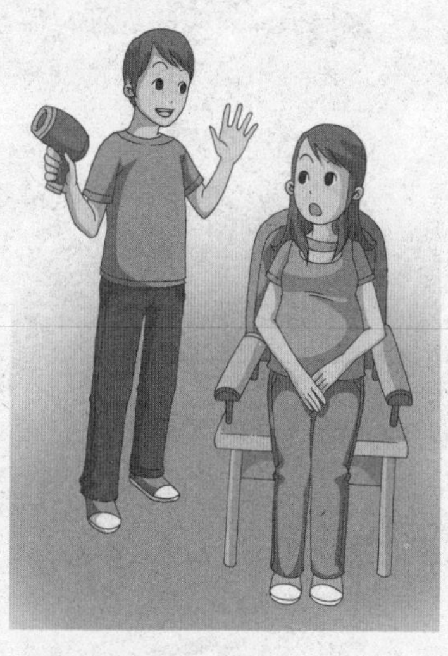

电吹风的某些部件是由石棉做的，使用时吹出的热风中大多含有石棉纤维微粒。这种石棉纤维微粒可通过呼吸道和皮肤进入人体血液，经胎盘循环进入胎儿体内，积累多了可诱发胎儿畸形。

据统计，经常使用电吹风的孕妇，胎儿畸形的发生率要比正常孕妇高1倍以上。此外，电吹风工作时会形成电磁场，电磁场的微波辐射会使人出现头痛、头晕、精神不振等症状，对孕妇及胎儿都不利。因此，孕妇最好不用电吹风。

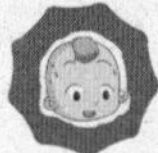

孕期为什么忌使用风油精

夏天，风油精是人们喜欢随身带的备用药物，它具有提神醒脑、解暑避邪、祛风镇痛、驱蚊止痒等功效。然而，它的主要成分之一——樟脑，却具有一定的毒性。

风油精所含的樟脑进入人体后，一般正常人体内的葡萄糖磷酸脱氢酶会很快地与之结合，使之变成无毒物质，然后随小便一起排出体外，所以不会发生不良反应。然而，由于生理上的变化，孕妇体内葡萄糖磷酸脱氢酶的含量降低，怀孕3个月内若过多地使用风油精，樟脑就会通过胎盘屏障进入羊膜腔内，作用于胎儿，严重时可导致胎儿死亡或引起流产。

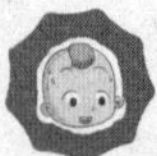

孕妇为什么忌大笑

生活中不能没有笑声，但笑也应有个度，孕妇尤其不能大笑，否则会乐极生悲。怀孕期间的女性，大笑时腹部猛然抽搐，会导致腹压增加。怀孕初期的大笑会导致流产，怀孕晚期大笑会诱发早产。

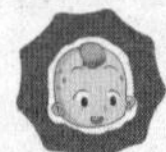

孕妇为什么忌吃火锅

火锅很受人们的欢迎，但孕妇最好与其保持一定距离，不要总吃。因为火锅原料是羊肉、牛肉、猪肉甚至狗肉，这些生肉片中都可能含有弓形虫以及牲畜或家禽的寄生虫。这些虫体极小，通常寄生在肉细胞中，肉眼是很难看到的。

人们吃火锅时，习惯把鲜嫩的肉片放到煮开的汤料中一烫即食，这种短暂的加热，往往不能杀死寄生虫幼虫，进食后，幼虫在人体肠道中会通过肠壁随血液扩散至全身。孕妇受寄生虫幼虫感染时，多无明显不适，或仅有类似感冒的症状，但幼虫可通过胎盘感染胎儿，严重的会引发流产、死胎，或影响胎儿大脑的发育，发生小头、大头（脑积水）、无脑儿等畸形。

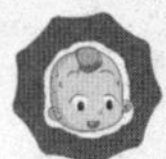

孕妇为什么忌饮可乐饮料

可乐饮料中含有相当多的咖啡因。据分析，每瓶可乐含有50毫克～80毫克的咖啡因。这对正常人来说，没有什么影响，但对于胎儿来说，则有可能带来不利影响。胎儿对咖啡因特别敏感，孕妇饮用可乐饮料，咖啡因会经胎血在胎儿体内产生作用，使胎儿发生中毒反应，轻者使胎儿畸形，严重者会引发流产、胎死宫内。

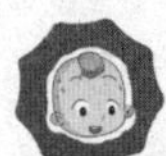

孕妇为什么忌长期服用鱼肝油

鱼肝油的主要成分是维生素A和维生素D。适量服用鱼肝油，有利于胎儿的发育，也可促进孕妇对钙的吸收，防止孕妇因缺钙而出现抽搐。许多人把鱼肝油看作营养品，认为吃得时间越长、量越多越好。其实不然，鱼肝油用量太大或长期服用，有害于孕妇和胎儿的健康。因为维生素A用量过大，能直接刺激胎儿骨膜中的破骨细胞和骨细胞，使它们功能亢进，引起严重的骨骼畸形和并指（趾），也可引起颅骨骨缝增宽、腭裂、眼畸形及脑畸形等。如果服用维生素D过量，可引起胎儿血中含钙过高，造成其主动脉及肺、肾动脉狭窄，主动脉发育不全及智力发育迟缓等。

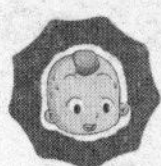

孕妇为什么忌多吃人工腌制的食品

人工腌制的酸菜和其他腌制品，虽然风味独特，令人着迷，但维生素、蛋白质、矿物质、糖分等多种营养成分丧失较多，而致癌物质亚硝酸盐却含量增高，过多食用对母体、胎儿健康无益。所以，喜吃酸食、咸食的孕妇，最好选择既有酸味又营养丰富的西红柿、樱桃、杨梅、石榴、橘子、酸枣、葡萄、青苹果等新鲜水果，这样既能改善胃肠道不适的症状，也可增进食欲、加强营养，又有利于胎儿的生长，一举多得。

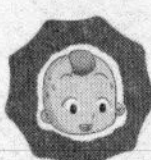

孕妇为什么宜多吃苹果

苹果不仅营养丰富，而且酸甜可口、爽脆多汁、口味清香。孕妇适当食用苹果，有利于母胎保健、促进顺产，有助于优生优育。

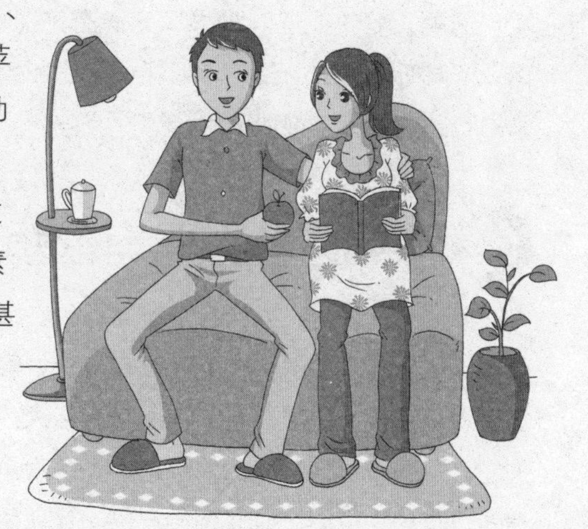

苹果富含锌，其汁中的含锌量超过牡蛎，如果在妊娠期间产妇体内锌元素充足，分娩会快而且顺利，痛苦较少甚至无痛苦。孕妇补锌也有助于胎儿健康发育。另据测定，熟苹果所含的碘是香蕉的8倍，是橘子的13倍，孕妇食用苹果，可补充锌和碘，有利于胎儿智力发育。

苹果甜酸爽口，可增进食欲，促进消化。多数女性在怀孕早期会发生呕吐现象。妊娠呕吐的孕妇进食苹果，不仅能补充维生素C等营养素，而且可调节水、盐及电解质平衡，防止因频繁呕吐而引起的酸中毒。

有些孕妇到了孕中期、后期，会出现妊娠高血压综合征。苹果含有较多的钾，钾可以促进体内钠盐的排出，对水肿、高血压有较好的疗效。

便秘是孕期孕妇三大症状之一，苹果富含纤维素、有机酸，有助于促进肠胃蠕动，疏松粪便，使之易排出，所以，苹果可有效地防治孕期便秘。

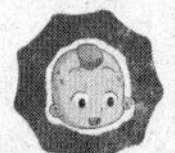

孕妇为什么忌恐惧心理

有的初孕者在孕后总有担心和恐惧的心理，担心孩子会有缺陷，担心自己过去接触过有毒物质会对胎儿产生不良影响；孕期患过病的女性总担心自己服过的药会影响到胎儿的发育；有高血压、心脏病的孕妇担心怀孕会加重自身的病情，同时又担心影响到胎儿的健康成长；高龄的孕妇则担心会生出畸形儿，同时又担心分娩时会难产。诸如此类的担心，常使孕妇处于不良的心理状态中。

如果长期处于担惊受怕、高度紧张之中，肾脏会分泌大量肾上腺素，这些肾上腺素在体内堆积过多，会直接影响到胎儿的生长发育。

孕妇要及时消除恐惧心理。这主要得依靠科学手段，分析症结所在，对症下药。有遗传病史及高龄的孕妇要随时做产前检查，以便了解胎儿的发育情况，一旦发现问题，尽快处理。如果孕妇患有高血压、心脏病等疾病，则应按时到医院就诊，随时听取医生的建议，以保证孕妇和胎儿的健康。如果对一些情况比较担心，孕妇可通过健康咨询以消除疑虑。

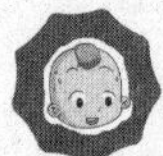

孕妇为什么忌有依赖心理

有的人怀孕后，感情会变得脆弱，在精神上和心理上都离不开丈夫，对丈夫有强烈的依赖感，希望丈夫能时时在身边，和自己分享快乐、分担忧愁。这是因为，怀孕会给女性在生理上和心理上带来巨大改变，常会造成孕妇心理上的不平衡，丈夫在身边，有镇定情绪的作用，丈夫的爱是妻子精神上的一种镇静剂。孕妇希望丈夫能以自己为中心，时时关心自己、处处照料自己，这种依赖心理既有生理上的需要，也有情感上的需要，可能还源于额外的担心，如担心自己形体的变化，会改变自己在丈夫心目中的形象。

这时，丈夫不要吝惜那几句温暖的话，贴心话不仅仅是说给妻子听，也是把父爱传递给胎儿，使胎儿也受到爱的感染。在妻子妊娠期间，丈夫应多为妻子考虑，多关心妻子，多表达自己的爱心，这对妻子和胎儿的健康是不可少的。

作为妻子，孕妇也要注意别太娇气，这种娇气对胎儿没有什么好的影响。有了身孕，并不等于什么都不能做了。丈夫对自己关心是应该的，但丈夫有自己的事业和生活，要体谅丈夫，不要对丈夫有过分的依赖。要学会自强自立，学会在心理上进行自我调控和寻求自我平衡。孕妇的这种坚强意志会直接影响到胎儿的生长发育，在胎儿的心理种下自尊自强的种子，为胎儿出生后形成良好的品质打下坚实的基础。

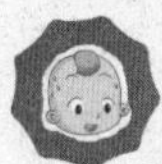 孕妇为什么忌暴躁心理

有的女性怀孕后，性格会变坏，好发脾气，易动怒，喜欢和他人找碴儿吵架，使人际关系陷入紧张状态。孕妇发怒，不仅有害于自身的健康，而且会殃及胎儿。孕妇发怒时，血液中的激素和有害化学物质浓度会剧增，并通过胎盘屏障进入羊膜，使胎儿直接受害。发怒还会导致孕妇体内血液中的白细胞减少，从而降低机体的免疫能力，使自身和胎儿的抗病能力减弱。因此，孕妇发怒，贻害无穷。

十月怀胎，是一段漫长的岁月，其间，如果遇到让自己气恼的事，一定不要急躁，一则发火解决不了问题，再则发火会伤害自身、危及胎儿。因此，孕妇要学会克制，学会化解不良情绪、分散注意力，这会使气闷的心理得到缓解。看看电影、听听音乐、散散步、做做操，都会使精神放松，头脑冷静。孕妇尤其要加强自身的修养，以自身的优秀品质、完善的人格来影响腹中的胎儿，这会提高胎儿的心理素质。

对丈夫来说，如果自己的妻子孕后爱发脾气，好找碴儿吵架，千万不能拉开架势和妻子吵。为了孩子的健康，丈夫也应先克制自己，然后帮助妻子克制。丈夫要多给妻子摆事实，讲道理，疏通妻子心中的郁闷。对于发怒的害处，尤其对胎儿的

害处，丈夫要对妻子多加提醒，相信每位准妈妈都会爱护腹中胎儿，学会不发火。

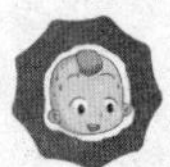

孕妇为什么忌忧郁心理

有的女性怀孕后，情绪会变得异常低落，总感到烦闷，神情沮丧，打不起精神。如果忧郁情绪持续一段时间，会造成孕妇失眠、厌食、循环功能减退和自主神经紊乱。忧郁的孕妇往往缺乏活力，神情处于懒散状态，同时心情压抑，这导致体内血液中调节情绪和大脑各种功能的物质含量偏低，会直接影响到胎儿的正常发育。这样的孩子出生后也容易感到委屈和长时间啼哭，长大后又会表现为缺乏自信心，感情脆弱，郁郁寡欢。

由此可见，忧郁不利于胎教，不利于胎儿的发育和新生儿的发展。为此，孕妇一定要积极调整心态，克服忧郁心理。同时，孕妇要努力跳出个人小圈子，多到户外呼吸新鲜空气，多参加社会活动、外出游玩。随着精神的放松，心情也会随之变得开朗起来；平日里还要在生活中寻找乐趣，多参与一些适当的文体活动，如下棋、唱歌、欣赏优美轻松的音乐，这些活动都十分有助于调节人的情绪。多和乐观开朗的人接触，多与人交流，敞开胸怀、开阔视野，有助于消除内心忧郁的症结。

此时丈夫不要被妻子的沮丧情绪所传染，相反，要多体谅和理解妻子。妻子情绪上的变化，很大程度是由生理上的变化引起的，妻子委屈忧郁，绝不是夫妻之间的感情出了什么问题。面对情绪低落的妻子，丈夫要尽量表现出宽容和温情，尽量多陪妻子做一些开心的事，如和妻子一起读有关书籍、欣赏音乐，和妻子到户外重温一下恋爱时的美妙情景等。这样既可以增进夫妻之间的感情，也会使妻子心里充满柔情、变得开朗起来，妻子的这种情感会随时传递给腹内的胎儿，使胎儿在柔情蜜意中成长发育。

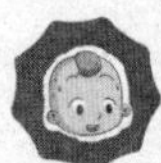

胎教实施宜适量

有的孕妇在实施胎教时，期望过高，急功近利，这往往收不到好的效果。如有的孕妇在进行语言胎教时，长时间将耳机放在腹部，结果使胎儿产生烦躁情绪，孩子生下来以后，变得十分神经质，以致对语言反感和排斥。听音乐时，也不能没完没了地听，如果连孕妇本人都感到疲惫不堪，那胎儿的感觉也绝对不会好。有些父母望子成龙心切，总想把胎儿培养得更出色一些，但任何事情都有个度，一旦过度，其结果就会适得其反，不仅达不到预定的目的，反而会导致不良后果。同样，胎教的每项内容都会使胎儿受益，但也需要适度。因此，孕妇对胎儿进行胎教，心情不能太急切。

为了正确实施胎教，使胎儿真正受益，孕妇必须认真学习胎教内容，掌握胎教的正确方法。在实施胎教过程中，严格按胎教的方法去做，不要认为比规定的多做一些，就会更有效。每项胎教，都需按一定规律去做，方能有效。如抚摸胎教，一两天不足以和胎儿建立起联系，需长久地坚持，有规律地去做，才能使胎儿领会到其中的含义，并积极地去响应。

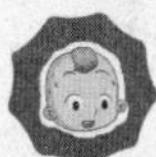

为什么孕早期忌过性生活

性生活是婚后夫妇正常生活的一部分，但当妻子怀孕后，如何过性生活是应该高度重视的事情。为了保证胎儿的健康，孕早期应避免性交。这是因为，女性在怀孕后内分泌功能发生改变，对性生活的要求降低。孕早期，由于胚胎正处于发育阶段，特别是胎盘和母体子宫壁的连接还不紧密，如果进行性生活，很可能由于动作的不当或精神过度兴奋，使子宫受到震动，胎盘脱落，造成流产。即使性生活十分小心，由于孕妇盆腔充血，子宫收缩，也很容易造成流产。

丈夫应了解这一情况，尽量用其他方式交流夫妻感情。夫妻双方应该相互体贴和谅解。如果男方不能做到这一点，就容易造成孕妇的不愉快，而这会对胎儿不利。

为什么忌多吃罐头食品

为延长罐头类食品的保存期，罐头食品中往往加入了防腐剂；为色佳味美，罐头类食品中还加进了一定量的添加剂，如人工合成色素、香精、甜味剂等，不过多食用，对人体健康影响不大，但过多且连续食用，这些添加剂就会在身体内积蓄，给人体健康带来副作用；另外，罐头食品的维生素和活性物质会受到严重破坏。这些都会对孕妇，尤其是对胎儿健康不利。因为胎儿正处在成

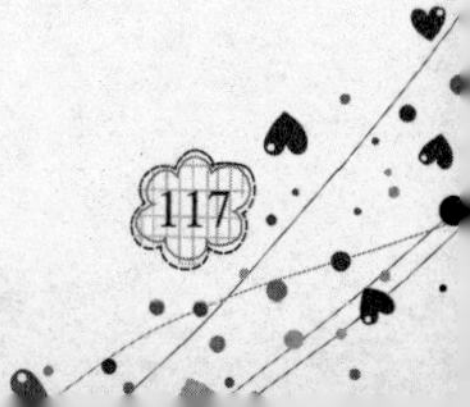

长发育阶段，各器官对一些有毒化学物质的解毒功能还不健全，所以受到的伤害会更大。同时，母体在摄入较多防腐剂后，体内各种代谢过程和酶的活性会受到影响，这会影响胎儿健康。

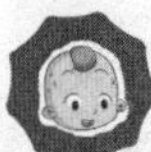

孕妇为什么忌吃糯米甜酒

我国许多地方有给孕妇吃糯米甜酒的习惯，认为糯米可以“补母体、壮胎儿”。其实，这种做法是不科学的，其后果可能会与人们的初衷相背离，造成胎儿畸形。

糯米甜酒的主要成分是酒精。吃糯米酒与饮酒的不同之处，在于糯米甜酒的酒精浓度不如普通白酒高。虽然糯米甜酒的酒精浓度不高，但即使微量酒精，也可以毫无阻挡地通过胎盘进入胎儿体内，使孕早期胎儿大脑细胞的分裂受到阻碍，造成中枢神经系统发育障碍。

所以，孕妇不宜吃糯米甜酒，更不能错把糯米甜酒当作补品吃。

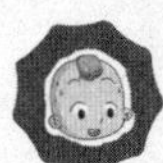

孕妇为什么忌多吃酸性食物

国外研究指出，酸性食物和酸性药物是导致畸胎的主要原因。研究人员分别测定了不同时期胎儿组织和母体血液的酸碱度，认为孕妇在妊娠的最初半个月左右，以不食或少食酸性食物或含酸性的药物（如维生素C、阿司匹林等）为宜。因为大量的酸性食品可使体内碱度下降，容易引起孕妇疲乏、无力。若孕妇长时间都是酸性体质，不仅容易使母体罹患某些疾病，更重要的是会影响胎儿正常、健康地生长发育，甚至可导致胎儿畸形。

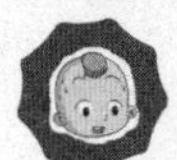

孕妇为什么忌多吃黄芪炖鸡

黄芪是人们较为熟悉的补益肺脾之气的中药，气充则血足，黄芪对人的身体保健有益。鸡肉营养丰富，有温中益气、补虚填精、益五脏、健脾胃、活血脉及强筋骨之功效。黄芪与老母鸡同炖，食之，补养作用更强，所以，它常被一些气虚体弱的人用来补身。但孕妇吃黄芪炖母鸡并不好。

孕妇常吃黄芪炖母鸡，易引起过期妊娠，导致在分娩时不得不使用产钳助产，甚至行剖宫产分娩，这不仅给孕妇带来痛苦，而且会让新生宝宝增加受创伤的机会。

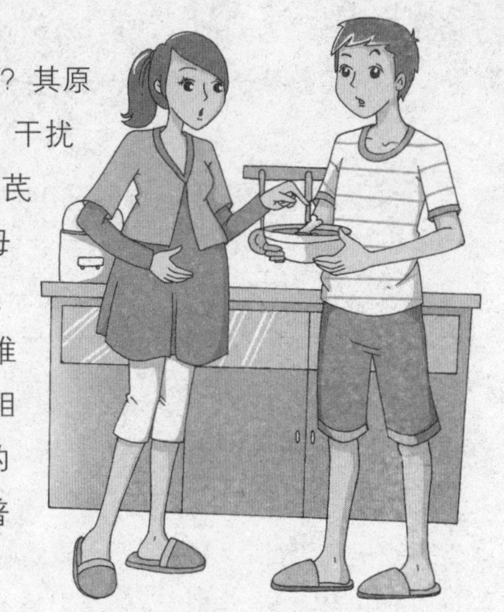

为什么孕妇常吃黄芪炖母鸡会造成难产呢？其原因有三：一是黄芪有益气、升提、固涩作用，干扰了妊娠晚期胎儿正常下降的生理规律；二是黄芪有“助气壮筋骨，长肉补血”的功用，加上母鸡本身是高蛋白食品，黄芪和鸡肉两者共同起滋补作用，使胎儿骨肉发育长势过猛，造成难产；三是黄芪有利尿作用，通过利尿，使羊水相对减少，以致延长产程。因此，从顺利分娩的角度考虑，孕妇不宜多吃黄芪炖鸡，还是以普通食物加强营养为好。

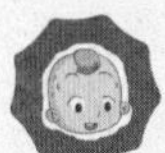 为什么孕妇要忌食可能诱发过敏的食物

孕期喝酒、吸烟、滥用药物对胎儿的危害，已被很多孕妇了解并加以防范，但食用过敏食物对胎儿发育有不良影响，却是很多孕妇不了解，或者不太重视的。有些孕妇因吃了过敏性食物而造成流产、早产和新生宝宝畸形等，即使足月生产，也可致胎儿患多种疾病。据美国学者研究发现，约有50％的食物对人体有致敏作用，只不过有隐性和显性之分，且因人而异。有过敏体质的孕妇，可能对某些食物过敏，这些过敏食物经消化吸收后，可从胎盘进入胎儿血液循环中，妨碍胎儿的生长发育，或直接损害胎儿的某些器官，如肺、支气管等，从而导致胎儿畸形或罹患疾病。

对平时易过敏的食物，孕妇要注意避免食用，别让过敏损害了自己和胎儿的健康。

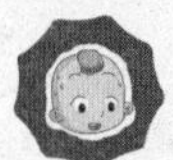 孕期为什么宜吃适量瓜子

瓜子富含脂肪、蛋白质、锌等微量元素及多种维生素，饭后嗑瓜子可增强消化功能，因嗑瓜子能够使整个消化系统活跃起来。瓜子的香味刺激舌头上的味蕾，味蕾将这种神经冲动传导给大脑，大脑又反作用于唾液腺等消化器官，使含有多种消化酶的唾液、胃液分泌相对旺盛。

因此，孕妇在饭前或饭后嗑瓜子，消化液就随之不断地分泌，这样对于食物的

消化与吸收十分有利。所以，饭前嗑瓜子能够增进食欲，饭后嗑瓜子能够帮助消化。如果多数瓜子混合起来嗑，保健效果更佳。

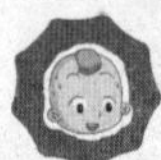 孕妇为什么忌吃百忧解

百忧解是一种用于治疗抑郁症的抑制剂。除抑郁症之外，它还可用于治疗焦虑症、强迫症、惊恐障碍等精神疾病。该药常见的副作用有口干、恶心、呕吐、食欲减退等。孕期抑郁症是常见病，有些孕妇便通过服用百忧解缓解抑郁，但它会给胎儿带来很大的副作用。

在孕早期服用百忧解的孕妇，其胎儿患先天性心脏病的可能性要比普通人高1.5～2倍。因此，医生最好不要给准备怀孕或孕早期的孕妇开百忧解。对于一直服用这种药的孕妇，应尽快到医生处咨询，以确定是否该停药或改用其他药物。

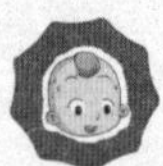 怀孕后为什么忌过度清洗阴道

女性怀孕后，由于阴道上皮通透性增高，宫颈腺体分泌增多，所以白带会增多。阴道上皮内糖原积聚，经阴道杆菌作用后变为乳酸，使阴道的酸度增高，不利于致病菌的生长，可防止细菌感染。有些孕妇却误以为白带增多是由于阴道炎而引起的，因此在清洗外阴的同时清洗阴道，致使阴道固有酸性环境被破坏，增加了阴道感染的机会。阴道感染后可上行感染至宫腔，造成宫腔感染，致使胎儿宫内感染或流产。正确的方法是每日用温水清洗外阴部即可，不必清洗阴道。

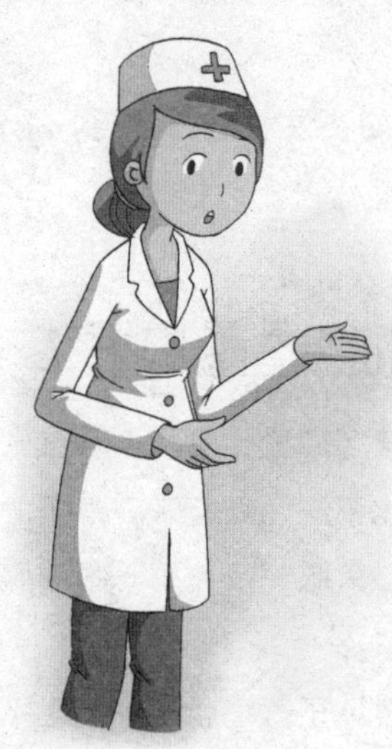

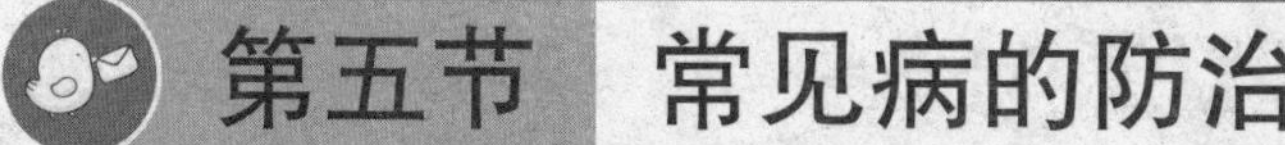

第五节 常见病的防治

孕妇应该遵循哪些用药原则

孕妇用药应该遵循以下原则：

- 不到万不得已不要用药，避免不必要的用药。
- 应在医生指导下用药，不宜擅自使用药物，不宜滥用药物。
- 选用已证明对灵长目动物胚胎无害的药物。
- 新药和老药同样有效时，应选用老药。
- 可查阅最新颁布的标准妊娠药物分级，在不影响治疗效果的情况下，选择对胎儿影响最小的药物。

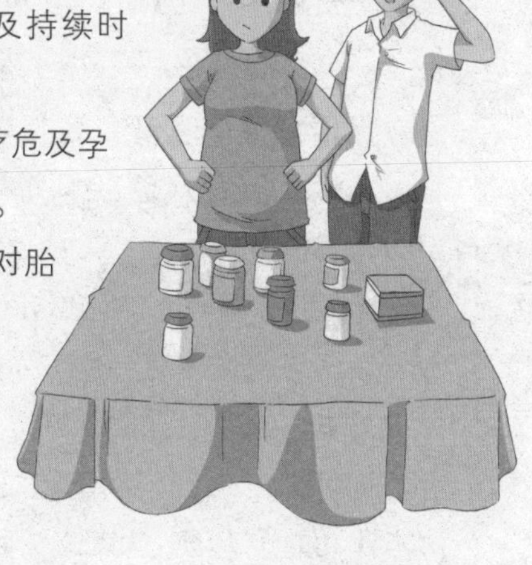

- 用药应清楚了解孕周，严格掌握剂量及持续时间；合理用药，及时停药。
- 有些药物虽可能对胎儿有影响，但可治疗危及孕妇健康或生命的疾病，则应充分权衡利弊后使用。
- 当两种以上药物有同样疗效时，应选用对胎儿危害较小的一种药物。
- 孕早期能不服药或暂时可停用的药，应不用或暂时停用。若仅为一般性临床症状或病情较轻，容许推迟治疗者，则尽量推迟到妊娠结束后再治疗。

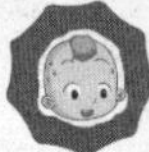

孕妇感冒对胎儿有什么影响

怀孕期间，尤其在怀孕早期，由于抵抗力较弱，孕妇很容易患感冒。

孕妇患感冒后，会对身体和胎儿产生两方面的影响。一是病毒的直接影响，病毒通过胎盘进入胎儿体内，可能引起胎儿先天性畸形，如先天性心脏病、唇裂、脑积水、无脑儿等；二是病毒的毒素及孕妇患病发热可能会诱发流产。一般来说，普通感冒不会造成以上影响，而病毒感染，如风疹病毒、巨细胞病毒、疱疹病毒等，则会对胎儿造成危害，治疗上应在医生指导下用药，到孕中期，应做产前诊断，以便尽早发现胎儿可能出现的异常。

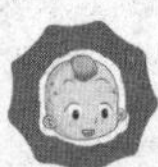

孕妇早期感冒怎样防治

患轻度感冒的孕妇，可多喝开水，注意休息、保暖，口服感冒清热冲剂或板蓝根冲剂等。感冒较重，有高热者，除一般处理外，应尽快去热降温。可用物理降温法，如在额、颈部放置冰块等；亦可选择使用药物降温。在选用解热镇痛剂时，要避免采用对孕妇和胎儿有明显不良影响的药物，例如，阿司匹林之类的药物。可在医生指导下使用解热镇痛药。

中药能有效控制感冒病毒，副作用又比较小，所以，治疗孕妇感冒最好选用中药。

孕妇患感冒时，一不要大意，二不要随意服药治疗，要去医院诊治。

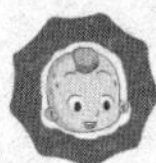

孕妇防治感冒可以用哪些食谱

防治感冒的食谱：大蒜鸡翅

【材料】3根鸡翅，1朵新鲜百合，大蒜、香菇、红萝卜适量。

【调料】盐。

【做法】香菇用水泡软，去蒂备用，香菇水留作炖汤用；红萝卜去皮，切小块；百合洗净后一片一片剥开。鸡翅先以开水焯后捞起，锅中加入香菇水及香菇、大蒜、红萝卜等，一起炖煮至鸡翅熟烂，最后加入百合，以大火煮开即可。

【功效】鸡汤、大蒜、红萝卜对感冒症状有缓解作用，对孕妇无害。

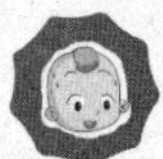

孕妇发热对胎儿有什么影响

有的孕妇在怀孕早期曾经出现发热，因此担心胎儿健康受到危害。对此，首先要找出发热原因。短时间的低热对胎儿危害不大，但长时间发热或高热，不但会导致孕妇各器官功能紊乱，还可以刺激子宫收缩或引起子宫感染而流产。细菌毒素、病毒可以干扰胎儿器官细胞的正常分化和发育，严重的会引起胎儿畸形或死亡。另外，孕妇单纯的高热也可导致胎儿畸形。

孕妇一旦发热，应立即去医院就诊，查明病因，并判断是否可继续妊娠，并由医生对症治疗。孕妇一定不要随意自行服药，因不少药物对胎儿有不利的影响，甚至有致畸作用，如卡那霉素、链霉素、庆大霉素等，用药前必须征得医生的同意。

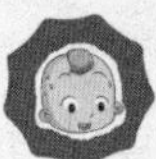 为什么预防宝宝近视要从怀孕开始

母亲在怀孕期间，就应注意对孩子眼睛的保护。现代医学研究证明，人的眼球发育主要在母亲怀孕早期，即孕期前40天。这时，孕妇应做好自身的保健工作，加强疾病预防，注意进食高蛋白和富含维生素的食物，增加抵抗力，不可饮酒、吸烟和随意用药。

孕妇在此时患风疹、感冒发热，或受其他病毒侵犯，如果用药不当，就会给胎儿眼球的正常发育带来一定的不良影响，造成先天性眼病，近视即是其中的一种。如果父母均是高度近视，由于遗传原因，其子女患近视的概率会高于一般人，但如能注意孕期保健，情况会有所改善。

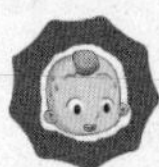 农药对胎儿有什么影响

农药残留可随食物经胃肠道、呼吸道被人体吸收，有的还可以经皮肤被吸收，吸收后的农药经血液和淋巴循环分布到全身，且大部分能通过胎盘屏障进入胎儿体内，有时胎儿体内的药物浓度甚至会比母体血液中的浓度还高，成为流产、早产和胎儿宫内死亡的重要原因之一。孕妇吸收残留农药后，胎儿即使幸存，亦可发生子宫内生长迟缓、脏器畸形或功能障碍等后果。尤其在孕早期，胚胎处于脏器细胞形成、分化的关键时期，对外界有害因素的干扰与损害特别敏感，孕妇如果接触农药或吃了有农药残留的食品，非常容易损伤胎儿，因此不可不防。

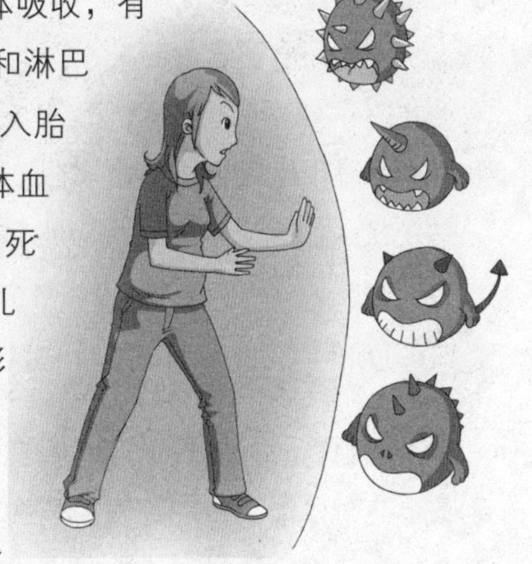

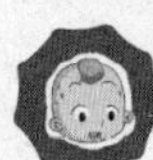 什么是妊娠恶阻

大多数女性在怀孕初期会有挑食、厌食、轻微恶心、头晕、倦怠等症状，称为早孕反应，不需治疗，于怀孕3个月左右自然会消失。如早期反应严重，呕吐不

止，甚至不能进食、进水，则称之为妊娠恶阻。

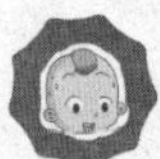

造成妊娠恶阻的原因是什么

恶阻的原因主要是绒毛膜促性腺激素分泌过多，胃酸分泌减少，胃肠蠕动降低，饮食消化吸收减缓。精神紧张，情绪抑郁，恐惧妊娠以及神经系统功能不稳定的人，最容易发生恶阻。临床将妊娠恶阻分为轻度呕吐、中度呕吐、重度呕吐。

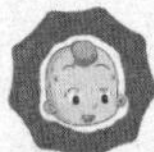

治疗妊娠恶阻有哪些食谱

方一：鸡蛋1个，白糖30克，米醋6毫升。将米醋煮沸，放入白糖调和，打入鸡蛋，煮至半熟，全部服食，1日2次。本方适用于脾胃虚弱之恶阻。

方二：鲜韭菜汁10克，生姜汁5克，白糖适量。将鲜韭菜、生姜捣烂，绞取汁水，再将白糖少许，放入汁水中，拌匀即成。1日3次，饭前服，少量饮之。本方适用于脾胃虚弱之恶阻。

方三：白术10克，鲫鱼30克～60克，粳米30克。将鲫鱼去鳞及内脏，白术洗净，先煎取汁100毫升，然后将鱼与粳米煮粥，粥成入药汁，和匀，根据患者口味放入盐或糖；食粥，每日1剂，可连服3～5天。本方适用于脾胃虚弱之恶阻。

方四：佛手10克，生姜2片，白砂糖适量。前2味水煎取汁，调入白砂糖温服。本方适用于肝胃不和之恶阻。

方五：甘蔗汁1杯，生姜汁1匙。炖热温服。本方适用于肝胃不和之恶阻。

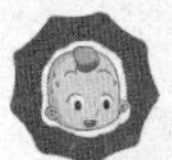

如何使用保胎药保胎

用保胎药的目的是治疗“统产”，但孕妇不能滥用保胎药保胎，如确实需要使用保胎药时才能用，应注意用药的针对性，并注意正确的使用方法。按临床经验，流产分为习惯性流产、先兆流产、难免流产、完全流产、不全流产、稽留流产、感染流产7种。其中使用保胎药的有先兆流产和习惯性流产两种，因为其他流产已不能继续保胎。

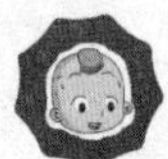

先兆性流产如何保胎

先兆流产的特点是，停经后出现少量的阴道出血，少于月经量，无血块，伴有下腹轻微胀痛或无腹痛，早孕反应仍存在。妇科检查子宫颈口未开大，未破膜，尿妊娠试验呈阳性。如果胚胎正常，经使用保胎药治疗，可继续妊娠。常用的药物有：黄体酮，每次20毫克，每日深层肌肉注射1～2次，用到出血停止后一周左右再停药；维生素E，每次10毫克～20毫克，每日3次，口服。

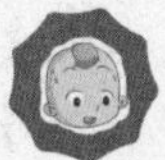

先兆性流产如何防治

先兆性流产应以预防为主：

- 向医生了解可能造成流产的原因，解除不必要的顾虑和紧张情绪。
- 注意休息，但不必绝对卧床。有出血时应卧床休息。
- 留意阴道出血量和性质，随时观察阴道排出液中是否有组织物。如有组织物排出或出血量增加，应携带排出组织物去医院就诊。根据出血量及腹痛情况，随时了解先兆流产的发展。
- 减少刺激，禁止性交，避免不必要的妇科检查。
- 如下腹阵痛加剧，而出血量不多，应检查是否有其他并发症，并及时报告医生。
- 遇有阵发性下腹剧痛伴出血增多，应立即去医院就诊。

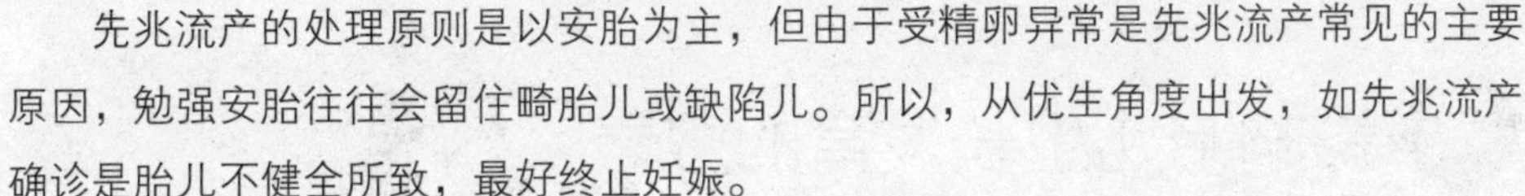

先兆流产的处理原则是以安胎为主，但由于受精卵异常是先兆流产常见的主要原因，勉强安胎往往会留住畸胎儿或缺陷儿。所以，从优生角度出发，如先兆流产确诊是胎儿不健全所致，最好终止妊娠。

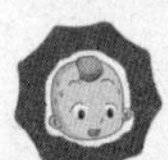

习惯性流产如何保胎

习惯性流产是指自然流产发生3次以上者。如经检查胎儿没问题，为防止再发生流产，可在医生指导下服用维生素E，每次10毫克～20毫克，日服3次；黄体酮，每次深层肌肉注射10毫克～20毫克，每周注射3～4次。

另外，在使用保胎药的同时，孕妇应注意休息，减少妇科检查，禁止性生活，以便提高疗效。

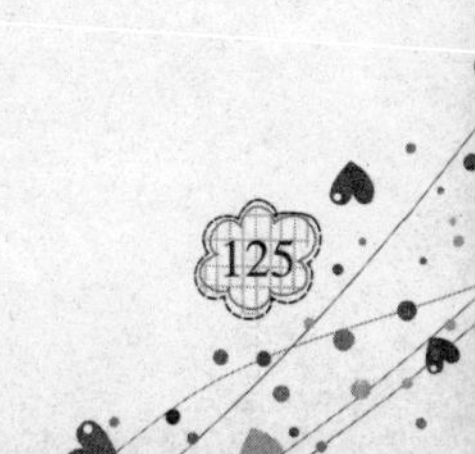

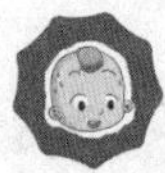

习惯性流产可用什么保胎食谱

巴戟天鸡腿汤

【原料】巴戟天五钱、杜仲三钱、鸡腿一只。

【调料】盐。

【做法】巴戟天、杜仲以清水快速冲净。鸡腿切块、入热水中氽烫，捞起沥干，加4碗水与巴戟天、杜仲一起煮，大火煮开后转小火煮约20分钟，加盐调味即可。

【功效】增强体力，预防习惯性流产。

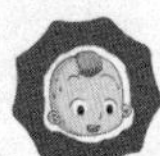

影响胎儿生长发育的抗生素类药物有哪些

影响胎儿生长发育的抗生素类药物有：土霉素与多西环素，可抑制骨骼发育，使乳齿色黄，釉质发育不良，造成龋齿；还可致先天性白内障、手指畸形、核黄疸；链霉素、卡那霉素与庆大霉素可致胎儿听觉障碍，泌尿系统畸形；红霉素可致先天性白内障、脑膨出、四肢畸形；氯霉素可致新生宝宝灰婴综合征，骨髓抑制性白细胞减少或再生障碍性贫血；磺胺类可致新生宝宝高胆红素血症、核黄疸。呋喃妥因可致溶血。

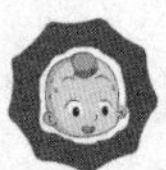

影响胎儿生长发育的激素类药物有哪些

影响胎儿生长发育的激素类药物有：避孕药，如在孕早期无意中持续大剂量服用可致胎儿多器官畸形，如脊柱、心脏、气管、食管、肾、肛门、肢体的畸形及染色体畸变。睾酮与合成孕激素，可致女胎男性化，阴蒂肥大，阴唇融合。

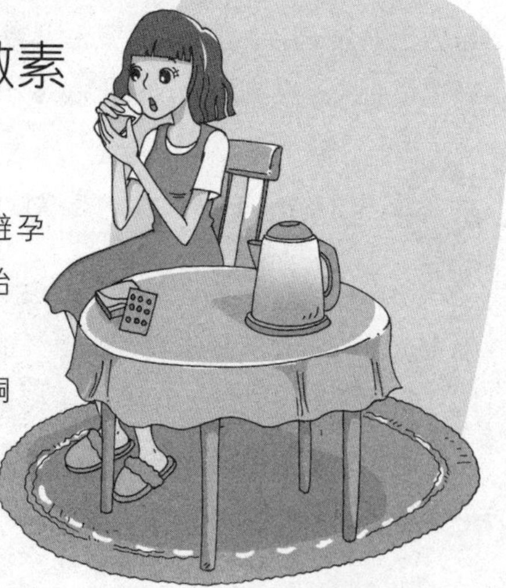

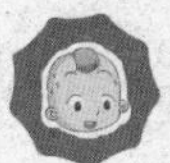影响胎儿生长发育的维生素类药物有哪些

过量维生素A，可致胎儿骨骼异常，先天性白内障；过量维生素D，可致新生宝宝血钙过高，智力障碍、肺小动脉狭窄及高血压；过量维生素K，可致胎儿和新生宝宝高胆红素血症、核黄疸。

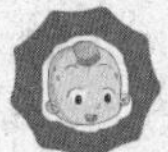影响胎儿生长发育的其他类药物有哪些

氯丙嗪。可致腭裂、唇裂、心脏与骨骼畸形，神经系统与消化系统畸形。

解热镇痛药。阿司匹林，在孕早期服用，可致腭裂、唇裂；肾、心血管、神经系统畸形。吲哚美辛，可致动脉导管过早关闭，心力衰竭。

抗心律失常药。普萘洛尔，可抑制胎儿发育，诱发早产。

抗疟药。奎宁与氯喹林，可致胎儿眼、耳畸形及其功能障碍。

抗滴虫药。甲硝唑，可致染色体畸变。碘化钾，抗甲状腺药，可致甲状腺肿、呆小症。

麻醉剂。使用大量的巴比妥类药物，常常会伴有缺氧和高碳酸血症，对孕妇和胎儿都有害，容易发生流产或胎儿异常。

抗肿瘤药。可引起流产和胎儿无脑、脑积水、腭裂等畸形。

激素类药。在妊娠前3个月使用可使女性胎儿男性化；3个月后使用，可使女性胎儿生殖器暂时增大等。

抗糖尿病药。可引起死胎、新生宝宝死亡、多发性畸形和兔唇。

抗疟药。可致胎儿耳聋、脑积水、四肢缺陷畸形、先天性耳聋等。

抗生素类药。可引起胎儿兔唇和腭裂、视网膜病变、四肢畸形等。

抗抑郁药。丙咪嗪可引起胎儿骨畸形和兔唇；苯丙胺可使胎儿心脏缺损、大血管异位及出现畸形足等。

抗凝血药。可致胎儿出血、死亡或鼻骨发育不全。

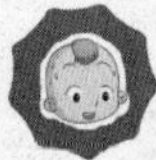风疹病毒感染有哪些症状

风疹是由风疹病毒感染引起的呼吸道传染病。患病后症状往往较轻，表现为突然发热、头痛、乏力，并伴有喷嚏、咳嗽、咽痛等不适，随之出现从面部至全身的皮疹。不过，皮疹会在3天后消退，体温也会下降，病情会很快痊愈。

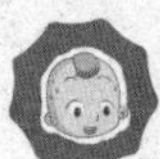风疹病毒感染对胎儿有什么危害

风疹病毒如果存在于孕妇体内，特别是在孕早期胎儿组织器官发育的关键阶段，会侵犯胎盘并传染给胎儿，引起胎儿先天异常。病毒可在胎儿的某些组织细胞中繁殖，但并不杀死细胞，最终导致胎儿组织器官分化、形成异常，引起风疹综合征，如白内障、视网膜色素沉着、小眼球、角膜混浊、神经性耳聋、先天性心脏病、小头、前囟门不闭合、智力低下等先天畸形；风疹病毒还会导致胎儿死亡率增高，宫内生长迟缓，出生时体重低，出生后发育缓慢、有孤僻症等。

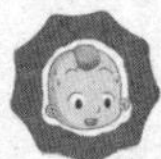风疹病毒感染有何防治措施

● 目前，对风疹病毒主要以预防为主。患过风疹的人可获得永久性免疫力，不会再被风疹病毒感染，所以育龄女性可在孕前接种风疹病毒减活疫苗，以获得终身免疫力。

● 在接种疫苗前，要确定育龄女性并未怀孕，并在3个月以内不准备怀孕，避免疫苗中的减活病毒对胚胎造成感染。

● 已怀孕的女性，最好少去空气污浊的公共场合，避免与感染风疹患者接触。如果怀孕后不慎感染风疹病毒，应在5天内注射丙种球蛋白，可有一定的保护作用。

● 怀孕早期如果怀疑已被风疹病毒感染，应去医院做风疹免疫性抗体测定。一旦确定是急性风疹，要考虑终止妊娠。

巨细胞病毒感染对胎儿有什么危害

在我国，巨细胞病毒感染非常普遍，很多人在儿时就已经被感染过。目前认为，巨细胞病毒是最常见的导致宫内感染的病毒。通常，巨细胞病毒感染人体后大多侵入唾液腺、乳腺、肾脏、白细胞或淋巴细胞中，并不断地向外排出病毒，然后，通过口腔、生殖道、胎盘、输血等途径传染他人。

一般情况下，巨细胞病毒感染多为隐性感染，患者症状轻微或没什么症状，对身体无多大影响。但在怀孕期间，由于孕妇免疫力下降，感染后会使病毒的活动力增强。所以，病毒隐性感染会转变为活动性感染，危害胎儿健康。巨细胞病毒通过母体胎盘侵袭胎儿，在孕早期可致多种先天畸形及流产，如智力低下、小头、小

耳、脉络膜视网膜炎、视神经萎缩，严重时可导致流产、早产、死胎，或婴儿出生后体重过轻。

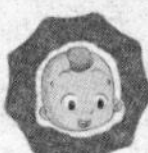 防治巨细胞病毒感染有何措施

● 巨细胞病毒感染引起的先天畸形，大多在出生后几个月甚至几年才表现出来，主要表现为智力低下。准备怀孕或怀孕期的女性，应对此引起足够的重视。要避免去人多空气污浊的地方，注意卫生，发生可疑症状及早就医。

● 怀孕期间尽量避免接触巨细胞病毒患者，防止感染，坚持适量运动，均衡饮食，以增强免疫力，防止隐性感染转变为活动性感染。

● 怀孕期间如果被确定为巨细胞病毒原发性感染，应当考虑终止妊娠，以避免生出先天畸形儿。

● 被巨细胞病毒感染的新生宝宝的尿布、尿液、血液均有传染性，应注意消毒隔离。准备怀孕的女性及孕妇要注意卫生，以免被感染。

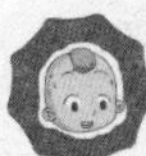 早孕反应太剧烈为什么不宜保胎

孕妇一般在孕6周左右常有食欲不振、轻度呕吐、头晕、体倦等不适感觉，称为早孕反应。尽管这些症状清晨空腹时较重，但一般对生活、工作影响不大，不需要特殊治疗，只要孕妇调节饮食，注意起居，不适感在孕12周左右会自然消失。

但是，也有少数孕妇反应较重，出现剧烈呕吐，且持续时间长，不能进食、不能喝水。由于频繁剧烈呕吐，呕吐物除食物、黏液外，还可有胆汁和咖啡色样物，孕妇会明显消瘦、尿少，这时应及早到医院检查。如果孕妇出现血压降低，心率加快，伴有黄疸和体温上升，甚至出现脉细、嗜睡和昏迷等一系列危重症状时，则不宜强求保胎，应及时住院，终止妊娠。

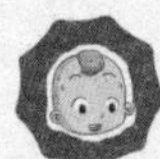 孕妇为什么要注意口腔卫生

对于准备怀孕的女性来说，在怀孕之前进行一次彻底的口腔检查十分必要。研究表明，患牙龈病的孕妇提前分娩的比例比没有牙龈病的妇女高。牙周病的致病菌牙龈卟啉单胞菌对新生宝宝也会造成影响。新生宝宝出生后，随着女性激素水平的降低，产妇牙周病会有所好转，但是，如果不注意口腔卫生，还是会有一些问题存

在。因为母亲经常和婴儿亲近、亲吻，所以在亲密接触中，母亲会不自觉地把口腔中的一些牙周致病菌带给婴儿。

因此，孕妇在怀孕期间应进行自我保健，定期进行牙科检查和产前检查是很重要的。对于有可能在孕期出现的口腔问题，包括牙龈炎、牙周炎，要及时解决，并认真听取医生有关口腔卫生的指导，为优生和优育做好准备。

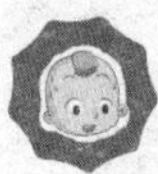

孕妇小腿抽筋由哪些原因引起

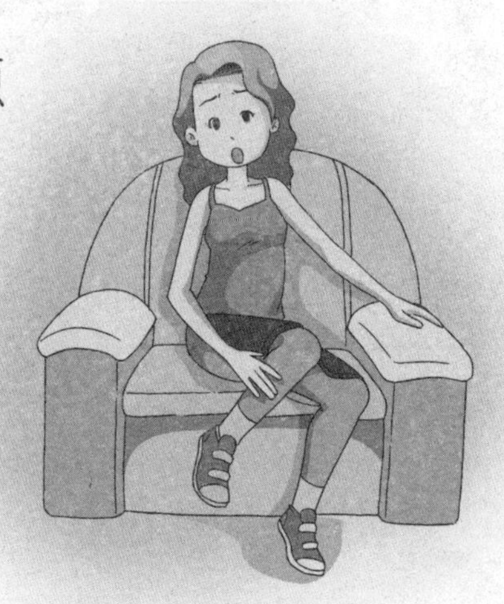

有些孕妇在晚上或临睡觉的时候，小腿往往会抽筋，其主要原因是缺钙，也可能是孕妇久坐或由于受寒、疲劳过度所致。另外，孕后期子宫增大，会使孕妇下肢的血液循环不畅，也是导致小腿抽筋的原因之一。

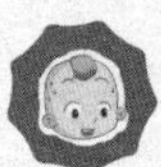

孕妇怎样防治小腿抽筋

当小腿抽筋时，可先由下向上轻轻地按摩小腿的后方，再按摩足拇趾及整条腿。抽筋仍不能缓解时，可把脚放在温水盆内，同时热敷小腿，并扳动足部，一般都能使痉挛缓解。

为了预防小腿抽筋，孕妇不要长时间站立或坐着，应每隔1小时左右就活动一会儿，每天到户外散步半小时左右，同时要防止过度疲劳。每晚临睡前用温水洗脚，洗脚时对小腿进行2～5分钟的按摩。孕妇要增加钙和维生素B_1的摄入，多喝牛奶，多吃豆制品、坚果类、芝麻、虾皮、蟹、蛋类、海产品等含钙丰富的食物。严重缺钙者，需补充钙剂，并请医生诊治。

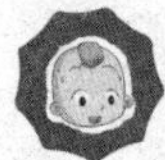

哪些孕妇应做绒毛组织活检

生过遗传性疾病孩子的女性，由于再次妊娠仍有发生遗传性疾病的概率，因此，在再次妊娠的早期，医生会建议其做绒毛组织活检。绒毛组织是妊娠胎儿身体组织的一部分，通过这些组织可以准确地判定胎儿是否存在遗传疾病；绒毛组织检查简单易行，可经阴道或腹部取绒毛做检查。所以常用做产前诊断的一种方法，来帮助医生了解胎儿是否正常。

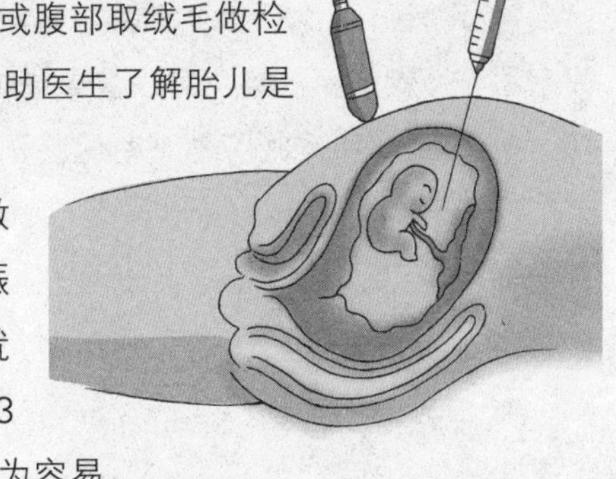

一般来说，绒毛组织活检比羊水穿刺做遗传方面的诊断可早大约2个月，多在妊娠7～9周进行。由于绒毛组织活检在孕早期就可以做，如果胎儿不正常，就可以在妊娠3个月内及时地终止妊娠，此时终止妊娠也较为容易。

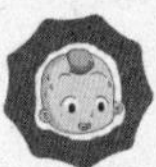 做绒毛细胞检查会对胎儿造成损伤吗

可以肯定地说，孕妇进行绒毛细胞检查对胎儿不会有损伤。

受精卵经过一系列生理变化，进入宫腔着床后开始细胞分裂，逐渐增生形成细胞团，在受精后3～5周形成胚胎，然后逐渐发育形成胚囊，囊内形成胎体，囊外有一层滋养细胞，滋养细胞表面形成许多毛突起，即绒毛。随着妊娠月份的增长，一部分绒毛会形成胎盘，另一部分则慢慢退化。我们提到的绒毛检查，是在胚囊外层取绒毛，因此，早期做绒毛诊断不会对胎儿造成损伤。

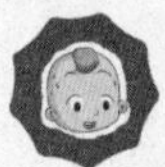 什么是静脉曲张

静脉曲张是指身体某部位的静脉处于蜿蜒、迂曲状态，中医称为“筋瘤”。怀孕会对孕妇腿部造成压力，从而引起下肢静脉曲张，一般情况下，70%的静脉曲张开始于孕早期的前3个月。因为怀孕之初，母体会分泌出大量的雌性激素，使得下肢静脉的可扩张性增加。

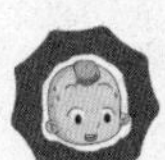 怎样防治静脉曲张

女性怀孕时，下肢和外阴部静脉曲张是常见现象，且往往随着妊娠月份的增加而逐渐加重。静脉曲张常伴随许多不适，如腿部沉重感、发热、肿胀感、蚁走感或疼痛、痉挛等。这种不适，可由于站立、疲劳和天气炎热而加重，在黄昏时也会更为严重。为了防止和减轻静脉曲张带来的不适，可采取以下措施：

● 适当注意休息，不要久坐或负重，要减少站立或走路的时间。

● 养成每天步行半小时的习惯，穿合脚的鞋子，不穿高跟鞋或高筒靴。下班回家后，光脚或穿拖鞋，可改善脚部血液循环，并使肌肉得到锻炼。

● 每天午休或晚间睡眠时两腿稍微抬高，比如在脚下垫一个枕头或坐垫，使脚足部高于30厘米以上。

● 尽量减少增加腹压的因素，如减少咳嗽、便秘等症。去厕所蹲便时间不宜过长。

● 避免使用可能压迫血管的物品，如不要穿太紧的袜子和靴子，也不要用力按摩腿部。

● 已有静脉曲张的孕妇，应避免靠近暖气片、火炉或壁炉等热源，因为热气能使血管扩张，也不要长时间进行日光浴。

● 不要用太热或太冷的水洗澡，洗澡用水的温度要与人体温度相同。

● 严重的下肢静脉曲张需要卧床休息，用弹力绷带缠缚下肢，以预防曲张的静脉结节破裂出血。

● 少吃高脂肪食物，少吃糖和咸食。

● 一般静脉曲张在分娩后会自然消退。如果静脉曲张发展严重，产后需要考虑外科手术治疗。

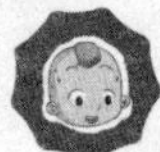

孕妇发生呕吐怎么办

有些孕妇频繁呕吐，甚至几天不能进食，这会导致机体脱水、电解质紊乱及体重下降。孕妇由于饥饿，还会发生体内酮体增多，发生代谢性酸中毒，对胎儿的生长发育带来不可预测的危害。因此，有些妊娠反应严重的孕妇不得不接受人工流产。

一般来说，妊娠呕吐不宜用药物止吐。比如，常用的促胃动力药物多潘立酮，一方面会影响垂体性腺分泌，孕妇服用可能会出现孕期泌乳现象；另一方面，多潘立酮可通过胎盘，对胎儿垂体分泌及生长发育造成不利影响。因此，一般不推荐用药物止吐。若孕妇呕吐严重，建议到医院静脉滴注葡萄糖液等，以防止发生脱水和代谢紊乱。

此外，妊娠呕吐剧烈的话，还要排除患其他疾病的可能，比如，急性病毒性肝炎、胃肠炎、胰腺炎、胆管疾病等。

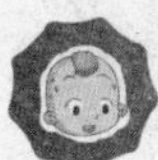

孕妇注射疫苗该注意哪些事项

怀孕是个特殊的阶段，对于正在发育的胎儿来说，任何不良影响都可能造成伤害。在孕前或者孕期注射某些疫苗，也可能引起胎儿的畸形，因此，准妈妈和准备怀孕的女性在接受预防接种时都须慎重。

目前，疫苗分为减毒活疫苗、死疫苗和基因重组疫苗等。减毒活疫苗是用免疫原性强的弱毒或无毒病原微生物及其代谢产物，经培养繁殖后制成的，它能起到获得长期或终生保护的作用。孕妇最好不用这类疫苗。

死疫苗是经过处理后的死病原菌利用其抗原性，引起机体免疫反应，产生保护性抗体，死疫苗要反复注射几次才能得到长期保护的作用。这类疫苗接种后不会影响胎儿，孕妇在需要时可放心接种。

基因重组疫苗是将病毒的部分基因片段整合到其他微生物中，让它不断地复制，产生该病毒的抗原部分所组成的疫苗。这类疫苗同样可以使机体产生抗体，又不会使机体有不良反应，孕妇可放心接种。

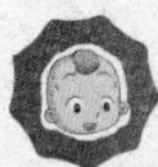

孕妇用药对胎儿有什么影响

不恰当的用药，可造成胎儿的各种畸形。怀孕早期用药，有些药物能通过胎盘进入胎儿体内，此时，正是胎儿组织胚胎器官发育的关键时期，更是胎儿对药物的高度敏感时期。孕中期和孕晚期用药，虽然很少引起胎儿的器官畸形，但也有可能导致胎儿出生后的器官功能障碍。孕前及孕期的用药原则是：

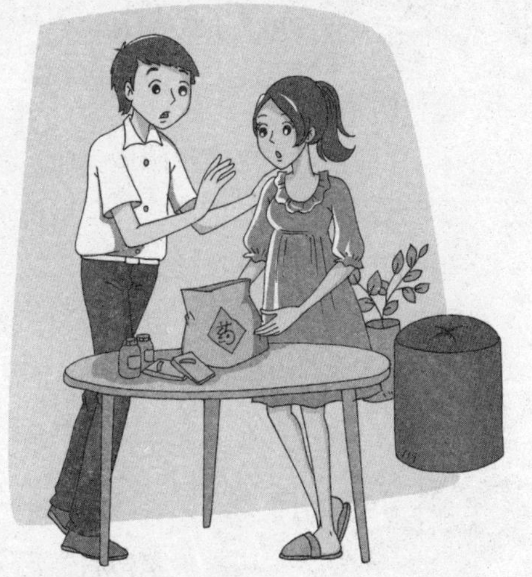

- 准备怀孕的女性和育龄期未避孕的女性，当月经过期时，应想到有怀孕的可能。此时如有不适，应慎重用药。

- 一般来说，用药时间越早，持续用药时间越长，用药剂量越大，对胎儿的影响也越大。孕早期应尽量少用药或不用药。

● 当孕妇必须用药时，应在医生的指导下选择那些对胎儿没有影响或影响小的药物；能用一种药的，绝不选择多种药；多用中药，少用西药。

● 如果孕妇出现严重并发症，不治疗会危及生命时，不可顾此失彼，因小失大。即使用药对胎儿有害，也应在医生指导下权衡利弊，合理用药，然后再考虑终止妊娠。

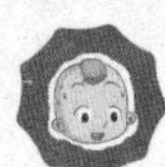

孕妇在哪些情况下需要就医

孕早期，多数孕妇都会出现程度不同的早孕反应，如恶心、呕吐、乏力、头晕等，这是怀孕后体内一系列代谢变化和生理改变造成的。对早孕反应，目前没有什么特效的治疗方法。因此，一般的早孕反应不需要治疗，但出现下列四种情况之一者，应当引起重视，并随时就医：

剧烈呕吐

虽然一般的早孕反应是正常的，但是，如果孕妇呕吐剧烈、频繁，不仅吐出胃内食物、大量酸水，甚至带有胆汁或少量出血。此刻，除了孕妇感到痛苦外，最重要的可能造成其体液失衡和电解质紊乱，会直接威胁母子健康。出现这种情况，应立即就医，一方面要设法控制或减轻呕吐；另一方面还需及时采取输液和调节电解质紊乱等救治措施。

阴道流血

停经后，突然发现阴道流血，除极少数孕妇妊娠后仍有少量月经外，通常要考虑是流产的先兆。因此，一旦发现阴道流血，先不论是什么原因所致，都应当立即前往医院检查。如确诊是“先兆流产”，应注意休息，适当观察，进行保胎。鉴于导致流产的原因很多，其中相当一部分是由于胚胎本身缺陷所致，因此，最好先通过B超检查，观察胚胎发育是否正常后，再采取相应措施，切不可盲目地和无期限地进行保胎。

小腹剧痛

孕早期突然出现小腹剧痛，并伴有恶心、呕吐，甚至发生晕厥，或有少量阴道流血时，首先应想到是宫外孕，千万不可大意，要马上去医院。

子宫增大异常

胎儿在宫内生长有一定的规律性，如果子宫增大速度与妊娠月份不符，有两种可能：一种是子宫增长速度过慢，这种情况最有可能是胎死宫内；另一种是子宫增大速度过快（如宫体已能在下腹部触及），这种情况要考虑到多胎、羊水过多或葡萄胎。无论是哪种情况都应当积极就医，可配合B超检查、进行确诊。如系胎死宫内或葡萄胎，都应立即终止妊娠，并进行相应处理（清腔刮宫等）。

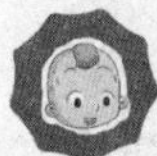

胎儿先天性畸形有哪些类型

胎儿先天性畸形，常见的大概有以下几种类型：

● **与遗传疾病有关的畸形**。这种畸形主要是由染色体异常引起的。如先天愚型患儿鼻梁比较低，眼斜视，两眼外角向上翘，智力发育明显落后；50%先天愚型患儿同时合并有先天性心脏的畸形，并可有腭裂、唇裂及多指（趾）、并指（趾）等畸形。

● **先天性心脏畸形**。该种畸形发生率比较高，主要有心房间隔缺损、心室间隔缺损、肺动脉狭窄及动脉导管未闭等畸形。

● **无脑儿**。这是畸形胎儿中较常见的一种，其中女婴居多。无脑儿缺乏头盖、脑部发育较原始，这种畸形胎儿一般无生存的希望。

● **先天性脑积水**。脑积水的发生率为1/2000，即每2000个孕妇中可能出现一例，占所有畸形胎儿的10%～15%。这种畸形主要是胎儿神经系统先天性的发育异常，引起头颅腔内脑脊液潴留，积水量少则500毫升～1000毫升，多则可达5000毫升～6000毫升。脑积水的胎儿常合并脑脊膜膨出、脊柱裂、畸胎、羊水过多等异常。孕妇自己在腹部可摸到异常宽阔的胎儿头部（胎头），与妊娠月份不相符，而且与正常胎儿坚硬的头部不一样，这样胎儿的胎头骨质薄软，有弹性，似乒乓球感。

● **其他畸形**。还有如出现各种肿瘤、先天性骶尾部肿瘤、胃肠道畸形（食道闭锁、先天性无肛门等）、联体双胎等。

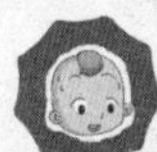

准爸爸用药也会使胎儿畸形吗

正常情况下，睾丸组织与流经睾丸的血液之间有一个保护层，医学称之为“血生精小管屏障”。这一屏障能选择性地阻止血液中某些物质进入睾丸，从而起到保护睾丸的作用。但是，也有些物质能穿过血生精小管屏障，进入睾丸后随精液排出。而精液中的药物可以被阴道黏膜吸收，进入母体的血循环，使受精卵或胎儿的发育受到影响。因此，医学家们提醒：如果准爸爸用药，孕期进行性生活时一定要使用避孕套，避免精液内的药物影响受精卵，造成胎儿和胚胎畸形。

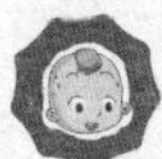 病毒和细菌感染对胎儿有哪些危害

孕妇感染病毒和细菌后，对胎儿的不利影响很多。

● 感染时，孕妇高热可使母体血液中含氧量不足，致使胎儿发生缺氧，出现流产、死胎或影响胎儿发育。

● 病毒可通过胎盘进入胎儿体内，危及胎儿生命。临床证实，孕妇在妊娠早期感染风疹病毒，有50%可能发生流产、死胎、先天性心脏病、聋哑、先天性白内障、肝脾肿大、小头畸形及智力发育迟缓等。妊娠中期感染，也有10%的概率出现畸形儿。可见，怀孕期防止各种病毒性感染非常重要。因此，孕妇应不到或少到公共场所，不与传染病人接触，杜绝各种感染机会，并注意个人和环境卫生。居室要经常通风和保持日光照射。

● 孕妇极易发生尿路感染，发病率高达11%。其原因是由于妊娠期内分泌物的改变和增大的子宫引起输尿管功能性和机械性阻塞。若不及时治疗，还可能导致流产、早产、胎儿发育不良，甚至胎儿畸形。孕妇尿路感染可发生于妊娠期的任何月份，极易被忽视，因为大多数患者无症状或症状轻微。所以，要引起足够的重视。孕妇除平时要注意外阴部清洁卫生外，至少每月或两周去医院检查一次小便，以便及时发现和治疗尿路感染。

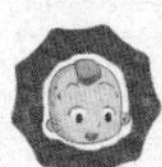 中药对孕妇绝对安全吗

许多人知道西药有毒副作用，使用自然也比较谨慎，而多数人认为中药安全，没有毒副作用。实际上，有些中药同样可致孕妇流产、致胎儿畸形。怀孕期间，凡泻下、滑利、祛瘀、破血、耗气、散气以及一切有毒中药，都应禁用或慎用，孕妇对一些用药禁忌必须严格遵守。

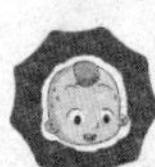 用于安胎的中药有哪些

中医中药对治疗习惯性流产及先兆流产有着极为丰富的临床经验，常用的安胎中药方剂有下列几种：

八珍汤

由人参、白术、茯苓、当归、川芎、白芍、熟地黄、甘草、生姜、大枣组成，具有平补气血功效，用于治疗气血两虚所致的胎漏、胎动不安。

泰山磐石散

由八珍汤去茯苓加黄芪、续断、黄芩、砂仁、糯米等药组成，具有补气健脾、养血安神的功效，主治气血两虚、倦怠少食及先兆流产，也可用于治疗习惯性流产。

保产无忧汤

由当归、川芎、荆芥、炒艾叶、炙厚朴、积壳、羌活、生黄芪、生姜、川贝、菟丝子等药组成，本方具有调理气血、固肾安胎、升举胎元之功效。

胶艾四物汤

由川芎、当归、甘草、艾叶、生地黄、白芍、阿胶等药组成。补血调经、安胎止崩。

固冲丸

由白术、黄芪、煅龙骨、煅牡蛎、山茱萸、白芍、乌贼骨、棕榈炭、五倍子等药组成，益气健脾、固冲摄血，治胎漏及胎动不安。

加味寿胎丸

寿胎丸由桑寄生、阿胶、续断、菟丝子组成，再加党参、白术，具有固肾安胎之功效，治胎动不安，预防流产。

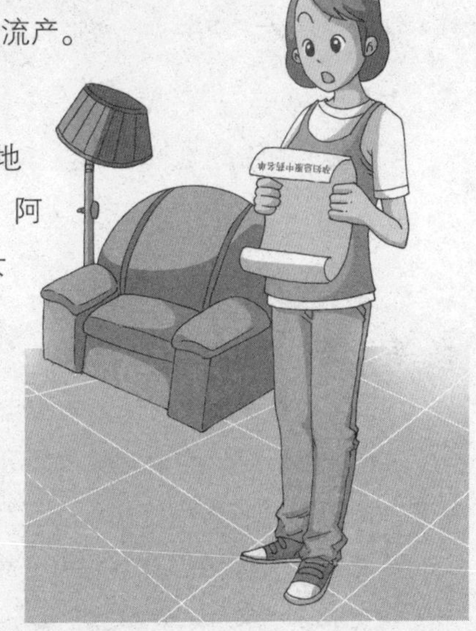

胶苗胎元饮

胎元饮由人参、当归、杜仲、白芍、熟地黄、白术、陈皮、炙甘草组成，再加黄芪、阿胶，具有补气益血、固肾安胎之功效，治妇女气血虚弱所致的胎动不安、胎漏等。

加味圣愈汤

由党参、黄芪、当归、熟地黄、白芍、川芎、菟丝子、桑寄生、续断等药组成。具有益气养血、固肾安胎之功效，治妇人因外伤引起的胎漏、胎动不安。

萱根保阴煎

由生地黄、熟地黄、黄芩、黄柏、白芍、续断、甘草、山药、黄麻根等药组成，具有滋阴清热、养血安胎之功效，治血热胎漏、胎动不安等。

保胎资生丸

由人参、白术、茯苓、山药、薏苡仁、扁豆、莲子肉、芡实、陈皮、山楂、甘草、藿香、桔梗、黄连、白豆蔻、泽泻、麦芽等药组成，具有补气健脾、固肾安胎的功效，可预防习惯性流产。

孕妇要记住一条：无论中药西药，一定要遵医嘱。

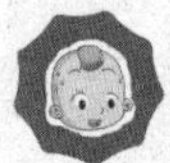

孕妇忌用哪些中药

活血破气类

活血药类能使血液循环加速，追血下溢，促胎外出；破气类药会使气行逆乱，气乱则无力固胎。这类中药有桃仁、红花、乳香等。

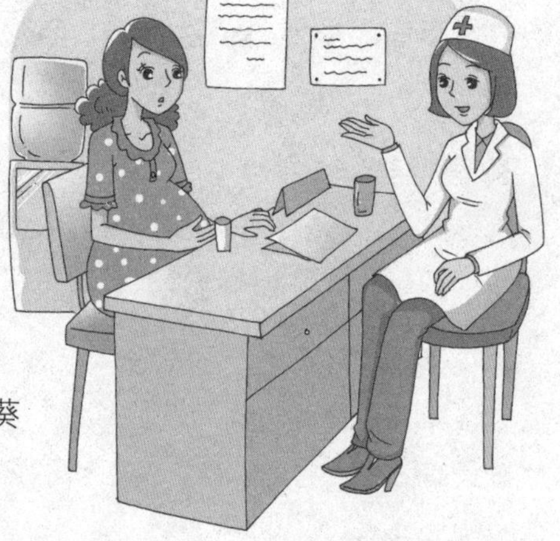

利下类

这类中药往往具有通利小便、泻下通腑的作用，常会伤阴耗气。如滑石、冬葵子、芫花、巴豆、牵牛子、薏仁和木通等。

大辛大热类

辛热之药有造成堕胎的危险。属这类中药的有附子、肉桂、川乌、草乌等。

芳香渗透类

此类中药辛温香燥，有通胎外出之弊。如麝香、草果、丁香和降香等。

有毒类

水银、硫黄等都会直接影响胎儿。

由于中成药成分比较复杂，孕妇在服用时也应慎重。应禁用和忌用的中成药主要有牛黄解毒丸、大活络丸、小活络丸、牛黄清心丸、风湿跌打丸（酒）、小金丹、玉真散、失笑散、苏合香丸、木瓜丸、活血止痛散、再造丸、苁蓉通便口服液、冠心苏合丸、五味麝香丸、利胆排石片（冲剂）等。应慎用的中成药主要有上清丸、藿香正气丸（水）、防风通圣丸、蛇胆半夏末、安宫牛黄丸、附子理中丸、祛风舒筋丸、六神丸、十滴水等。

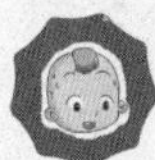用黄体酮保胎应注意什么

黄体酮是一种孕激素类药物，能促使妊娠子宫肌肉松弛、活动能力降低，对外界刺激的反应能力减弱，降低妊娠子宫对催产素类物质的敏感性，有利于受精卵在子宫内生长发育。因此，黄体酮是治疗先兆流产的首选药，但也并非是万能保胎药，如果使用不当，也会对胎儿造成一定影响。

利用黄体酮保胎，主要适用于因黄体功能不良而导致的流产，适量地使用可起到护卵保胎的作用，但不可长时间使用或盲目加大剂量。从流产的原因来看，有30%的流产者是因黄体功能不良，50%以上的流产是因胚胎发育异常，后者用黄体酮保胎，不但不能改善胚胎发育，相反，还会因用药后抑制了子宫肌肉的收缩，降低了子宫排出异物的能力，增加了不全流产或刮宫后胎物残留的机会，还会由此引起出血增多、感染等。因此，孕妇要尊重科学，听取医生意见，不可擅自做主，盲目使用黄体酮保胎。

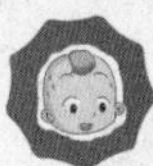服用中药对胎儿肤色有影响吗

有的孕妇在生病后经医生诊治开了中药调理，但她们却担心中药与胎儿的肤色有关系而不敢服用。实事上，这种担心是多余的。因为人体皮肤的颜色与遗传、生活环境以及饮食等因素有关，特别是与体内黑色素的合成和沉着有密切关系。人体内的黑色素是由黑色素细胞产生的，它位于表皮细胞的基底层之间。黑色素细胞内含有一种叫做酪氨酸酶的物质，在此酶的作用下，人体可以把酪酶酸氧化为黑色素。黑色素是一种黑色或深棕色的颗粒，若在表层细胞聚集增多，就会导致人的皮肤变黑。此外，黑色素还有吸收紫外线的特性，以保护人体深部组织免受阳光中紫外线的侵袭。如果人体皮肤在外界长时间受到阳光照射，黑色素便会向表层细胞转移乃至增加，这是因为，人体黑色素细胞内酪氨酸酶的活性在紫外线作用下增强，使黑色素小体形成及黑色素化程度增强所致。所以，长期从事野外作业者的肤色多数比较黑。人体皮肤颜色的黑与白，主要取决于黑色素细胞产生的黑色素小体的大小、形状、数量以及黑色素小体黑色素化的程度，这些与孕妇服中药没有联系。

由此说来，孕妇生病后服中药不会使胎儿的皮肤变黑。但孕妇服中药必须要由医生开处方，切勿久服、乱服，以免危害母子健康。如果想使胎儿的皮肤白皙，孕妇可常吃富含维生素C的食物，如番茄、橙子、柠檬、酸枣、苹果、柑橘等。

抗癌药对胎儿有什么影响

由于医学技术的发展，人们不再“谈癌色变”，并且有望“与癌共存”，一些被确诊患有恶性肿瘤的孕妇会要求医生保住胎儿，母亲患癌的胎儿是否健康呢？这就要了解抗癌药物对胎儿有哪些影响。

抗癌药物对迅速增殖的胎儿组织有很大的毒害作用。妊娠期的特点是细胞分裂的速度特别快，这就导致了胎儿对抗癌药物特别敏感。这时接受抗癌药物治疗，特别是在孕早期这一胎儿器官的形成关键期，其副作用就会更加明显。如烷化剂及抗代谢等药物都可导致胎儿无脑、脑积水、脑脊膜膨出、兔唇、腭裂、四肢发育异常等畸形。假如几种抗癌药同时使用，其致畸作用会更强。如果胎儿能够幸存，则出生后也会有多种畸形、智力低下。因此，能否保住胎儿应先经医学诊断胎儿是否健康再作决定。

孕期用错药怎么办

孕妇如果服错了药，应主要从服药时间及相关症状来判断是否对胎儿产生了影响。

3周以内：服药时间发生在怀孕3周（停经3周）以内，称为安全期。一般来说，这个时候如果药物有害，就会导致自然流产；如果没有任何流产现象及其他症状，则表明药物对胎儿并没有造成不良影响，可以继续妊娠。

3～8周：怀孕3～8周，称为高敏期，是胎儿主要器官分化发育的时期，所以，药物对于胚胎的影响最大。应根据药物毒副作用的大小及相关症状加以判断，如果出现阴道出血，则不宜盲目保胎，应根据医生的建议，考虑终止妊娠。

8～20周：怀孕8～20周，称为中敏期。此时，胎儿的各个器官进一步发育，对于药物的毒副作用同样较为敏感，但一般不会引起流产，致畸程度也相对较低。可根据医生的建议，考虑继续妊娠，但要在孕晚期作羊水检查、B超扫描或胎儿镜检查。

20周以后： 孕4～5个月以上，称低敏期。此时，胎儿的各个脏器已基本发育成熟，对药物的敏感性较低，但也可能受药损害而出现发育异常或局部性损害，因此也应给予重视。

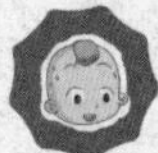

为什么孕妇尿痛要早检查

有的孕妇在平时感觉腰酸，往往以为是妊娠所带来的症状，不加以注意。后来腰酸的程度日益加重，排尿也出现问题，每天排尿次数10次以上，每次尿量很少、有排不尽的感觉，而且小便时感到疼痛酸胀，并伴有体温上升，有时体温可达39℃以上，同时还伴有头痛、乏力、食欲减退、恶心、呕吐等症状。这时，有的孕妇仍以为是妊娠反应。如果到医院检查尿液，会发现有大量的白细胞，结果证明孕妇患了急性肾盂肾炎。这种病不是一开始就是肾盂肾炎，它在早期只是菌尿病。如果这种病早期得到重视和治疗，是可以早愈而不至于发展成肾盂肾炎的。

治疗菌尿症，可用对胎儿最安全的抗感染药物青霉素和头孢菌素，用药期间，大量补充水分，常能迅速改善症状，并使尿中细菌消失。孕妇患菌尿症时应该用多长时间的药呢？一般主张7天疗法，治疗2周后，菌尿症治愈率可达75%～80%。不治愈的或反复发作的，可再用药7天，甚至更长时间也无妨。

因此，当孕妇出现腰酸症状时，应及时检查并治疗。

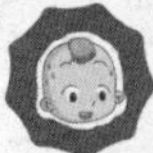

怀孕后怎样防治痔疮

女性怀孕后，为了保证胎儿的营养供应，盆腔内血流量会增多；随着胎儿的发育，增大的子宫又会压迫盆腔，使直肠黏膜下及肛门皮肤下血管血液回流受阻；另外，孕妇常伴有便秘，排便困难，使静脉血管液淤积，易形成痔疮或使原有痔疮加重。

孕妇有痔疮，必须重视。如果痔疮反复出血，还可影响孕妇的健康和胎儿发育。孕期痔疮的预防及治疗主要有以下几个方面：

- 保持大便通畅，防止便秘。适量吃些含纤维素较多的蔬菜，如韭菜、芹菜、白菜、菠菜等，以促进肠蠕动；每天早晨空腹饮适量凉开水，吃好早餐，可有助于排便；平时避免久坐久站；有排便感时立即排便，不要长憋不排；排便时不要久蹲不起或过分用力。

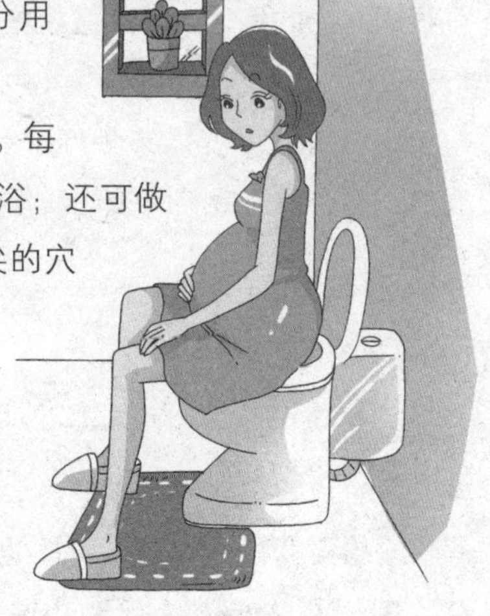

● 改善肛门部位的血液循环，促进静脉回流。每日可用温热的1：5000高锰酸钾（PP粉）溶液坐浴；还可做提肛动作以锻炼肛提肌；也可在临睡前按摩尾骨尖的穴位。

● 减少对直肠、肛门的不良刺激。少吃辣椒、芥末等刺激性食物；手纸宜柔软洁净；内痔脱出时应及时慢慢送回。

出现痔疮肿痛、出血较多等重症情况时，应及时到医院诊治。

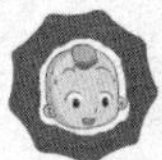 孕妇腹泻有什么危害

孕妇很容易发生便秘，但偶然也会因感染等原因而发生腹泻。腹泻对孕妇不利。

腹泻常见的原因有肠道感染、食物中毒性肠炎和单纯性腹泻等。轻症单纯性腹泻，一般服用止泻药即可治愈，对孕妇不会造成多大损害。如果肠道炎症引起孕妇腹泻，大便次数明显增多，则容易引起子宫收缩而导致流产；细菌性痢疾感染严重时，还可波及胎儿，致胎儿死亡。因此，孕妇一旦发生腹泻，不要轻视，应尽快查明原因，进行妥善、及时治疗。

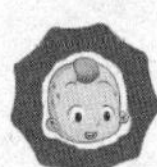 怎样预防胎儿佝偻病

胎儿在第8～10周，长骨骨干开始骨化，这种骨化的进行，有赖于母体对钙、磷和维生素D的摄取，尤其是在怀孕后半期，胎儿生长发育迅速，对维生素D和钙的需要量也相对较高。如果此时母体内维生素D和钙量不足，即可影响胎儿的骨骼发育，从而引发先天性佝偻病。在怀孕期间，户外活动少，阳光照射不足、营养不良以及怀孕后期常有腰酸、腿痛、手脚发麻和抽搐等低钙症状的孕妇，胎儿也易患先天性佝偻病，一般孩子出生后不久即会出现佝偻病的症状：出生后2～3个月内前囟门特大、前后囟门通连、胸部左右两侧失去正常的弧形而呈平坦状，有的还会

发生低钙抽搐。

先天性佝偻病是完全可以预防的，关键在于孕妇在孕期要多进行户外活动、多晒太阳；饮食上要注意多吃富含钙和其他营养素的食物，必要时服用维生素D制剂，尤其是在孕期有手脚发麻、抽筋等低钙症状者更应注意。

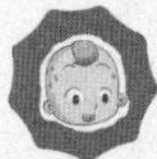孕妇为什么要慎用止咳药

在十月怀胎这段漫长的日子里，孕妇难免出现咳嗽。然而，孕妇在选用止咳药时应特别慎重。

可待因、复方甘草合剂（含阿片）等吗啡类止咳药，止咳效果虽好，但能通过胎盘进入胎儿体内而抑制其呼吸，同时这两种药物还有对抗催产素的作用从而延长产程。因此，孕妇最好不用吗啡类止咳药。

喷托维林对呼吸道黏膜有麻醉作用，可导致孕妇呼吸不畅，致使胎儿发生宫内缺氧而窒息。

含杏仁成分的止咳药，孕妇亦应忌用，因为苦杏仁甙经水解后能产生微量氢氰酸，虽然含量极低，但对于尚在发育中的胎儿来说，危险性很大。另外，如大金丹、涤痰丸等对孕妇都有不利作用，是孕妇禁服的止咳中成药。

孕妇应选用药效缓和、对呼吸道黏膜有保护作用、对孕妇和胎儿都不会产生危害的止咳药或保健食品，如蜂蜜、甘草流浸膏、冰糖炖梨、白糖浸萝卜等。

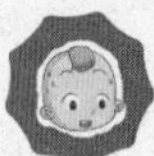孕妇怎样预防低钾症

女性在孕期如发生剧烈的呕吐，胃内消化液会大量流失（消化液中钾的含量比血浆中钾的含量还要高），加上不能进食，钾的摄入量不足，会使血钾降低，从而出现低钾血症。患有低钾血症的病人会出现肌肉无力、精神萎靡、表情冷漠，重者甚至会出现昏睡、死亡，若不及时治疗，可危及母亲和胎儿的生命。

孕妇在妊娠反应期，防止低钾血症的关键是增加食欲，保证进食，从食物中获得充足的钾。增加食欲要从以下几个方面入手：

要保持乐观的情绪

比较娇气的人，妊娠反应往往也相对重一些；而坚强乐观的人，反应大都相对较轻。保持良好的心理状态和乐观的情绪，心情愉悦，食欲会增强。

要进行适当的活动

适当的活动可以促进胃排空，减轻饱胀感，进而刺激食欲；同时也能分散注意力，减少孕妇对自己身体不适的过分关注。

选择可口的饮食

出现妊娠反应期间，孕妇会不同程度地出现挑食、口味异常，这时可尽量选择适合自己口味的食物，千万不要因反应强烈而拒食。

用中医药治疗的方法

中医认为受孕之后，孕妇经血不泻，冲脉之气较盛，若脾胃素虚，冲气上逆则可犯胃；或因脾虚不运，痰湿内生，冲气挟痰湿上逆而致恶心呕吐，所以宜用健脾和胃、降逆止呕之药膳治疗。

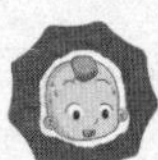

孕妇尿频是病吗

孕妇尿频是普遍现象，这种现象在孕期的头3个月和最后一个月最为明显。其原因是膀胱位于子宫的前方，子宫多呈前倾位。怀孕后，子宫逐渐增大倾向膀胱，使膀胱受压，因而膀胱内存尿量不多即有尿意。怀孕3个月后，子宫升到腹腔上部，腹腔软且宽敞，膀胱压力顿减，尿频现象有所改善。妊娠36周后，胎儿先露部下降入骨盆，再次压迫膀胱，因此尿频现象会再次明显，有的孕妇24小时内约小便10次。孕妇的这种尿频现象只是尿的次数多些，但无局部烧灼感或痛感，与泌尿系统感染不同，不是病症。

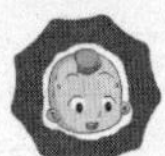

孕妇仍有月经怎么办

怀孕必然会导致闭经，但少数妇女在确定妊娠以后，在原来应行经的时间仍会出现少量阴道出血，常被误认为是“月经”。这种现象常在怀孕的头一个月出现1次，也有个别人在早孕期3～4个月内按期出现少量流血，这种现象对胚盘的生长发育不会有什么影响，医学上把它称为“盛胎”或“垢胎”。但也有些出血的真正原因不十分清楚，可能是受精卵着床时的一种生理反应，也有先兆流产等妊娠并发症的可能。所以，已确定怀孕又有阴道流血时，应去医院查明情况，找出原因，进行适当的处理。

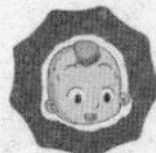

水痘、带状疱疹病毒感染对胎儿有什么危害

水痘、带状疱疹病毒寄存于患者的上呼吸道和皮疹的疱疹液中，可通过呼吸道飞沫或直接接触传染给他人。病毒侵入体内以后，先在上呼吸道及鼻咽部繁殖，然后侵入血液循环中，并侵袭皮肤及内脏，引起水痘和带状疱疹这两种疾病。

水痘是一种原发性病毒感染，常全身分批性出现皮疹，然后迅速发展为水痘，多发于儿童；带状疱疹是由原来潜伏在体内的病毒在身体免疫力下降时活动而引起，多见于成年人。然而，水痘、带状疱疹病毒不一定都能通过胎盘，不过一旦通过胎盘就会使胚胎受到感染，导致其组织分化、形成畸形，会造成严重后果，如胎儿瘫痪、肌肉萎缩、多指、大脑萎缩、小脑发育不全、畸形足、白内障、小眼、小嘴及出生后反复抽搐等。

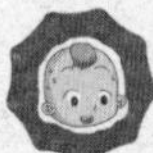

防治水痘、带状疱疹有何措施

- 由于对水痘、带状疱疹病毒没有特效药物治疗，主要是预防感染水痘病毒，怀孕前后要注意避免接触水痘患者。
- 育龄女性接种水痘、带状疱疹病毒疫苗后，可在孕期防止感染水痘。
- 大多育龄女性都在儿时患过水痘，对水痘病毒已具有免疫力。如果在孕早期感染水痘，胎儿感染的可能性较小，可以继续妊娠。
- 如果在临产分娩前感染水痘，需去医院注射带状疱疹免疫球蛋白。

1. 风疹
2. 巨细胞病毒症
3. 水痘
4. 流感
5. 单纯疱疹

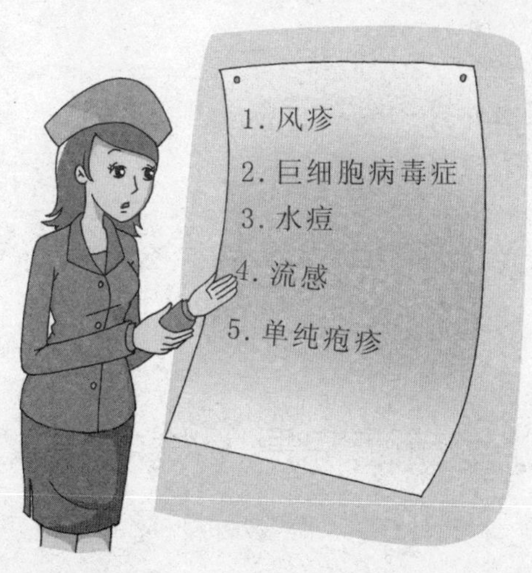

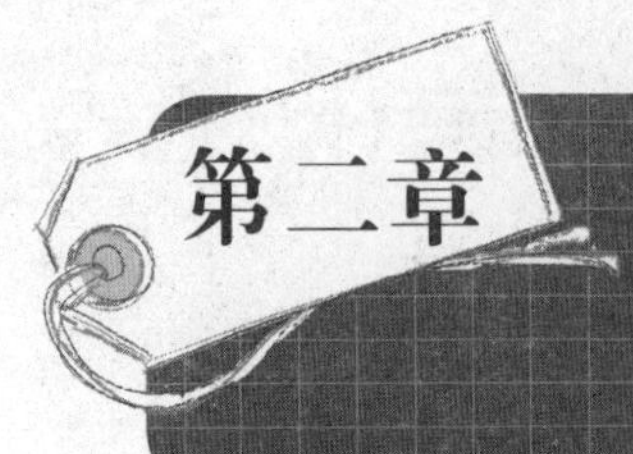

健康孕中期

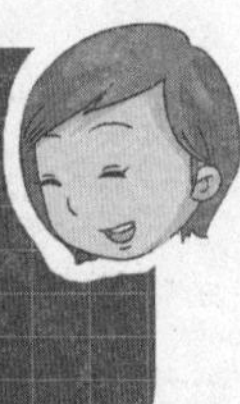

第一节 胎儿发育早知道

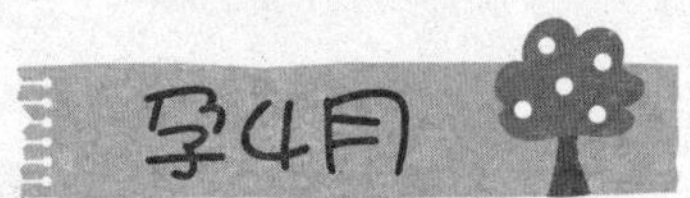

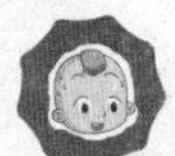

胎儿身体发育情况是怎样的

孕4月（12～15周），胎儿身长已达16厘米，体重约120克，生长迅速。胎头与身体的比例不那么悬殊了，腿相对变长，骨骼迅速骨化。在肝、胃、肠功能的作用下，已形成绿色的胎便，但一般要等出生后才能排出。皮肤出现胎毛。心率是成人的两倍。

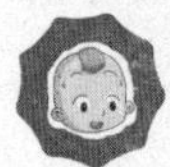

胎儿感觉发育情况是怎样的

胎儿在母腹中开始吸吮手指的动作是从怀孕16周（4个月）左右开始的，这称为吸啜运动。此时的胎儿只要嘴巴接触到任何东西，都会进行吸吮动作。

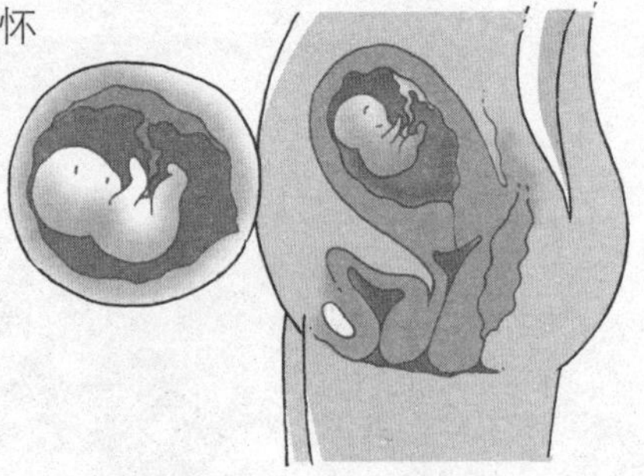

婴儿如果不会吸奶就无法存活，这种重要的吸吮运动，胎儿早就开始自我练习了。

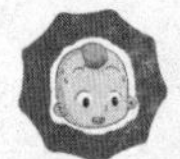

胎儿听觉发育情况是怎样的

怀孕4～5个月时，胎儿对声响就有一定的反应了。如突然的高频音响可以使胎儿的活动增加；反之，低频音响可使其活动减少。胎儿能不能辨别母亲的声音？美国北卡罗来纳州大学心理学教授安东尼·德卡斯普做了个实验，他把两个音量减小了的耳机戴在一个新生宝宝的耳朵上，又给他一个有橡皮奶头的奶瓶，奶瓶与一根橡皮管相连，当改变橡皮管的压力时能够触发录音机的选择开关。结果教授发现，新生宝宝听到母亲的声音录音后吃奶更多。胎儿还十分熟悉母亲的声音和心跳声。例如，孩子出生后，每当哭泣时，只要一听到母亲的声音或躺在母亲的怀中听到其心跳声，就会停止哭泣、全身放松、产生一种安全感。在胎儿的整个发育过程中，听觉给其带来的影响似乎最大。

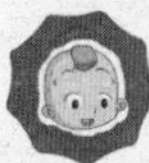

胎儿心理发育情况是怎样的

胎儿的心理与母亲的心理有着必然的联系。如果母亲平常以积极乐观的心态面对生活，那么胎儿的心态也会比较健康。

胎儿能感受舒适或不快，大约是在怀孕14周，约4个月的时候，也是母亲开始习惯怀孕生活的时候。胎儿在不知不觉中成形，其心态也已经开始形成。怀孕14周左右，胎儿脑中的大脑边缘系统开始形成。大脑边缘系统掌控支配着人的动物性感觉，具有极重要的功能。

胎儿的心态是简单且易满足的。只要生命的本能得到满足，就会有快感；若无法获得满足时，就会感觉不畅。当不快的感觉逐渐增加时，胎儿就会踢母亲的肚子，当然，这是下一个月胎儿的表现了。

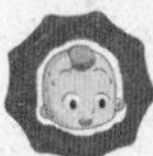

胎儿记忆力发育情况是怎样的

主司人类记忆的部分是脑中所谓的海马。海马约在怀孕4个月时开始形成，从这个时期起，胎儿就具备了记忆能力。

海马中存在一种与记忆有关的激素——索马托斯特钦。正是这种激素影响大脑产生记忆。

当母亲的心情变得强烈不安、不快和恐惧时，胎儿的索马托斯特钦激素分泌会受到抑制，这会造成胎儿记忆力受到抑制。

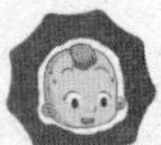胎儿的视觉发育情况是怎样的

从妊娠第4个月起，胎儿对光线已经非常敏感。科学工作者在对母亲腹壁直接进行手电照射时，采用B超探测可以看到胎儿出现躲避反射、会背过脸去，同时似有睁眼、闭眼活动。

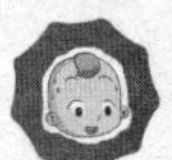胎教时胎儿有什么感觉

胎儿在4个半月时对外部光线已有少许反应，还能分辨出甜和苦的味道，到孕期快结束时，胎儿的味蕾已经发育得很好，而且喜甘甜味。

研究发现，4个月大的胎儿对外界的声音有所感知，而且胎儿得到的声音会很丰富，凡是能透过身体的声音，胎儿都可以感知到。这是因为人体的血液、体液等传递声波的能力比空气大得多。这些声音信息不断刺激胎儿的听觉器官，并促进其发育。听觉在人体的智力发育中起着非常重要的作用。当胎儿发育到五六个月时，其大脑皮质结构已经形成，此时胎儿已经有了能够接受外界刺激的物质基础。

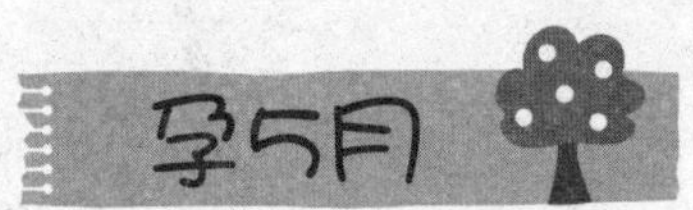

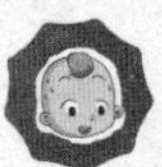胎儿身体发育情况是怎样的

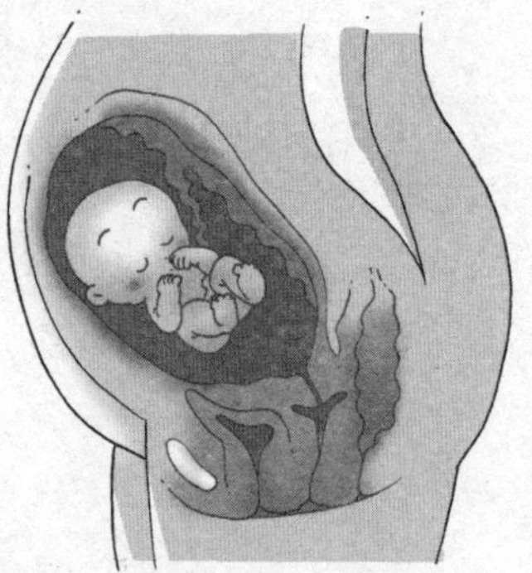

孕5月（16～19周），孕妇会感觉腹内胎儿在踢自己以显示他的存在，这就是胎动。此时，来自胎儿的另一个信息是：可以在腹部听到胎心音，一般为120～160次/分。此时胎儿体长约25厘米，重500克。

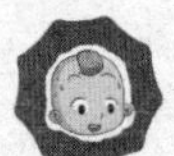胎儿习惯是怎样养成的

瑞士儿科专家舒蒂尔曼博士的一份研究报告提到：婴儿的睡眠类型是在怀胎数月内形成，并由母亲决定的。他将孕妇分为早睡和晚睡两类，分别对新生宝宝进行调查，结果发现孩子的习惯完全与母亲相同，说明母子之间早已存在感应。

然而，新生宝宝与母亲习惯长期保持协调一致是相当困难的，这种一致只维持在最初阶段。因为母亲产后会理性地调节情绪和习惯，而孩子暂时做不到。

这项研究结果表明，出生后母子间的感应，是对出生前就早已开始的那个感应过程的延续。

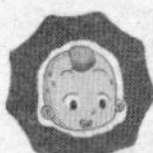 怎样促进5个月胎儿的智力发育

胎儿生长到第5个月时，会吸吮手指，手指可以单独地动作，双臂舞动起来仿佛在跳舞似的。

胎儿的胃中已产生可制造黏液的细胞，并会喝下少许羊水。大脑虽然尚未产生皱褶，但基本的构造已经形成。神经系统逐渐发达，延髓部分的呼吸中枢开始发挥作用，而且前额叶也非常明显。

内耳区负责传递声音的耳蜗也发育完成了，可以感觉声音，因此，胎儿在这个时期可以记忆母亲的声音。这时母亲不妨多对胎儿讲讲话。

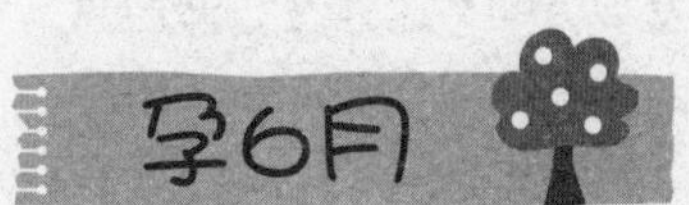

孕6月

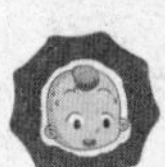 胎儿身体发育情况是怎样的

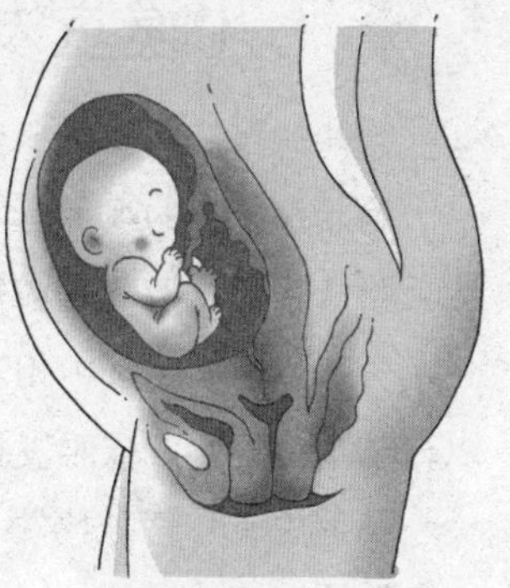

孕6月（20～23周），胎儿约30厘米长，660克重，两条胳膊弯曲在胸前，两只膝盖提到腹部。这时出生往往仅能存活几个小时，因为胎儿呼吸系统发育还不完善。

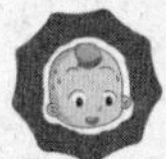 胎儿智力发育情况是怎样的

孕6月的胎儿全身骨骼架构已经完成，无论从哪个方面看，都与婴儿相差无几。

这期间，胎儿大脑的发育相当惊人，在此之前没有皱褶，呈平滑的状态，在这

个时期开始产生皱褶，非常接近成人的脑部构造。

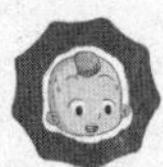胎儿的情绪是怎样的

目前，多数人认为，怀孕6个月以前，母亲对胎儿的影响大多数是身体上的。怀孕6个月以后，已有精神上的影响。这是由于胎儿6个月后大脑发育成熟，开始有明显的自我意识，并能把感觉转换为情绪，能感知母亲的喜、怒、哀、乐。当受到外界的压迫时，他会猛踢子宫壁，以示抗议；听到讨厌的声音后，会因为不愉快而躁动，或拼命吸吮手指。

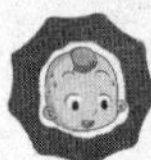胎儿听觉发育情况是怎样的

研究结果表明，6个月的胎儿开始凝神倾听，在各种声音里，母体的心脏节奏是胎儿最关注的声音，这能使他对所处环境无忧无虑。对外部世界的声音刺激，胎儿也会立即作出反应，像较高的音量能使胎儿心律变快，汽车喇叭声会使胎动频繁等。

此外，科学家们还发现，如果胎儿在母体内患有先天性耳聋，通过听力训练和测试可以作出初步的诊断，这样，当胎儿出生时就可以采取相应的治疗措施。

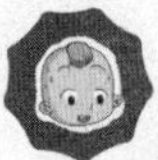胎儿嗅觉发育情况是怎样的

胎儿的嗅觉与视觉一样，一般在出生之后才开始迅速发育。

胎儿鼻子里的嗅毛可以感觉气味。当嗅毛接触到气体分子时，即转变为讯号传达至胎儿脑部，使其能辨别气味的好坏。

气味分子是空气中相当微小的粒子，由于只有嗅毛才能感觉到并产生作用，所以，羊水中的胎儿很难发挥嗅觉功能。

嗅毛生长和气味接收，大约是在怀孕6个月时完成的。所以，这一时期仍然可以说是嗅觉的准备阶段。

胎儿出生后数天之内，母亲的气味可清楚地通过胎儿嗅毛传达至胎儿脑中并记忆下来。所以婴儿会辨认出自己母亲的体味。母亲对自己孩子的体味也会有相同的反应。

在英国有一个推广母亲哺乳运动的团体，他们指出，职业妇女在职场挤母乳的

时候，如果事先闻一闻有婴儿味道的内衣，母乳的分泌量会比不闻的状态下更加充足。而且，一定要拿自己宝宝的才行，否则无法发挥作用。

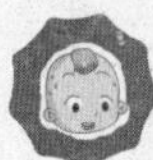 胎儿思维发育情况是怎样的

随着大脑的发育，6个月之后的胎儿就会产生意识萌芽，并且意识还有可能影响其神经系统。在这段时间里，胎儿意识很少受到应激反应的影响，因为胎儿大脑尚未成熟，必须首先感知母亲的情感之后再作出反应。

这就是说，要把情感转换为情绪，得有一个感知过程，还要求大脑皮层具备复杂的反应能力。但这时的胎儿已开始具有明确的自我意识。

随着胎儿识别能力逐步提高，其理解能力也会不断增强。随着记忆与体验的加深，胎儿会越来越从无意识状态发展到有意识状态。

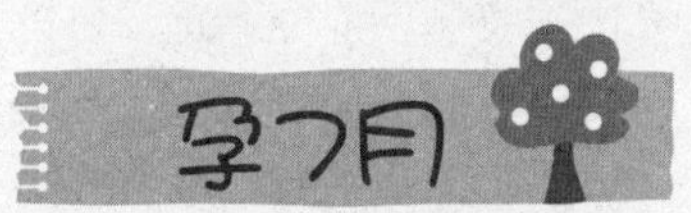

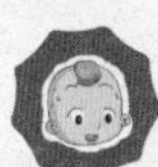 胎儿身体发育情况是怎样的

孕7月（24~27周），胎儿约长35厘米，重1000克，看起来像个小老头儿。这时出生虽能有浅表的呼吸和哭泣，但很难存活。

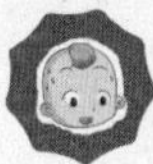 胎儿味觉发育情况是怎样的

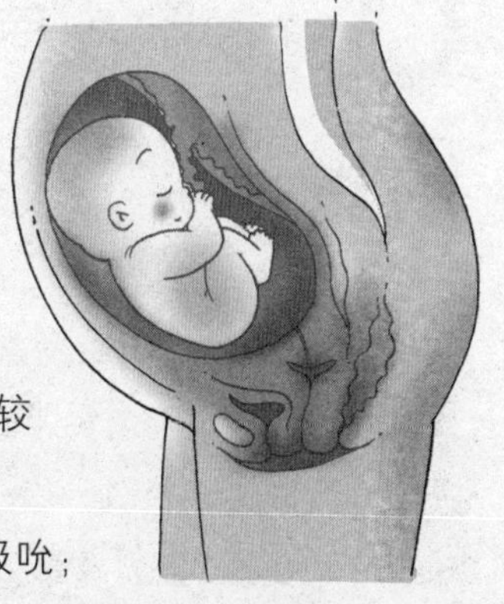

胎儿在7个月左右已经具有感觉味道的能力。因为，如果给7个月的早产儿甜味的东西，他马上就会有反应。

胎儿感觉味道的味蕾，在怀孕3个月时逐渐形成，直到出生之前慢慢完成。不过，一般在怀孕7个月左右已基本完成，此时胎儿对甜味与苦味的感觉发育比较迅速。

胎儿感觉到甜味时，除了心跳发生变化外，还会吸吮；

尝到苦味时，会做出吐舌头等表示讨厌的动作。

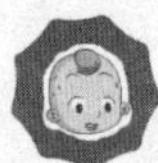

胎儿会吞咽吗

胎儿于孕16周起已有吞咽动作，能吞咽羊水，以后吞咽的羊水量逐渐增多，足月时每天可吞咽羊水500毫升，吞咽羊水有助于胎儿肠胃道的发育。如果胎儿不能吞咽，可能是食道壁畸形，羊水的去路因而受阻，这种情况下可发生羊水过多。

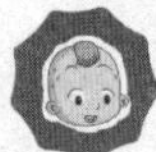

胎儿为什么会打哈欠

打哈欠是胎儿的肺正常发育时必不可少的一个环节。美国田纳西州的研究人员理查德·罗伯特通过对胎儿进行的超声波扫描后发现，子宫中的胎儿在11周时就已经开始打哈欠并能打呃逆了。罗伯特和他的同事认为，胎儿的这些活动有助于减轻其肺部的压力，同时清除那些阻碍胎儿气道的网状组织。胎儿的肺产生的分泌液与尿液一样汇入羊水。如果这些液体不能顺利地从肺部排出，就会使胎儿的肺部过度膨胀，并造成损害。临床上发现有些婴儿一降生，肺就是畸形的，他们的肺肯定有先天的缺陷，会阻碍分泌液的排出。

第二节 胎教的作用与方法

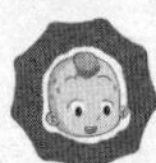

抚摸胎教有哪些好处

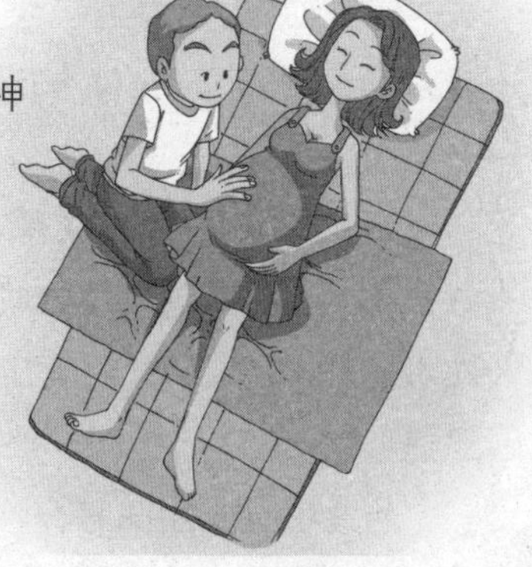

抚摸胎教可以锻炼胎儿皮肤的触觉，并通过触觉神经感受体外的刺激，从而促进其大脑细胞的发育，加快胎儿智力的发展。

抚摸胎教还能激发起胎儿活动的积极性，促进其运动神经的发育。经常受到抚摸的胎儿，对外界环境的反应会比较机敏，出生后翻身、抓握、爬行、坐立、行走等运动能力发育都能明显提前。

抚摸胎教不仅能使胎儿感受到父母的关爱，准妈妈也能身心放松、精神愉快，这也能加深一家人的感情。

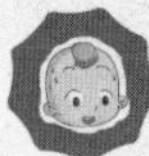 孕妇“情绪胎教心灵操”有哪些内容

第一节：仰卧于床上，微闭眼睛，先暗示自己放松全身。

第二节：暗示自己：“我内心非常宁静舒适——我的心已经到了一片广阔的天地——我沐浴着温暖的阳光和清新的空气——真舒服啊；哦，景色真美啊——我的眼睛被美丽的色彩照得很明亮——我很兴奋——我感觉心旷神怡——我感觉到了内心深处的喜悦——真是太好了。”暗示时眼睛要内视，发挥想象力想自己所想的一切。

第三节：继续暗示自己：“我听到远处有孩子在咯咯地欢笑，我也情不自禁地笑起来了——我的内心也微微地笑了——啊，多么美好的一天啊。”暗示时全身放松，并细细体会、感受自己内心的愉悦。

此操孕妇最好能每天早晚做一次，坚持做对自己和胎儿的身心都会有好处。

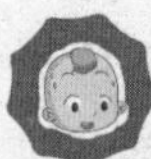 如何对胎儿进行运动胎教

适当的运动刺激，可以提早激发胎儿运动的积极性，不会影响胎儿的健康发育。胎儿的运动训练可从怀孕3～4个月时开始，在怀孕4～8个月内增加活动量。如果时间太早，胎盘尚未充分形成，不宜进行运动胎教；临近分娩，或已发生早期子宫收缩的情况下也不宜对胎儿进行运动训练，以免诱发早产。进行胎儿运动训练，动作要轻，时间要短。

训练时，孕妇应仰卧，全身放松，先用手在腹部来回轻轻抚摸，然后用手指点腹部的不同部位，并观察胎儿的反应，每次不超过5分钟。在怀孕6个月以后，在腹部可摸到胎儿的头和肢体，此时可开始轻拍腹部，并用双手轻推胎儿，帮他在母腹中活动，手法要轻，时间要短，每次不超过10分钟。如果晚上做运动胎教，要注意开始或结束时间不宜过晚，以免胎儿过度兴奋而频繁活动，影响母亲夜间睡眠休息，不利于母婴身心健康。

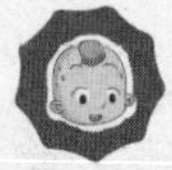 孕中期如何进行营养胎教

孕中期是指孕4月到孕7月这一时期，这也是胎儿生长迅速期。

因为胎儿生长很快，每天增重8克左右，母亲大量补充优质蛋白质非常重要。在此期间，母亲的妊娠反应已消失，食欲大增。这时要注意的问题是营养的合理搭配，而不是吃得越多越好。这个阶段蛋白质的保证很重要。蛋白质中的强者自然是动物蛋白，如鱼、肉、蛋、奶，而大豆、豆腐中含有的植物蛋白，既经济又实惠，而且还有易吸收的特点。

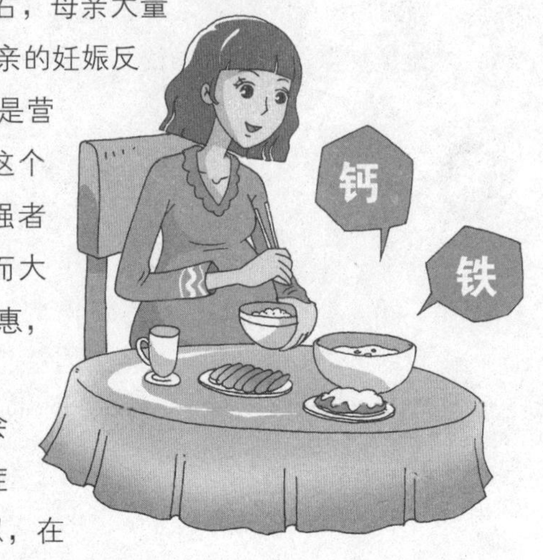

一般在怀孕4个月以后，你可能时而会感到小腿肚子抽筋，并出现腰酸背痛等症状，这些症状与缺钙有很大的关系。所以，在这个时期积极补钙也是很重要的。

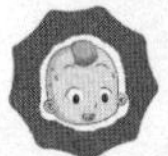什么是对话胎教

对话胎教就是孕妇本人或家庭中的其他成员用平和柔美、文明、礼貌、通俗易懂的语言，有目的地对子宫中的胎儿讲话，给胎儿的大脑输入最初的语言记忆，为后天的学习打下基础。

对话胎教有哪些注意事项

第一，父母在与胎儿对话时，最好每次都以相同的语句开头和结尾。这样反复地进行，不断强化，效果会更好。

第二，与胎儿对话时，孕妇要使自己的精神和全身的肌肉放松，注意力要集中，呼吸要顺畅、均匀，说话吐字要清晰，声音要和缓并排除杂念，心中只想着在对腹中的胎儿讲话，这样效果才会好。

第三，给胎儿讲故事时，应取一个自己感到舒服的姿势，精力集中，然后，把故事内容有条理地讲给胎儿听。吐字要清楚，语速切忌时快时慢。

第四，给胎儿讲故事时，孕妇面部表情应丰富，应以极大的兴趣绘声绘色地讲述故事内容，切忌面无表情、平淡乏味地读书。

第五，不管是与胎儿对话，还是给胎儿讲故事，所有的内容都应该健康、有益。

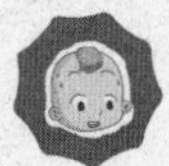 阳光对胎教是否有益

“万物生长靠太阳”。太阳不仅给我们的生活带来了光和热，而且还能使人体产生维生素D，进而促进机体对重要元素钙、磷的正常吸收。

由于阳光中的紫外线具有杀菌消毒的作用，因此，准妈妈要常晒太阳，同时准妈妈的被褥，以及为婴儿准备的被褥、衣物等用品要常晾晒，以达到消毒防病的目的。

当然，什么时候晒太阳，应根据季节、时间以及每个人的具体情况灵活掌握。例如盛夏季节，烈日炎炎，不能直接在太阳下暴晒，因为此时户外阳光太强，树荫里的散射阳光就足以满足准妈妈的需要了。一般来说，根据我国的地理条件，春、秋季节以每天9～16时、冬季以10～13时阳光中的紫外线最为充足，准妈妈可以选择在这些时段晒太阳。有些人喜欢在室内隔着玻璃晒太阳，其实这样做并不能算是晒太阳，因为阳光中的紫外线绝大部分不可能通过玻璃进入室内。

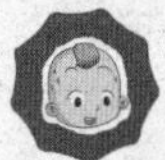 什么是联想胎教法

联想胎教法主要是指孕妇利用母亲和胎儿之间的情绪、意识的传递可能性，通过对美好事物和意境的联想，将美好的体验暗示和传递给胎儿的方法。

联想胎教也是胎教的一种重要形式，即想象美好的事物，使孕妇自身处于一种美好的意境中，再把这种美好的情绪和体验传递给胎儿。例如，孕妇可以想象漂亮娃娃的画像，想象名画、美景、乐曲、诗篇等所有美的东西。

由于胎儿对联想具有一定的感受性，母亲要多想美的事物，美好的内容无疑会对胎儿产生美的熏陶。

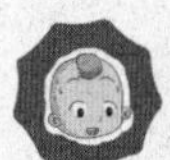 新鲜空气为什么对胎儿有益

新鲜空气也是准妈妈及胎儿必不可少的营养品。空气与阳光一样，是大自然赐予人类生存的基本条件，空气中的氧气直接参与人体的新陈代谢过程，离开它，人类片刻都不能生存。新鲜空气中氧气含量高，有害物质少，能有效地提高人体血液中的氧浓度，有助于人体的健康，对于准妈妈自身的代谢及胎儿的生长发育具有极为重要的作用。因此，新鲜空气对于准妈妈来说，不亚于一剂良药。

但是，随着城市的扩展和现代工业的发展，空气污染已严重地危害着人类的健

康。被污染的空气中一些有害气体能随着母体的呼吸进入肺部，直接参与血液循环，从而进入胎盘血液循环系统，对胎儿的生长发育带来不良的影响。因此，准妈妈要有意识地净化生活环境。

首先，要在厨房安装抽油烟机，劝告家人及客人不要在室内抽烟。晚上尽量开窗睡觉，如在冬季必须关窗时，可于清晨起床后打开窗户换换空气。

其次，孕期要尽量避免去影院、车站、商店、闹市以及交通要道等空气污浊的场所，可以在每天清晨及傍晚到附近公园或树林、草地等空气清新的地方散步。条件允许的话，还可以在周末来一次郊游，到大自然中呼吸新鲜空气，以弥补室内空气的不足。

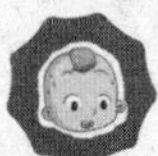

色彩对胎儿有什么作用

目前，人们已经认识到，色彩能够影响人的精神和情绪。它通过人的视觉，给人以不同的感觉，从而影响人的情绪。可以说，不舒服的色彩如同噪声一样，会使人感到烦躁不安，而协调悦目的色彩对人则是一种美的享受。一般说来，红色使人激动、兴奋，能鼓舞人们的斗志；黄色明快、灿烂，使人感到温暖；绿色清新、宁静，给人以希望；蓝色给人的感觉是沉静、凉爽；白色显得干净、明快；粉红和嫩绿则预示着春天，使人充满活力。基于这一点，人们很早就已经懂得利用不同的色彩服务于人的不同精神要求。例如，中世纪哥特式的教堂，利用室内的色彩变幻，使人感受到神圣和神秘；医院的病房则多选用淡雅的浅绿色和淡蓝色，显得宁静柔和；而现代餐厅则往往选用橘黄色，使人胃口大开。根据这个道理，我们的胎教学说也可引进色彩理论。

相对来说，准妈妈因体内激素的变化，往往性情易急躁，情绪波动较大，因此，宜有意识地多接触一些偏冷的色彩，如绿色、蓝色、白色等，以利于情绪稳定，保持淡泊宁静的胎教心境，使腹内的胎儿安然平和地健康成长。而不宜多接触红、黑等色彩，以免产生烦躁、恐惧等不良心理，影响胎儿的生长发育。因此，在布置孕期居室，选购日常生活用品时，要有意识地注意颜色问题。

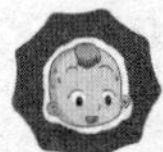

怀孕中期宜听什么音乐

孕妇开始感觉到胎动，胎儿也已开始有了听觉功能，这时的胎教音乐从内容上可以更丰富一些。音乐欣赏，不仅可陶冶孕妇的情操，调节孕妇的情绪，而且对胎儿也将产生潜移默化的影响。由于这时孕妇的身子还不是太笨，尚能从事各种家务，完全可以边干家务边听音乐。

怀孕中期，除了可继续听孕早期听的乐曲外，还可再增添些乐曲，如柴可夫斯基的《b小调第一钢琴协奏曲》及《喜洋洋》《春天来了》等，尤其是柴可夫斯基的《b小调第一钢琴协奏曲》，以新颖明快的旋律，表达了对光明的向往和对生活的热爱，曲调中充满了青春与温暖的气息。如果反复倾听那些小提琴与钢琴的合奏、有力的和弦，及生动活泼的快板，会觉得这支乐曲既好像是在表现波涛起伏的大海，又像是在表现和煦扑面的春风，好似灿烂的阳光铺满了大地，让人能真正感受到生活的美好。当腹内的胎儿接收了母亲美好的心态信息以后，会与母亲产生同感。

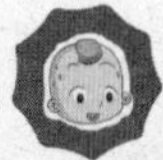 怎样教胎儿学数字

首先，要制作一些卡片，即把数字和一些笔画简单、容易记忆的字制成颜色鲜艳的卡片，卡片的底色与卡片上的字分别采用对比鲜明的颜色，如黑和白、红和绿等。训练时，母亲应精力集中，全神贯注，就像教小学生识字一样，一边念，一边用手沿着字的轮廓反复描画。应注意笔顺一定要正确，每天抽出时间定时进行。

其次，一定要运用形象思维及色彩组合办法。例如：想象2像水中自由游泳的鸭子，3像人的耳朵，5像秤钩，6像口哨，9像小蝌蚪等。又例如：11、33、44等两位数可采用左侧用绿色、右侧用蓝色，这样的组合既形象又色彩丰富。

为了让胎儿与教学合拍，在教学之前，父母必须先给胎儿一个信号，如抚摸胎头说："乖孩子，我们开始上课了。"

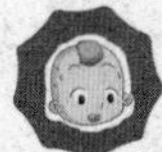 可以对胎儿进行英语启蒙教育吗

国外媒体曾报道，胎儿在母腹内就能够接受莎士比亚语言的启蒙教育。怎样对胎儿进行英语启蒙教育呢？其方法是：孕妇把一个袖珍耳筒式录音机固定在腹部，在妊娠期的最后4个月或5个月给胎儿朗诵英语儿歌，并以儿歌节奏摇晃腹中的胎

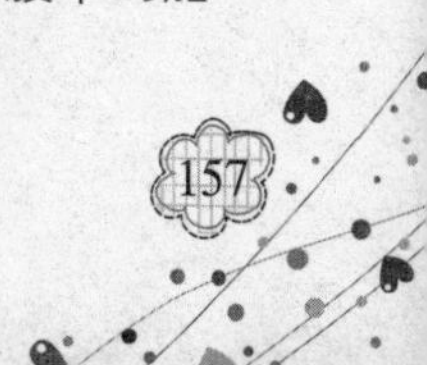

儿，每天进行2～3小时，但一次绝不要超过45分钟。因为超过这个时间，胎儿就会感到厌烦而不听了。

研究发现，在妊娠4个半月时，胎儿的内耳和鼓膜是其唯一已经发育成熟的器官。因此，从这时开始，胎儿会非常注意外界的声音，已经能够用耳朵去听。

为了对胎儿进行英语启蒙教育，应选用温柔舒缓的英语歌曲，孕妇应学会观察胎儿的蠕动，确定胎儿醒着的时候，才能打开安放在腹部的录音机，而且音量应该适当，绝不能过大，因为胎儿害怕噪声。因此，可以在胎儿期就进行英语启蒙教育，并作为胎教的一项内容。

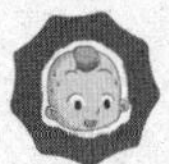 胎儿可以分辨声音的强弱和高低吗

胎儿非常喜欢悦耳的声音，不过，脑部在刚形成的时候，是无法分辨声音的高低与强弱的。

母亲怀孕7个月左右时，胎儿便可以很清楚地听到声音，8个月之后，可以分辨强弱声音的神经也已发育完成，对高音或低音都可以分辨。

当母亲发出的声音很大时，胎儿会在腹中活动，这表示胎儿听得非常清楚。即使不懂母亲说话的含义，此时的胎儿也能感觉到音调、音量的高低强弱。

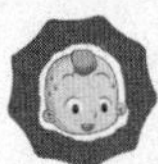 胎儿能感受明暗吗

人类的视觉是在出生之后，靠视觉神经的急速发育才开始产生的，大约在7～8岁才逐渐发育完成。胎儿生活在母腹中时，视觉神经发育正处于准备阶段，眼睛的网膜功能在怀孕4周左右虽已完成，在怀孕7个月时已具有看东西的能力，但这并不表示其眼睛看得见。

早产儿因为保温箱中的氧气易导致网膜受损，可能会罹患早产儿网膜症，主要是因为视觉领域的神经尚未形成之故。当然，胎儿虽然还看不见东西，却可以感觉明暗。

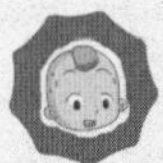 什么是光照胎教

光照胎教是指自孕36周开始，当胎儿觉醒（胎动）时，用手电筒的微光一亮一灭地照射孕妇腹部，以训练胎儿昼夜节律，即夜间睡眠、白天觉醒的规律，这可促进胎儿视觉功能及脑的健康发育。

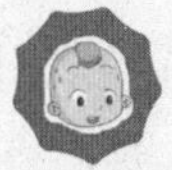 如何进行光照胎教

光照胎教可选择在每天早晨起床前与每晚看完新闻联播及天气预报之后进行，以便日后养成孩子早睡早起的好习惯。光照胎教的具体做法是：通过产前常规检查知道胎头的部位，每天选择固定时间，用4节1号电池的手电筒通过孕妇腹壁照胎儿头部，时间不要太长，每次5分钟。胎儿在黑洞洞的子宫里，看到这束光线，会先转头，而后眨眼，表示他看到了光明。

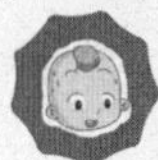 如何让腹中的胎儿“见多识广”

给胎儿讲故事是一种很有效的胎教手段，可培养孩子的想象力。讲故事时孕妇应把腹内的胎儿当成一个大孩子，娓娓动听地向他讲述，胎儿的语言神经可受到良性刺激，使其在不断变化的文化氛围中发育成长。孕妇讲故事既要避免尖声尖气的喊叫，又要防止平淡乏味的读书，说话语气可以根据孕妇的具体情况而定。故事内容可由母亲任意发挥，可自己编故事，也可以读故事书，还可以给胎儿朗读一些儿歌、散文等。内容不应长，宜有趣，切忌讲引起胎儿恐惧、惊慌的内容。

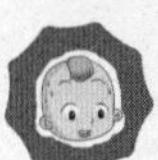 艺术编织也可作为一种胎教吗

胎教的实践证明，孕期勤于编织工艺品的孕妇，所生孩子会心灵手巧。

运动医学研究证明，用筷子夹取食物时，会牵动人的肩、胳膊、手腕、手指等部位30多个关节和50多条肌肉。这些关节的肌肉伸屈活动，只有在中枢神经系统的协调配合下才能完成。手指的动作精细、灵敏，可以促进大脑皮层相应部位的活动能力，提高人的思维能力。利用这种原理，开展孕期编织工艺，可以促进胎儿大脑发育和手指的精细运动，使之变得心灵手巧。

编织的内容可以是：

- 设计图案，给宝宝织毛衣、毛裤、毛袜或线衣、线裤、线袜。
- 用钩针织婴儿用品。
- 绣花。
- 编织其他工艺品，如壁挂（各种娃娃等）、贴画等。

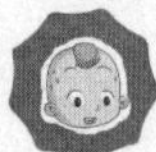

绘画和剪纸也属于胎教吗

孕妇绘画、剪纸也可以是胎教的内容。心理学家认为，画画不仅能提高人的审美能力，产生美的感受，还能通过笔触和线条，令人释放内心情感，调节心理平衡。画画具有和音乐一样的效果，孕妇即使不会画画，在涂涂抹抹之中也会自得其乐。

画画的时候，不要在意自己是否画得好，可以持笔临摹美术作品，也可随心所欲地涂抹，只要自己感到是在从事创作，感到快乐和满足，就可以画下去。还可向宝宝解释所画的内容。当然，孕妇如能临摹一些儿童画，看看自己的笔下有没有童趣和稚拙感，你就会通过笔触步入儿童世界。

剪纸，也是一种艺术胎教。孕妇可以先勾轮廓，而后细细剪。可以剪个胖娃娃，“双喜临门”“喜鹊登梅”“小放牛”；也可以剪孩子的属相，如猪、狗、猴、兔等。孕妇别怕麻烦，也别说没时间，别说不会剪，因为目的不在于剪得好坏，而是进行艺术胎教，是在向胎儿传递深深的“爱”，传递“美”的信息。

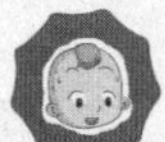

欣赏艺术作品也是胎教吗

孕妇欣赏艺术作品，是一种有益于胎儿身心健康的活动。孕妇可以在工作之余，欣赏一些具有美感的绘画、书法、雕塑以及戏剧、舞蹈、影视、文艺等作品，接受美的艺术熏陶，此外孕妇欣赏艺术作品时的好心情也能感染胎儿。

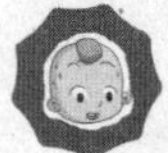

孕妇美容和穿衣也是胎教吗

即使在怀孕期间，孕妇也可以打扮得很漂亮。虽然身体变得臃肿，但也是别有一番韵味。怀孕后，由于精力、体力都不如以前，许多孕妇变得信心不足，从而不像以前那样注重容貌和服饰了。

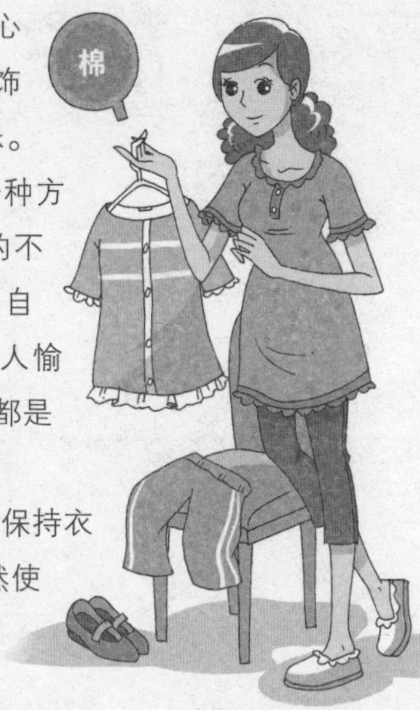

事实上，美容、穿衣也是胎教，孕妇有必要精心打扮自己。美丽是每一位女性所追求的，精心修饰后美好的形象会给自己带来信心，也带来许多欢乐。因此怀孕了同样应精心打扮。这一方面是自娱的一种方式，对自己容颜、服装的关心会使人忘掉妊娠中的不适反应；另一方面，打扮会使孕妇显得气色很好，自己看了，心里会舒服，别人看了，几句赞美，令人愉悦。因此，美容、穿衣打扮无论对自己还是对胎儿都是很有意义的。

仪容美的关键在于整洁，孕妇只要注意卫生，保持衣着整齐，形象一定会大为提升的。况且，怀孕虽然使以前的体态美消失了，但同时又会是另一种美。由于激素的刺激和血液循环的加快，孕妇的皮肤较以往更加细腻红润，如果以前额头上有皱纹，这时也会消失。此外，孕妇还会发现发质也比以前好得多。

第三节 孕妇的护理常识

孕妇的营养餐桌

孕妇为什么不宜长期吃高蛋白饮食

医学研究认为，蛋白质供应不足，易使孕妇体质衰弱，胎儿生长缓慢，产后恢复缓慢，乳汁分泌稀少。故孕妇每日需要增加一定量的蛋白质。但是，孕期长期吃高蛋白食物，则可影响孕妇的食欲，增加胃肠道的负担，并影响其他营养物质的摄入，使饮食营养失去平衡。研究证实，过多地摄入蛋白质，人体内可产生大量的硫化氢、组织胺等有害物质，容易引起孕妇腹胀、食欲减退、头晕、疲倦等现象。同时，蛋白质摄入过量，不仅可造成孕妇血中的氮质增高，而且也易导致胆固醇增高，加重肾脏的肾小球过滤的压力。

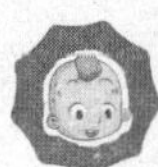孕妇为什么不能长期摄入高糖食品

医学专家们发现，血糖偏高组的孕妇生出体重过高胎儿的可能性、胎儿先天畸形的发生率、出现妊娠毒血症的概率或需要剖宫产的概率，都比血糖偏低组孕妇要高。另外，孕妇在妊娠期肾排糖功能会有不同程度的降低，如果血糖过高，则会加重孕妇的肾脏负担，不利于孕期保健。大量医学研究表明，摄入过多的糖分会削弱人体的免疫力，使孕妇机体抗病力降低，易受细菌、病毒感染，不利于优生。

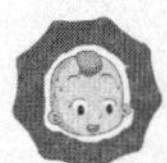孕妇为什么不宜长期摄入高脂肪食品

大量医学研究证实，乳腺癌、卵巢癌和宫颈癌具有家族遗传倾向。如果孕妇长期高脂肪膳食，势必会增加自己和女儿罹患生殖系统癌瘤的危险。医学家指出，脂肪本身虽不会致癌，但长期大量摄入高脂肪食物，会使大肠内的胆酸和中性胆固醇浓度增加，这些物质的蓄积能诱发结肠癌。同时，高脂肪食物能增加催乳激素的合成，促使发生乳腺癌，不利于母婴健康。

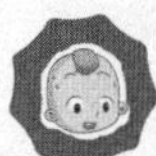为什么孕妇不能盲目摄取高钙食品

孕妇盲目地进行高钙饮食，大量饮用牛奶，加服钙片、维生素D等，对胎儿有害无益。营养学家认为，孕妇补钙过量，胎儿有可能患高血钙症，出生后，患儿会囟门关闭太早、颚骨变宽而突出、主动脉窄缩等，既不利于孩子的健康及生长发育，又有损孩子的颜面美观。一般说来，孕妇在孕早期每日的需钙量并不需要特别补充，只要从日常的鱼、肉、蛋等食物中合理摄取就够了。

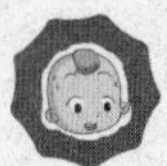 孕妇多喝石榴汁有什么好处

美国科研人员的一项研究表明，女性在怀孕期间多喝石榴汁，可以降低胎儿大脑发育受损的概率。

胎儿在母亲子宫内成长期间以及出生后不久的一段时间内，由于脑部供血供氧都不很充足，所以有可能造成脑组织损伤和大脑麻痹等脑部突发疾病。由于缺血缺氧而引起的脑部肌肉萎缩在足月新生儿中的比例是千分之二，而在早产儿中发病的比例则更高。

美国华盛顿大学医学院的研究者通过在老鼠身上做实验发现，让怀孕母鼠喝掺有浓缩石榴汁的水，它生下的小鼠患脑组织损伤的概率较小，比那些只喝糖水或其他饮料的母鼠生下的小鼠患病概率低60%。石榴汁的这一功效，跟其含有丰富的多酚化合物有关，多酚化合物具有抗衰老和保护神经系统、稳定情绪的作用。

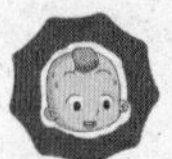 孕妇吃核桃可以给胎儿补脑吗

核桃甘温，中医认为它有温肺、补肾、益肝、健脑、强筋、壮骨、润肠、通便的功能，常用来治疗肾虚喘咳、腰痛脚弱、阳痿遗精、耳鸣、小便频数、带下、大便干燥等。民间对核桃的赞誉很多，如“母食核桃儿补脑”，此外，核桃还被誉为“长寿果”。

核桃又名胡桃，它的营养价值和药用价值都很高。每100克核桃仁可产生2000多焦耳热量，是同等重量粮食所产热量的2倍；每1000克核桃仁含有相当于5千克鸡蛋和9千克鲜牛奶的营养价值。核桃仁中的不饱和脂肪酸含量高，有降低血中胆固醇的作用。核桃仁中的磷脂具有增强细胞活力的作用，可提高脑神经功能，增强机体抵抗力，并可促进造血和伤口愈合。

优质核桃不论是生食还是熟食，营养价值和口味都不错，对生长发育中的胎儿大脑的确有滋补作用。尽管如此，由于核桃油性大，孕妇还是不宜食用过多，以防“败胃”。

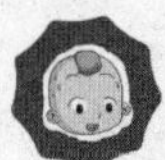 孕妇为什么要多吃植物油

一些研究发现，母亲在怀孕期间吃植物油少，婴儿湿疹发生率就高。

婴儿湿疹，是一种常见的与变态反应有密切关系的皮肤病，一般以剧烈的瘙

痒、多种形态的皮肤损害、反复发作为特点。婴儿湿疹大多发生在出生后1～3个月，半岁后逐渐减轻，大多数病儿到一岁半后可逐渐自愈。

科学研究证实，人体所必需的脂肪酸，如亚油酸、亚麻酸和花生四烯酸等，人体自身不能合成，只能靠食物供给。而这些脂肪酸主要存在于植物油中，动物油中含量极少。若人体缺乏脂肪酸，可引起皮肤粗糙、头发易断、皮屑增多等。婴儿缺乏脂肪酸，则易患湿疹。因此，为了预防婴儿湿疹，孕妇应多吃植物油。

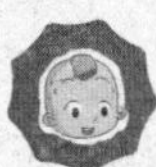

孕妇为什么不能多吃精米和精面

有些人认为怀孕后应该吃得好些，并将精米和精面视为好的食物，过多地添加在饮食中。这一饮食观念事实上极不科学。

孕妇、乳母和胎儿更需要人体必需的微量元素，微量元素一旦供应不足，可对胎儿造成很大的影响，引发一系列疾病。孕妇要尽可能以未经过精细加工的食物作为热量的主要来源，因为精制大米或精制面粉在加工过程中常常会损失掉微量元素和维生素。孕妇越是多吃精米、精面，越易缺乏必需的微量元素和维生素，造成营养不全而殃及胎儿。

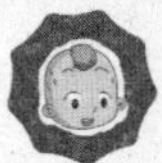

孕妇为什么要慎吃海带

海带含有丰富的蛋白质、糖类、矿物质和纤维素，特别是含碘量很高，对人体健康大有益处，但孕妇应注意，过量食用海带会事与愿违，对胎儿产生危害。

现代工业高速发展，海水遭受污染，从而造成海带中会吸附砷、铅、汞等毒性极强的金属元素，特别是砷含量较高，可达35毫克～50毫克/千克。而我国规定的食品中砷含量为：粮食少于0.7毫克/千克，植物油少于0.1毫克/千克；酱油、味精、食盐和冷饮少于0.5毫克/千克。而一般干海带的含砷量大大超过上述标准，长期大量食用，人体会因蓄积过多毒素而中毒。

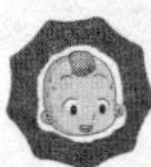

为什么孕妇不能过多摄入胆固醇

胆固醇是存在于人体组织与血液中的一种脂状物质。人如果过多摄入胆固醇与饱和脂肪酸，会使血液中胆固醇增加、动脉阻塞的程度增加，并加重某些疾病，如心脏病及中风等。所以，不论怀孕与否，都应该将饱和脂肪酸与胆固醇的摄取量减到最低。

营养专家建议，每日摄取的胆固醇不可超过300毫克。如果每日进食适当而多样的食物，并将脂肪的摄取量减到最低，应该很容易达到这个标准。选用低脂食物，如乳类、鱼类或瘦肉，都可以减少饱和脂肪酸与胆固醇的摄取。在烹调食物中，如果一定得添加油脂，应避免使用动物油，而应该选择橄榄油、葵花籽油（单一不饱和脂肪酸）、玉米油或大豆油（复合不饱和脂肪酸）等植物油。

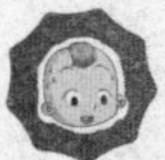 盛夏孕妇应吃些什么

盛夏，孕妇由于体内生理变化和胎儿生长发育的需要，致使血液循环量增加，心跳加快，新陈代谢旺盛。所以，在夏季里孕妇会比一般人更怕热。

夏季高温常易使人食欲不振，此时有些孕妇有恶心、呕吐等妊娠反应，若不注意调理，必然会影响自身和胎儿的健康。为使孕妇安全度过夏季，应合理安排孕妇的营养膳食。

首先，应让孕妇多吃新鲜蔬菜，如小白菜、黄瓜、番茄、扁豆、冬瓜等。

其次，孕妇应多吃豆制品，如豆腐、豆腐干、豆腐皮以及豆浆等。因为豆制品中含有35%～40%的植物蛋白质和人体所必需的氨基酸。

再次，孕妇可适量吃些鸡肉、猪肉，多饮爽口的菜汤、紫菜汤、金针菇木耳汤。如果孕妇觉得肉类过于油腻，不爱吃，要改变烹调法，如在肉末里加些面粉、蛋清，搅拌成糊状后，在铁锅上做成薄饼，或者做成肉丸子汤，这样可增强孕妇食欲且保证营养的丰富。

最后，孕妇还应多吃些水果，如西瓜、黄瓜、草莓等，多饮水和果汁，及时补充因出汗过多而失去的水分。但此时不要饮酒，也不要饮用咖啡和可乐等刺激性的饮料。

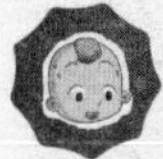 孕妇可以适量吃猪腰吗

猪腰即猪的肾脏。它有滋肾利水的作用，孕妇可适量食用。

在清洗猪的肾脏时，可以看到白色纤维膜内有一个浅褐色腺体，那就是肾上腺。它富含皮质激素和髓质激素。如果孕妇误食了肾上腺，其中的皮质激素可使孕妇体内血钠增高，排水减少而诱发妊娠水肿。髓质激素可促进糖原分解，使心跳加快，诱发妊娠高血压或高血糖等疾患。同时可出现恶心、呕吐、手足麻木、肌肉无力等中毒症状。因此，吃猪腰时，一定要将肾上腺割除干净。

祖国医学理论有“以脏养脏”之学说，即常吃动物的某种脏器就可以滋补人的同种脏器。这一学说已经被现代医学证实。例如：猪心富含蛋白质、钙、磷、铁及多种维生素，吃猪心可以增强人体心肌的营养，增加心肌的收缩力。妊娠期间肾血流量由孕前的800毫升/分增至1200毫升/分，肾脏负担增加，因此，孕妇可以适当吃些猪腰花以滋补肾脏。

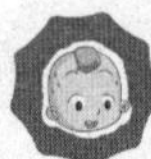

孕妇能吃葡萄干吗

葡萄干含大量葡萄糖，对心肌有营养作用，有助于冠心病人的康复；由于葡萄干中钙、磷、铁的相对含量高，并有大量维生素和氨基酸，是孕妇的滋补佳品，可补气血、暖肾，对贫血、血小板减少有较好疗效，对神经衰弱和过度疲劳有较好的缓解作用。

葡萄干30克加大枣15克加水煎服，可治胎动不安；葡萄干30克加生姜皮10克加水煎服，可治营养不良性水肿；葡萄干30克加南瓜蒂水煎服，可治胎气上逆引起的呕吐；葡萄干30克加去皮和心的莲子90克熬煮，或葡萄干、苎麻根各30克加莲子60克水煎服，均可治胎动不安。葡萄干可加糯米、白糖制成葡萄粥，能益气血、强筋骨、除烦渴、利小便，适于治疗气血虚弱、肺虚咳嗽、小便淋漓、水肿等。

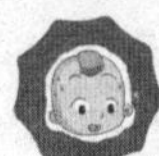

孕妇能吃菠萝吗

菠萝香味宜人，味甜鲜美，但菠萝中含有一种叫蛋白酶的物质，对人的皮肤、血管等有一定的副作用。过敏体质的人食之会引起菠萝中毒，称为“菠萝病”，吃后15分钟至1小时之间，出现呕吐、腹痛、腹泻，同时还会出现过敏症状，如头疼、全身发痒、四肢及口舌发麻，严重者还会出现呼吸困难、休克等。所以建议孕妇少吃菠萝为妙，特别是初食者，尤其要当心过敏的发生。

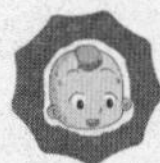 孕妇能吃辣椒吗

孕妇并不一定要绝对禁止吃辣椒，但应适量，以免刺激肠胃，引起便秘、血流量加快等。如果属于前置胎盘者应绝对禁止食用辣椒。

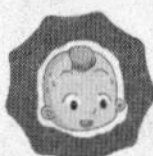 孕妇能吃方便面吗

如果长期用方便面来替代主食，而不添加任何其他食品，就很容易导致人体营养缺乏，对健康极为不利。人体的正常生命活动需要6大营养素，即蛋白质、脂肪、碳水化合物、矿物质、维生素和水。只要缺乏其中一种营养素，时间长了，人就会患病。而方便面的主要成分是碳水化合物，汤料只是含有少量味精、盐分等的调味品，即使是各种名目的鸡汁、牛肉汁、虾汁等方便面，其中肉汁成分的含量也非常少，远远满足不了孕妇每天所需要的营养量。

总之，方便面作为一种方便食品，偶尔吃一些对身体没有害处，但经常吃就会有损健康了。综上所述，即使正常状态的人都要少吃方便面，孕妇就更要少吃这种食物了。

孕妇的日常护理

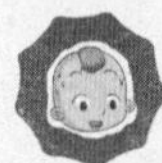 为什么胎儿喜欢妈妈的声音

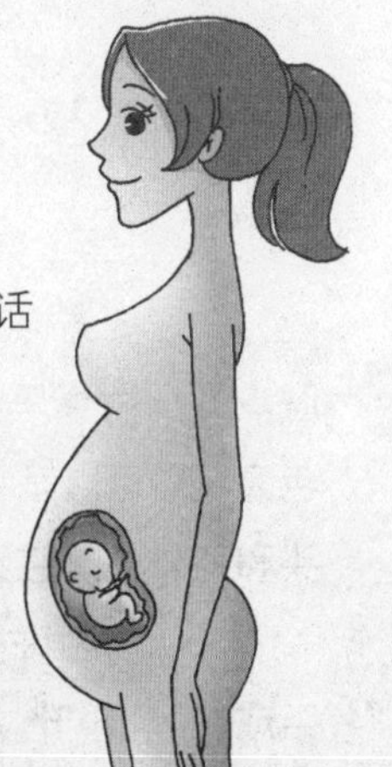

胎儿在孕中期时，已能感觉外部声音的刺激。

胎儿是透过腹壁听到声音的。胎儿最初听到的是妈妈的声音。

腹中的胎儿会记住妈妈的声音。出生后，妈妈轻柔地对他说话时，婴儿就会觉得很舒服，哭泣中的婴儿甚至能够立刻熟睡。

据统计，当家中没有其他人时，妈妈要尽可能地多和胎儿说话。对胎儿而言，无声的世界并不好。当妈妈在看电视时，胎儿独自处于黑暗的腹中，会有不安感。而妈妈说话时，他会感到兴奋或变得安静。

此外，胎儿还能够敏感地区别出温柔的声音和可怕的声音。这是因为妈妈和胎儿的心是互通的。因此，母亲要随时以稳定而温和的声音对胎儿说话，以促进胎儿脑细胞的发育。

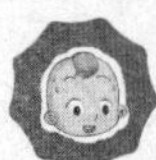

如何做好乳房保健

母乳是婴儿最好的天然营养品。母乳新鲜、干净、无菌，含有各种预防疾病的免疫物质，可以提高婴儿对疾病的抵抗力，以母乳喂养的婴儿很少发生消化道疾病。而且母乳温度合适，不冷不热，随时可喂，不需要花很多时间做喂食前的准备工作。

母乳的作用如此重要，所以，妊娠期间为未来的宝宝做好哺乳准备是非常必要的。

怀孕后，孕妇的乳房开始变大，乳腺发达，如果不使用乳罩保护，会使乳房组织松弛，乳腺发育不正常。但如乳罩过于压迫乳房，又会使血液循环不畅。因此，孕妇应在孕早期使用合适的乳罩，以宽肩带、不挤压乳房的乳罩为宜。若在孕期和哺乳期用合适的乳罩支持乳房的重量，则在断奶后，乳房会很好地恢复到孕前的形状和坚挺度。

初孕女性的乳头有时是平坦的，甚至是凹陷的，从第4个月开始，应每天用力向外牵拉乳头数次，每次牵拉数下即可，目的是使产后的母亲能立即给婴儿喂奶。如是凹陷形乳头，可根据需要选购合适的乳头吸罩。开始时每天戴几个小时，在妊娠3个月后每天可酌情增加佩戴时间。

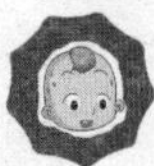

怀孕后乳房会发生怎样的变化

乳房是乳汁的分泌器官，由腺体组织、结缔组织和起保护作用的脂肪组织组成。其主要结构是皮肤、皮下组织和乳腺体。乳房的皮肤包括乳头、乳晕和一般皮肤。乳房中央呈圆锥形突起，乳头有15～25个输乳管的开口。乳头周围为环形的色素沉着区，呈粉红色，称为乳晕。在乳头周边散有数个蒙氏腺（小突体）。在乳头和乳晕处有感觉神经分布。

乳腺体由许多腺泡、乳小叶和导管组成。腺泡是分泌乳汁的场所。数个腺泡组成1个乳小叶。每叶有一排泄管，称输乳管。腺泡间有小的输乳管相通，可将分泌的乳汁汇集到15～25个输乳管中，并通向乳头的开口处。输乳管在乳头根部扩

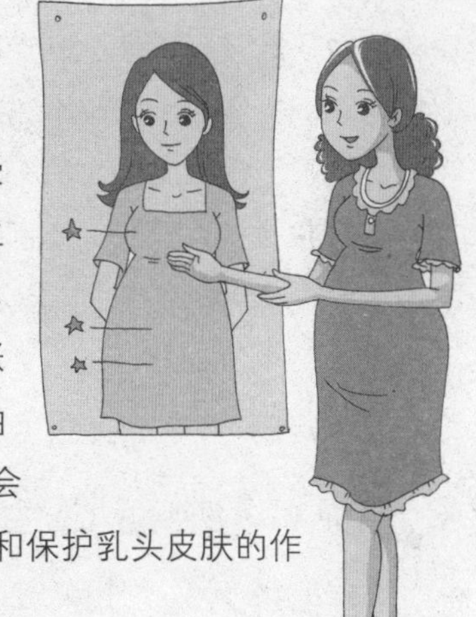

张呈锥形，称为乳窦（位于乳晕皮下），可储存乳汁。

妊娠时，无论孕妇将来是否愿意哺乳，随着受精卵分裂形成胚胎的同时，乳房会发生一系列的生理改变，为泌乳做准备。随着妊娠期的进展，孕妇自己能感到乳房和乳头增大，有肿胀不适感或胀痛。乳晕范围扩大，色素沉着加重，乳头和乳晕由平时的粉红色变为黑褐色。在乳头周围的蒙氏腺也会变大，似一个个小丘疹，能分泌油性液体，起润滑和保护乳头皮肤的作用。

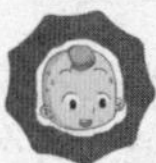 乳头应该怎样保护

洗澡后，在乳头上涂上油脂，然后用拇指和食指轻轻抚摩乳头及其周围部位；不洗澡时，应用干净软毛巾擦拭，也可用以上方法按摩乳头。

如果乳头上有硬痂样的东西时不要生硬地抠掉，入睡前，可在乳头上覆盖一块涂满油脂的纱布，第二天早晨起床后擦掉硬痂。

需要注意的是，孕妇平时不要留长指甲，以免在做乳头养护时使乳房皮肤受损伤；为促进乳腺发育，平时可用温热毛巾敷在乳房上，在毛巾上面把乳房夹住在手掌和肋骨之间进行按摩；从怀孕的第33周起，用手指把乳晕周围挤压一下，使分泌物流出，以预防腺管不通造成产后乳汁淤积。

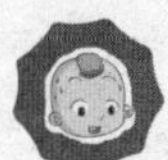 什么是正常胎动

孕中期，孕妇的子宫膨大较快，羊水迅速增加，胎儿的活动也在增加。这时孕妇可以感到胎儿在子宫内拳打脚踢、频繁活动，这就是胎动。

怎样才能算正常的胎动呢？一般说来，孕妇从怀孕4个多月开始能感到胎动，以后胎动的次数逐渐增多；怀孕28～38周，是胎儿活动最频繁的时期；将近足月时由于胎头下降，胎动次数会减少。正常情况下，胎儿的活动是有一定规律的。

那么，胎动多少次才算正常呢？一般说来，正常的次数应不低于3～5次/小时，12小时内胎动次数在30～40次。有时由于各种原因造成胎儿缺氧，胎动会发生变化，如次数减少或次数猛增，这是胎儿发出的信号，孕妇应给予重视。如果

胎动次数逐渐减少，甚至减少到12小时只动10次以下或一动不动，说明胎儿已经很危险。一般连续计算12小时胎动次数不大可能，因此，可在早、中、晚各测1小时，然后把测得的胎动次数相加再乘以4，即12小时胎动次数。如果每天只能测1次，最好在晚上，且时间要固定。一般在晚7～8点计胎动次数最能反映胎儿是否缺氧。如果发现胎动减少，应及时向医生反映，由医生根据孕妇情况与胎儿情况作出决定。

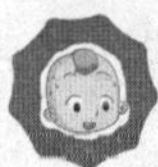

怎样测胎心音

妊娠第4个月后，使用听胎心的听诊器，自孕妇腹部子宫的适当位置便可直接听到胎儿心音。孕24周前，胎心多在脐下正中或偏左右，孕24周后，胎心多在胎背所在一侧。妊娠后期，俯耳于孕妇腹部胎背处便可清楚地听到胎心。

方法：孕妇排尿后仰卧床上，两腿伸直。家人用木听筒或听诊器在孕妇腹壁仔细听。胎心呈双心音，第一音和第二音很接近，有节律规则，近似“滴答”声，一般心音每分钟跳动120～160次。每日可听一次或数次。每次听1～2分钟。

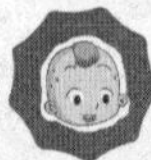

怎样测宫高

宫高是反映胎儿增长近况的一个指标。如果发现宫高停止不长（可能会是死胎），或增大过快（可能双胎或羊水过多）都应引起注意，并前往医院检查。

方法：妊娠16周开始，测量时，孕妇应先将尿排尽，而后仰卧床上，两腿微屈，家人用右侧手掌轻轻在孕妇下腹部由上而下地触摸子宫底部（质地较孕妇腹部组织稍硬），然后用卷尺紧贴腹部测量宫底距耻骨联合上缘（位于阴阜上端坚硬处）的距离。可每半个月测一次，了解子宫增长的动态变化。一般情况下，孕16周时，宫底居耻骨联合至腹中央；20～24周时达到脐部；28周时位于肚脐与胸骨下端剑突之间的中央；32～34周达到剑突下1～2横指。

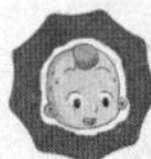

孕妇游泳为何有利于顺产

许多国外专家经研究发现，职业游泳女性、热带地区经常游泳的女性及长期从事水上作业的女性，如下海采贝的妇女、女潜水员等，怀孕后经常坚持游泳，分娩时大多顺产。

举办孕妇游泳训练学校的专家经实验发现，凡参加游泳训练的孕妇，在分娩时都很顺利。同时，分娩过程缩短一半，并且有些胎位不正常的孕妇在训练中胎位恢复了正常，很少发生流产或早产。

研究得知，孕妇在游泳过程中身体得到了锻炼，产力显著增加，胎儿在腹内运动也会增强，其调整胎位的机会增多。

当然，并不是所有的孕妇都适合游泳，比如有流产、早产、死胎史或患有心、肝、肾疾病及妊娠高血压综合征，阴道流血的孕妇则不宜参加游泳锻炼。

另外，孕妇参加游泳的时间应该在怀孕5～7个月时为宜。游泳的动作不宜剧烈，应以水中漂浮、轻轻打水、仰泳为宜。

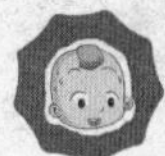

孕妇游泳应注意哪些问题

游泳是孕妇夏季最佳的解暑运动，不仅可使孕妇身体凉爽，而且孕妇腹部肌肉还可通过游泳锻炼而得到加强，对未来分娩有利。孕妇游泳应注意以下几点：

- 游泳前要做体检，听取医生意见：是否可以游泳及游泳时应注意什么。
- 孕妇游泳必须选择正规游泳池，水温在30℃左右，清洁卫生。
- 孕妇游泳要有亲人、朋友一同前往，以随时照应，保证安全。
- 孕妇游泳动作不宜太剧烈，可以做水中漂浮，双足轻轻打水，选择仰泳更适合。
- 孕妇游泳要避开游泳池人多的时间段。如在室外泳池游泳，还要避开阳光强烈的时间段，上午10时至下午4时不宜去游泳。
- 孕妇若身孕未满4个月，或有流产、早产、死胎病史，或阴道出血、腰部疼痛、妊高征、心脏病者不宜游泳。另外，妊娠晚期也不要去游泳。

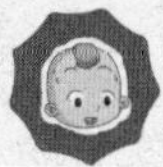

什么时候最容易流产

怀孕后3个月以内，胎盘还未成熟，胚胎情况最不稳定，此时孕妇最容易出现

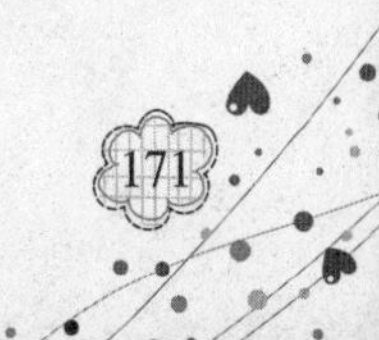

流产。有些孕妇甚至连是否已有身孕也不知道，以致做出很多可致流产的事情。另外，在一年之中，又以入夏的5月和6月最易小产。原因并不是季节影响，而是因多数人在春天受孕，到五六月时，也正是怀孕两三个月，最易流产的时候了。

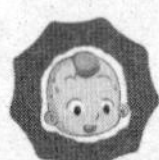

妇科检查会造成流产吗

女性怀孕以后，定期做产前检查是为了母婴的健康。有时为了弄清怀孕的情况，需做一些妇科检查。不少孕妇对此不理解，甚至认为做妇科检查会引起流产，因而拒绝医生检查。孕早期时做妇科检查是通过阴道、腹部双合诊了解子宫的大小和质地，以确诊是否怀孕，也能给以后子宫的变化提供基础情况。在有宫外孕或可疑肿块时，更需要进行此项检查，以尽早诊断，及时处理。

医生在做妇科检查时，尤其在考虑到有怀孕可能时，动作会很轻柔，所以，妇科检查不会影响胚胎发育，也不会造成流产机会的增加。检查时，孕妇应积极主动配合，精神不要紧张，腹部应当放松，这样可以使检查顺利进行，有利于准确查出病变所在。如果已经存在某些变异和导致早产、流产因素，流产也就无法避免了。

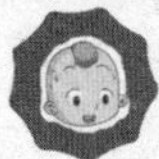

孕妇的体重为什么会影响胎儿的心脏发育

婴儿患先天性心脏缺陷的主要原因是宫内感染，如母亲感染了风疹、流行性感冒、腮腺炎和柯萨奇病毒等。而如果母亲在怀孕前体重超重，怀孕后便很容易体质下降，患上各种疾病，特别是上述病毒感染疾病，从而增加了胎儿患宫内感染的概率，使其心脏发育受阻。

同时，肥胖的孕妇患糖尿病或妊娠期合并糖尿病的概率增多，从而使巨大胎儿和畸形胎儿的发生率增高，其中以先天性心脏畸形最为常见。

所以，体重超重的孕妇应多进行适宜的运动，补充均衡的营养素，少吃含脂肪高的食品。

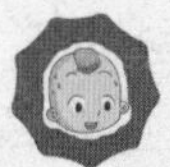

如何防止发生便秘

孕妇便秘严重时，不要依赖“开塞露”，可以到医院进行低压灌肠；如果症状不太严重，可喝点儿香油。在日常生活中，注意合理饮食、少量多餐，避免吃辛辣及酸性等刺激性食物，不要吃过精过细的食物；坚持进行温水坐浴，并按摩肛周组织，每次持续3～4分钟；除了不要坐沙发，还应避免在电脑前久坐；适当增加提肛运动的频率，每天有意识地做3～5组提肛运动，每组30下。

此外，可以晨起后空腹喝一杯500毫升的淡盐水；如果血糖不高，平时可多喝纯正的蜂蜜水；多吃粗纤维的蔬菜，如芹菜、韭菜等；多吃些白芝麻，并熬一些芝麻、红薯稀饭；将梨、香蕉等各种水果一起榨汁饮用；不要忍便，养成定时排便的习惯，排便时间不宜过长。

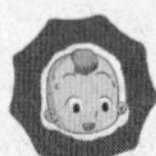

孕妇便秘为什么不能使用开塞露

有些便秘的准妈妈喜欢用开塞露来解决问题，其实，这种做法会引起肛周和直肠局部组织的强烈收缩，造成短暂的缺血，引发慢性炎症。所以，孕妇患了便秘，最好不要用开塞露。

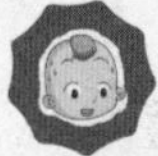

孕妇怎样选择衣服

有些孕妇认为，怀孕期间最能体现女性美，因而注重精心装扮，这么做非常值得提倡，因为展示孕期美好形象有助于维护准妈妈良好的心境，保持其心理平衡，对于准妈妈及胎儿的身心健康十分有利。

但追求穿衣美观时尚的同时还要讲究舒适健康，在穿衣方面，准妈妈应选用松软透气、吸汗性较好的棉织物，不宜选用涤纶等化纤类织物，并注意衣服宽松肥大一些，不宜紧身，更不能把腰束得过紧，以免使腹部受压，影响胎儿正常发育，因为外来压力可致胎儿骨骼变形、组织器官发育不良、胎位不正等。

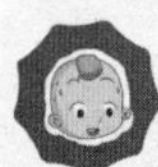

孕妇也能穿时装吗

过去的孕妇多数用一条肥大的裤子、一件男式上衣作为人生这一特殊时期的着装，都是将就着穿，而不太注重美。随着经济条件的改善和现代人审美情趣的提高，80后、90后准妈妈在这一特殊时期也跟平常一样，仍然会追求时尚着装。准妈妈即使大腹便便也穿上了色调明快、款式别致而又适合自己的孕妇时装，且别有韵味，为都市生活平添了一道亮丽的风景。

孕妇装在面料的选择上，多以棉、麻等天然透气性强的原料为主，有水洗卡其、水洗牛仔布、细柔灯芯绒等，这有利于母亲和胎儿的健康。为了孕妇身体舒适和行动方便，孕妇装在款式设计上特别强调腹部的宽松性，如连衣裙、背带裙、马甲套裙等，大多胸前打褶，然后直筒到底，留下很多余地给腹部发展。同时，细处设计和色彩各有不同，有的采用不同布料拼凑，有的在某些部位绣上或剪贴一些小动物、花草作为点缀，有的在颈部、胸前、背后、袖口镂空，风格多样，孕妇可根据自己的体形与爱好作出选择。

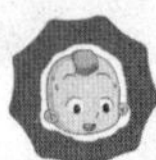

孕妇应穿什么样的内裤

孕妇阴道分泌物增多，所以宜选择透气性好，吸水性强及触感柔和的纯棉质内裤，因其对皮肤无刺激，不会引发皮疹。

不妨试试以下两种适合孕妇的内裤：

覆盖式内裤

能够保护孕妇的腹部，裤腰覆盖肚脐以上部分，有保暖效果；松紧可自行调整，可随怀孕的不同阶段体形自由伸缩变化；有弹性的伸缩蕾丝腰围，穿着更舒适；有适宜与多种服装搭配及穿着需要的款式和花色，如平口、灰色等。

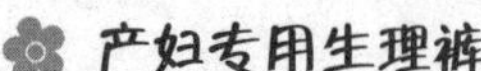

产妇专用生理裤

采用舒适的柔性棉，并具有高弹性，不紧绷；分固定式和下方可开口的活动式两种，便于产前检查和产褥期、生理期等特殊时期穿着。

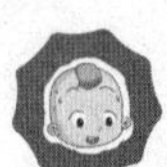

孕妇如何清洁皮肤

要拥有健康的肌肤，清洁这个程序是不可忽略的。平时早、晚均可以用洁肤品洗脸，选择的牌子和性能因人而异，如有过敏，只用清水洗脸即可。洗面皂最好选择一些性质温和、不刺激皮肤的。

当然，若有化妆，在洗脸前一定要先卸妆，再用洗面奶彻底将面部洗净，不要使污垢、油脂和化妆品残留在毛孔内。因为残留的污垢、化妆品会与汗水混合，易使肌肤发痒或过敏、感染发炎，所以不要贪一时之便，不卸妆就直接洗脸。清洁完毕，可涂一些以纯天然植物为主要原料的护肤乳霜。

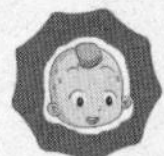 干性皮肤如何护理

孕妇在怀孕期间，皮肤易缺乏水分、油分，加上妊娠期间新陈代谢功能旺盛，容易产生孕斑，使皮肤出现粗糙、脱皮的现象，因此，在选择保养品上，不妨选用滋润度较高的。而在清洁、保养方面，双重清洁极为重要。最好洗脸时做一下湿手按摩，可促进新陈代谢。

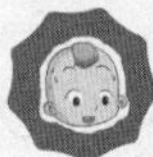 孕妇为什么会生黑斑和雀斑

孕期孕妇生理变化显著，皮肤会有相应的改变，如由于激素的影响，脸上会出现黑斑及雀斑。

黑斑及雀斑的形成与激素分泌的增加有关，这种增加容易刺激皮肤的色素细胞，促进黑色素的分泌并使之代谢不良。这些黑色素细胞沉淀在皮肤内部，形成黑斑、雀斑，也会造成皮肤老化及变黑。

皮肤直接受阳光照射，暴露在紫外线下，也是黑色素增加的另一种原因。因此，除了避免过多的日光照射外，孕妇还应注意饮食多样化，多吃蔬菜水果，以保持体内营养平衡，同时，还应保持皮肤的清洁、滋润。

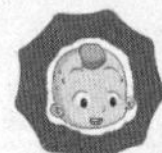 孕妇多长时间洗一次头发为宜

孕妇由于妊娠反应，精神状态欠佳，身体易疲惫、困倦，如正逢春、秋季节，每周洗2次头发为宜，夏季，隔日洗1次头发为宜，冬季，每周洗1次头发为宜。到了孕中期及孕晚期，孕妇体内新陈代谢旺盛，出汗多，如正逢春、秋季节，可隔日洗1次头发为宜，夏季，每日洗头发1次为宜，冬季，每周洗2次为宜。

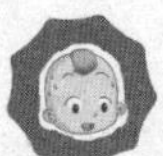 孕妇应该怎样保养头发

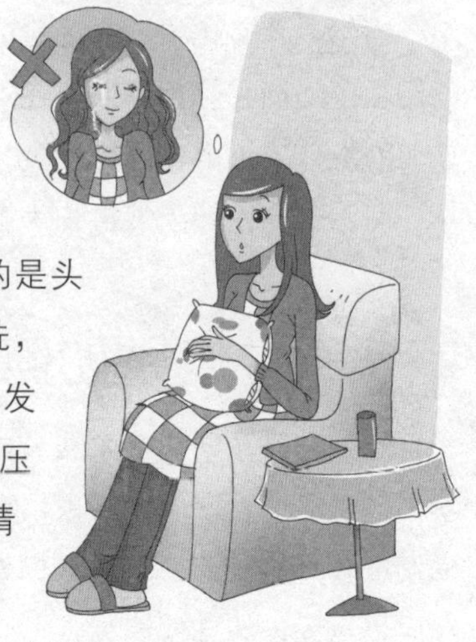

有的孕妇在孕期掉发很多，会很担心。

其实，孕期头发脱落是很自然的一件事，完全不必大惊小怪。普通人每天的掉发数量在70根左右，孕妇与普通人大致相同，无须担心。该注意的是头发的清洁，如果孕妇是油性头发，更应该勤于清洗，并且要彻底地冲洗干净，因为头发过油过脏会使掉发更严重。通常，不良的饮食习惯以及工作、生活的压力是健康、乌黑秀发的大敌。所以，孕妇应该心情放松，摄取均衡的营养，吃得好，睡得香，头发便不会过多脱落。

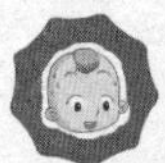 孕妇应怎样按摩头部

孕妇洗头时要多多按摩头皮，以促进血液循环。一旦血液循环畅通，头发生长的速度便会加快，发质自然就会变好。

按摩时，以指腹揉、捏、敲、擦头皮。动作要领是：揉时以画圆的方式进行；捏时力量不要太重；敲时以发旋为中心，做前后左右式的移动；擦时以拇指由耳后往下按。按摩之后，孕妇会觉得特别清爽，而且神采飞扬。

孕妇的内衣为什么要勤换洗

女性在怀孕以后新陈代谢旺盛，机体产热量升高而易使体温上升，皮肤血管扩张，使皮肤温度升高，汗液分泌量增大，以保持体温的相对恒定。所以，孕妇大都出汗多、怕热。正常人一昼夜不自觉地排汗500毫升～600毫升，孕妇的排汗量是正常人的2～3倍。出汗不仅可调节体温，还有排泄代谢产物的作用，但出汗后，如不及时洗净，容易使表皮上积存污垢，产生酸腐气味，不仅污染衣物、被褥、床单，而且也污染皮肤。这些被汗渍污染的衣物、被褥及床单，很适宜微生物生长，易致皮肤感染，所以，孕妇最好勤换洗内衣。

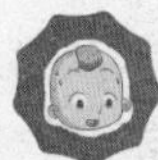

孕中期准爸爸应做哪些工作

妊娠反应的3个月终于过去了，宝宝在妈妈的肚子里一天天长大。准妈妈的肚子渐渐隆起，做爸爸的兴奋是不是因熟视无睹而渐渐消退？这个阶段准爸爸可不能松懈，等待准爸爸做的事情还有很多，下面就是准爸爸应该做的工作。

陪妻子去做产检

尽量抽时间陪妻子去做每一次产检。每一次健康检查都要测量胎儿的发育程度（大小、身长等），并且大夫会解答有关宝宝的任何疑问。这种检查最激动人心的地方就是准爸爸可能有机会听到胎儿的心跳，还有超声波检测时，可以从屏幕上看到还未出世的宝宝在活动转身，这恐怕会成为准爸爸终生难忘的经历，一定不能错过。

陪妻子一起去“听课”

目前，很多医院的产前检查服务中心都设有这项内容——“孕妇课堂”。孕妇们在课堂上可以学到一些关于怀孕和分娩的必要知识，这种“课堂”都是欢迎丈夫们参加的。所以，准爸爸最好能于百忙之中抽点儿时间和爱妻一起去听课，一来学了知识，二来也可体现自己对爱妻的“心理支持”。

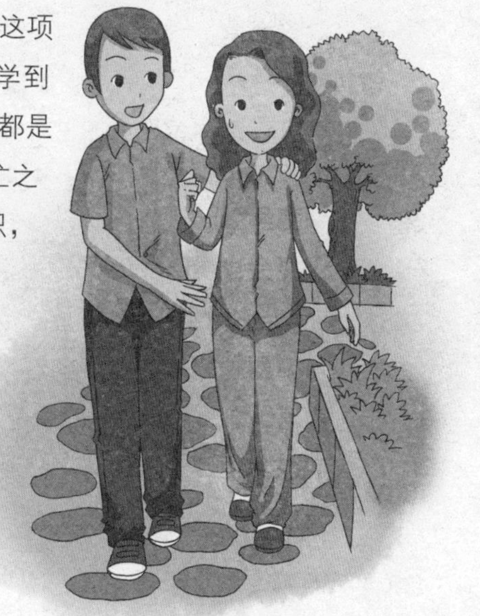

陪妻子散步

准爸爸哪怕工作再忙，也要争取每天抽出时间陪妻子散散步。怀孕后，妻子常会觉得腰酸背痛，到了妊娠的中、晚期，妻子的腿或脚还可能肿胀。准爸爸每天花几分钟为她擦擦背或者做做足底按摩，这些亲密小举动将会永远保存在准妈妈的甜蜜回忆里。

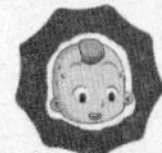

乘电梯会对胎儿有影响吗

通常，人们坐电梯时会有失重的感觉，尤其是高速电梯，从上面下来时，会突然觉得心被悬到了空中，当电梯到达底层时，又有“一块石头猛落地”的感觉，所以，有些孕妇就会担心这对宝宝有不好的影响。其实，一般电梯的行驶速度是有限的，给人造成的失重感也是常人可以承受的，因此，孕妇乘坐电梯基本上不会对腹中胎儿造成伤害。

当然，这也要看个人的敏感程度，如果孕妇乘坐电梯时，出现如头晕、心慌、出汗等问题，还是应该尽量避免乘坐。如果居住的楼层在4层以下，爬爬楼梯是可以的，但不提倡把爬楼梯当锻炼，因为随着妊娠的进展，孕妇体重增加，血容量及心搏出量也相应增加，这本身就增加了心脏的负担，而爬楼梯要克服重力，是一项较为费力的耗氧运动，心脏负担会加重，所以，爬楼梯不适合在孕期进行。

孕妇的居住环境需要注意什么

整洁通风的房屋：无须豪华漂亮，但要有较好的通风条件，室内应整齐清洁，舒适安静，温度适宜。温度太高（25℃以上），会使人感到精神不振，头昏脑涨，全身不适；温度太低，会影响孕妇的正常工作和生活。调节温度的方法是开窗通风，夏天也可使用电风扇，但不宜开空调。冬天以暖气取暖调节室温；若以煤炉取暖，应防止一氧化碳中毒，因一氧化碳中毒而造成的缺氧，对母亲和胎儿大脑有极大损害。所以，即使在冬天，也不要忘记定时开窗，使空气流通。

适宜的湿度：最好的空气湿度为50%。若湿度相对太低，会使人觉得口干舌燥、喉痛、流鼻血等。调节的方法是在火炉上放水壶，暖气上放水槽，室内可装加湿器；若湿度太高，则室内潮湿，衣服、被褥发潮，可以引起消化功能失调，食欲降低，关节酸痛、水肿等。调节办法是移去室内潮湿的东西及水壶，或多打开门窗通风换气。

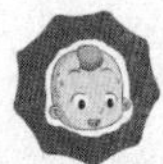

什么时候会产生初乳

怀孕第5个月之后，孕妇可能会产生初乳，初乳为一种黄色透明的乳汁，这是为日后哺乳做准备。有些孕妇要到怀孕末期才有初乳产生，也属正常。

产生初乳后，在胸罩两侧各塞入棉质手帕或纱布，以吸收分泌物。药房也有专为处理乳汁分泌物而设计的棉垫，但勿选用有塑胶外膜的制品，以免沾湿后不易透气。无论是纱布或棉垫沾湿后都应立即更换。

如果分泌物变干、变硬后在乳头上形成结痂，可用清水沾湿，再轻轻拭去。不必使用肥皂，以免使乳头干燥或不适。

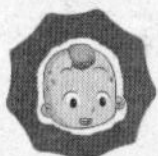

孕妇如何安度三伏天

民谚云：“孕妇过三伏，腹中揣火炉。”那些腹中孕育着小生命的孕妇，要安度暑气灼人的三伏天，应从以下4个方面注意保健：

心态要平和

三伏天，火气旺盛。孕妇在精神、心理等方面，应息其怒，静其心，安其神，使神经系统处于宁静状态，民间素有“心静自然凉”之说。

生活要规律

三伏期间，孕妇的生活要有一定的规律，做到“夜卧早起，无厌于日”。晨起后，适当参加一些力所能及的体育活动，有利于机体调节体温，增强对热的耐受力。午饭后，适当午睡。晚上不可贪凉而卧，睡于露天、走廊、窗前等处，更不可迎风而卧，也不可久吹风扇，以免诱发疾病。

防暑要避温

三伏天，暑热湿盛，孕妇外出时，要戴草帽或打遮阳伞，以遮挡阳光的直接照射。孕妇的衣着宜宽大凉爽，出汗多时，湿衣汗衫要勤换勤洗，以防暑湿并袭，侵扰机体。孕妇的居室应通风透凉，还可常饮绿豆汤、酸梅汤、消暑茶等。

饮食要清淡

三伏天里，孕妇的消化功能差，饮食应有规律，定时定量。应以温软易于消化、清淡富有营养为宜，适当多吃些新鲜蔬菜、瓜果及鱼、虾、鸡、瘦肉、豆制品等。还可经常吃些藕粉、莲子粥、薏仁粥、薄荷粥、凉拌菜等，少吃油条、肥肉等厚味之物，以防生湿、生热。

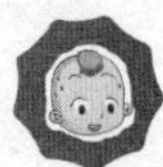 孕妇如何安度严冬

注意保暖，严防病毒感染

冬季气温低，日夜温差大，呼吸道抵抗力降低，因此，极容易患风疹、流行性感冒等由病毒引起的传染病。孕早期如感染上风疹、巨细胞病毒、水痘、流行性腮腺炎和流感等病毒，会对胎儿造成不同程度的损害。因此，孕妇应该注意保暖，室温力求恒定，寒流袭来时应多穿些衣服，外出时尤应严防着凉受寒。孕妇所在地区若有疾病流行，就不要随意外出，更不要到公共场所去。

注意饮食营养

冬季人体散热多而且快，孕妇更应注意饮食，增加营养，以满足母子的生理需求。冬季孕妇应多吃些瘦肉、鸡、鱼、蛋类、乳类、豆制品和动物肝、肾等营养丰富的食品。特别值得注意的是，冬季绿叶蔬菜较少，易缺维生素C，孕妇应多吃些绿叶蔬菜和水果，以及含维生素A较丰富的胡萝卜等。

多晒太阳

钙在体内的吸收与利用离不开维生素D，而维生素D需要在阳光中的紫外线参与下，由体内进行合成。因为要保障胎儿的骨骼发育，孕妇需要的钙质比一般人更多，这就要求孕妇在冬季天气较好时，多到户外去晒太阳，每天不少于半小时。

严防跌伤

在天寒地冻的冬天，孕妇身体笨重，在路面很滑时容易跌伤。所以，冬天里孕妇不可穿高跟鞋或塑胶底的鞋，应穿布底、软底或不滑的鞋。此外，走路、乘车，特别是夜里去卫生间，以及上下楼梯时，应格外小心，严防跌倒，以免发生意外。

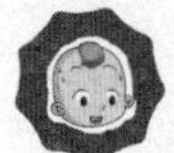 孕妇皮肤瘙痒有哪些危害

孕妇发生皮肤瘙痒，多出现在妊娠中后期以后，且瘙痒的程度轻重不一，轻者只是皮肤稍有瘙痒，重者则瘙痒难忍，坐立不安，夜不能寐，痛苦不堪，有的抓破皮肤方能暂时止痒，结果造成全身抓痕累累，甚至发生皮肤化脓性感染。孕妇皮肤瘙痒的症状一般到分娩后才能减轻直至消失，孕期可以适当用药。

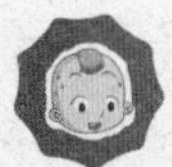

皮肤瘙痒怎样缓解

孕妇发生皮肤瘙痒时，可采取以下方法缓解症状：

- 精神紧张、情绪激动，会加重瘙痒，所以，孕妇首先要减轻精神负担，避免烦躁和焦虑不安。
- 避免搔抓。因为不断搔抓后，皮肤往往发红而出现抓痕，使表皮脱落出现血痂，日久会导致皮肤增厚、色素加深，继而加重瘙痒，甚至还能引起化脓性感染。
- 勤换内衣内裤。
- 洗澡时切忌用温度过高的水或使用碱性肥皂使劲擦洗，因为这样会加重瘙痒。
- 防止食物因素的刺激，如少吃辣椒、生姜、生蒜等刺激性的食物。海鲜的摄入要适量，因为海鲜能加重皮肤瘙痒。
- 穿纯棉的衣物，避免化纤织物与皮肤发生摩擦。
- 药物治疗。瘙痒严重的孕妇需在医生指导下用药。全身瘙痒可短期适当服用镇静剂或脱敏剂，如口服氯苯那敏片，每日3次，每次4毫克；艾司唑仑片，每日2～3次，每次1毫克，但此药对胎儿有害，应尽量不吃。可同时口服B族维生素和维生素C。

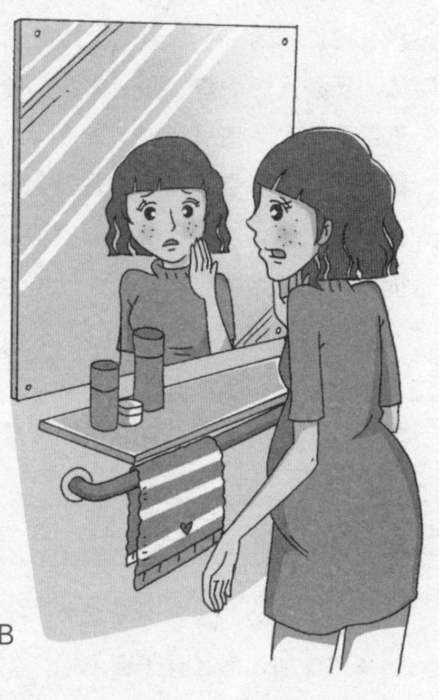

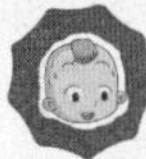

孕中期可以进行性生活吗

妊娠3个月以后，胎盘逐渐形成，妊娠进入稳定期。妊娠反应已过去了，孕妇的心情开始变得舒畅。由于激素的作用，孕妇的性欲有所提高。加上胎盘和羊水的屏障作用，可缓冲外界的刺激，使胎儿得到有效的保护。因此，妊娠中期可适度地进行性生活，这也有益于夫妻恩爱和胎儿的健康发育。国内外的研究表明，夫妻在孕期恩爱甜蜜，生下来的孩子反应敏捷，语言发育早，而且身体健康。

妊娠中期的性生活以每周1～2次为宜。值得注意的是：妊娠期的性生活对胎儿是一种很好的情绪胎教，舒心的性生活充分地将夫妻间的爱心和性欲融为一体，会使孕妇的心情愉快、情绪饱满。

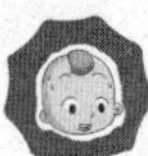 为什么孕中期过性生活要戴避孕套

医学专家告诫准爸爸准妈妈，在妊娠4～7个月的时候，如进行性生活，宜用避孕套，以防子宫收缩而引起腹痛或流产。

男性的精液中含有大量的前列腺素，性交时可由女性阴道黏膜吸收，参与孕妇体内多种代谢活动，影响局部的循环，产生一系列反应。据医学研究发现，前列腺素共有13种，在人体内，各种类型的前列腺素含量也不一样，对子宫的作用也可因妊娠而有区别。如果女性没有受孕，前列腺素F可以抑制子宫生理性收缩，使子宫肌肉松弛，以利精子向输卵管移动，促进精卵结合。前列腺素E虽说对子宫有收缩作用，但含量较少。而女性怀孕期间，情况就不同了，有关资料证实，怀孕时，无论是前列腺素E还是前列腺素F，对子宫的收缩作用都明显增强，它可使子宫发生剧烈收缩，故在性交后，不少孕妇会出现腹痛现象。如果性生活过于频繁，子宫经常处于收缩状态，就有可能导致流产。

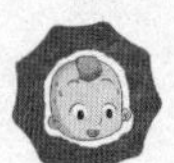 孕中期性生活该注意哪些事项

这个时期的子宫逐渐增大，胎膜里的羊水量增多，胎膜的张力逐渐增加，孕妇的体重增加，而且身子变笨拙，皮肤弹性下降。此时最重要的是维护子宫的稳定，保护胎儿的正常生活环境。如果性生活次数过多，用力比较大，压迫孕妇腹部，胎膜就会早破，脐带就有可能从破口处脱落到阴道里甚至阴道外面。而脐带是胎儿的生命线，这种状况势必影响胎儿的营养和氧气的供应，甚至会造成胎儿死亡，或者引起流产。即使胎膜不破，没有发生流产，也可能使子宫腔感染病菌。重症感染能使胎儿死亡，轻度感染也会使胎儿的智力和发育受到影响。

此时，孕妇肚子越来越大了，性生活时要注意不要过分压迫腹部。而且由于性高潮会引起子宫收缩，有诱发流产的可能性，所以，孕妇本人最好少进入高潮状态。此外，丈夫也应注意不要过分刺激妻子的乳头。假如妻子对性生活仍然没有太大的兴趣，做丈夫的一定要尽量理解自己的妻子。

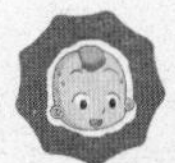 性高潮会引起流产吗

怀孕期间的性生活有时会比平时更令人兴奋，有的女性甚至自结婚以来，第一次达到性高潮。在怀孕后期，性高潮可引发子宫收缩，轻微的收缩并不会引起流产或早产，但强烈的子宫收缩是会引起流产的，所以，孕妇要适当控制高潮，以保证胎儿的安全。在怀孕后期，孕妇经常会感到腹部一阵阵的发紧，每天可以有数次，每次可持续30秒钟左右，这是子宫的正常反应，是为将来的分娩做准备。

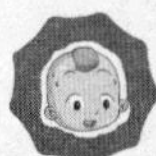 孕妇有必要选用腹带吗

一般来说，正常妊娠无须使用腹带，也无须因为担心身材变形而使用腹带。腹带可能会影响胎儿的正常发育。如果在妊娠期能做一些腹部运动，可以增强腹部的收缩能力，以抵御胎儿逐渐增大对孕妇腹部带来的影响。

但是，并非妊娠期不能使用腹带。如果孕妇前腹部肌肉没有得到锻炼，比较松弛薄弱；或已生育多胎的孕妇，肌肉非常松弛；或腹中的胎儿特别重；或孕妇怀的是双胎；或妊娠期腰背严重疼痛，就需要使用腹带托起子宫，减轻腰背痛，同时能支撑并固定腹部，保证正常姿势，这可减轻孕妇负担，保护胎儿免受过分的振动。此外，为了纠正胎位，有时医生也会建议孕妇采用腹带。

孕妇使用腹带时应注意以下几点：

- 所用腹带是在医生指导下挑选的。
- 腹带的中间和边缘部分要适当加厚，以免卷起。
- 系腹带时要仰卧，站立时要确实能有效地托住子宫。既不可太紧，也不能太朝前。腹带要完全包住髋部，前下方要紧靠耻骨。
- 腹带用于纠正胎位时，需由医生操作，不可自作主张。

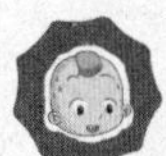 孕妇坐车时应不应该系安全带

任何人坐车时都应系好安全带，孕妇更不例外。孕期由于腹部较大，系安全带可能有点儿不舒服。但为了安全着想，应克服一下，可绕过一条腿系上，或者选择较为舒适的安全带来系。一旦发生事故，不管孕妇本人感觉多好，都应立即去当地产科医院作一下检查。另外，目前还没有安全带对胎盘或子宫造成损伤的记录，因而不必担心。

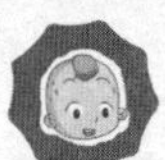 孕妇每天的睡眠时间以多少为宜

正常人一般需要每天8小时的睡眠，孕妇因身体各方面的变化，容易感到疲劳，故睡眠时间应比平时多1小时，最低不能少于8小时。怀孕7～8个月后，每天中午最好有1小时的午睡时间，但不要睡得太久，以免影响晚上的睡眠。午睡最多以不超过2小时为宜。

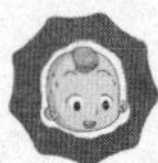 孕妇床上用品怎么选择

睡眠可使营养消耗过大、身体消瘦的母体得到保护，增强孕妇的免疫力。为了给孕妇创造一个良好的休息环境，选择床上用品时应该考虑以下4点：

铺：孕妇适宜睡木板床，铺上较厚的褥子，避免因床板过硬、缺乏对身体的缓冲力而带来的转侧过频、多梦易醒等不适。

枕：以9厘米（平肩）高为宜。枕头过高会迫使孕妇颈部前屈而压迫颈动脉。颈动脉是大脑供血的通路，受阻时会使大脑血流量降低而引起脑缺氧。

被：理想的被褥应是全棉布的被套和床单。不宜使用化纤混纺织物，因为化纤布容易刺激皮肤，引起瘙痒。

帐：蚊帐的作用不仅仅是避蚊防风，还可吸附空间飘落的尘埃并过滤空气。孕妇使用蚊帐有利于安然入眠，并使睡眠加深。

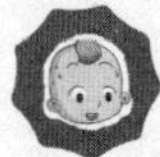 孕妇外出有什么注意事项

一般来说，孕妇不宜出远门，若要外出旅行应做好充分准备，小心照料自己和腹中的胎儿。此时外出有以下几点需要注意：

- 怀孕中期较适宜旅行。将旅行时间安排在怀孕4～6个月之间，最为安全妥当，因为此时初孕时的不适和疲劳已逐渐消失，怀孕末期的沉重肿胀等尚未开始。
- 不去医疗条件落后的地区旅行。确保在发生紧急意外情况时，能获得妥善的现代化医疗服务。
- 不前往传染病流行地区，以防对胎儿造成危害。
- 充分准备行李。除了宽松舒适的衣服鞋袜之外，最好携带一个枕头或软垫，以便乘车时使用。

● 旅程中多安排休息时间。孕妇易疲倦，行程安排不要太紧凑，应有充分的休息，避免不当的压力和焦虑。

● 不要长距离旅行，也不要长时间逗留异地。

● 最好选择车厢过道边的座位，以便于起身走动，最好每隔15分钟走动几圈，可防止腿部静脉曲张。

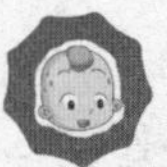 孕妇可以乘飞机吗

妇产科医生和航空医生不赞成孕妇在孕早期乘飞机，因为这段时间容易流产。而妊娠7个月以后则容易引发早产、胎盘早剥、高血压、静脉炎以及不慎摔倒或碰撞，这都会增加母体或胎儿的意外。因此，孕妇在乘飞机前两周必须先向妇产科和航空医生咨询，并检查身体，若有以下健康问题则不宜乘飞机：

● 妊娠7个月以上。

● 曾有自然流产、宫外孕、妊娠中毒症、早产史、宫颈闭锁不全、难产史、胎盘早剥、子宫及胎盘先天异常、盆腔炎、下肢静脉栓塞、Rh阳性血型者或有严重的妊娠反应者。

● 有糖尿病、心脏病、严重贫血、气喘、癫痫、静脉炎、晕动症，某些需长期服药的慢性疾病，某些严重的过敏性疾病，病情未能控制者。

● 患有其他严重的疾病或必须择期终止妊娠者。

另外，飞行途中在起飞和降落以及遭遇气流飞机颠簸时，必须防止孕妇摔跌碰撞，最好旅途中一直系好安全带。

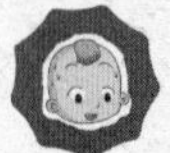 孕妇为什么不宜打麻将

孕妇偶尔和家人打麻将娱乐，可放松身心，但整天迷恋麻将，对孕妇本身和胎儿是十分不利的。首先，打麻将会影响情绪，使其高度紧张；其次，这种伴有喧哗声的杂乱环境，十分不利于胎儿的生长发育；最后，久坐会使孕妇腹部受到挤压，不利于血液循环，时间过长，便会导致胎盘缺血。如果发生胎盘缺血，胎儿所需氧

气不足，轻者会影响胎儿发育，重者胎死宫内。胎儿大了，孕妇长时间坐着不动更易压迫孕妇的下腔静脉，影响其下肢的静脉回流，加重双下肢的水肿。

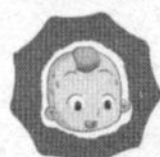

孕妇怎样自我监护

怀孕之后，孕妇应学习一些自我监护的方法，这样可以随时掌握胎儿的情况，如发现异常可立即到医院治疗。现将自我监护的具体方法介绍如下：

监护宫底升高情况

在腹部掌握3个标记，它们分别是耻骨上缘、肚脐及胸骨剑突（心窝下）。妊娠一两个月时，从腹部还摸不到子宫的底部；妊娠3个月时可在耻骨上缘触摸到一个半圆形的隆起；妊娠4个月时子宫底可上升到耻骨和肚脐之间；妊娠5个月时子宫底在肚脐下边二横指宽的地方；妊娠6个月时在肚脐水平位置；妊娠7个月时到脐上三横指宽处；妊娠8个月时在脐和剑突之间；妊娠9个月时可达剑突部；妊娠10个月时反而下降一些，因为此时胎头已降入骨盆内，孕妇会稍感舒服一些。

听胎心音

听胎心音可以知道胎儿在子宫内生活得是否正常，特别是有妊娠中毒症、高血压、肾病及宫内发育迟缓、胎盘功能不全的女性，用这种方法判断胎儿的情况比较可靠。正常的胎心音每分钟120～160次。如果胎儿在宫内缺氧，早期表现为胎儿心音增快，晚期则呈心音不规则、减慢或消失。

计胎动数

胎儿在子宫内活动是胎儿情况良好的表现。一般怀孕4个月（16周）左右，便可有胎动现象，上午胎动多一些，午后胎动少一些，正常情况下，胎动次数差别较大。

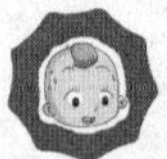

为什么孕妇要慎用祛斑霜

女性怀孕期间，应当警惕一些化妆品对胎儿造成的伤害。特别是某些祛斑产品，由于其中汞含量较高，因而对胎儿影响极大。

汞是一种对人体健康有危害的重金属，由于含汞的某些化学制剂具有增白美容效果，一些不法商人便将之用于祛斑美白化妆品中，以迷惑消费者，牟取暴利。但这些产品的美白祛斑效果都是暂时的，一停用该化妆品，斑又会重现，且对皮肤的伤害也大，长期使用含汞化妆品对人体的神经、消化道、泌尿系统等都会有危害。如果孕妇使用，危害则更大。事实上，孕妇由于体内激素和内分泌的变化，脸上的斑点色素加深或长出新斑点，许多人在产后会逐渐恢复，因此，孕期不必使用祛斑产品。

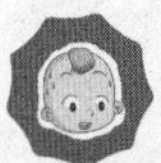

高龄初产妇怎样加强孕期保健

35岁以上的女性首次怀孕，称为高龄初产。高龄初产妇较非高龄者的难产率高。因此，高龄初产妇应该比一般孕妇更关注孕期保健，做好产前检查。一般孕龄女性，要求在怀孕27周前每月检查一次；28～35周时，每半个月检查一次；36周以后每周检查一次。而高龄初产妇则应缩短检查间隔时间，并要特别注意血压和尿的检查，以便及时发现异常；整个孕期应比一般孕妇更为谨慎，从衣、食、住、行等方面加强保健。在饮食上，既要保证充足的营养供应，又不要吃得过多，并要适当进行体力活动，防止胎儿长得过大，不利于正常分娩。

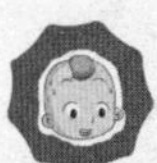

肥胖的孕妇如何进行自我护理

肥胖孕妇指体重超过标准体重20%的显著肥胖孕妇。这类孕妇有合并发生妊娠毒血症、分娩时宫缩无力和流血过多，以及孕期合并糖尿病、静脉炎、贫血、肾炎的可能；其出现巨大胎儿和围产期胎儿死亡的概率均比一般孕妇显著增高。

显著肥胖的孕妇最好在决定怀孕前就采取有效措施，进行合理的减肥。经诊断后，如属于症候性肥胖，即肥胖是由某些疾病所引起的，应在医生指导下使用某些药物进行治疗；如系单纯性肥胖，应进行饮食控制，采取低热量饮食为主，每日饮食限制在1200千卡～1500千卡为宜。但在妊娠28～32周，孕妇血浆蛋白最低时，不可限制蛋白质，一日不得少于40克～60克，同时，要适当限制脂肪和糖。在饮食品种上，应多吃蔬菜、水果和一些粗粮，少吃动物脂肪。食盐限制在每日7克，主食减半，并停止吃零食，注意补充各种维生素和铁质。定期测量体重，注意孕初期增加不超过0.7千克，孕中期不超过2.1千克，孕后期不超过4.2千克，总共不超过7千克为宜。为确保安全分娩，建议肥胖孕妇提早住院待产。

孕妇肥胖对怀孕和分娩有什么影响

● 增加孕期并发症概率。50%的肥胖孕妇会出现高血压，10%的肥胖孕妇会出现明显的蛋白尿，肥胖妇女孕期糖尿病概率高于普通孕妇4倍，早产及过期妊娠发生率也会增加。肥胖孕妇心脏、肾脏负担增加4倍，而心脏、肾脏负担的加重容易导致心衰和肾衰。

● 增加难产概率。肥胖孕妇由于盆腔脂肪堆积，使盆腔可利用空间缩小，巨大儿发生率也增加，这样就会增加难产机会。另外，还可增加手术或接产的操作难度，以及产后出血及产褥感染率。

● 增加围产儿患病率及死亡率。如由于难产，可造成新生宝宝颅内出血、骨折、臂丛神经损伤、胎儿宫内窘迫、新生宝宝窒息或死亡等。

瘦弱的孕妇如何进行自我护理

相对于正常孕妇而言，瘦弱的孕妇在孕期发生贫血、低钙和营养不良的倾向会明显增加，而对胎儿的危害更为严重，流产、早产、胎儿发育不良乃至畸形者概率也增加。因此，瘦弱孕妇在怀孕前就应该先对自己的健康状况进行一次全面、系统的检查，如瘦弱系由疾病引起，必须认真治疗，治愈后方可怀孕。如系瘦弱型体质，应加强营养和坚持锻炼。怀孕后要比一般孕妇更重视营养的补充，除了保证食物的质量，满足机体对优质蛋白、钙、磷、铁等矿物质和多种维生素需求外，还要经常变换食品花样，尽量增强自己的食欲。体形过于瘦弱者，应请医生指导，辅以一些营养药物和适当的补品。

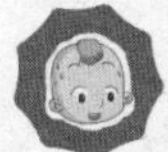

矮小的孕妇如何进行自我护理

矮小孕妇的保健重点是预防难产。首先，矮小孕妇会增加难产的可能性。其次，应坚持适当的锻炼，增强腹肌和其他与分娩有关的肌肉力量，以利于正常分娩。再次，加强产前检查，认真进行骨盆和胎儿大小测量，判断胎儿能否顺利分娩，如需剖宫产或其他助产，应提前一周左右入院待产。

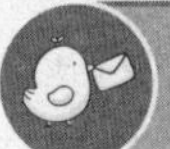

孕妇可以泡温泉吗

孕前有泡温泉习惯的准妈妈，妊娠期间应改掉这一习惯。因为太大的温差会造成子宫收缩，使之有流产或早产的危险。有报告指出，怀孕前3个月，母亲的体温如持续上升太久，会导致生出无脑儿或其他神经管缺损的先天畸形儿，因此必须小心。泡温泉时流汗太多，孕妇机体水分及电解质容易不平衡，也不利于胎儿健康。当然，如果水温不太高，卫生方面没问题还是可以的，不过动作要放慢一些，防止发生意外。

第四节 孕妇宜忌

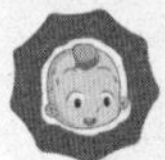

孕妇为什么要慎用藏红花

藏红花原产于西班牙，在伊朗、沙特阿拉伯等国家中也有悠久的栽培历史。这种药材从地中海沿岸经印度传入中国西藏，所以人们就把它称为“藏红花”。

在国外，藏红花最初仅作为染料来栽培，后来人们才认识到它是一种活血通络、化瘀止痛的珍贵药材。现在，藏红花还会加入到一些菜肴中来，因为藏红花可以提味、上色，例如，含有鲍鱼汁的菜肴，由于添加了藏红花，呈现出能让人增加食欲的亮红色；一些餐馆的海鲜饭中也加有藏红花，味道很诱人。这些食物，普通人食用是没有问题的，但是对于孕妇来说，可能会有引发流产等风险。

因此，除特殊情况外，不提倡孕妇服用任何药物，包括藏红花。虽然这些食品

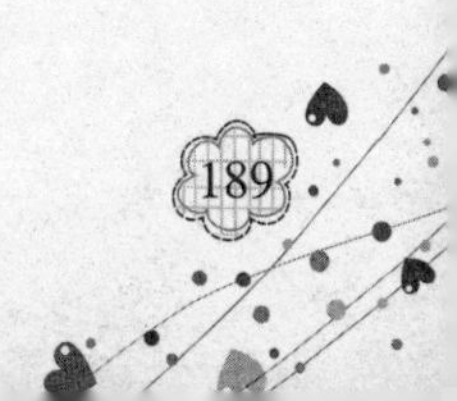

中藏红花的含量不是很高，且目前还没有明确的研究结果表明藏红花会对胎儿有影响，但为了避免不良后果，孕期最好不要食用含藏红花的食物。

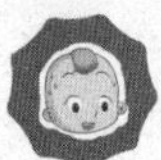

为什么孕妇忌烫发或染发

孕妇的皮肤敏感度较高，应禁忌染发或烫发，以免使自己和胎儿受伤害。

一些染发剂有毒性，皮肤接触后，可产生较强刺激性，引起孕妇头痛和脸部肿胀，眼睛也会受到伤害，难以睁开，严重时还会引起流产。据报道，染发剂对胎儿有致畸作用，甚至会使孕妇致癌，如皮肤癌和乳腺癌。

有的孕妇烫发用冷烫精，这不利于头发的保护。怀孕中期以后，孕妇的头发往往比较脆弱，并且极易脱落，如采用冷烫精来做头发，会加剧头发的脱落。

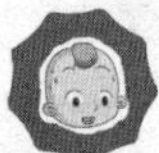

为什么孕妇忌食用芦荟

芦荟是人们熟知的药食两用植物，可用于治疗热结便秘、小儿惊痫、疳热虫积、癣疮、痔瘘、萎缩性鼻炎、瘰疬等疾病，长期食用可提高人体免疫力，有抗癌的功效，外用还可美容、治疗烫伤。但是，由于芦荟在人体内分解后产生的芦荟大黄素对肠黏膜有较强的刺激作用，所以，如果一次服用芦荟过多，就有可能引起消化道不良反应，如恶心、呕吐、腹痛、腹泻甚至出现便血，严重者还可能引起肾脏功能损伤；芦荟还能使女性骨盆内脏器充血，促进子宫肌肉的运动，孕妇或女性月经期间服用，容易引起腹痛、出血量增多甚至导致流产。除此之外，芦荟外用时还有可能引起皮肤过敏反应，出现红肿、刺痒和疼痛等不适。

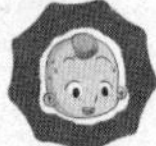

孕妇宜控制食盐量

孕妇一定要控制盐的摄入量，因为如果摄取的钠离子过多，易出现孕期高血压、胎儿肺部发育不全等症，尤其有糖尿病、高血脂、高血压、肾脏病的孕妇，更须严格控制食盐的用量。

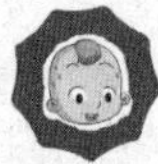

孕妇为什么忌摄入过多的咸味食品

一般来说，一份正常的平衡食物已可提供孕妇足够量的盐分。如果孕妇有以下

情况，就应忌盐或尽量少吃盐。

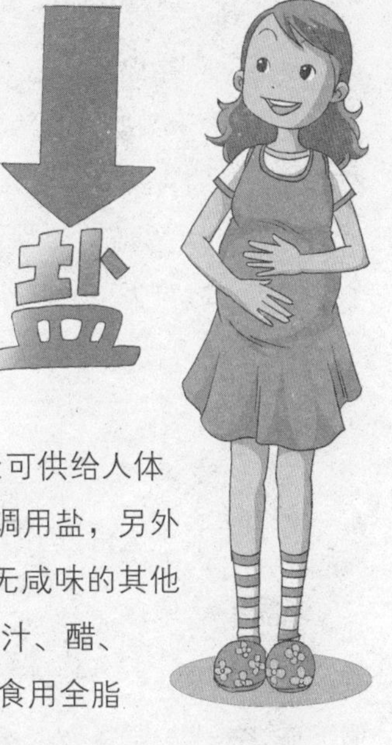

● 患有某些与妊娠有关的疾病，如心脏病、肾脏病，必须从妊娠一开始就忌盐。

● 孕妇体重增加过快，特别是同时发现水肿、血压增高或有妊娠中毒症状者，应立即忌盐。否则可进一步加重水肿、高血压的病情，或增加肾脏的负担，不利消除中毒症。

这里说的所谓忌盐，是指减少盐的摄入量。一般说，每天食盐不得超过1.5克～2.0克。正常进食每天可供给人体0.8克～1.5克氯化钠。其中1/3由主食提供，1/3来自烹调用盐，另外1/3来自其他食物。为减少盐的摄入，孕妇可以用一些无咸味的其他提味品，逐渐习惯于淡盐的饮食，如新鲜番茄汁、柠檬汁、醋、无盐芥末、香菜、大蒜、洋葱、葱、韭菜等。也可以多食用全脂或脱脂奶以及低钠制作的酸奶、乳制甜奶。

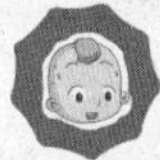 孕妇为什么忌摄入过多的刺激性食物

这里所说的刺激性食物主要是指葱、姜、蒜、辣椒、芥末、咖喱粉等辛辣调味品和蔬菜。

这些辛辣物质会随母体的血液循环进入胎儿体内，给胎儿过重的刺激。从孕妇身体说，女性在怀孕后大多呈现血热阳盛的状态，而这些辛辣食物性质上都属辛温，而辛温食品会加重血热阳盛的状态，使体内阴津更感不足，使孕妇口干舌燥、生口疮、心情烦躁等症状加剧。这样自然不利于胎儿的正常发育。怀孕后血热阳盛表现明显的孕妇，除以上辛辣食物不要多吃外，辛温的韭菜、茴香、花椒、胡椒、桂皮、五香粉等热性香料及羊肉也应尽量少吃。这样有利于胎儿的身体发育。

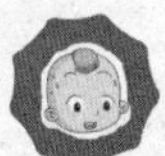 孕妇为什么忌摄入过敏性食物

据美国学者研究发现，约有50％的食物对人体有致敏作用，孕妇过敏也可能引起胎儿过敏，从而影响胎儿的生长发育，或直接损害胎儿某些器官，如肺、支气管等，从而导致胎儿肺、支气管易发生炎症，甚至出现畸形。

孕妇预防食用过敏食物，可从以下5个方面注意：

● 以往吃某些食物发生过过敏现象，在怀孕期间应注意避免食用。

● 不要食用过去从未吃过的食物或霉变食物。

● 在食用某些食物后，若发生全身发痒、出荨麻疹、心慌、气喘，或腹痛、腹泻等现象时，应考虑到食物过敏，立即停止食用这些食物。

● 不吃或少吃易过敏的食物，如海鱼、虾、蟹、贝壳类食物及辛辣刺激性食物。对海产品可先少量试吃，看是否有过敏反应，再决定是否可多食用。

● 食用异性蛋白类食物，如动物内脏、蛋类、奶类、鱼类等，应烧熟煮透，以减少过敏原。

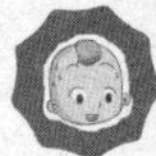 孕妇为什么忌吃苦瓜

苦瓜具有清热消暑、养血益气、补肾健脾、滋肝明目之功效，对治疗痢疾、疮肿、热病烦渴、中暑发热、痱子过多、眼结膜炎、小便短赤等病有一定的作用。但因苦瓜性寒，故脾胃虚寒者不宜多食。

另外，苦瓜内含有奎宁，奎宁会刺激子宫收缩，引起流产。所以，孕妇不宜吃苦瓜。

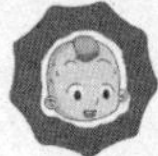 孕妇宜适量运动

有些女性怀孕后十分害怕流产或早产，因而活动量大大减少，不参加文体活动，甚至从怀孕起就停止做一切工作和家务。其实，这样做对母婴健康并不利，甚至有害。

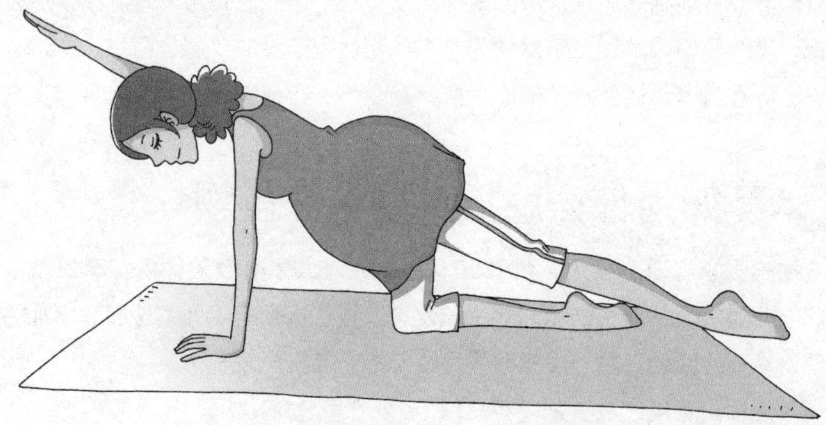

因为如果活动太少，会使孕妇的胃肠蠕动减少，从而引起食欲下降、消化不良、便秘等，这对孕妇的健康不利，也会使胎儿发育受影响。当然，孕妇参加过重的体力劳动、过多的活动和剧烈的体育运动对母子健康也是不利的。因此，女性在怀孕期间应注意有适量的活动、运动和劳动，注意劳逸结合，掌握与平常差不多的活动量就可以了。同时，生活要有规律，每天工作之余或饭后要到室外活动一下，散散步或做一些力所能及的家务活；还要经常性地做些体操，这对增进肌肉的力量、促进机体新陈代谢大有益处。妊娠期间一般不要更换工作，但应注意避免体位特殊、劳动强度过高以及震动性大、有污染的劳动工种。

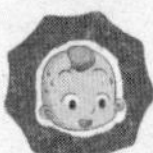

孕妇为什么忌过量、剧烈的运动

孕妇适当运动和活动，可以调节神经系统的功能，增强心肺活力，促进血液循环，有助于促进消化和改善睡眠，也有利于胎儿生长发育。但孕妇一定不要参加过量的活动和剧烈的运动。

要忌肩挑重担，提举重物和长时间蹲着、站着或弯着腰劳动。过重的活动会压迫孕妇腹部或使其过度劳累，导致胎儿不适，造成流产或早产。常骑自行车的孕妇，到妊娠6个月以后，不要再骑自行车，以免上下车不便，出现意外。参加体育运动时不要选择跑步、举重、打篮球、踢足球、打羽毛球、打乒乓球等项目，这些运动不但体力消耗大，而且伸背、弯腰、跳高等动作太大，容易引起流产。

妊娠8个月以后，孕妇肚子明显增大，身体笨重，行动不便，有的孕妇还会出现下肢水肿以及血压升高等情况，这时应尽量减少体力劳动，忌干重活，只能做一些力所能及的轻活；家务劳动时间不宜过长，以免使身体过于疲劳。

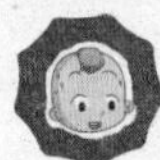

为什么孕妇宜淋浴

怀孕期间的女性，洗澡时最好选择淋浴，以确保清洁卫生，如果使用浴缸采取坐浴法，很容易感染病菌，使孕妇和胎儿致病。

女性的阴道分泌物呈酸性，具有抑制细菌生长的作用。如果孕妇在洗澡时将臀部浸入不洁的水中，不洁的水流入阴道，破坏了阴道酸性环境，同时会将大量细菌带入阴道，很容易引起感染发炎，从而危及胎儿的正常发育和母体健康，严重时，甚至会造成早产。

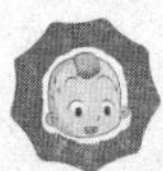 为什么孕妇洗浴时宜水温适中

孕妇洗浴时要把握好水温，有些孕妇喜欢水温偏高一点儿，这样会存在风险，因为如果洗热水浴或蒸汽浴，会使母体温度过高而导致胎儿畸形或发育不良。

实验证明，孕妇如浸泡在49℃的热水中10分钟就可能对胎儿发育产生影响。母体经受高热，最易伤害胎儿正在发育中的中枢神经。怀孕10～14周时，胎儿的神经系统发育很快，孕妇由于外因或体内发热引起的体温升高，会杀死那些分裂中的细胞，使胎儿大脑无法充分而又全面地发育，也会使胎儿的关节受到永久性的损伤，或导致其肌肉组织的日益萎缩；轻者也会使胎儿的大脑受到某种抑制，从而影响其后天的智力。

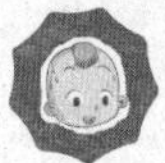 为什么孕妇忌去舞厅

孕妇忌去舞厅的原因有以下几个方面：

首先，舞伴的频繁变换会增加孕妇感染病毒的机会。有些病毒感染会导致胎儿出现先天性畸形，还会造成流产、早产、死胎等。

其次，舞厅空气中的一氧化碳、二氧化碳和尼古丁等含量很高，孕妇若常在这种空气污染严重的环境中逗留，会受到一定危害，易生痴呆儿或有其他缺陷的孩子。

再次，舞厅里大多安装的是大功率立体声扩音装置，声音都是100分贝左右。孕妇若常常处在强噪声环境中，会使听力下降、血压升高、激素分泌紊乱，直接影响胎儿的生长发育。

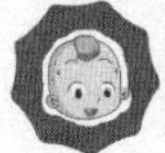 孕妇为什么忌戴隐形眼镜

孕妇由于内分泌系统发生了很大变化，角膜组织易发生轻度水肿，导致角膜的厚度增加。而隐形眼镜本身就会阻隔角膜接触空气，孕期如果经常戴隐形眼镜，将使角膜缺氧变得更严重，同时，使角膜发生损伤引起眼睛的敏感度下降。敏感度下降会引起视力减退、无故流泪等。

由于孕妇的泪液分泌量比平常减少，黏液成分增加，眼角膜弧度也会发生一些变化，戴隐形眼镜容易造成角膜损伤，使眼睛有异物感、摩擦感、干涩感；另外，孕妇角膜的小动脉会发生挛缩，使血流量减少，引发结膜炎的可能性会比平时大；有些孕妇还会出现眼压下降、视野缩小等现象，戴隐形眼镜会增加不适。

另外，即使是适宜戴隐形眼镜的孕妇，如果患有感冒，也不宜在此时戴隐形眼镜，因为其手上往往带有大量病原体，它们很容易在取戴隐形眼镜时进入眼中，而且许多感冒、止咳或止痛药物中都含有抑制眼泪的成分，泪液分泌量减少会使隐形眼镜过于干燥。更要注意的是，过敏症患者戴隐形眼镜易引起并发症，最好只在白天使用，且每周至少有一天暂停使用，如果出现炎症，应马上停用。

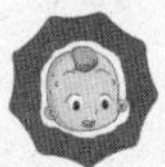

为什么孕妇忌涂口红

口红多含有油脂、黄蜡、颜料等。油脂为羊毛脂，系一种天然的动物脂肪，是从漂洗羊毛的废液中提炼回收的。它能渗入人体皮肤，可以吸附空气中飞扬的尘埃、金属分子、细菌和病毒，经过口腔进入体内，使孕妇抵抗力下降而染病。其中有毒、有害物质以及细菌和病毒还能通过胎盘对胎儿造成威胁。

另外，口红中的颜料，目前国内外多采用一种叫做酸性曙红的红色粉末，其本身就是对人体有害的一种色素，有些研究发现，它能损害遗传物质——脱氧核糖核酸，引起胎儿畸形。长时间涂抹口红，还会使唇红组织过度角化，口唇发干、红肿痒痛，严重者发生脱屑，甚至引起口周炎症及口唇过敏症。一旦发生不适，即会影响孕妇健康，进而影响胎儿的生长发育。

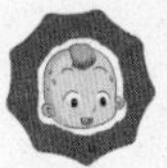

为什么孕妇宜进食红糖和鸡蛋

红糖的营养成分比白糖多，如所含的钙比白糖多2倍，含铁量比白糖多1倍。红糖还含有胡萝卜素、维生素B_2、烟酸和其他微量元素，这些成分都是怀孕和哺乳期母亲及胎儿、婴儿所必需的营养成分。另外，红糖性温，具有健脾暖胃、缓解疼痛、散寒、活血的功能。民间验方中也常用红糖来治疗痛经、崩漏、产后血亏等症。红糖还可以治疗产妇的贫血。

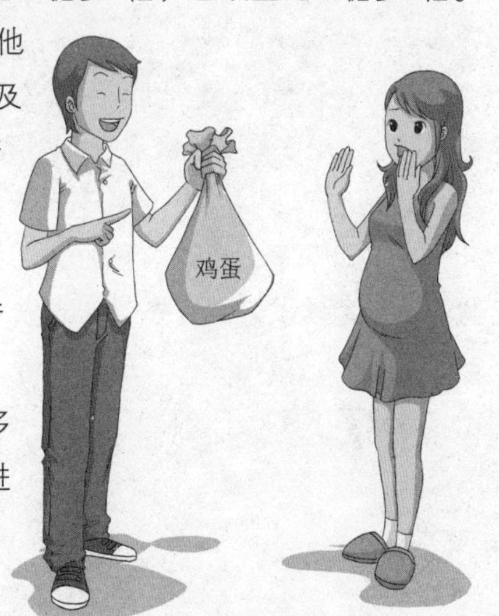

鸡蛋是广大孕产妇的必备食品，含有较多的蛋白质，女性怀孕期间应不间断鸡蛋的进食，如以鸡蛋不断补充蛋白质，能促进胎儿各个器官的完善发育。产妇每日吃2~3个鸡

蛋即可。产后妇女吃红糖煮鸡蛋可促进乳汁分泌，增强母子健康。

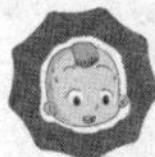

为什么孕妇宜多吃香蕉

营养学家指出，孕妇特别需要在日常饮食中加上香蕉，因为香蕉是钾的极好来源，并含有丰富的叶酸；而孕妇体内的叶酸、亚叶酸和维生素B_6是保证胎儿神经管正常发育、避免无脑和脊柱裂等严重畸形发生的关键性物质。

香蕉堪称极佳的“大脑食物”，除含淀粉、糖分外，还含有蛋白质、维生素A、维生素B、维生素C、维生素E、叶酸等十多种维生素及钾、镁、铁、钙、磷等微量元素及矿物质。祖国医学认为，香蕉有止烦渴、润肺肠、通血脉、填精髓、降血压等功效，便秘、干渴、发热及血压偏高者食之有一定裨益。

香蕉还含有一种能使人情绪愉悦、安宁的物质。其富含的钾元素，能供给神经细胞中多达一百万个“钠泵”的能量，使信息传递“泵”开足马力，接受传输迅捷，以便神经元吸纳储存更多的信息。此外，钾尚有降压、保护心脏与血管内壁的作用，这对于孕妇是十分有利的。

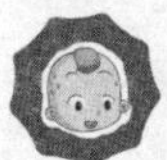

孕妇为什么忌睡电热毯

在国外，科学家们发现生育畸形儿的产妇中有不少是在孕早期喜欢睡电热毯的。科学家们认为，这是因为当人们使用电热毯的时候，由于人体与电热毯之间存在着电容，即使是绝缘电阻完全合格的电热毯，也会有40～70伏特的感应电压和15微安的电流产生并作用于人体。这种电压与电流虽然较小，但由于电热毯紧贴在孕妇身下，对处于发育中的胎儿（尤其是孕早期胎儿各器官处于分化形成阶段时）可能存在潜在的危险。因此，为减少发生畸形儿的风险，建议孕妇最好不要睡电热毯。

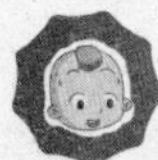

孕妇为什么忌睡席梦思床

妊娠中晚期的孕妇最好不要睡席梦思床，尤其是质地较软的床垫。这是因为妊娠中期和晚期孕妇脊柱、腰椎较正常的前曲更大，睡松软的席梦思床，仰卧时，比睡一般床更易使腹主动脉和下腔静脉受压而影响孕妇和胎儿健康。另外，它还可造成已经前曲的腰椎小关节之间的摩擦增加。侧卧时，脊柱会不同程度地向侧面弯曲，长期下去，会使脊柱结构与形态发生异常，压迫神经，加重腰肌负担，从而增加孕妇腰痛与腿痛的发病率。这种类型的睡眠既不能消除疲劳，又影响了孕妇的生理功能。

另外，孕妇在一夜之间的睡眠姿势会经常变动，左右侧卧位交替进行，辗转反侧可多达20～30次，而席梦思床较软，孕妇深陷其中，翻身不便，也会影响睡眠效果，加重疲劳感，从而影响健康及正常工作。

那么，孕妇睡什么样的床好呢？一般可用硬板床，硬板床上铺9厘米厚的棉垫或4千克以上的棉被褥为宜，枕头宜松软，高低适中。双下肢有水肿的孕妇，可以在双侧小腿下垫枕头之类的松软垫，以利水肿消失。

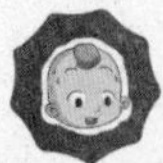

孕妇为什么忌听摇滚音乐

音调柔和的音乐有利于孕妇机体分泌出一些有益于健康的激素、酶和乙酸胆碱等物质，能起到调节血流量和兴奋神经细胞的作用，从而改善胎盘供血状况，使血液中的有益成分增多，这对胎儿健康发育极为有利。而摇滚乐属于过分激烈的音乐，长期听这种音乐，会使孕妇的神经系统受到强烈的刺激，并破坏心脏和血管系统的正常功能，使其机体中去甲肾上腺素的分泌增多，从而使孕妇子宫的平滑肌收缩，造成胎儿血液循环受阻，形成胎盘供血不足，引起胎盘发育不良。同时，这也是造成流产或早产的诱因之一。

孕妇听轻音乐时，胎儿活动平缓、心率正常，出生后，再听轻音乐时会表情安详，甚至面露微笑；而那些在胎内常听强烈迪斯科音乐的胎儿，心率较快，活动频繁，出生后，再听这种音乐时会显得烦躁不安，四肢不停地扭动，即使停放了这种音乐，也要经过一段时间才能安静下来。因此，听摇滚音乐对孕妇及胎儿不利。

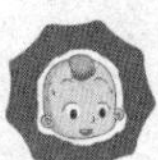

孕妇为什么忌食用棉籽油

现在，一些产棉区习惯食用棉籽油，这对于孕妇的健康不利，必须引起高度重视。有些女性长期不孕，可能就与食用棉籽油有关。

黑棉籽油是一种粗制油脂，含有大量棉酚，为国家规定允许数的10～90倍不等，严重超过国家规定的标准。女性孕前长期食用棉籽油，其子宫内膜及内膜腺体会逐渐萎缩、子宫变小、子宫内膜血液循环量逐年下降，会不利于受精卵着床而造成不孕。

这类女性怀孕后，即使受精卵已经着床，也会因营养物质缺乏，而使已植入子宫膜内的胚胎或胎儿不能继续生长发育而死亡，出现死胎现象。

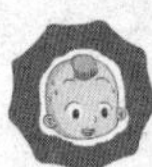

为什么孕妇忌闻汽油味

有的孕妇喜欢闻汽油味，其实，汽油味对孕妇和胎儿都有一定危害。

飞机、汽车及摩托车等机动车辆所使用的动力汽油对人体的危害较大。因这种油为了防震防爆，都加入了一定量的四乙基铅，故又称为乙基汽油。乙基汽油燃烧时，四乙基铅即分解放出铅，会随废气排放到大气中。据调查，空气中的铅有60%来源于汽油，通过呼吸进到人体内的铅会在血液中沉积，进而对人体，包括孕妇腹中的胎儿产生危害，可引起孕妇铅中毒和胎儿先天性发育畸形。

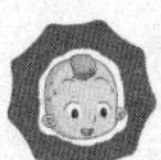

为什么孕妇忌过食冷食

孕妇在妊娠期大多血热气盛，比常人会更喜欢吃冷食，有的孕妇不能自控地多吃，特别是在炎热的夏季，总是随意吃冷食、吃凉饭、吃凉拌菜等。冷食虽然可以使孕妇感到舒服、满足，也可以消暑解渴，但对健康却很不利。吃过多的生冷食品，会伤及脾胃，影响消化功能，还会使孕妇脾胃湿滞，导致食欲不振，而食物不能被消化，必然会影响孕妇的继续进食，从而影响向胎儿及时供给营养，影响胎儿发育。胎儿的器官发育是有阶段性的，如果在器官发育快速阶段未能及时提供器官发育所需要的营养素，就有可能引起该器官发育不全，导致器官畸形或功能障碍。

过多进食生冷食品的孕妇，还可能会引起腹泻，这必然殃及胎儿；如因腹泻而服用治疗药物，胎儿还会受到伤害。

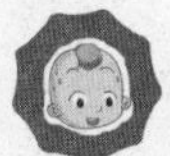 孕妇为什么忌饥饱不一

人的饮食应该定时定量，肠胃才会适应。有些孕妇平时饮食就不讲究，在妊娠期仍会饥一顿饱一顿或暴饮暴食。

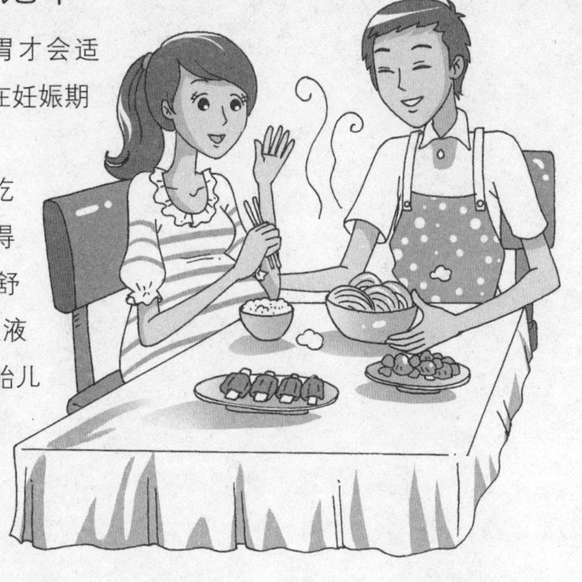

如有的孕妇遇上了自己喜欢吃的食品时，会敞开肚子大吃，吃得过饱，造成几天甚至更长时间的不舒服。一次吃得过多，人体大量的血液就会集中到胃里，造成其他组织和胎儿供血不足。也有的孕妇长期饮食过量，或者认为怀孕后胎儿需要营养，就猛吃猛喝，这不但会加重肠胃负担，而且还会造成胎儿体重过重，导致难产。此外，孕妇如果摄入热量或营养过剩，过剩的部分就会转化成脂肪在皮下堆积，产前产后由于身体的变化而又未采取相应措施，会逐渐形成肥胖症，进而导致许多疾病的发生。

同样，有的孕妇遇到不喜欢吃的食物或者由于妊娠反应，常干脆不吃或少吃一顿，让肚皮挨饿。可能孕妇本人并没有饥饿感，但实际上身体却因得不到营养的及时供应，而使体内的胎儿也遭殃。也有的因故拖延吃饭时间，也会造成暂时饥饿，打乱机体的活动规律。由于胎儿“进食”是随着母亲的进食而进行的，胎儿的“饥饿”也会随着母亲的饥饿而出现，所以，孕妇应安排好自己的饮食，克服饥饱不一的坏习惯，做到饮食定时定量。

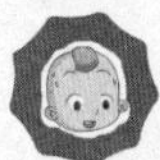 为什么孕妇忌狼吞虎咽

有的孕妇吃饭时狼吞虎咽，这不是好的饮食习惯，对健康不利。食物未经充分咀嚼就进入胃肠道，主要有两方面弊端：

消化液分泌减少

人体将食物的大分子结构变成小分子结构，是靠消化液中的各种消化酶来完成

的。咀嚼食物能刺激神经反射引起胃液分泌，胃液分泌又会进而促进其他消化液分泌，这无疑对人体摄取食物中的营养是有利的。咀嚼食物引起的胃液分泌，比食物直接刺激胃肠而分泌的胃液量要大得多，含酶量也高、持续时间也长。所以，咀嚼食物对消化液的分泌起着重要的促进作用。

食物与消化液不能充分接触

食物未经充分咀嚼就进入胃肠道，食物与消化液接触的面积会大大缩小，这会影响食物与消化液的充分混合，进而不能充分地消化食物以使肠胃更好地吸收。长此以往，人体由于得不到足够的营养素，健康必然会受到影响。此外，有些食物因咀嚼不够，过于粗糙，还会加大胃的消化负担或损坏消化管道。

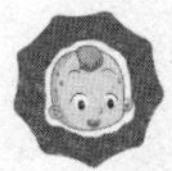

孕妇为什么宜少吃黑木耳

黑木耳有清胃涤肠，帮助消化纤维素类食物的功能，还具有滋补、益气、养血、健胃、止血、润燥、清肺、强智的功效。但是它又具有活血化瘀之功，不利于胚胎的稳固和生长，故应少食。

第五节　常见病的防治

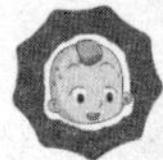

孕妇为什么会发生水肿

水肿发生的原因有多种：

- 妊娠子宫压迫下腔静脉，使静脉血液回流受阻。
- 胎盘分泌的激素及肾上腺分泌的醛固酮增多，造成体内钠和水分潴留。
- 母体合并较重的贫血，血浆蛋白低，水分从血管内渗出到周围的组织间隙。
- 孕妇出现妊娠高血压综合征，水肿是其中的症状之一。

孕妇经常有小腿、踝部的水肿，如果经过一夜的睡眠，清晨水肿能够消失，就不必担心。如果休息之后，水肿仍不消失，甚至发展到大腿、腹壁、外阴或者全身，那就是病态，必须提高警惕。

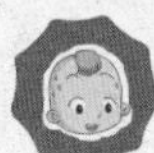 防治水肿应怎样饮食

当出现较严重的水肿时，要赶快去医院检查和治疗，同时，要注意饮食调理：

● **进食足够量的蛋白质**。患水肿的孕妇，特别是由营养不良引起水肿的孕妇，每天一定要保证摄入定量的肉、鱼、虾、蛋、奶等动物类食物和豆类食物。这类食物含有丰富的优质蛋白质。贫血的孕妇每周要注意进食2～3次含铁丰富的食物，以补充铁。

● **进食足量的蔬菜和水果**。孕妇每天别忘记进食蔬菜和水果，蔬菜和水果中含有人体必需的多种维生素和微量元素，它们可以提高机体的抵抗力，加强新陈代谢，还具有解毒利尿等作用。

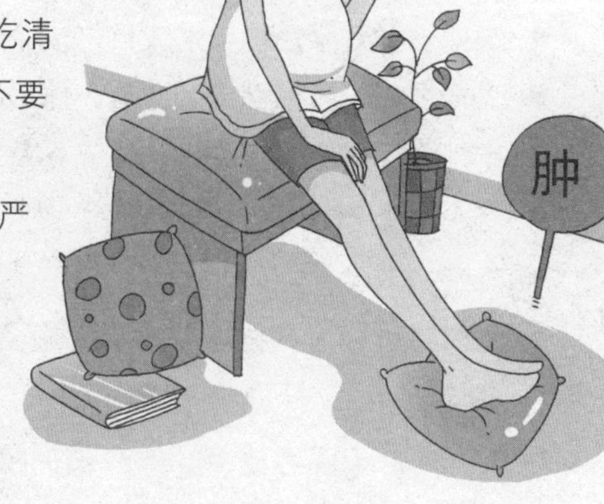

● **不要吃过咸的食物**。水肿时要吃清淡的食物，不要吃过咸的食物，特别不要多吃咸菜，以防止水肿加重。

● **控制水分的摄入**。对于水肿较严重的孕妇，应适当地控制水分的摄入。

● **少吃或不吃难消化和易胀气的食物**。如白薯、洋葱、土豆及油炸的糯米糕等，以免引起腹胀，使血液回流不畅，加重水肿。

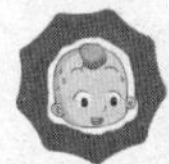 胎儿发育迟缓的原因是什么

胎儿宫内发育迟缓等不良综合征或胎儿营养不良综合征，常因营养不良、母亲受病毒或弓形虫感染、中毒、受辐射、妊娠高血压综合征、肾病、肝病、双胎，以及先天性或染色体病变引起。胎儿宫内发育迟缓可导致围产儿发病率和死亡率增高，胎儿出生后易发生远期后遗症，如生长发育迟缓、智力低下等。

引起胎儿宫内发育迟缓的常见高危因素有：

- 孕妇年龄大于30岁，或小于17岁；
- 妊娠前体重小于45千克；
- 本次妊娠前半年内有人工流产史或自然流产史；
- 孕20周前有阴道出血史；
- 合并慢性高血压、系统性红斑狼疮、慢性肝肾疾病、心脏病及结核病等；
- 有不良分娩史等。

若连续两次产前检查，发现宫高无增长或低于相应孕周正常值，以及有体重、腹围不增加或反减的，均应予以高度警惕。

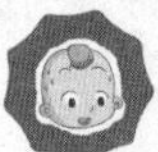

怎样预防胎儿发育迟缓

胎儿发育迟缓的预防工作可从下述几方面进行。

及早诊断染色体病及先天畸形胎儿。早期产前诊断适应证有：

- 孕妇年龄大于35岁，或丈夫年龄大于45岁；
- 夫妇一方有染色体异常或已生过染色体异常儿；
- 近亲中有先天愚型或其他染色体病者；
- 有性连锁遗传病家族史，或已生育过一个性连锁遗传病儿者；
- 有反复流产、死胎、死产者；
- 近亲结婚者；
- 已生过神经管缺陷、代谢异常病及血液病儿者。对可疑者可取绒毛或羊水培养染色体检查以及B超产前诊断。

早期诊断胎儿宫内感染。做风疹病毒、巨细胞病毒及弓形虫感染等检查，若为阳性，须注意有无胎儿宫内发育迟缓。

加强孕期并发症及合并症的防治，尤其是妊娠高血压综合征、心脏病及肝肾疾病。

孕妇自身加强营养，不偏食，多食富含蛋白质、维生素的食物，尤其须注意补充叶酸和氨基酸。

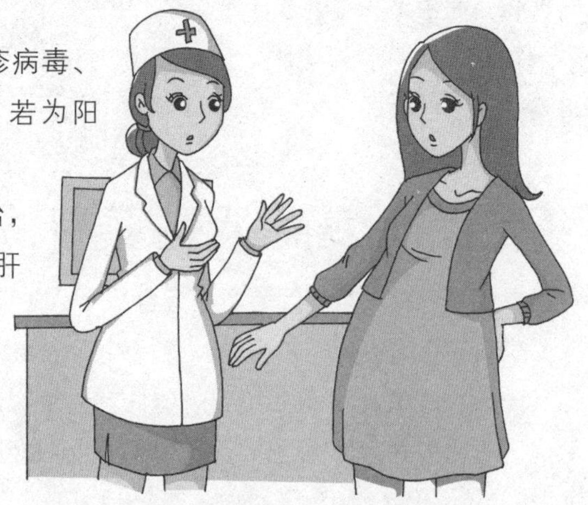

酌情补充微量元素。研究发现，孕妇锌水平随孕周下降。缺锌可使孕妇缺铁性贫血发生率高；孕妇缺铜也可引起胎儿发育迟缓；缺碘易发生呆小病。可见，微量元素的缺乏与胎儿发育迟缓关系密切，早期检查头发或血中微量元素的含量很有必要。

使用小剂量阿司匹林。在妊娠28～30周时，对胎儿发育迟缓的高危孕妇，每日给予小剂量阿司匹林15毫克进行预防性用药，可以改善胎儿胎盘的血液循环，增加新生宝宝出生体重，预防胎儿发育迟缓，但此药须在医生指导下使用。

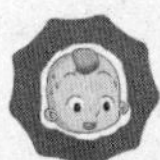

什么是羊膜穿刺

经羊膜腔穿刺抽取羊水做检查，是当今国内外普遍使用的方法。胎儿、胎盘、羊膜、绒毛膜和脐带，都由受精卵发育而成。经羊膜腔穿刺提取羊水，培养羊水中的脱落细胞，检查细胞核型，可以诊断胎儿有无染色体异常；检查细胞或羊水中的酶，可以诊断胎儿有无酶缺陷性疾病；检查羊水中的甲胎蛋白，可以诊断胎儿是否为无脑儿或有开放性脊柱裂等神经管开放性缺陷。可见，羊水检查有助于临床医生了解胎儿的健康情况，使患染色体病及一些代谢性遗传病胎儿的出生率大大下降。

抽取羊水对母亲和胎儿的健康有无影响呢？一般来说，受精卵在第7天开始形成羊膜腔，进而生成与胎儿直接接触的羊水。羊膜腔穿刺以妊娠16～22周进行为好。这时，可在膜壁外清楚地摸到子宫，羊水量为200～400毫升。相对280克的胎儿来说，羊水较多，不仅容易抽出，还不易损伤胎儿。这时抽取20～30毫升羊水，对继续妊娠、对胎儿都没太大影响。如果过早抽取羊水，子宫小、羊水少，对胎儿影响较大；过晚则羊水中的细胞老化，培养后不易存活。

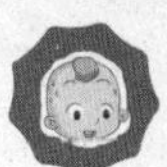

如何防治颈管无力症

所谓的“颈管无力症”，顾名思义就是指子宫颈管的紧缩度呈不良的状态。

子宫颈管从怀孕4个月开始，容易变得松弛，无力症患者易使胎胞下降至阴道而破水，造成流产。

这类流产通常不会有下腹部发胀或出血的现象，只是当孕妇感觉淡白色分泌物增多时，就已破水或开始出血、收缩，想控制十分困难。

因此，当淡白色的分泌物增多时，孕妇应及早接受检查、治疗。或是在怀孕初期服用药物强化子宫颈管的紧缩度，以确保胎儿安全。

如果服用药物无效时，可用线在外子宫口处进行“颈管缝缩术”，以保住胎儿，等生产时再拆线即可。

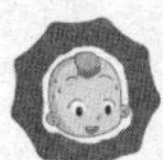子宫肌瘤对胎儿有什么危害

妊娠期子宫血运丰富，肌瘤在良好的营养状况下随子宫增长而迅速增大，易出现红色变性，病人表现为剧烈下腹痛、恶心呕吐，体温及白细胞升高；浆膜下子宫肌瘤在子宫最表层，表面易触及，对妊娠影响不大，但较大的浆膜下肌瘤及子宫颈部、峡部、阔韧带部肌瘤可阻碍先露下降，造成梗阻性难产。子宫肌瘤一般为多发性，多发性子宫肌瘤可影响子宫收缩，增加难产度，使产后出血量增多。

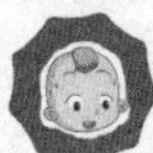孕妇血小板减少如何防治

血小板对于血液的凝固有着至关重要的作用。女性在怀孕期间，如果血小板减少，不仅分娩时可能会出血不止，威胁健康和生命，而且对于胎儿和新生宝宝也会产生不同程度的影响。如患原发性血小板减少性紫癜的孕妇，体内可产生“血小板抗体”，这种抗体能经胎盘进入胎儿体内，使胎儿的血小板遭受破坏，导致胎儿颅内出血等严重后果。这种抗体又能经乳汁进入婴儿体内，使婴儿产生出血倾向。

因此，女性怀孕后如发现血小板减少时，就必须注意以下几点：

- 向医生讲明自己的病史。血小板减少的明显症状是出血。但某些疾病，如原发性血小板减少，暂时没有发生出血症状，甚至血小板数量也不减少，但体内仍然会产生血小板抗体，并能进入胎儿体内。因此，孕妇如果有这类情况，应如实向医生说明，以便得到积极有效的治疗。
- 避免使用对血小板有损害作用的药物和检查手段，如阿司匹林、磺胺类药物，以及X线检查等。
- 外伤出血和感染等均能增加血小板的消耗，使血小板数量更为减少，应注意尽量避免。
- 提前一周住院待产。这样可以得到医生的观察和治疗，为分娩做好准备。如产前血小板过低，医生会采用丙种球蛋白或输入鲜血、血小板，并使用抗生素预防感染的发生。

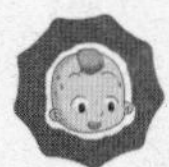

孕妇如何防治阑尾炎

一旦确诊为急性阑尾炎，就面临着治疗方法的抉择。妊娠期阑尾切除术较危险，除了具一般急性阑尾炎手术的危险以外，还有对子宫内小生命的影响。怀孕早期做阑尾切除术影响很小，犹如没有怀孕时一样；怀孕晚期如发生急性阑尾炎，由于阑尾位置变化，离具有保护作用的大网膜较远，感染不容易局限，如不手术，发生腹腔严重感染的可能性大大增加，不但可危及孕妇的生命，也会威胁到胎儿的安全。即使孕期能逃过劫难，胎儿出生时的体重也会明显下降，造成先天发育不足。

所以，对于孕妇来说，无论是怀孕早期还是晚期发生急性阑尾炎，采取手术治疗是最为明智的选择。妊娠35周以后，如发生急性阑尾炎，又同时发生弥漫性腹膜炎，为防止脓毒症引起胎儿死亡，医生一般会同时施行剖宫产。

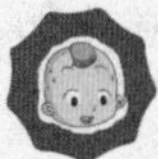

单纯性疱疹病毒感染对胎儿有什么危害

单纯性疱疹病毒在人群中广泛存在，患者和病毒携带者是传染源。其中，口型疱疹可引起口腔、唇、眼、脑及腰以上部位感染，多为隐性感染，并不表现出症状；生殖器型疱疹可引起生殖器和腰以下部位感染。患者可通过口腔、呼吸道、生殖道黏膜、皮肤破损处等经接触或性接触，把病毒传染给他人。当病毒通过胎盘传染给胚胎时，会影响胚胎细胞的分裂和增殖，使之发生先天畸形。孕早期时感染会使流产概率增加3倍，孕晚期感染会使早产明显增多，还会引起胎儿宫内发育迟缓、智力低下、小头、小眼、心脏异常、肢体畸形或痉挛性瘫痪、脑发育不良、脑积水等。如果新生宝宝在分娩时被感染，将引起皮肤、眼睛、口腔出现单纯性疱疹，严重时会发生肺炎、肝炎等疾病。

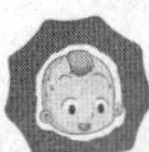

防治单纯性疱疹病毒有何措施

目前，单纯性疱疹疫苗尚在研制中。如果只是感染单纯性疱疹病毒，可采取对症治疗措施，以缓解症状。

- 对于原发性感染的女性，应考虑在症状消除一段时间后再怀孕。
- 怀孕期女性，应注意远离感染单纯疱疹病毒的患者。
- 如果感染发生在分娩前，可考虑做剖宫产，防止经阴道分娩时传染给新生宝宝。

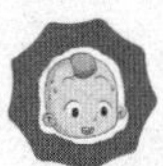

孕妇患腮腺炎有什么危害

流行性腮腺炎是比较常见的传染病。儿童多发，孕妇也占有一定比例。引起腮腺炎的病原体主要是腮腺炎病毒，它不但能侵犯人的腮腺，还能侵犯人体的其他组织。由于腮腺炎病毒是细胞溶解性的病毒，它能感染妇女卵巢，导致卵巢炎症，并使卵巢细胞遭到破坏，甚至能通过胎盘感染胎儿。

孕妇在孕期前3个月内患流行性腮腺炎，胎儿死亡率会明显增高。据调查，患过此病的孕妇，其腹中胎儿死亡率为27.3%，而对照组仅有13%。这些胎儿的死亡常发生在孕妇感染此病的第2周内，死亡的原因主要是由于母亲的生殖腺（卵巢）受到感染，导致内分泌失调造成的。研究发现，在孕期女性患流行性腮腺炎后的流产物中，有严重的坏死性绒毛膜炎和胎盘血管炎，在胎儿组织内还可分离到腮腺炎病毒；还发现有的孕妇腮腺炎病毒会引起胎儿畸形。

因此，女性在孕期前3个月内，要特别注意预防腮腺炎。必要时，可给孕妇注射恢复期血清或丙种球蛋白，以提高接种后的免疫力，可以维持2～3周。但只要注意预防，孕妇是不会被腮腺炎病毒感染的。

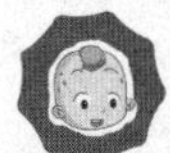

孕期胀气怎么办

怀孕初期的胀气主要是由于激素分泌改变所致；怀孕之后是由于胃部排酸能力较差，胃酸相对过高所致。此外，刚怀孕时，即从卵巢排卵到怀孕这段时间，体内黄体素逐渐增高，而黄体素会使肠的蠕动能力变差，排泄功能自然也受影响，此时就会出现胀气和便秘的症状。因此，造成孕早期胀气的最主要原因，正是激素分泌的改变。如果孕妇本身就有肠胃方面的疾病，如便秘、胀气、蠕动能力较差，或是肠胃炎、胃酸过高，甚至是胃溃疡等疾病，孕期胀气的时间会持续比较久，持续到怀孕4~5个月。

孕妇胀气对胎儿并无大碍，但也有小的影响，这主要是因为妈妈在胃不舒服的时候，食欲会变差，吸收能力也比较差，无法摄取足够的营养，从而无法为胎儿的生长发育提供足够的营养。

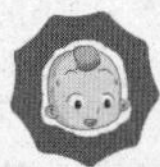

孕期胀气如何食疗

芝麻肉蛋卷

【原料】猪里脊肉150克，鸡蛋3个，白芝麻20克，精盐、酱油、味精、葱、姜、面粉糊、淀粉、熟猪油、料酒适量。

【做法】

①先把葱、姜洗净并切成碎末，再将里脊肉剁成肉泥，放在碗里，加入葱末、姜末、味精、精盐、料酒、酱油、鸡蛋1个，搅拌匀，加入里脊肉馅。

②把其余的2个鸡蛋打散在小碗里，加上水淀粉、精盐，放进锅里摊成3张蛋皮。

③把蛋皮放在案上铺开，把里脊肉馅放在上面，卷成条形蛋皮肉卷后封口，外面抹上面糊并蘸上芝麻。

④锅里放入猪油烧至六成热，投入蛋皮肉卷炸至金黄色捞出，切成段，即可食用。

【特点】芝麻肉蛋卷吃起来外酥里嫩，口味鲜美，而且营养很丰富，可以帮助孕妇健脾助消化，消除积滞和腹胀。

卤鲜口蘑

【原料】新鲜口蘑300克，鸡汤50克，橄榄油10克，酱油5克，白糖5克，料酒、精盐、味精、葱、姜、水淀粉适量。

【做法】

①先将口蘑清洗干净，再切成片。

②将葱洗净切末，姜洗净切块并拍裂。

③在锅里放油，烧热后放葱末、姜块爆香，再放入酱油、料酒，加入鸡汤、精盐、味精、白糖。

④烧开后放入口蘑，以小火烧3~4分钟，改用旺火收汁，并放入些许水淀粉，汁变稠后盛出即可。

【特点】卤鲜口蘑吃起来滑润鲜香，并富含蛋白质、脂肪及多种维生素、微量元素，有利于消化吸收，帮助孕妇消除腹胀不适。

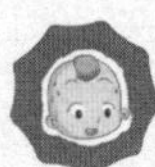

恐药症有什么危害

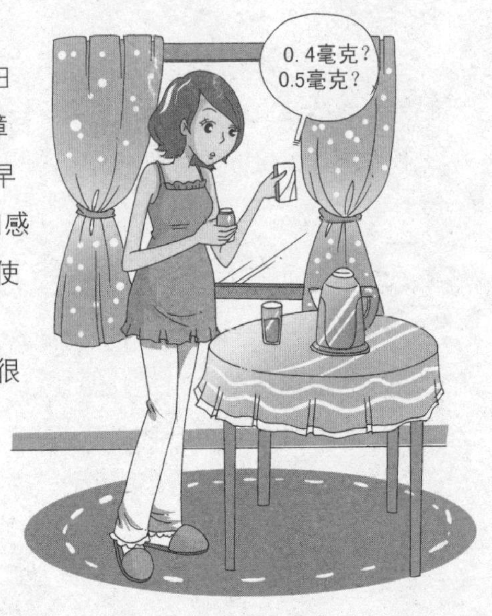

“药物对胎儿有影响”的观点使很多孕妇患有严重的“恐药症”。不可否认，胎盘屏障作用是有限的，某些药物对胎儿，特别是孕早期胎儿确有危害，但是如果不用药，任孕妇感染发展，病原体会侵犯胎盘、殃及胎儿，并使母体受到伤害，影响可能更为严重。

据统计，孕妇最容易患的疾病是感冒，很多孕妇因害怕药物对胎儿的影响而不敢用药，最终引起高热或其他并发症出现。事实上，高热、毒血症、缺氧、休克、病毒感染等都可能会严重影响胎儿而导致流产、早产、死胎或先天异常。

总之，在怀孕期，特别是怀孕早期，孕妇应尽可能地防止感染疾病，如果感染，应在医生指导下慎重选择用药。避免不用药而感染加重或滥用药物。

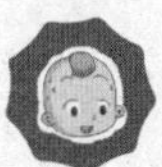

胎儿唇腭裂怎样预防

影响胚胎发育、造成唇腭裂畸形的因素，主要包括疾病因素及环境因素。

加强孕期保健。在孕期前3个月内尤为重要。孕妇除做好卫生保健及定期检查外，要保证摄取充足的营养，尤应注意补充维生素A、维生素B_1、维生素B_2、维生素B_6、维生素C、维生素D、维生素E及钙、磷、铁等矿物质。但补充应适当，过量也会造成损害。如孕妇怀孕早期呕吐严重，可注射维生素B_1、维生素C等，以缓解症状及补充维生素。

已婚女性及怀孕早期的孕妇，应注意身体的保健及孕期卫生，增强机体的抗病能力，以避免病毒性感染及疾病的发生。

妊娠期女性应避免强烈的精神刺激（尤其是怀孕早期）和大怒。

有慢性疾病的妇女，如患有贫血、糖尿病、营养不良、甲状腺功能减退及妇科疾病等，应及时治疗，以免怀孕后影响胎儿的正常发育。

怀孕早期应避免接触放射线及有害物质；应避免到高原地区或缺氧环境中生活，以免因机体缺氧而致胎儿畸形；避免服用影响代谢及对胎儿发育有影响的药物。

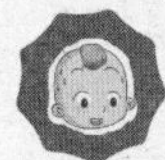

什么是妊高征

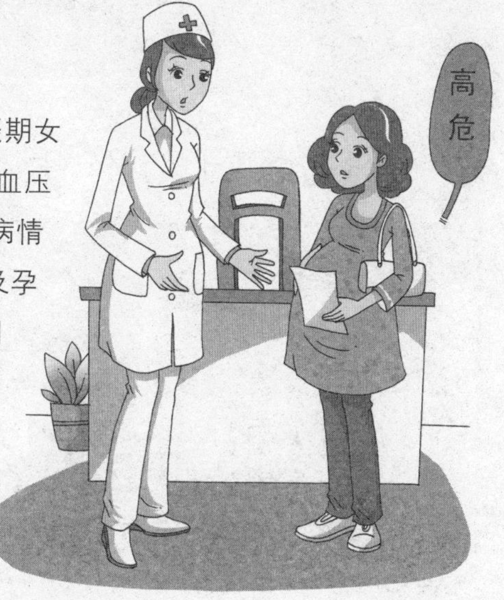

妊高征即妊娠高血压综合征，是妊娠期女性特有而常见的并发症。主要表现为高血压（≥140/90毫米汞柱）、水肿、蛋白尿。病情严重时，孕妇会出现抽搐、昏迷，甚至危及孕妇和胎儿的生命。妊高征根据症状的不同程度，可分为轻、中、重度。多发生在妊娠20周以后至产前2周。本病会严重威胁母婴健康，是引起孕产妇和围产儿死亡的主要原因。

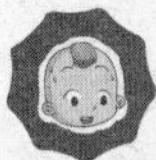

妊高征对胎儿有何危害

妊高征的主要症状是孕妇有严重的高血压。当血压增高到一定程度时，孕妇身体会受到一定的影响，胎儿身体发育、智力发育等受到的影响也会更为长久、更为严重。妊高征的基本病变是全身的小动脉处于痉挛状态，导致全身的有效血液循环量减少，血液浓缩，血流的速度减慢，会直接影响到各个脏器的血液灌注量，继而也可使子宫胎盘血流量减少，易危及胎儿，很容易引发胎儿宫内营养不足、氧气供应量缺乏，使胎儿发育迟缓。妊高征如严重时，还会引发死胎、死产或新生宝宝窒息。

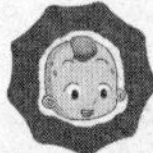

如何预防妊高征

掌握预防妊高征的方法是非常重要的，也是防止发生胎儿智力低下的积极措施。预防妊高征主要是做好孕期保健工作，认真坚持产前检查，经常测量血压，及时发现妊高征。在妊娠中、晚期，孕妇要加强营养，增加蛋白质、维生素及叶酸的摄入，这对预防妊高征会十分有益。

如孕妇的外祖母、母亲或姊妹中曾有妊高征者，或有原发性高血压、肾脏疾患、糖尿病者，或孕妇是高龄初产妇，体形矮胖，营养不良或伴有严重贫血，双胎、羊水过多、葡萄胎者，均应作为重点“保护”对象。此外，孕妇在冬季还应注意保暖，以防全身血管遇冷后收缩，使血压进一步升高，使病情进一步恶化，使胎儿严重受损。

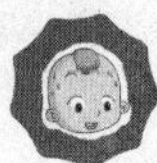

治疗孕妇贫血有什么食谱

姜丝牛肉

【材料】切片牛肉。

【调料】姜丝、蒜末、酱油、色拉油、香油、太白粉、米酒、麻油。

【做法】牛肉先以上述调料腌约20分钟。起锅入油，待油热后以大火快炒牛肉片，牛肉熟后即可起锅。将牛肉与嫩姜丝搭配一起食用。

【功效】牛肉富含铁质，有治疗及预防贫血的作用。

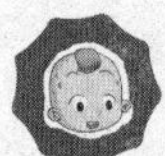

孕妇为什么要做眼底检查

很多内科疾病常导致病人出现眼部病变，例如，高血压病患者通过眼底检查，可发现其视网膜小动脉痉挛、硬化、出血，以此可推测其全身，特别是脑小动脉的情况。糖尿病、血液病也有相应的眼底病变。有内科并发症的孕妇需要做眼底检查来判断其疾病程度，并估计并发症与妊娠及妊娠并发症之间的相互影响，从而更好地予以控制。

晚期妊娠的孕妇容易并发妊娠高血压综合征，其基本病理变化是全身小动脉痉挛，痉挛越厉害，管腔越细，表明病情越重。眼底检查可以清晰地看到视网膜小动脉的变化，甚至观察到痉挛厉害时出现的视网膜水肿、蛋白渗出和出血斑点，乃至视网膜剥离。通过眼底检查，可估计病情是在继续发展还是经治疗后已有所缓解，并以此来指导进一步的治疗。

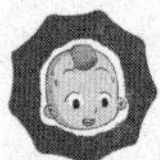

孕妇患心脏病对胎儿有什么影响

有心脏病的孕妇若有慢性缺氧，容易出现早产、胎儿宫内缺氧，新生宝宝体重比正常孕妇的新生宝宝低，而且容易使新生宝宝窒息和患上肺部疾病。孕妇自身如发生心力衰竭、严重缺氧，可致胎儿死亡。心脏病也是造成孕妇死亡的重要原因。

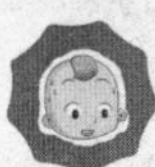

胎儿先天性心脏病有哪些病因

胎儿先天性心血管病是先天性畸形中最常见的一类。一般由于胎儿心脏在发育过程中受到干扰，使其产生部分发育停顿或缺陷，以及部分该退化者未能完全退化所致。它的病因有：

胎儿周围环境因素

妊娠早期子宫内病毒感染，以风疹病毒感染最常见，常引起胎儿动脉导管未闭及肺动脉口狭窄。一般羊膜病变，胎儿周围有机械压迫，母体营养出现障碍，维生素缺乏及代谢病，母体用细胞毒类药物或较长时间放射线照射等原因，均可能与本病发生有关。

遗传因素

5%的先天性心脏病患者有家族病史，其病种相同或近似，可能由于基因异常或染色体畸变所致。

其他因素

高原地区动脉导管未闭及房间隔缺损发病率较高，其发生可能与缺氧有关。有些先天性心脏病有性别倾向性。

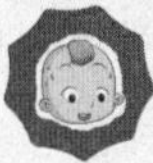

胎儿先天性心脏病有哪些种类及治疗方法

胎儿先天性心脏病可分为三类：

无分流类

左、右两侧无分流，无发绀，如肺动脉口狭窄、主动脉狭窄、主动脉缩窄、原发性肺动脉扩张、原发性肺动脉高压或右位心等。

左至右分流类

在左、右心腔或主、肺动脉间有异常通道，左侧压力高于右侧，左侧动脉血通过异常通道进入右侧静脉中——左向右分流，如心房间隔缺损，心室间隔缺损，动脉导管未闭，主肺动脉隔缺损，部分肺静脉畸形引流，瓦氏（Valsalva）窦动脉瘤破入右心。一般无发绀，若在晚期发生肺动脉高压，有双向或右到左分流时，则出现发绀，又叫晚期发绀型。

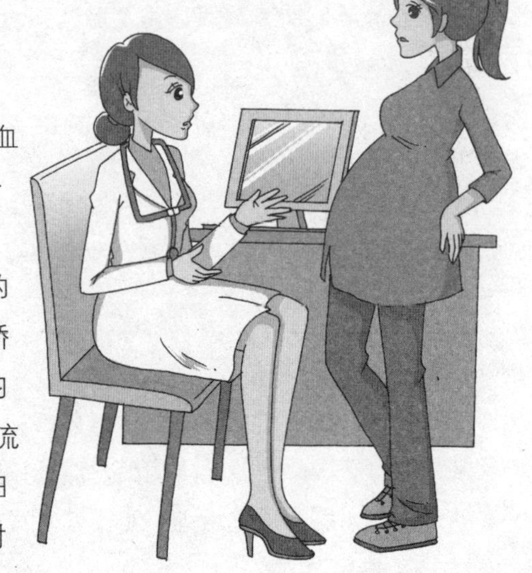

右至左分流类

右心腔或肺动脉内压力异常增高，血流通过异常通道流入左心腔或主动脉。一般出生后不久即有发绀。

胎儿先天性心脏病一般取决于畸形的类型和严重程度，有些经手术可得到矫正，一般无分流类或者左到右分流类，均可通过手术矫正，预后较佳；右至左分流或复合畸形者、病情较重者，应争取早日手术。先天性心脏病较轻者可选择手术时机，以10岁左右为佳。

什么是妊娠期鼻炎

有些平时体健的女士，一旦怀孕后，鼻涕增多，鼻孔堵塞，严重者常用口呼吸，以致口干舌燥，影响睡眠。一旦分娩，病去体愈。这种鼻炎，医学上叫妊娠期鼻炎。

为什么会患妊娠期鼻炎

妊娠期鼻炎是怀孕后雌激素水平增高，引起鼻黏膜超过敏反应，导致小血管扩张，鼻腔细胞水肿，腺体分泌旺盛所致，会出现鼻塞、流涕、打喷嚏等症状，是一种鼻炎。其实，女性只要有雌激素升高的情况，如在青春期、月经期、长期服避孕药等，都有可能会引起鼻炎。

妊娠期鼻炎如何治疗

对妊娠期鼻炎，目前尚无有效的预防性措施，但可对症处理。针对鼻塞、流涕症状，可鼻滴1%麻黄碱液。不过，不能长期使用，以免产生抗药性，此药还能引起药物性鼻炎。若有脓性鼻涕，可使用抗生素。不过，最好不要长期使用链霉素、庆大霉素和卡那霉素等对胎儿听觉神经有损害的抗生素。经上述处理仍无效者，在清除鼻腔分泌物后，可用鼻腔喷雾剂，以减轻局部充血、水肿程度，从而减轻症状。

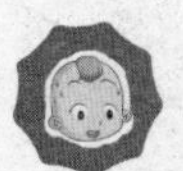

怎样预防胎儿失聪

要预防胎儿失聪，孕妇在妊娠期必须注意下列问题：

合理用药

各种中毒性药物都可通过母体进入胎儿体内，影响其内耳发育。即使在妊娠后期，内耳已经发育正常，胎儿也可能因某些药物的直接损害而造成耳聋。最常见的药物有抗生素，包括链霉素、卡那霉素、庆大霉素、新霉素、妥布霉素等，其他如抗疟药奎宁、氯喹及乙胺嘧啶、解热镇痛药等，也应慎重使用。

避免感染

有许多病原微生物都会通过胎盘影响内耳发育。因此，在妊娠期间，孕妇要避免感染各种疾病，如流行性感冒、流行性腮腺炎、脊髓灰质炎、病毒性肝炎、乙型脑炎和梅毒等，要注意加强营养，多进行室外活动，以提高母体的抵抗力。

注意各种诊治性伤害

孕期前3个月内，不要做X线透视与拍片，也不要使用同位素诊断和治疗疾病，更不能在妊娠期间做大剂量的放射治疗。

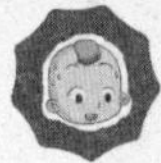

什么是胎儿窘迫

胎儿窘迫就是胎儿缺氧窒息的现象。正常胎儿心跳速率每分钟120～160次。胎儿心跳速率过慢或过快，或是心跳有变异性不良，均要怀疑是否有潜在的胎儿窘迫。大多胎儿窘迫是因为过期妊娠、妊娠高血压综合征或糖尿病，引起胎盘功能不全导致的慢性窘迫。除此之外，子宫壁肌肉收缩引起的血液循环暂时停止，脐带绕颈等原因也会导致胎儿急性窘迫。产检时，一般要用多普勒测胎心音，目的就是确定有没有潜在的胎心窘迫，一旦发生异常，会请准妈妈接受30分钟的胎儿监视器检查，以确定进一步的处理方法。

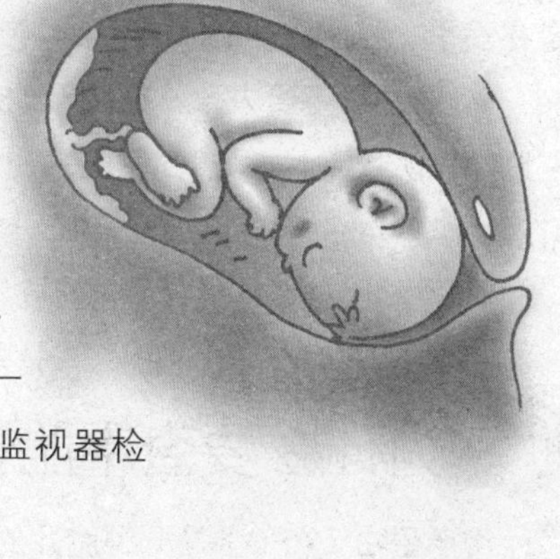

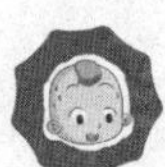

怎样防治胎儿窘迫

大部分的胎儿窘迫的治疗，可以从改变母亲体位做起，如以左侧卧位来改善，或大量的点滴注射或者氧气吸入。如果这些方法不见效，最终办法只能是选择剖宫产。

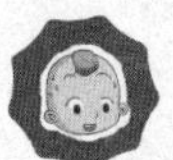

疟疾对胎儿有什么危害

疟疾即民间俗称的“打摆子”，是经蚊子传播、由疟原虫引起的寄生虫病。一般来讲，我国的黄淮平原和西南、东南山区是疟疾的流行地区，疟疾大多发生在蚊虫较多的夏天。

疟原虫经过蚊虫传播会进入人的血液，然后在肝细胞中寄生并繁殖。疟原虫的虫卵成熟后，会进入血液中的红细胞繁殖，导致红细胞破裂。当大量疟原虫从红细胞中释放出来时，代谢产物便进入血液循环中，引起以寒战、高热及大汗为主要特征的症状。疟原虫在红细胞内发育有一定的周期性，待发育成熟后可再次从红细胞中释放出来，引起又一次发作，如此周而复始。尽管在反复发作或重复感染后，人对疟疾会有一定的免疫力，但会使感染者成为疟原虫携带者。一旦在怀孕期间急性发作，不仅会造成孕妇贫血，而且会导致胎儿患上先天性疟疾。

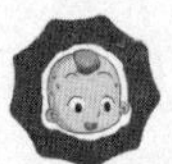

如何防治疟疾

- 在怀孕之前，一定要注意环境卫生，减少蚊虫滋生并注意消灭蚊虫，特别是在夏季，要注意不被蚊虫叮咬。
- 夏季里不要去草丛或潮湿的地方，外出时尽量让身体少暴露一些，露出的皮肤涂抹防蚊露。睡觉时最好在床上挂蚊帐，也可在室内使用电蚊香，避免被蚊虫叮咬。
- 在疟疾高发地区，孕前可在医生指导下服用预防性的药物。

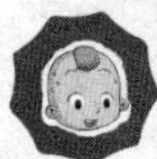

为什么要查甲胎蛋白

甲胎蛋白（AFP）是一种胎儿的特异性球蛋白。孕早期甲胎蛋白主要由胚胎卵黄囊产生，孕11周以后的甲胎蛋白主要由胎儿的肝脏合成。随着胎儿肝脏不断成熟，甲胎蛋白值逐渐下降。不同孕周，母血中甲胎蛋白的浓度不同：母血中甲胎蛋白于孕16周开始上升，在孕32～34周时达到最高峰，之后逐渐下降。母血、羊水及胎儿脐血中甲胎蛋白的浓度均不同，其中脐血中甲胎蛋白的浓度最高，羊水中次之，母血中最低。检测甲胎蛋白可筛查出胎儿是否有开放性神经管畸形，如无脑儿或脊柱裂，是否为多胎妊娠，是否流产或为死胎，是否会出现其他畸形，如四肢畸形或下消化道畸形等。

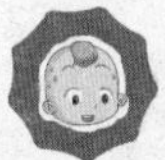 孕妇为什么要查乙肝表面抗原

孕妇往往因没有肝炎的症状和体征而容易忽略此病。乙肝病毒可通过胎盘传染给胎儿；在分娩时，胎儿接触患病母亲阴道内血液、分泌物，或吸入、吞咽母体血液和羊水而受染；出生后又可通过与母亲密切接触，沾染母亲的唾液、乳汁及其他分泌物，或有乳头破裂时吸进母血而受染。

单纯乙肝表面抗原阳性不能确定有无传染性，一般还要测定乙肝e抗原来表示乙肝病毒的繁殖状况。如e抗原阳性，血液就具传染性。据统计，乙肝表面抗原阳性的母亲可使40%～60%的婴儿受染，而e抗原也呈阳性时，感染率可达85%～95%。大部分受感染婴儿将成为终身乙肝病毒携带者，其中一部分到成年会成为慢性乙肝、肝硬化甚至肝癌患者。

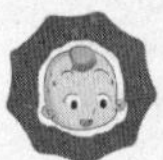 乙型肝炎对胎儿有什么危害

乙型肝炎是由乙肝病毒引起的一种传染性疾病，它对普通人群都有易感性。目前，我国乙型肝炎病毒的携带率为10%～20%，妊娠期携带乙肝病毒的孕妇并不少见。

女性在怀孕后，母体和胎儿的代谢和解毒功能都要由肝脏来承担，加之营养物质的消耗增多，以及体内雌激素水平增高，都会使肝脏的负担加大，容易感染乙型肝炎或使原来的病情恶化。一旦感染乙型肝炎，不仅会加重妊娠反应，而且在孕早期易使胎儿出现因染色体畸变引起的畸形，孕晚期易导致早产及新生宝宝死亡，先天感染肝炎病毒的胎儿，在出生时会出现体重不足，受感染的婴儿会成为终身乙肝病毒携带者。除此之外，还可引发妊娠高血压综合征，导致产后出血。

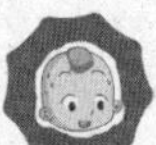 防治乙型肝炎的措施有哪些

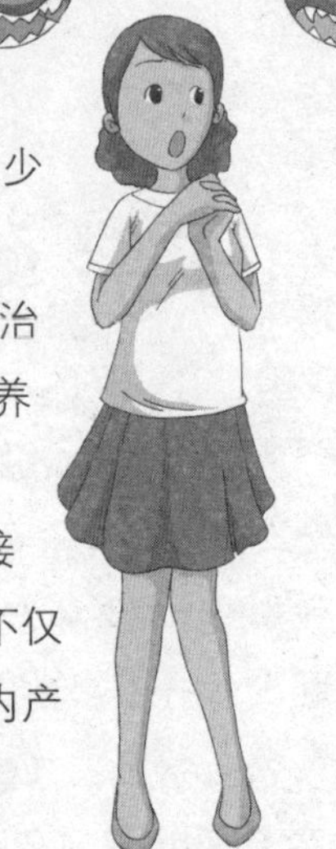

● 孕前可去当地疾病预防控制中心接种减毒活疫苗，以防止感染乙型肝炎病毒。

● 女性如果在孕前患上乙型肝炎，必须严格采取避孕措施，同时积极进行治疗，待病情痊愈至少半年，最好2年后并经医生同意方可考虑怀孕。

● 如果在孕期感染乙型肝炎，应积极采取保肝治疗。同时，保证蛋白质、碳水化合物和维生素等营养的摄取，充分休息，密切观察病情。

● 由乙肝病毒携带者所生的宝宝出生后要马上接种乙肝疫苗，并注射乙肝高效免疫球蛋白。这样，不仅可阻止乙肝病毒进入肝脏，而且还可使新生宝宝体内产生抗体，让肝脏免受病毒的损害。

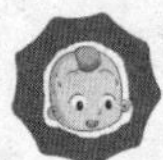 孕妇出现黄疸是怎么回事

在怀孕期间发生黄疸（目黄、身黄，俗称“起黄”），叫妊娠黄疸。提到黄疸，总会让人想到传染性肝炎。其实，妊娠黄疸与任何一种肝炎病毒都无关，它是一种并不少见的女性良性病。

妊娠期发生黄疸，主要是体内雌激素水平增高或在孕期对雌激素的敏感性升高所致。雌激素可以使胆红素在随着胆汁经过微胆管排出的过程中发生障碍，结果使胆红素返回肝内，经肝血窦进入血循环，当血中胆红素超出正常值时，便会出现黄疸。雌激素还可以使胆汁中的水分向血液中渗透，使胆汁变得黏稠，流动性降低，甚至发生阻塞，胆汁中的胆红素也易反流入血液。

妊娠黄疸对孕妇健康没有太大的影响，它绝对不同于妊娠期并发的肝炎，所以不用担心，也不必因此而终止妊娠，一般无须特殊治疗，只要注意休息就可以，分娩后会自然消退。

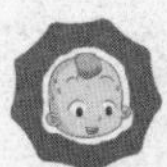

近视会遗传吗

近视是由遗传因素和环境因素引起的。调查分析证明，近视眼约65%是由遗传决定的，35%由环境决定。

病理性近视通常指近视程度在300～600度之间，有的甚至超过600度；虽然有的屈光度不一定很高，但有严重的眼底病变，这些都表现为高度近视。这类近视通过家系的调查证明，基本是一种常染色体隐性遗传病，如父母双方均为高度近视，则所生子女100%为高度近视。如父母一方为高度近视，另一方为该有害基因携带者，则后代中近视患病率为50%；如果父母双方都不是高度近视，只是致病基因的携带者，子女的发病率可能是25%；如果父母一方是高度近视，另一方正常，子女是不会出现高度近视的，但有可能是致病基因的携带者。

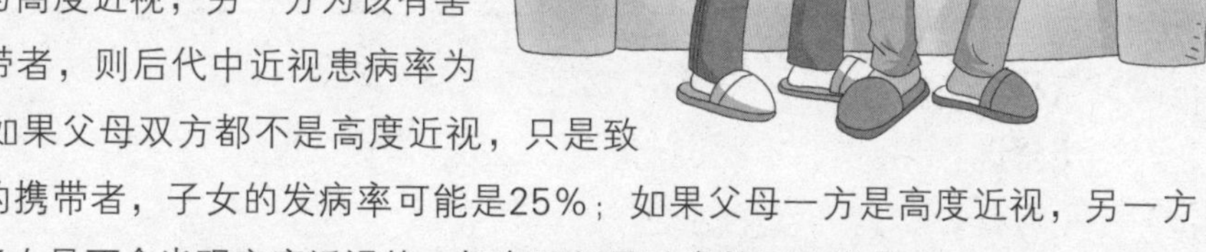

生理性近视是一种比较轻度的近视，近视程度在300度以下，而且多发生在中小学生中，其近视的程度变化也较小，一般到中年后会趋于稳定。这种近视受环境影响较大。遗传的表现型是通过该人所带有的全部基因在一定环境条件的作用下表现出来的，从胎儿、婴儿到成年的过程中，环境始终是造成近视的潜在因素，也就是遗传上的表现型，即遗传型加上环境。除此以外，如果孕妇缺乏蛋白质和维生素等营养成分，对于胚胎的眼球、巩膜组织的发育都有很大的影响。早产也是近视的一个患病因素。双胞胎近视患病率高达40%以上，显著高于非双胞胎的患病率。这是因为怀双胞胎的孕妇在胚胎发育期间要将营养分配给两个胎儿，从而易引起胎儿营养不良，会直接影响其眼球和巩膜组织的发育。双胞胎早产率占40%，早产儿巩膜易发育不完善，或提前接受过多的氧气，会使婴儿的视网膜发生水肿，造成玻璃体容积增加，眼轴拉长，成为近视的患病因素。

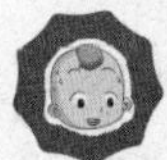

孕妇为什么会牙龈出血

有些孕妇在怀孕早期经常发生牙龈出血、水肿、变脆弱等现象，牙龈轻轻一碰就出血，这种症状称为“妊娠期牙龈炎”。

这是由于孕妇体内的雌激素、孕激素增多，使牙龈的毛细血管扩张、弯曲、弹性减弱，导致血液瘀滞、血管壁的通透性增加，引起牙龈炎。妊娠期牙龈炎会随着妊娠的进展而加重，但产后由于体内雌激素、孕激素减少，症状会自行消失。

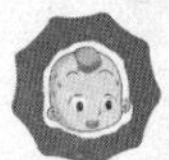

牙龈出血应怎样防治

得了牙龈炎的孕妇，除了做到勤刷牙、保持口腔清洁外，还要多吃富含维生素C的新鲜水果及蔬菜，也可服用维生素C片，以增强毛细血管的弹性，降低其通透性。平时多喝牛奶，可补充钙质，坚固牙齿。

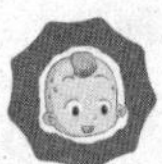

防治牙龈出血有哪些食谱

青椒饭

【材料】绿番茄、干香菇、洋葱、红椒、青椒、火腿、白饭。

【调料】咖喱粉、色拉油。

【做法】干香菇泡软切细丁、绿番茄、洋葱、火腿切小细丁。青椒、红椒对半剖开，去子，一半切细丁，另一半内部刮净备用。色拉油烧热后，将全部丁状原料入锅爆香，放入白饭及咖喱粉共拌。将拌好的饭置于另一半青、红椒内，入烤箱以170℃烤25分钟。

【功效】青椒、红椒的维生素C含量较高，对缓解牙龈出血颇有帮助。

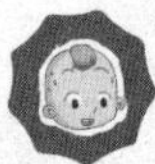

孕妇鼻出血怎么办

女性怀孕后，体内大量的雌激素会使其鼻黏膜肿胀、局部毛细血管扩张充血，易于破损出血。再加上鼻中隔的前下方本来就血管丰富，并且位置表浅易受损伤，因此，有些孕妇经常发生鼻出血。

由于鼻出血的部位多在鼻中隔的前下方，因此，可把出血侧的鼻翼向鼻中隔压紧或塞入一小团干棉花压迫止血。如果双侧鼻出血，可用拇指和食指捏紧两则鼻翼部以压迫出血区，然后在额部敷上冷毛巾，促使局部血管收缩止血。紧张、惊慌只会使血压增高而加剧出血。如果血液流到口咽部，一定要吐出来，不可咽下去。

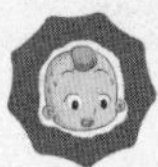 为什么孕妇不可过多服用维生素B_6

维生素B_6是细胞生长不可缺少的物质，与胎儿的发育有着密切的关系。一般来说，胎儿每天吸收1毫克～2毫克就够了，如果孕妇过多服用维生素B_6，会使胎儿出现兴奋、不安、易惊、眼球震颤等表现，如不及时诊治，将会使婴儿在半岁内体重不增，严重者还会发生智力低下等后遗症。

因此，孕妇要在医生指导下适量服用维生素B_6，切不可滥服。

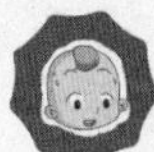 孕妇为什么会腰痛

孕妇腰痛的原因主要有两种。一是怀孕后胎儿及附属的胎盘一天天增大，羊水一天天增多，腰椎前倾，负担加重。为了保持身体平衡，孕妇站立时腰背肌必须用力收缩，使骨盆前倾，形成特有的挺腰姿势，腰背肌持续收缩，无法放松休息，时间久了会因疲劳而引起腰痛。

二是孕妇怀孕后体内激素改变，会使骨盆韧带松弛，以适应胎儿生长及日后分娩的需要，这样，腰部韧带、筋膜也会松弛，弹力降低，容易劳损而引起腰痛。这类腰痛是一种生理性反应，一般在分娩后腰椎前方负担减轻，体内激素恢复到孕前水平，症状就会慢慢消失。

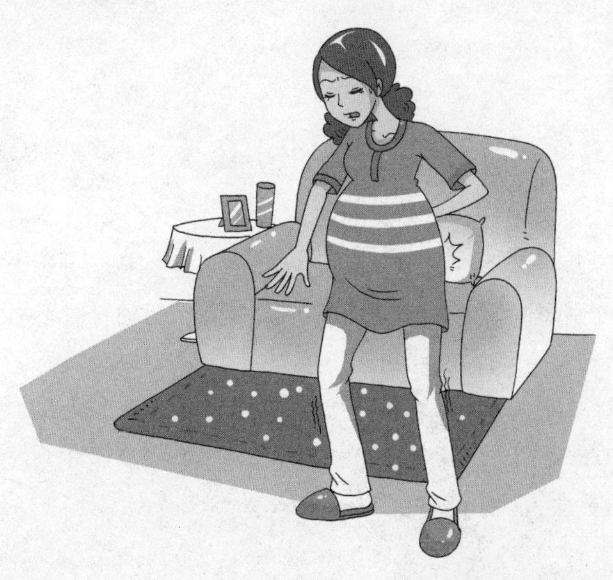

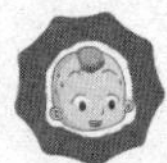

防治孕妇腰酸背痛有什么食谱

杜仲猪骨汤

【材料】猪骨头适量、桑寄生1两、杜仲5钱。

【调料】盐。

【做法】猪骨头剁块、洗净，用开水烫后捞起。桑寄生与杜仲快速以清水洗净。将所有材料盛入煮锅，加盐以大火烧开后转小火炖至熟烂，加盐调味即成。

【功效】改善腰酸背痛、下肢乏力无法久站。

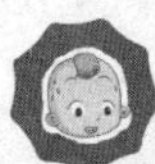

孕妇为什么会坐骨神经痛

孕妇大多会出现腰酸背痛的症状，这是一种生理表现，待分娩后症状都能随之消失，但也有一部分孕妇的症状比较严重，不易缓解。

怀孕期间，发生坐骨神经痛是腰椎间盘突出引起的。怀孕后内分泌激素的改变会使关节韧带松弛，为胎儿娩出做准备，但腰部关节韧带、筋膜松弛，稳定性即减弱。另外，怀孕时体重增加，加重了腰椎的负担。在这些基础上，若有腰肌劳损和扭伤，就很有可能发生腰椎间盘突出，这往往会压迫坐骨神经起始部，引起水肿、充血等病理改变，从而产生疼痛症状。

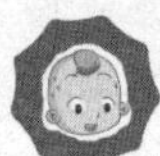

孕妇头晕眼花是怎么回事

由于妊娠使孕妇全身出现不同程度的生理变化，身体如不能适应，就会出现多种多样的症状，头晕眼花就是其中之一。头晕眼花可能由于下列因素造成：

● 妊娠后孕妇的自主神经系统失调，调节血管的运动神经不稳定，可在体位突然发生改变时，因一过性脑缺血而出现头晕。

● 由于妊娠，孕妇体内血容量增加，以适应胎儿的生长需要。此时孕妇的血循环量可增加20%～30%，其中血浆增加40%、红细胞增加20%，血液相应地稀释，形成生理性贫血，可使孕妇感到头晕或站立时眼花等。

● 妊娠中期，由于胎盘的动静脉间形成短路，周围血管扩张阻力下降，使孕妇的舒张压较妊娠前降低，以及孕期整个盆腔范围的血管弹性显著增加，高度扩张，使血液较多地集中在下腹部，加上增大的子宫又压迫下腔静脉的回流，使回心血量减少，致使心血排出量下降，引起低血压及暂时性脑缺血。

● 由于妊娠反应，所以孕妇进食少，孕妇常伴有低血糖，因而孕期孕妇容易出现头晕和眼花。特别是在突然站起、长时间站立，或在拥挤的人流中时更易发生。

为预防这种现象，孕妇应注意起立时速度要慢，并避免长时间站立，如果发生上述症状时应慢慢蹲下，或躺下休息一会。

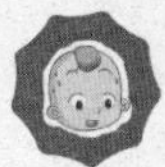

羊水的来源是什么

羊水是充满在羊膜腔内的液体，在妊娠早期，主要是孕妇的血浆经胎膜进入羊膜腔产生的透析液，妊娠中、后期，胎儿尿液是羊水的重要来源。

孕早期，羊水的来源主要是母体的血浆通过胎膜进入羊膜腔产生的透析液，这时水分也能透过胎儿的皮肤，因此，羊水也能来自胎儿血浆。到孕后期，羊水主要来源于胎儿的尿液和母体血液的渗出液。这是一种无色透明的碱性液体，其中90%以上是水分，其他还有无机盐、尿素、尿酸、肌酐、皮脂和上皮细胞等物质。

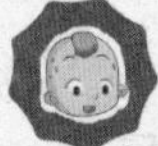

什么是羊水过多

羊水过多是什么原因引起的

● 一是由于胎儿头部畸形或脊髓破裂，致使脊髓液混入羊水中或胎儿的消化道发生障碍，对羊水的吸收力减弱。

同卵双胞胎情形——同卵双胞胎共用一个胎盘，当胎盘并不是被平均分成两部分时，胎儿的发育就会有所差别。一般发育良好的胎儿较大，羊水也多；相反，较小的胎儿则容易有羊水过少的现象。

● 二是母体的心脏或肾脏有问题，致使血液循环不良。

母亲患有糖尿病，易造成胎儿多尿的情形，从而造成羊水过多。

羊水过多有什么症状

羊水过多的孕妇，其腹部比正常怀孕者明显增大。急性羊水过多症的情形从怀孕4～5个月开始，子宫会异常地增大；慢性的情形，则从怀孕6～7个月才逐渐明显起来。

羊水过多时，即使医生检查时也很难摸到胎儿，更不容易听见胎儿心音。

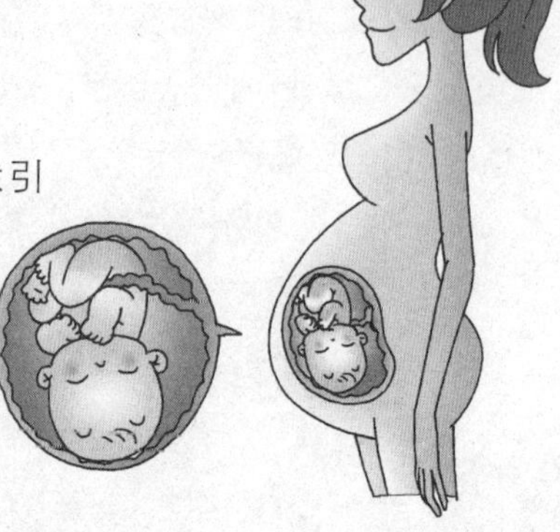

羊水过多症如何治疗

羊水过多症如果是由胎儿头部畸形等症状引起，则要施行人工流产。

不过，如果原因在于母体，可使用利尿剂促使其排尿，必要时可用注射器吸出多余的羊水，使妊娠得以继续，用这样的方法有可能生下健康的宝宝。

此外，如果羊水只是稍多，就不需特别治疗，只要在饮食方面限制孕妇对盐的过量摄取，即可顺利生产。

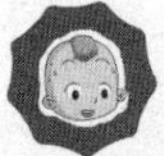

什么是羊水过少

羊水少于300毫升者，为羊水过少，最少可能仅有数十毫升的暗绿色黏稠混浊液体。

羊水过少由什么原因引起

羊水过少可能与以下因素有关：

- 胎儿发育不良，泌尿系统有畸形，致使胎儿尿少或无尿，从而减少了羊水来源。
- 胎盘变性、功能减退，尤其在孕妇并发高血压、肾炎等情况下，病变可出现更早，可导致羊水过少，影响胎儿发育。
- 过期妊娠，胎儿肾小管对抗利尿激素敏感性提高，致尿液减少，从而导致羊水过少。
- 胎儿宫内发育迟缓。

羊水过少有什么症状

羊水过少通常发生在孕早期，胎膜可与胎体粘连。在孕中、晚期，子宫四周压力可直接作用于胎儿，从而可引起各种不同的畸形。

因羊水少，胎儿生长发育将受到限制，甚至影响到其肺的发育。胎儿肺泡内吸入适量羊水，有助于其膨胀和发育。

分娩时，胎儿因羊水过少易发生宫内窘迫。此症引发的新生宝宝窒息及早产儿死亡率都较正常高出许多倍。

孕晚期羊水过少如何治疗

孕足月时，如确诊为羊水过少，应考虑终止妊娠。估计胎儿短时间内不能娩出，在排除胎儿畸形的情况下，必要时剖宫取胎。

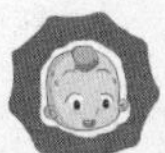

胎儿会大小便吗

胎儿周而复始地吞咽着相当量的羊水。由于羊水中蛋白质及糖等物质含量极低，每日形成的胎粪残渣量也极微。因此，正常情况下胎儿肠腔内并不排出大便。胎儿吞入的羊水、胎儿脱落的上皮细胞、毳毛、皮脂等在肠管内会形成黑绿色的胎便，于出生后6～10小时即排出，2～3天排完。

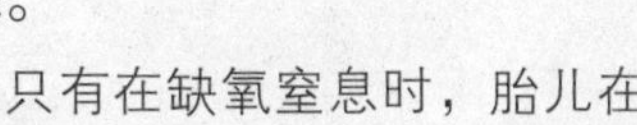

只有在缺氧窒息时，胎儿在宫腔内才会排出胎便。这是由于缺氧引起胎儿的迷走神经兴奋，肠管蠕动增强，肛门括约肌松弛所致。被胎便污染的羊水呈黑绿色。因此，正常情况下羊水是不会有胎儿大便成分的。

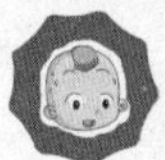

哪些情况下高血压孕妇可以继续妊娠

孕妇在妊娠20周以前或产前血压升高大于或等于140/90毫米汞柱时，称为妊娠合并高血压。在下列几种情况下，高血压孕妇可以继续妊娠。

- 血压低于160/100毫米汞柱。
- 没有并发妊高征，即尿中无蛋白。因大量蛋白质丢失可造成胎儿低蛋白血症，导致腹水、胎儿宫内发育迟缓，甚至胎死宫内。

- 无眼底病变，如渗出、出血，甚至视网膜剥离等。
- 胎儿胎盘功能监测正常。
- 通过妊娠图、B超测量双顶径及股骨长度，了解宫内胎儿发育正常者。
- 胎动计数每小时大于3次，12小时大于20次。
- 血、尿雌三醇测定值正常。
- 血清生乳素浓度正常，具有促进孕妇乳腺发育及胎儿生长的功能。
- B超测量羊水平段、胎盘分级，反映胎盘功能正常。
- 胎心电子监护正常，从胎心率、基线率、非应力试验、应力试验来辨别都属正常。
- 无其他并发症，如子痫、胎盘早剥、肝肾功能损害等。

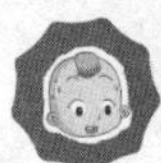孕妇发生宫颈癌怎么办

宫颈癌是妇科常见的恶性肿瘤，发生于妊娠期者并不多见，仅占孕妇的0.035%～0.26%，占宫颈癌患者的0.7%～9.5%。

妊娠期血液和淋巴循环加快，癌症容易扩散。妊娠期雌激素水平升高，也能促进癌症的发展。分娩时子宫颈受挤压和损伤，可加速癌细胞的扩散和转移。癌症可使子宫颈变硬，分娩时子宫颈不能扩张，从而造成难产，同时子宫颈易撕裂，导致大出血。

应根据癌症病变的分期、妊娠月份、产妇对胎儿的期盼程度确定治疗方案。如早期宫颈癌产妇要求生育时，可在严密观察下继续妊娠，等待产后处理。如果病变已属晚期，应尽早终止妊娠，给予相应的治疗。部分要孩子心切的宫颈浸润癌患者，可在严密观察下继续妊娠到胎儿娩出能够存活后再行治疗。宫颈癌对胎儿无致畸作用。

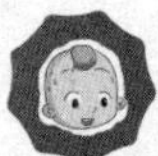孕妇患膀胱炎有哪些危害

由于女性尿道短，尿道口与肛门靠近，易受粪便污染，加上妊娠后孕妇内分泌发生改变及增大的子宫的压迫，尿液引流不畅，膀胱易发生细菌感染。初起表现症状轻微，仅有膀胱刺激症状：尿频、尿急、尿痛，此时如经治疗，病情会很快痊愈。如果治疗不及时，细菌由膀胱上行到达肾盂，就会引起肾盂肾炎。

此时孕妇会突然有寒战、高热伴腰痛，膀胱刺激症状加重，高热过于严重还可

造成惊厥。细菌毒素还会通过胎盘进入胎体，引发流产、早产，甚至胎儿死亡。妊娠月份越早，病情延续越久，症状越剧烈，流产、早产、胎儿死亡率越高。

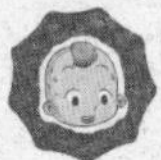 膀胱炎应怎样防治

孕妇出现膀胱炎症状后应当尽早就医、尽早用药。治疗越早、越彻底，孕妇的身体康复越快，胎儿在母体内才会越安全。

预防膀胱炎，孕妇必须保持外阴部清洁。每日用清水清洗外阴部，减少性生活刺激，因性生活可使尿道口受摩擦，细菌易侵入，发生上行性感染。最好的方法是性生活后立即坐起排空小便，并用清水冲洗尿道。每日多饮水，以起到清洁尿道的作用。

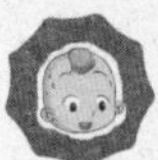 孕妇患淋病对胎儿有什么危害

淋病是由淋球菌感染引起的一种性传播疾病，在性病中最常见。它主要通过性交传播，但被病菌污染的马桶、浴巾、浴盆或衣物等也可造成感染。

淋球菌易侵犯男性的前尿道、后尿道、前列腺、精索、附睾和女性的子宫颈、尿道、子宫内膜及输卵管等，引起这些部位发炎。主要表现为尿频、尿急、尿痛及排尿困难，女性还有白带增多等症状，伴有尿道口红肿、烧灼痛及不同程度的下腹疼痛。反复发作会造成输卵管粘连、阻塞、积液、盆腔炎，继发不孕。孕期感染淋球菌对母婴危害较大，易发生胎膜早破、早产及产后感染等。胎儿在分娩通过产道时还容易受到感染，引起淋球菌性结膜炎，导致角膜穿孔而致盲。

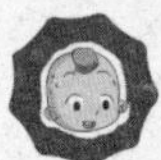 孕妇如何防治淋病

- 平时注意生活卫生，浴巾、浴盆要专用，避免不洁性生活，避免使用不洁马桶。夫妻中一人患病，应马上停止性生活。
- 一旦出现症状，要尽量在发作期积极进行治疗，并彻底治愈，同时配偶也要进行治疗。
- 淋病治愈后，应该无再感染史，待症状全部消失、尿液清澄，并在治疗后1～2周内复查2次，均不再发现淋球菌时再考虑怀孕。在未完全治愈之前，一定要

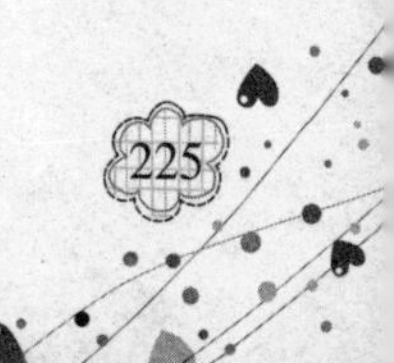

避免怀孕。

● 由于在孕期淋球菌感染症状不明显，容易漏诊，所以在孕早期应做初次检查，妊娠末期应该做常规检查，即子宫颈管分泌物涂片或培养。

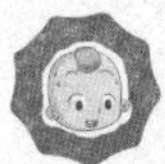

孕妇患结核病对胎儿有什么危害

结核病是由结核杆菌引起的慢性消耗性疾病，可在全身很多部位发病，如肺结核、肠结核，盆腔也是结核的好发部位，可造成不孕症。

结核病患者一旦怀孕，会使全身负担加重，严重损害健康。孕期较为常见的是肺结核，孕妇会由于营养消耗过多及肺功能不好而易发生流产、早产及胎儿发育不良或宫内缺氧等。分娩时，也易发生子宫收缩无力、产程长、产后出血等。

孕妇如何防治结核病

● 患有结核病的女性，在结核活动期应该严格采取避孕措施，并在医生指导下积极治疗，加强营养，待病情稳定后2～3年再考虑怀孕。严重肺结核或伴有身体其他部位结核的女性，不宜怀孕。

● 如果在孕期并发结核病，当病情处于活动期时，应及早进行抗结核治疗，但一定要注意选用对胎儿无毒性的药物。由于链霉素可对胎儿听力造成障碍，所以在孕期不要使用。

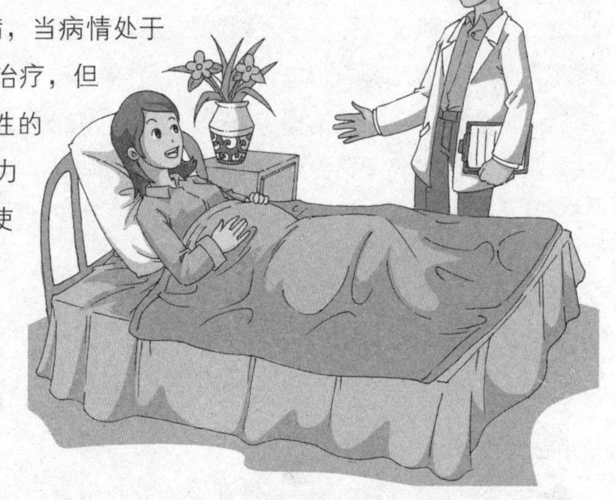

● 怀孕后病情加重的孕妇，或需要使用大量对胎儿有害的药物治疗者，应该在怀孕后3个月内终止妊娠。

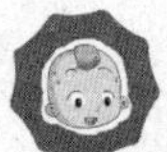

孕妇患生殖器疱疹对胎儿有什么危害

生殖器疱疹又称外阴疱疹，是由人类疱疹病毒II型感染引起的，可通过性交等途径传播，也是较为常见的性传播疾病。

生殖器疱疹好发于外阴皮肤黏膜交界处，感染后2～7天便可出现症状，表现为外阴瘙痒，皮肤出现红斑，然后出现成堆的小水疱。水疱破裂后形成浅表溃疡，有局部疼痛感，会慢慢自行愈合。女性怀孕时免疫功能变得低下，容易被病毒感染，患病后症状也较重。孕期患病易引起流产，或致胎儿畸形。如果胎儿在出生时经过产道被感染，可导致新生宝宝死亡，死亡率大约为5%，而幸存者中又大多会有智力发育障碍等后遗症。

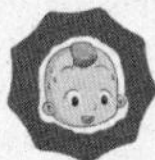

孕妇如何防治生殖器疱疹

● 生活中注意卫生及保健，避免不洁性生活，可使用避孕套、阴道隔膜、子宫颈帽等工具避孕，减少由性生活传播的感染。

● 夫妻中一人患病，马上停止性生活，进行及时治疗，同时配偶也要进行治疗。

● 由于生殖器疱疹对胎儿及婴儿危害很大，又没有特效的治疗方法，所以，孕妇应该以预防为主，如孕期节制性生活等。

● 如果在孕期患上生殖器疱疹，可在医生指导下采取对症处理，注意局部清洁，保持干燥，防止感染。在孕晚期被确诊为阳性的孕妇，应该采取剖宫产，避免感染新生宝宝。

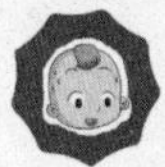

什么是妊娠中毒症

妊娠中毒症是指妊娠20周以后孕妇出现高血压、水肿及蛋白尿，严重时可出现抽搐与昏迷。根据孕妇的症状严重程度，临床分为轻度妊娠中毒症、中度妊娠中毒症、重度妊娠中毒症三类。

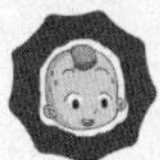

妊娠中毒症的症状是什么

根据孕妇症状的严重程度，临床分为以下几类：

轻度妊娠中毒症：血压较基础血压略有升高，可有微量尿蛋白或轻度水肿。

中度妊娠中毒症：有高血压、尿蛋白、水肿三者中任意二者或二者以上。

重度妊娠中毒症又包括两种情况：

先兆子痫：有高血压、水肿、尿蛋白，伴有头痛、眼花、胸闷、恶心、上腹不

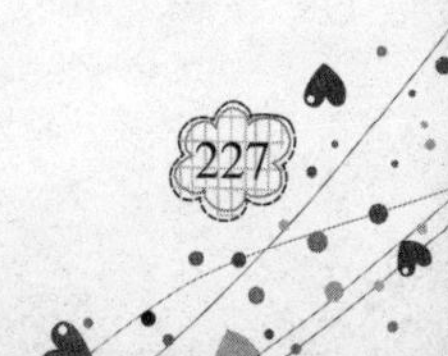

适或呕吐。

子痫：在先兆子痫基础上有抽搐及昏迷。此时可有肺水肿、急性心力衰竭、急性肾功能不全、脑血管意外、吸入性肺炎、窒息、胎死宫内等严重并发症。

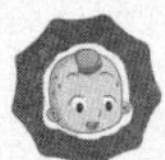

如何治疗妊娠中毒症

孕妇患了妊娠中毒症后，应积极治疗，防止病情发展。轻度妊娠中毒症病人一般可在门诊治疗，严密观察水肿、体重、血压和蛋白尿的变化，必要时做眼底检查，观察眼底小动脉痉挛情况，以便了解妊娠中毒症病情发展。病人轻度水肿，给利尿药口服，每次氢氯噻嗪25毫克，每日2次，同时服氯化钾1克，每日3次。血压轻度增高者，每次口服利舍平0.25毫克，每日3次。

中度妊娠中毒症病人应卧床休息，低盐饮食，继续使用利尿和降压药，剂量同上。病情较严重者，可肌肉注射镇静解痉药氯丙嗪、哌替啶、硫酸镁，每6～8小时肌肉注射一次。这些药物的使用要在医生指导下进行，不能擅自使用，以免发生意外。

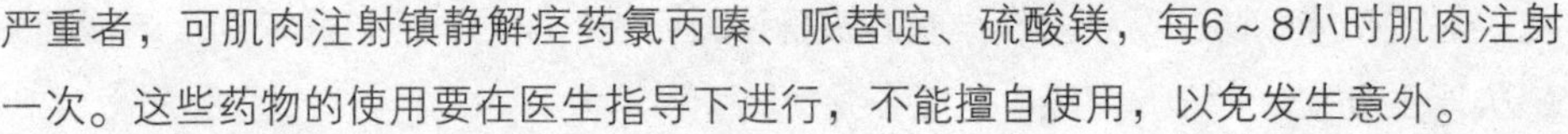

重度妊娠中毒症病人应绝对卧床休息，在医护人员的严密观察下，根据病情变化及时采取急救措施，以保障孕妇和胎儿的健康。

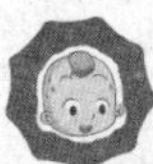

预防妊娠中毒症有哪些措施

为了减少和减轻妊娠中毒症的发生，做好孕期保健尤其重要。

孕妇要掌握妊娠、分娩和产褥的一般常识，对妊娠和分娩不要有顾虑，使心情愉快，思想放松。注意科学安排饮食，保持营养素平衡，以满足各阶段婴儿生长需要，选择富营养、易消化、多蛋白质和维生素的食物。保证有足够的休息和睡眠时间。预防妊娠中毒症，可采取以下措施：

做好产前检查

妊娠早期应测血压，检查尿蛋白和体重。自妊娠5个月开始，按期进行产前检查，密切注意血压、水肿及体重改变，检查尿蛋白，以便尽早发现妊娠中毒症并及时治疗，防止病情发展。

注意既往病史

初产妇、双胎、羊水过多、原发性高血压、慢性肾炎或糖尿病患者，因容易并发妊娠中毒症，更应注意。

及时纠正异常情况

如发现贫血，应及时补铁；下肢出现水肿，要增加卧床休息时间，血压偏高时，要按时服药。

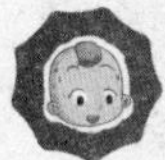

什么是早产

在妊娠28～38周时分娩称为早产，此时胎儿体重低于2500克，身长在35厘米以下。早产儿生命力较弱，成活率在20%～80%。成活率高低在很大程度上又取决于喂养技术。

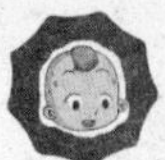

造成早产的原因有哪些

引起早产的原因是多方面的，例如，孕妇的年龄过小，子宫、子宫颈异常或发育不良，孕妇营养不良，体质虚弱，并伴有内分泌失调，都是发生早产的常见原因。当孕妇得病，如发高热，有急性传染性疾病、急性感染性疾病等，都可以引起早产。孕妇在妊娠晚期进行过度的体力劳动，长途旅行；或有过重的精神负担，情绪激动；或有外伤，性生活过频等，也会导致早产。羊水过多，出现多胎，胎儿畸形，胎膜早破等产科并发症，自然也是早产的原因。另外，孕妇不良的生活习惯，包括饮酒、吸烟等，都有可能造成早产。

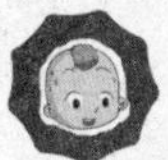

什么是葡萄胎

妊娠时，胎盘绒毛上的滋养细胞出现不正常的分裂和增殖，使胎盘绒毛形成大小不等的水泡，水泡之间还有细蒂相连成串，形似葡萄，这就是葡萄胎，也称水泡状胎。由于细胞变性为水泡样，所以影响了胎盘的正常构造，更难以把营养供给胎儿。因此，孕妇子宫内仅有部分胎盘或完全没有胎盘。

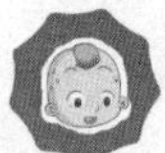 葡萄胎的症状是什么

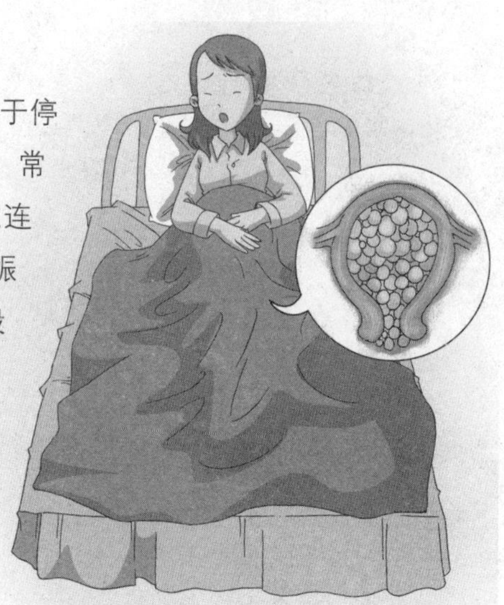

葡萄胎初期症状和一般妊娠相似，始于停经后两三个月时，开始有反复的阴道流血，常被误认为是流产出血，表现为时出时止或连绵不断。子宫增大也比正常妊娠迅速，妊娠中毒症状严重。到了妊娠四五个月时，一般还摸不到胎儿，听不到胎心音，感觉不到胎动。尿妊娠试验呈强阳性。葡萄胎是良性受精卵本身的病变，大约15%的人可以发生恶变。患过葡萄胎后，孕妇如再次怀孕并无大碍，但再次发生葡萄胎的可能性仍然存在。

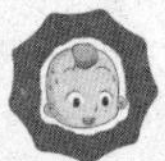 为什么会发生葡萄胎

葡萄胎的发病原因目前还不清楚，可能与营养不良、病毒感染、细胞遗传异常等有关。所有葡萄胎患者，都应作定期随诊，最好长期与医院取得联系，更重要的是在2年内定期复查，目的在于早期发现恶变，或检查是否有残存的水泡状胎块。患者至少在2年内采取有效避孕措施。最初半年应每月复查一次。如发生不规则阴道流血、咯血、头痛或其他不适时，应立即到医院检查。

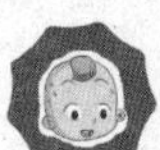 葡萄胎为什么要多次刮宫

正常胚胎的胎盘绒毛只有一团，检查吸出物中如有棉絮团样的绒毛，就可以确定已经将胚胎全部取出来了。葡萄胎却有数不清的水泡，一次很难完全清理干净，而且清理子宫的时间过长会增加手术出血，对患者不利。所以，大多数医生都主张第一次将绝大部分葡萄胎吸干净，过一周后，待子宫收缩宫腔变小一些、子宫壁坚硬些，再进行刮宫。如之后仍有出血，可做2～3次或更多次刮宫。总之，只要病情需要，就应该反复刮宫，而不主张一次吸干净就结束。

假如不再进行第二次清理会有什么害处呢？如果宫腔内还残留有小水泡，就可能继续生长，这会影响子宫收缩，还随时有发生大出血的危险。而且，残留的

组织有5%～10%可转变为恶性葡萄胎或绒毛膜上皮癌。因此，在葡萄胎确诊之后，即使宫腔内水泡已经清理干净并不再出血，也应该至少再随诊两年。患者需定期到医院做尿妊娠试验及血中绒毛膜促性腺激素放射免疫测定，并注意内诊检查卵巢是否出现黄素囊肿和子宫大小有无变化，必要时还需注意观察阴道和肺部有无转移病灶。

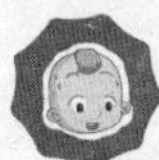

孕妇烧心是怎么回事

孕妇在妊娠后期，常于胸骨后、“心窝”处出现烧灼感、重压感或烧灼样疼痛，多发生在睡眠后。当体位从坐位、立位转变为卧位时，或在咳嗽、屏气用力排便时，也易诱发“烧心”感。吃酸性食物、辛辣刺激性食物后，“烧心”感可加重。

孕期发生这种“烧心”感，是由于随着妊娠月份增大，腹内压升高，食管反流所致。食管反流时，酸性胃内物可刺激胃黏膜，引起反流性食管炎。妊娠中后期，随着孕激素分泌的增加，可影响食管蠕动，减缓食管对反流胃内物的清除，从而使反流性食管炎加重。卧位时横膈抬高，咳嗽、屏气用力排便时，腹内压升高，都可使胃内物向食管反流增加，症状加重。酸性饮食、辛辣刺激性饮食，可刺激炎症的食管黏膜，自然也可使症状加剧。饮食过饱时，胃内压升高，也易诱发食管反流。另外，油腻饮食、巧克力、浓茶、咖啡及芳香性食物，都可降低食管下段平滑肌张力，使食管反流加重，从而引发烧心。

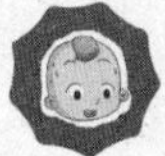

烧心有哪些防治措施

防治烧心，合理饮食十分重要。孕妇进食勿过饱，以免使胃内压力升高，横膈上抬。特别是晚餐更忌过饱和过晚，最好在睡前2～3小时内进食，要尽量少吃肥腻、高脂食物，不吃酸性食物、辛辣刺激性食物及过冷、过热的食物。另外，也可在医师指导下服用碱性药物，如氢氧化铝凝胶、乐得胃或保护胃黏膜的药物，可有助于减轻“烧心”感。

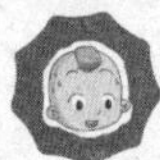

什么是子宫颈关闭不全

怀孕期间，子宫的进口——宫颈口一般是完全封闭的。但有些孕妇在孕期结束前，子宫颈开始扩张，这种情况常发生在怀孕的后期，即临产前的第3个月或第4个月，这称为子宫颈关闭不全，会引起流产。这种情况下，医生会在其子宫颈缝一针，到预产期前一周才将其拆除。

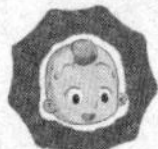

胎盘有哪些功能

胎盘的主要功能如下：

- 代替胎儿肺的呼吸作用。
- 供给胎儿营养和排泄胎儿体内废物。
- 防御作用。母体血中抗体可通过胎盘进入胎血中。使得除病毒外的一般细菌不能通过胎盘去影响胎儿。
- 内分泌作用。胎盘能分泌绒毛膜促性腺激素、雌激素和孕激素，以及其他的内分泌素，帮助胎儿成长发育。
- 能让药物通过进入胎儿体内。孕妇服用或注射药物，如镇静、止痛、麻醉和抗生素药物，能迅速通过胎盘进入胎儿体内，因此，孕妇要特别注意合理用药。

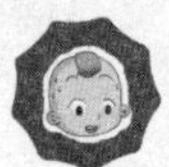

什么是胎盘前置

受精卵一般都着床在子宫上部，但有时因卵子发育较慢、子宫内膜炎或过度人工流产等因素，使得子宫上部呈现荒废状态，不适合受精卵着床，于是受精卵就会移到子宫下部（子宫口附近）着床。

在短期内施行多次堕胎（人工流产）手术，是非常有损健康的事，堕胎超过3次以上的女性，下次怀孕时，发生前置胎盘的概率为2%左右，比从未堕胎的女性发生率要高出许多。

总之，胎盘是以着床部位为中心而发育完成的，所以形成前置胎盘后不久，胎盘就会堵塞部分或整个子宫口，造成分娩时的阻碍。

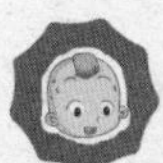 胎盘前置可以分哪几种情况

当子宫口开到可容三指的程度时，按照内诊的情形，可将前置胎盘分为以下4类：

- 全前置胎盘。胎盘堵塞整个子宫口。
- 部分前置胎盘。胎盘堵塞部分子宫口。
- 边缘前置胎盘。只有胎盘的边缘堵塞了一小部分子宫口。
- 低置胎盘。胎盘虽然没有堵塞子宫口，但它比一般正常的位置低。

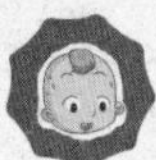 胎盘前置的症状有哪些

外出血是胎盘前置的主要症状，有时在怀孕的5～6个月就会发生，但一般在怀孕7个月之后或分娩前夕，才会有间断的少量出血，或有突然大量出血的现象。

这是因子宫下方的子宫壁到了怀孕5个月左右，肌肉会急速发育，之后随着怀孕的进展，子宫壁只是加以伸展而已。如果胎盘附着在子宫下方，不久，胎盘与子宫壁之间就会产生裂缝，造成部分胎盘脱落，这自然会导致出血，但孕妇并不感觉腹部胀痛，这是胎盘前置的特征。不过，如果胎盘脱落的面积太大，出血量增多，就会导致胎儿血液循环的不良，使母子均陷入危险的状态中。

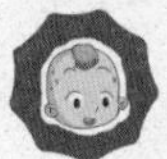 胎盘前置如何治疗

当子宫口只开到可容一指的程度时，由于出血量少，且不容易触及胎盘，仅靠内诊很难断定，因此必须借助超声波断层扫描，或照射X光的膀胱造影法来诊断。

即使有多次出血现象，但只要在子宫尚未开始收缩之前，把用纱布做成的止血塞塞入阴道内，暂时止血，并保持安静，就可继续妊娠至预产期。

如果是边缘前置胎盘，分娩开始时，随着子宫口的扩张，胎儿头部下降压迫到胎盘而自然止血，有时也可顺利地分娩。但是当出血量过多，或胎盘堵塞子宫口阻碍了胎儿的下降时，就必须剖宫分娩以救出胎儿。

此时，要根据新生宝宝的贫血程度，做必要的输血。由于考虑到前置胎盘会造成出血现象，所以最好选择新生宝宝护理设备完善的医院分娩。

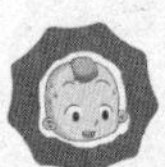

什么是正常位胎盘早期剥离

原本应该在胎儿出生后才从子宫剥离的胎盘，因为妊娠中毒症的缘故，而在婴儿未出生之前，有时甚至在子宫尚未开始收缩之前，就突然从子宫壁剥离，这是一种异常现象。

若为前置胎盘的情形，因有外出血可供辨认，故能及时挽救，但正常位胎盘早期剥离的情形，由于胎盘位置正常，几乎不会有外出血，所以不易发现。

胎盘早期剥离时所流的血，会积存在胎盘与子宫壁之间，血流量大时，情况会十分危急，所以必须住院接受治疗。

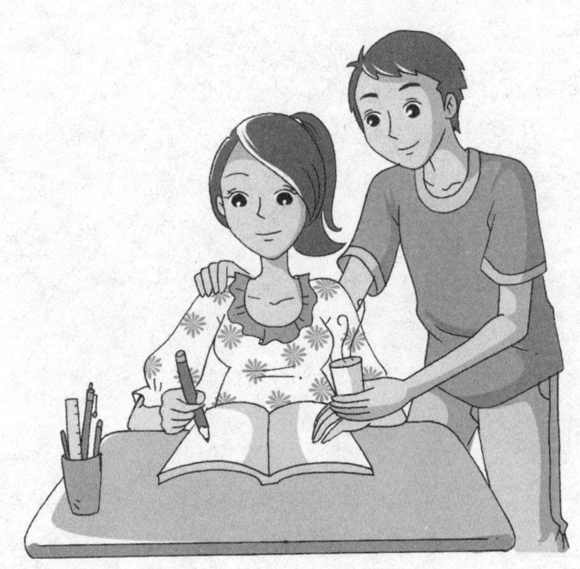

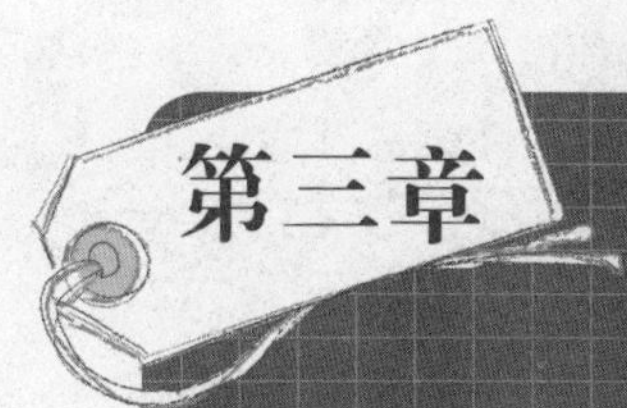

健康孕晚期

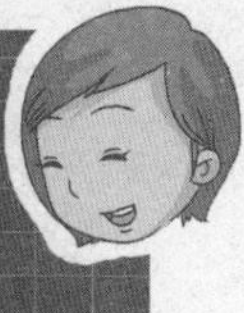

第一节 胎儿发育早知道

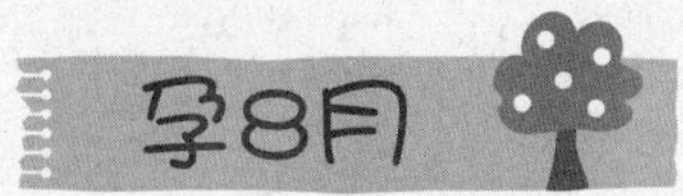

胎儿身体发育情况是怎样的

孕8月（29～32周），胎儿身长约40厘米，体重约1700克。胎儿在子宫内活动自由，胎动协调，位置基本固定，一般头部朝下。神经系统进一步完善，肺及其他内脏已基本发育完成。这时出生的早产儿，如在暖箱里精心照料，已能存活。

胎儿智力发育情况是怎样的

此时是胎儿听觉、皮肤感觉（触摸）及视觉等感觉形成的时期。不过，视觉是在出生后才快速发展而成的，此时只是先奠定基础。

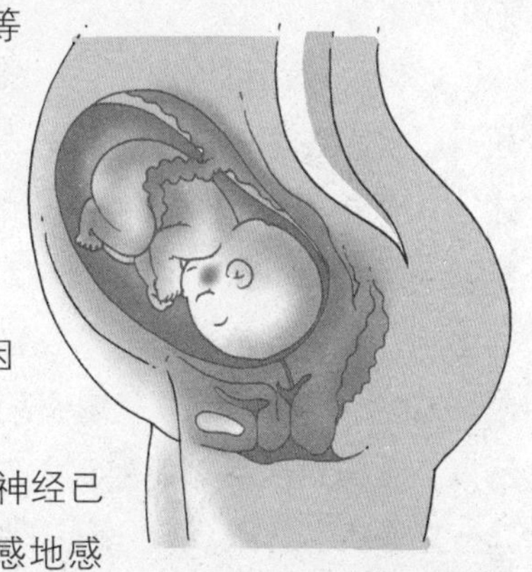

这个时期准父母的胎教应着重于积极发挥这些感觉的作用。

这个时期，孕妇的日常生活易变得散漫，因此，应制订每天的计划，并切实执行。

由于怀孕8个月的时候，胎儿区别声音强弱的神经已经发育完成，即使不知道言语中的意思，也能敏感地感受到母亲的音调。

当孕妇感到不安或处于不快等情绪状态时，体内会释放出肾上腺素，肾上腺素会导致心脏快速跳动；如果肾上腺素经由脐带传递给胎儿，可能会到达胎儿的脑部，结果胎儿也会处于受压力冲击的状态。

因此，孕妇应随时调整心态，保持愉快、轻松的心情，以传达给胎儿良好的信息，促进胎儿身心和智力的发育。

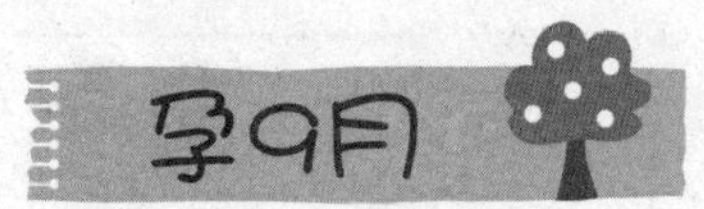

胎儿身体发育情况是怎样的

孕9月（33～36周末），胎儿约45厘米长，体重在4周内可以增加1000克，发育基本完成。这时出生的早产儿，如果能精心照顾，成活率可达90%以上。

胎儿智力发育情况是怎样的

9个月的胎儿已经较为成熟，对外来的刺激能够反应，大脑的脑干功能也相当发达，已经具备离开母体自行生活的基本能力。

现在离孩子出生已不到两个月的时间，孕妇的肚子越来越大，动作也变得迟钝。子宫压迫到胃和心脏，孕妇会觉得呼吸不太顺畅。如果一次无法吃得太多，不妨少量多餐。

此时注意不可以熬夜。一些生活无规律的准妈妈，至少在这一时期要改变生活方式。如前所述，人体中有所谓的生物钟，需白天按计划运行，到了夜晚则安静地睡觉。但是受到城市生活的影响，违反自然规律的“夜猫”型的准妈妈也越来越多。不过，胎儿是遵循其固有规律成长的，所以，准妈妈要尽可能配合大自然的规律，帮助胎儿建立正确的生物钟。

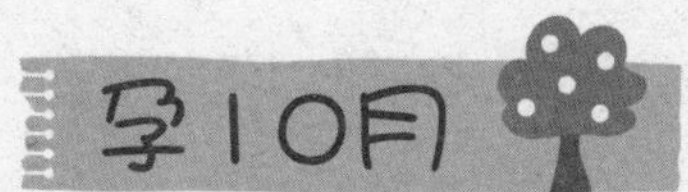

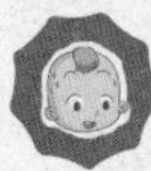 胎儿身体发育状况是怎样的

孕10月（37～40周），胎儿发育完成，约50厘米长，3000克重。皮肤呈白色微带粉红色，体表有一层白色的脂肪，胸部发育良好，双乳凸出，会打嗝、会吮自己的拇指，男性睾丸常位于阴囊内。

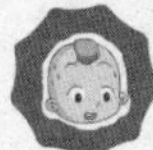 胎儿智力发育情况是怎样的

孕10月已进入怀孕的最后阶段，这个月胎儿降生就称为足月儿。此时的胎儿智力变化是孕9月的延续。脑细胞和神经细胞仍在不断地发育完善，大脑的运动区、体觉区、视觉区、听觉区、语言区、记忆区、联合区等神经中枢在不断地发展。胎儿的神经突触在加强链接，末梢神经在迅速发育，使胎儿逐渐具备完善的神经系统。

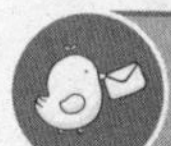 第二节 胎教的作用与方法

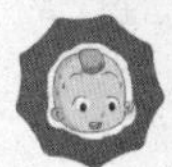 怎样进行阅读胎教

阅读胎教的练习方式：选一则你认为读来非常有意思、能够感到身心愉悦的儿童故事、童谣、童诗，将作品中的人、事、物详细、清楚地描述出来，例如：太阳的颜色、房子的形状、主人公穿的衣服等，让胎儿融入故事描绘的世界中。故事要避免过于暴力的主题和太过悲伤的内容。选定故事内容之后，设定每天的“说故事时间”，最好是夫妻二人每天各念一次给胎儿听，借说故事的机会与胎儿沟通、互动。

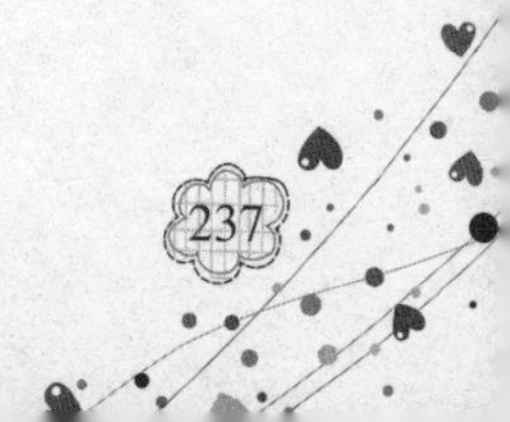

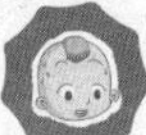

阅读胎教该注意哪些事项

● 为了让母亲的感觉与思考能充分传达给胎儿，孕妇最好能保持平静的心境并保持注意力的集中。

● 在念故事前，最好先将故事的内容在脑海中形成形象，以便比较生动地传达给胎儿。

● 如果没有太多的时间，只能匆匆地念故事给胎儿听，至少也要选择一页仔细地描述给胎儿听，尽量将书上的内容“视觉化”地传达给胎儿。“视觉化”就是指将鲜明的图画、文字形象地印在脑海中的行为。研究发现，每天进行视觉化的行为，会逐渐增强将信息传达给胎儿的能力。

在选择胎教书籍时，不要有先入为主的观念，自以为宝宝会喜欢哪些书籍，应尽量广泛地选择各类书籍。

为什么阅读胎教是有益的

为了培养孩子丰富的想象力、独创性以及进取精神，最好的教材莫过于幼儿画册。准妈妈可以将画册中每一页所展示的内容，发挥想象力，将它加工成有趣的故事并传递给胎儿，从而促使胎儿心灵健康成长。准妈妈可选那些色彩丰富、富于幻想的内容，主题可以是勇敢、理想、幸福、爱情等，只要适合胎儿成长的主题都可以采用。

利用画册做教材进行胎教时，一定要注意把感情倾注于故事的情节中，通过语气、声调的变化使胎儿了解故事是怎样展开的。单调和毫无生气的声音是不能唤起胎儿的兴趣的。一切喜怒哀乐都可通过富有感情的声调传递给胎儿。而且，不仅仅是朗读，这些语言的内容要通过准妈妈的思维使它形象化，以便更具体地传递给胎儿，因为胎儿对准妈妈的语言不是用耳而是用脑来感受的。

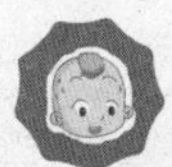孕妇在孕晚期应听什么音乐

孕妇很快就要分娩，心里难免会有些紧张，况且这时胎儿发育逐渐成熟，会使孕妇身体变得更笨重。这时的音乐胎教应选择既柔和而又充满希望的乐曲，如《梦幻曲》《让世界充满爱》《我将来到人间》，以及奥地利作曲家海顿的乐曲《水上音乐》等。《梦幻曲》是舒曼的钢琴套曲《童年情景》中最脍炙人口的一支乐曲。

柔美如歌的旋律，各声部完美的交融以及充满表现力的和声语言，刻画了一个童年的梦幻世界，表现了儿童天真、纯洁的幻想。孕妇随着柔美平缓的主旋律，宛如进入沉思的梦境，在梦幻中见到美丽的世界，并随梦幻升腾，接着仿佛看见了一个圣洁的小天使，那期盼了好久好久的可爱小宝宝正向自己走来。随着《梦幻曲》旋律的变化，孕妇能在梦幻中从一幅图景又转入另一幅图景，然后在曲调渐渐安静下来的时候，腹内的胎儿也在这无限深情和充满诗意的曲子中安然地酣睡了。

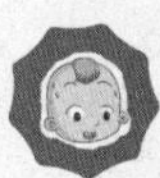怎样对胎儿进行性格培养

人的性格早在胎儿期已经基本形成，因此，在怀孕期注意胎儿性格的培养就显得非常必要。胎儿性格的形成离不开生活环境的影响，母亲的子宫是胎儿的第一个环境，小生命在这个环境里的感受将直接影响到胎儿性格的形成和发展。大量的研究结果表明，早在胎儿时期，母子之间不但有血脉相连的关系，而且还具有心灵情感相通的关系。母亲与胎儿分别通过不同的途径彼此传递情感信息。胎儿能够通过母亲的梦，向母亲传递信息。同样，母亲的情感，诸如怜爱胎儿以及恐惧、不安等信息也将通过有关途径传递给胎儿，进而对胎儿性格产生潜移默化的影响。

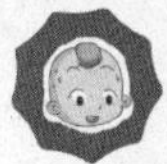胎儿在母亲子宫内是怎么学习的

人们都说婴儿是一张白纸。其实，早在胎儿时期，这张白纸上就已经开始描绘图画了。瞧，深居在母亲子宫内的小生命伸出小脚来探测他的胎盘，“这是什么东西？”经过几个回合的研究，他终于放心了，确认这是一个柔软、安全的屏障；一个偶然的机会，胎儿的手碰到了漂浮在旁边的脐带，“这又是什么东西？”很快，脐带就成了胎儿的玩具，一有机会便抓过来玩几下；对于包围他的羊水，小生命更是潜心研究，不时地吞咽几口品尝一下；母亲子宫的血流声、肠道的蠕动声以及心跳的搏动声，对于胎儿来说无异于一首美妙动听的曲子，统统会被收入大脑，储存

进记忆系统，出生后依然念念不忘；对于外界传入的音乐声，胎儿也颇感兴趣，会转动头部，让耳朵贴近外部世界认真倾听。久而久之，一旦这种声音传来，胎儿便会产生一连串的动作作为回应。

总而言之，子宫内的小生命具有出色的学习能力，他将利用一切可能的机会抓紧学习。他学习吞咽、学习吮吸、学习运动、学习呼吸……当然，他还是一个小小的“心理学家”，通过母亲传递过来的一切信息揣摩着母亲的心绪，学习心理感应。鉴于胎儿这种潜在的学习能力，母亲在妊娠期间，尤其是孕晚期应强化与胎儿的交流，通过各种可能的渠道，使胎儿接受有益的刺激，获得良好的胎内教育。

胎儿有睡眠吗

准妈妈可以从胎动的状况了解到他正在做什么。如果他动得起劲儿，表示他很清醒；如果他一动不动，即使你摇他、吵他，也要费一番工夫，那表示他睡得正香正熟；如果准妈妈稍微用力一摇就把他吵醒，那表示他处于半睡半醒状态。

其实，胎儿就跟小婴儿一样，睡觉占去了大部分时间，而且睡睡醒醒的，甚至有研究指出，胎儿也会做梦。平均起来，他熟睡的时间约占一天的20%，每次约持续20分钟；浅睡占67%～70%，每次持续的时间比熟睡长；剩下的才是清醒的时间。所以，做胎教要趁他清醒时，他才能专心，不至于打瞌睡。

随着怀孕周数的增加，胎儿的作息时间会越来越规律，尤其是到了36周以后，他几乎已建立起属于自己的生物钟，并可维持到出生后几周。

母子怎样传递生理信息

一方面，胎儿的存在促进了母体分泌维持妊娠所需要的激素，并使母体产生养育胎儿所必需的生理上的变化，如子宫增大、变软，乳腺增生、乳房增大，基础代谢加快，激素活动增加，以及全身各器官的生理功能增强等。胎盘分泌的一系列激素可以维持妊娠的顺利进行。胎儿自身也在积极地分泌一些物质，协助母亲维持自己的生命。就是说胎儿对自己的生命已经能够有一定的把握。

另一方面，母体也在积极地向胎儿传递生理信息，如母亲遭受不安时，分泌出来的激素会使血液中的化学成分发生变化，从而通过胎盘对胎儿的生长发育产生影响。当母亲有嗜烟、酗酒、滥用药物、暴饮暴食以及遭受外伤等情况时，可使胎儿的生长环境受到干扰，进而使胎儿产生恐惧的心理，表现为胎动异常、心动过速等。

就这样，从胎儿到母亲，又从母亲到胎儿，彼此间完全对等地传递着生理信息，相互影响，相互作用。

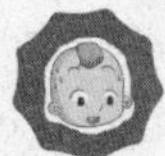

母子怎样进行心理沟通

从怀孕之日起，孕妇便与体内的孩子紧密相连。胎儿是妈妈的骨肉，妈妈是胎儿的依靠。胎儿既要从母体获取营养物质而发育生长，又要通过母体情感的心理活动与母亲进行心理沟通，以培养独立的个性。

因此，在整个孕期，母子间便通过心理上的相互作用，及听觉、视觉、触觉等的相互感应而建立起密切的信息沟通。例如：怀孕6个月后，如母亲连续轻轻敲打腹部时，胎儿便会听到母亲的呼唤，将头转向被敲打的部位。再如：虽然母亲与胎儿间没有直接的神经联系，但当母亲紧张、焦虑、愤怒、悲伤时，其情绪会通过神经系统的调节而影响内分泌系统，产生相关激素，使母亲的心脏搏动加快，血压升高。这些变化会通过胎盘的血液循环影响胎儿的情感与性格或心理的发育，特别是在怀孕早期，妈妈情绪的极端变化有可能造成胚胎分化异常。

从怀孕开始，母子信息的沟通就已经建立。所以，每位计划怀孕和已经怀孕的女性，都要注意自己的情绪与心理变化，特别要调整好自己的心理状态，以平和与稳定的情绪面对一切；丈夫也要注意行为举止，避免给予妻子不良的刺激，以保证妻子的情绪与心理处于最佳状态，使妻子与胎儿能进行最佳的信息沟通与情感交流。

第三节 孕妇的护理常识

孕妇的营养餐桌

孕妇吃鱼对胎儿有什么好处

鱼类是重要的动物性食物，营养价值极高，味道鲜美，容易消化，营养素也易吸收，对胎儿脑及神经系统的发育非常有益。

鱼肉组织柔软细嫩，比畜禽肉更易消化。鱼类蛋白质含量丰富，利用率极高，85%～90%为人体需要的各种必需氨基酸，而且比例与合成人体蛋白质的模式也极相似。鱼类脂肪含量不高，但鱼类脂肪多为不饱和脂肪酸，熔点低，消化吸收率达95%左右。海鱼中不饱和脂肪酸高达70%～80%，有益于胎儿大脑和神经系统的发育。鱼类含无机盐稍高于肉类，是钙的良好来源。

孕妇多吃鱼对胎儿大脑发育极有利。

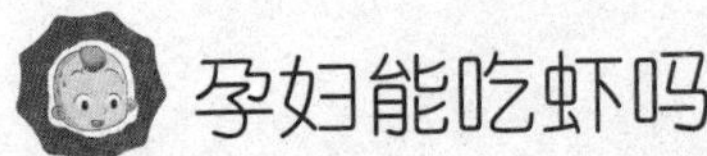

孕妇能吃虾吗

虾含钙量很高。如果孕妇吃虾以后没有不良反应，如过敏、腹痛，就能在孕期食用。怀孕期间适量多吃虾或虾皮可以补充钙、锌等微量元素，尤其是钙可以促进胎儿的生长。吃虾也可以促进胎儿脑部的发育。

孕妇能吃牛肉吗

孕妇一个星期吃3～4次瘦牛肉，每次60～100克，可以预防缺铁性贫血，并能增强免疫力。瘦牛肉也不会对血中胆固醇浓度造成负面影响。充足的铁质一方面能维持血红素正常，以载送血氧到脑部及其他重要器官，保护心脏不致过度劳累，另一方面能使肌肉产生充足能量，活动有力并不易疲倦。

如果女性在怀孕期间缺铁，产后应及时补充，否则对身体的影响可能难以弥补。锌不但有益胎儿神经系统的发育，而且对免疫系统也有益，有助于保持皮肤、骨骼和毛发的健康。缺锌时，人的免疫力会下降，容易生病，对胎儿的神经发育容易产生不利影响。牛肉中的锌比植物中的锌更容易被人体吸收。人体对牛肉中锌的吸收率为21%～26%，而对全麦面包中锌的吸收率只有14%。

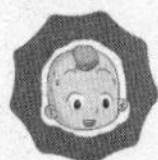 孕妇能吃羊肉吗

羊肉属动物性食物，不仅营养价值高，含有丰富的蛋白质、脂肪、钙、磷、铁、钾、烟酸等，所产生的热量高于瘦猪肉、牛肉等，而且是补虚益气的佳品。在冬天多吃羊肉大有裨益，它具有增加热量、补虚抗寒、补养气血、温肾健脾、防病强身等作用。羊肉是产妇、老年人、体弱怯寒者的冬令滋补佳品。《千金方·食治卷》中载："羊肉主暖中止痛，利产妇。"医圣张仲景创制的"当归羊肉汤方"，即羊肉500克，配当归、生姜各18克，共炖食，治女性产后血虚、月经不调、贫血、肢冷酸痛，效果很好。羊血具有止血、祛瘀功能，对女性崩漏、胎中毒、产后血晕等具有治疗作用。

由于羊肉中含有利于孕妇及胎儿生长发育的物质，只要按正常习惯食用，对孕妇及胎儿均无害。但需注意的是，由于羊肉性温、热量高，因此，对于孕妇来讲，不宜过多地食用，以免助热伤阴，引起不适。

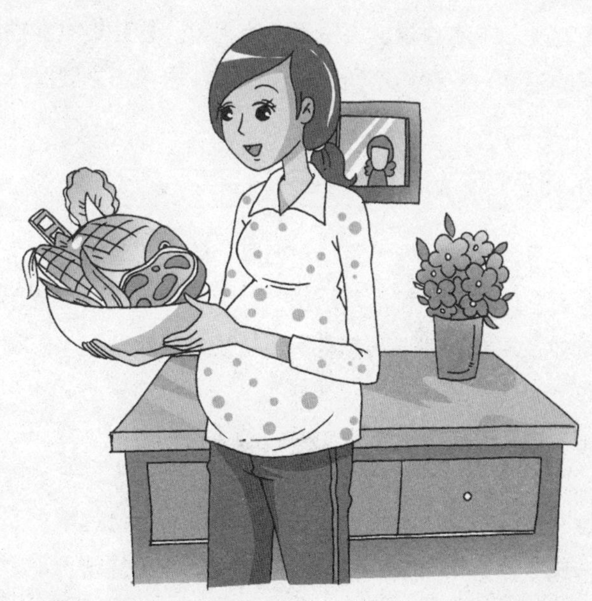

孕妇的日常护理

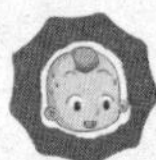 妊娠期孕妇腹部增大有何规律

人类胎儿的生长发育有其自身的规律，胎儿的“免费居室”——子宫随着胎儿长大而增长。

妊娠1个月时，子宫犹如鸡卵大小。

妊娠2个月时，子宫犹如鹅卵大小。

妊娠3个月时，子宫犹如拳头大小。

妊娠4个月时，子宫犹如新生宝宝头部大小。

妊娠5个月时，子宫底在肚脐下二横指处。

妊娠6个月时，子宫底平肚脐高度。

妊娠7个月时，子宫底在肚脐上三横指处。

妊娠8个月时，子宫底在胸骨剑突与肚脐之间。

妊娠9个月时，子宫底位于胸骨剑突下二横指处。

妊娠10个月时，胎头未入骨盆腔者，子宫底可达胸骨剑突下1～2横指处；胎头进入骨盆腔者，子宫底高度又恢复到妊娠8个月的高度。

女性妊娠后，子宫增长的大小取决于种族类别、遗传基因、胎儿大小、胎儿数目（单胎或多胎）、羊水数量、腹壁厚薄等因素。若妊娠时女性腹部增长超过或落后于正常增长的标准，应请妇产科医生仔细查找原因，必要时给予适当处理。

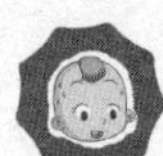 孕妇腹部为什么会小于孕月

孕腹小于孕月，比如妊娠足月，孕妇腹部的增长却只有怀孕七八个月大。最常见的原因是胎儿宫内生长迟缓、羊水过少、腹壁脂肪过薄、畸形小胎儿及胎死宫内等，这些均可致子宫增长缓慢，甚至停止生长，导致孕腹小于孕月。

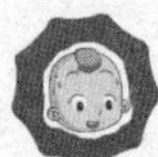 孕妇腹部为什么会大于孕月

已婚女性一旦怀孕后，腹围的增长将随着妊娠月份的增加而逐渐增大。由于个体差异及其他因素，腹围增加的程度会有差别。在通常情况下，妊娠中晚期孕妇脐

部腹围一般不超过100厘米。若孕妇腹围增长过快，则多是不祥之兆——可能存在某些病理性变化，应及时去医院检查，以免延误病情。

孕腹大于孕月的原因，主要有以下几种：

多胎妊娠

妊娠中晚期腹部增大的程度与妊娠的月份明显不相符合，但腹围增大的速度仍表现为循序渐进，同时腹部压迫的症状较轻，腹围超过100厘米；在腹部的不同部位听诊时，可听到不同速率的胎心音。

多胎妊娠的主因有三：

- 环境因素，如受精卵着床前子宫内温度低或缺氧，使胚胎发育迟缓而诱发多胎。
- 遗传因素，据统计，双胎之母本人是双胎的占4%，双胎之父本人是双胎的占2%。
- 医源性因素，如服用促性腺激素诱发排卵，有时可发生多次排卵。

美国有专家统计发现，随着服用治不孕症药物的人数增加，双胎以上的婴儿出生率大增。

巨大胎儿

妊娠期间腹围逐渐增大，到妊娠晚期，腹围增大的程度超过正常范围，与妊娠月份明显不符，但孕妇压迫症状较轻，脐部的腹围大于100厘米。巨大胎儿的发生，除与孕妇的产次（多见于经产妇），孕妇合并糖尿病，遗传因素及孕妇的身高、体重等有关外，还与孕妇生活水平的提高，产前停止工作、在家休息时间等有关。

葡萄胎

腹围异常增大多见于妊娠早、中期，子宫一般比实际妊娠月份大而无胎心音；病变多局限于子宫腔内，不侵入肌层，闭经2～3个月后阴道流血；作B超或化验检查可进一步确诊。大多数患者经彻底清宫即可痊愈。

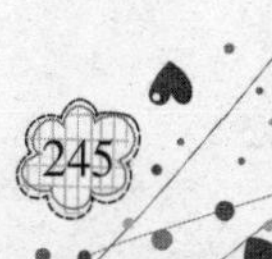

妊娠合并腹部肿瘤

妊娠前有腹部肿瘤史，或妊娠早期检查，发现有妊娠合并肿瘤的。

羊水过多

多见于已妊娠6～7个月的孕妇。由于子宫迅速增大，其增大程度明显超过同期的正常妊娠，故孕妇会明显有呼吸困难、心慌气短、不能平卧等压迫症状。腹部皮肤发亮，腹壁紧绷，有明显液体震动感。

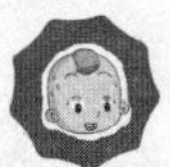

孕妇拿取东西时的正确姿势

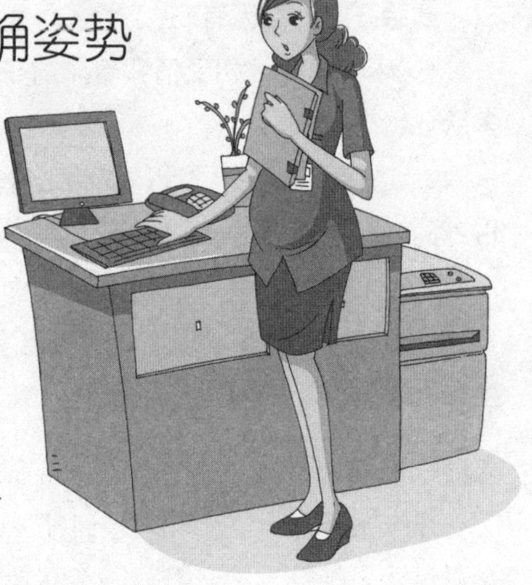

在孕晚期，孕妇拿起或放下东西时，注意不要压迫肚子，不要采取不弯膝只倾斜上身的姿势，否则容易造成腰疼，并易摔倒。以屈膝落腰、完全下蹲、单腿跪下的姿势，让要拿的东西紧紧地靠住身体、伸直双膝拿起。拿棉被等大件物品时，要蹲下身体压在一条腿上，然后再站起。拾取地板上的东西时，要先屈膝后落腰，蹲好后再拾，然后站起，不能弯腰拾取。

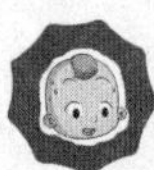

孕晚期应做什么样的妊娠体操

鼓腹呼吸

鼓腹呼吸是分娩时应做的一种呼吸方法，可以减轻疼痛。平时要多练习，熟练掌握。

身体仰卧，完全放松，嘴微闭，吐气，可发出“噗噗”声。

腹部一上一下慢慢地做深呼吸，呼吸一次约10秒钟。

骨盆的振动运动

锻炼下腹部及产道的肌肉。早晨起床前、晚上睡觉前练习呼吸法。

腰贴在床上，轻轻把肚子挺起，使背和床之间出现空隙，再慢慢放下，然后放松休息。可根据孕妇情况增加次数。

膝盖着床，头下垂，脊背向上弓，支撑着上半身的重心。抬头把腰向前移动，身体重心也随之向前移，再逐渐恢复到仰卧位。

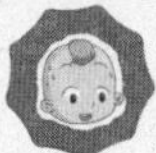 孕晚期为什么要进行胎心电子监测

胎心电子监测是用胎心监护仪检测胎儿的心率，医生根据胎心率和胎动后胎心率的加快，或子宫收缩后胎心率的变化，来确定胎儿在宫内是否缺氧和胎盘的储备功能。

胎心电子监测一般在妊娠33～34周以后进行。进行胎心监护时，孕妇应该轻松地仰卧（最好是左侧卧），医生会在孕妇的腹部涂上超声耦合剂，再将胎心监护仪上的一条或两条（有宫缩时）带子绑在孕妇的宫底和胎心最强的位置上，再给孕妇一个记录胎动的装置，仪器上可以显示即时的胎儿心率及子宫收缩的频率和强度。这种记录需要20～40分钟。如果孕妇没有阵发性腹痛（宫缩），腹部只绑了一条带子，则为无应激试验（NST）。

正常情况下，20分钟内应该有3次以上的胎动，胎动后胎心率会增快15次/分钟以上。如果是有宫缩的情况，宫缩后胎心率则不易下降。

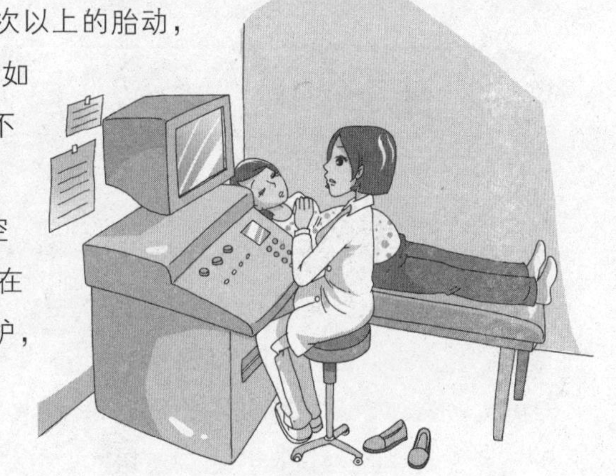

在做胎心监护前，一定不要空腹，否则会出现假阳性的情况。一般在怀孕36周后，每周进行一次胎心监护，如果孕妇属于高危妊娠，如妊娠合并糖尿病等，应该每周做两次监护。

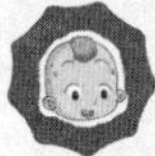 孕妇为什么要做骨盆测量

骨盆测量能够帮助医生了解骨盆的大小、形态，以便估计胎儿与骨盆的比例，从而判断能否自然分娩。因此，产前检查时做骨盆测量是必不可少的。

骨盆测量有内测量和外测量两种，一般做的是内测量。内测量之前，医生会顺便用窥阴器检查一下阴道分泌物和宫颈的情况。测量时，医生将手指伸入孕妇的阴道，测量骨盆各个平面的宽度。孕妇会稍觉不适，但一定要放松，这样测量才会准

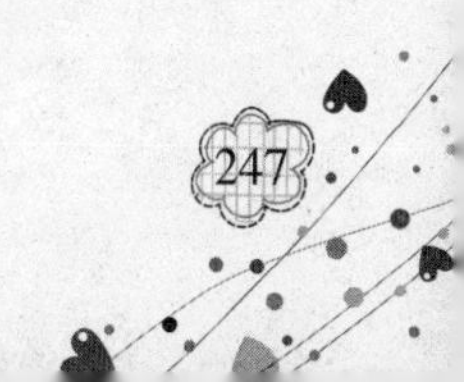

确。如果孕妇有先兆流产或早产史，则可以提醒医生暂时不要做内测量，可以先做外测量，大致了解一下骨盆的情况，到临产时再做内测量。外测量就是医生用一把特制的尺子从体外测量骨盆的大小，这种方法简便易行，但由于受到骨骼厚度和皮下脂肪肌肉等软组织的影响，不十分准确。

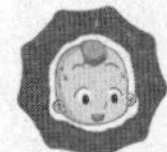

性生活有助于分娩吗

曾经有种观点是，性生活有助于分娩。因为精液当中含有前列腺素，可以促进子宫收缩，引发宫缩进行分娩。但这并不值得提倡，因为会增加宫内感染的风险，尤其是性生活后，如果发生破水，对孕妇来说感染的机会就更大了。在预产期前1个月，尤其要注意避免性生活。

如果要想尽快生，现在医院会有一些药物和方法来帮助催产或者加快分娩，完全没有必要通过过性生活来催生。

第四节 孕妇宜忌

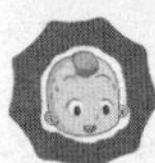

为什么孕晚期孕妇忌仰卧

妊娠期间，子宫血管变粗，弹性增强，血容量增加，以保证向胎儿输送氧气及营养物质，并替胎儿清除代谢产物及二氧化碳，同时从盆腔流到下腔静脉的血量也随妊娠的进展相应增加。孕妇仰卧，会使增大的子宫压迫于脊柱前的下腔静脉，阻碍下半身的血液回流，其后果一是回心血量减少，一般比侧卧时减少一半，使子宫、胎盘灌流量相应减少，胎盘不能发挥正常功能，不利于胎儿生长发育。二是使下肢和外阴及直肠的静脉压升高，加之孕期静脉壁呈扩张状态，孕妇极易发生下肢和外阴静脉曲张或痔疮。孕妇仰卧时，增大的子宫还会压迫骨盆入口处的输尿管，如果输尿管受压，尿流不畅，排尿量更会减少而增加水肿程度。

另外，怀孕30周后，部分孕妇体内有较多的水分，下肢更易出现水肿。严重者会并发高血压综合征，造成水肿延及腹壁甚至全身。所以，妊娠晚期，下肢水肿的孕妇，尤其是患高血压综合征的孕妇必须侧卧。

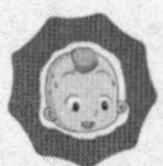

孕妇为什么宜多吃玉米

孕妇吃玉米，对胎儿的大脑发育很有益处。玉米中含蛋白质、脂肪、糖类、维生素和矿物质都比较丰富，尤其含有维生素A较多，这对人的智力、视力都有好处，对防止细胞氧化、衰老有益处，从而有益于智力发展。玉米中粗纤维较多，食后可宽肠，能消除便秘，有利于肠道健康，也间接有利于大脑功能的开发。有一种甜玉米，蛋白质的氨基酸组成中以健脑的天冬氨酸、谷氨酸含量较高；玉米脂肪中的脂肪酸主要是亚油酸、油酸等不饱和脂肪酸，这些营养物质都对智力发展有利。所以，孕妇应适当在饮食中补充玉米，以利胎儿健脑。

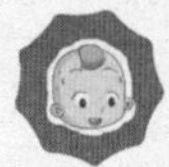

为什么孕妇宜吃胡萝卜

胡萝卜在日常生活中可谓是一种补品，因其含维生素A中的β-胡萝卜素较多。β-胡萝卜素并无维生素A醇的潜在毒性，对孕妇和婴儿都较安全，因此孕妇宜吃胡萝卜。

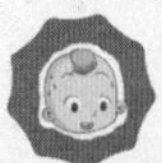

为什么孕妇宜吃莴苣

叶酸对于孕期女性而言非常重要，能预防胎儿出现神经管缺陷。莴苣中含有天然的叶酸，孕妇在妊娠期多吃莴苣，无疑有助于胎儿脊髓的正常形成。

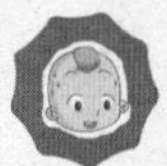

孕妇为什么忌用洗涤剂

各种洗涤用品中均含直链烷基磺酸盐等化学成分，这些成分对胎儿和母体都有害。据报道，一项对150名育龄女性进行的检测发现，有1/3的女性的卵细胞受精后，在妊娠早期就死于母体内。其原因是，一些含有酒精、硫酸的物质存在于洗涤剂中，这些有害物质通过孕妇皮肤被吸入孕妇体内，当达到一定的浓度时，就会导致受精卵的死亡，使妊娠终止。

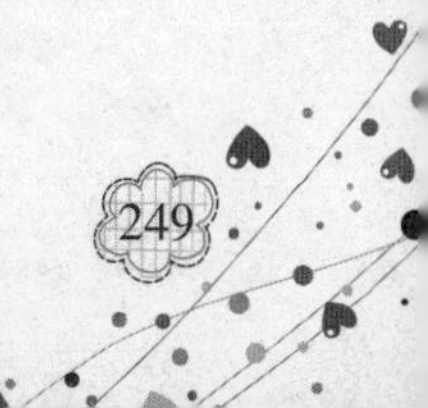

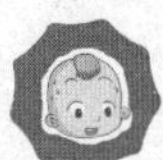 孕妇为什么忌吃甲鱼

甲鱼，又称鳖，具有滋阴益肾之功，对一般人来说，它是一道营养丰富的菜肴。但是甲鱼性味咸寒，有着较强的通血络、散瘀块作用，因而有一定堕胎之弊；尤其是鳖甲（即甲鱼壳）的堕胎之力比鳖肉更强，所以孕妇忌吃。

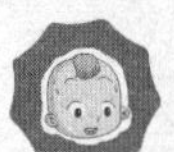 孕妇为什么忌吃螃蟹

螃蟹虽然味道鲜美，但其性寒凉，有活血祛瘀之功，故对孕妇不利，尤其是蟹爪，有明显的堕胎作用。

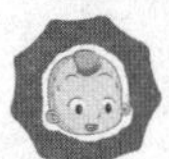 孕妇为什么忌开灯睡觉

灯光会对人体产生一种光压，长时间照射可引起神经功能失调，使人烦躁不安。日光灯中缺少红光波，且以每秒钟50次的频率抖动，当室内门窗紧闭时，可与污浊的空气联合产生含有臭氧的光烟雾，对居室内的空气形成污染；白炽灯光中只有自然光线中的红、黄、橙三色，缺少阳光中的紫外线，不符合人体的生理需要；荧光灯发出的光线带有看不见的紫外线，短距离强烈的光波能引起人体细胞发生遗传变异，可诱发胎儿畸胎或皮肤病。

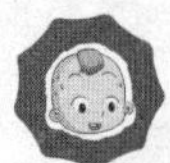 孕妇为什么忌常用手机

人的重要器官——大脑，能吸收最强有力的电磁波源。手机的天线能接发强有力的微波，所产生的能量有60%能被人脑组织所吸收。大脑、眼睛、生殖系统是人体对微波辐射最敏感的部位，微波辐射对人体健康的影响是长期而缓慢的。

有资料证明，手机严重的电磁波辐射对胎儿大脑有致畸作用，手机还能引起孕妇内分泌紊乱，影响泌乳，因此，孕妇不要常用手机，以免影响胎儿健康成长、影响自身的乳汁分泌，避免分娩后给哺乳造成困难。

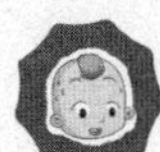 为什么孕妇忌食桂圆

中药桂圆又名龙眼、龙眼肉，具有补益心脾、补血安神、生津液、润五脏之功

效，是良好的补品。因此，不少女性怀孕后喜欢吃桂圆，认为它不仅有滋补作用，而且味道也不错。然而桂圆对孕妇并非有益无害。

桂圆性味甘温，所以内有痰疾及患有热病者不宜食用，尤其是孕妇更不宜食用，原因是女性怀孕后，大多数出现阴血偏虚、滋生内热的症状，常有大便干结、小便短赤、口苦咽燥等现象。如果此时为了进补而用桂圆，非但不能产生补益作用，反会增加内热，发生漏红、腹痛、小腹坠胀，甚至大伤胎气，导致流产。

为什么孕妇忌食人参

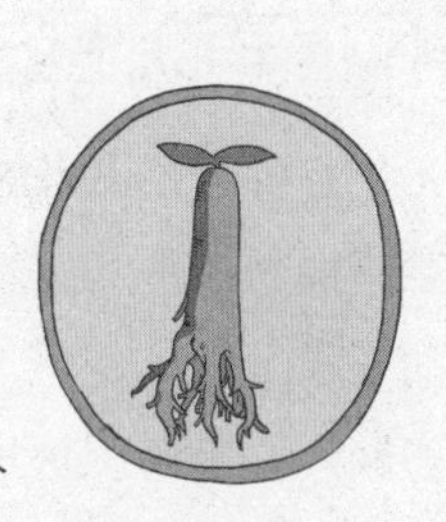

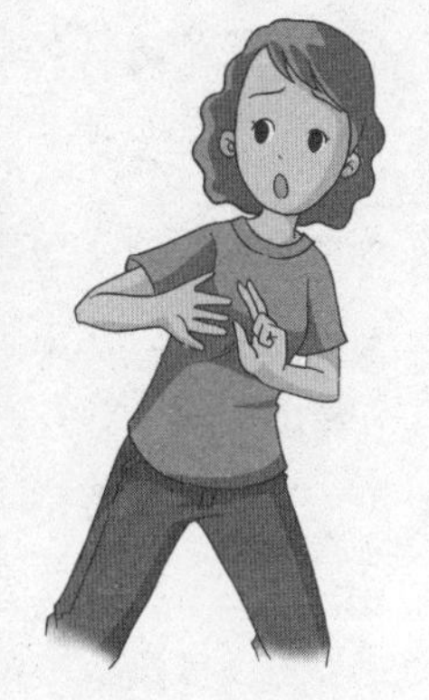

人参属大补元气之品，然“气有余，便是火”，孕后如服用，易致阴虚阳亢，甚至出现中毒现象，也易加重妊娠呕吐、水肿和高血压等，还可促使阴道出血而导致流产。胎儿对人参的耐受性很差，服用过量有死胎的危险。

此外，鹿茸、鹿胎胶、鹿角胶、胡桃肉、胎盘等也属温补助阳之品，孕妇也不宜服用。选用其他补品，应本着“产前宜清热凉血、滋阴柔润”的原则，酌情选用清补、平补的食品来补养身子。

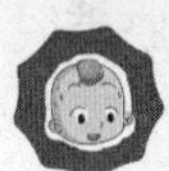

第五节 常见病的防治

如何测定胎位

胎儿在母亲体内一天天长大，一天天成熟，在6周左右，就可在孕妇的腹部触摸到胎儿。

妊娠26周前，因羊水相对较多，胎位不固定，26周或以后可用手法来测定胎位，胎位测定共分4步：

● **检查子宫底部的胎位**。检查者站在孕妇的右侧，双手在子宫底部交替活动，以了解胎位。胎头的特点为圆、硬、浮球感；臀部的特点是较软、无浮球感、不很圆，有时有伸腿的动作。

● **检查子宫左、右两侧的胎位**。用一只手向对侧推孕妇的腹部，用另一只手触摸胎儿部分，胎儿脊背为平坦面；再向相反侧推孕妇腹部，换另一只手触摸胎儿四肢及手、脚等不平坦部分。

● **查明耻骨联合上的胎儿部分是头还是臀**。

● **查明胎儿的先露部是否已入骨盆**。检查者面向孕妇的足部，以两手交替摸清先露部。

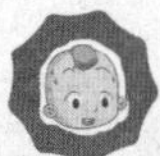

胎位不正有哪些类型

● **单臀位（只有臀部先出来的类型）：**胎儿的臀部在下，身体好像折成两半似的，双脚高举至头部附近。

分娩时，由臀部先出来。这种分娩方式，是逆产（胎位不正）中最安全的一种。如果子宫开得够大，足够让胎儿臀部出来，就不必担心头部会被卡住了。

● **复臀位（臀部和脚一起先出来的类型）：**胎儿有如呈蹲下的姿势，臀部（为主）和一只脚会一起出来。

这是胎位不正的类型中，安全程度仅次于单臀位的分娩式。有时臀部和脚不会一起出来，而只有脚先出来，这样就变成下述的不全足位。

● **不全足位：**这是只有一只脚先出来的类型。这种类型与前两种情形不同，它容易提早破水，因此有时脐带会脱落至子宫口外。

如此一来，脐带便会被压迫在子宫壁与胎儿之间，从而危及胎儿的生命。

此外，这种分娩方式即使臀部已经出来，但由于子宫口不一定会全开，所以有时胎儿的头部会被卡住，容易造成难产。

● **全足位：**这是胎儿两脚先出来的类型。它比不全足位更容易造成脐带脱落，使通向胎儿的血液循环情形恶化，是胎位不正的类型中最难生产的一种。

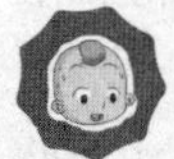

胎位不正有哪些危害

胎位不正的分娩顺序和正常分娩不同。当胎儿的头部还滞留在产道时，腹部、胸部却已露出母体外，由于此时胎儿已开始呼吸，使得堵塞在胎儿口、鼻中的产道分泌物、羊水等，会被吸入气管内，因此造成许多新生宝宝呈现假死状态。

此外，由于最硬的胎头最后才出来，而初产妇在助产的阶段又得耗费许多时间及体力，因此增加了假死状态出现的概率危险性也增大。

如果为了在胎儿假死之前赶紧将他救出，在胎儿双手尚未完全下降时，就一口气地将身体往下拉，使得胎儿在产道内呈双手上举的姿势，如此一来，胎儿双手就更难出来了，增加了分娩的危险性。

总之，替胎位不正的胎儿接生是医生的难题，除了接生技术还得看医生对救活假死胎儿的自信程度有多高。

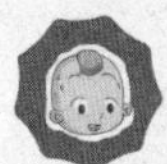

胎位不正的矫正方法是什么

胎位不正一般通过外回转术来矫正。具体操作前准妈妈应排空小便，放松精神。医师转动胎儿时，应配合做深呼吸。开始时医生用手经准妈妈腹部子宫底部摸到胎头，然后向胎儿俯屈的方向回转腹侧，把胎头推下去，同时将臀部推上来，用手工方法逐渐一点一点地加以纠正。最后在胎儿颈部两侧垫软垫，腹部缠浴巾或棉布，将胎儿固定为头位，待胎头衔接后解除。经外倒转术胎位变成头位后，立即用腹带包扎腹部，以防胎儿再转成臀位。外倒转术后，医生会观察胎儿胎心率，若正常则可回家。准妈妈回家后，要认真自我监护胎儿——自数胎动。每日至少数3个小时（早晨、中午、晚上）。若发现胎动极为活跃或胎动减少或变弱，要马上就医。

这一方法需要一定的条件和要求，而且要由有经验的医生酌情进行，不可强行倒转，以免发生意外，该法目前很少应用。

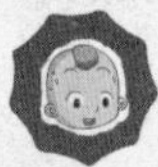

孕妇为什么会心慌气短

从进入怀孕后期到临产前的一段时间，增大的子宫向上压迫膈肌，会使孕妇心肺受压迫而感到心慌、气短。循环血量增加，心脏负担增大，此外，脉搏加速，也是引起心慌的原因。孕期体内的激素平衡被破坏，使母体血液循环和血压发生变化，也能引起心慌。

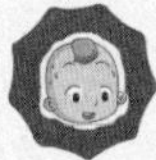

孕妇出现心慌气短时怎么办

如果觉得胸闷或者心慌，不妨试着做一下深呼吸，要有意识地放松，如果觉得仍然很难受，就停下来休息一下。如果心慌还不能缓解，说明可能有贫血、高血压、心脏病等疾病，应该去看医生。血液中红细胞减少、血色素降低，有时也会引

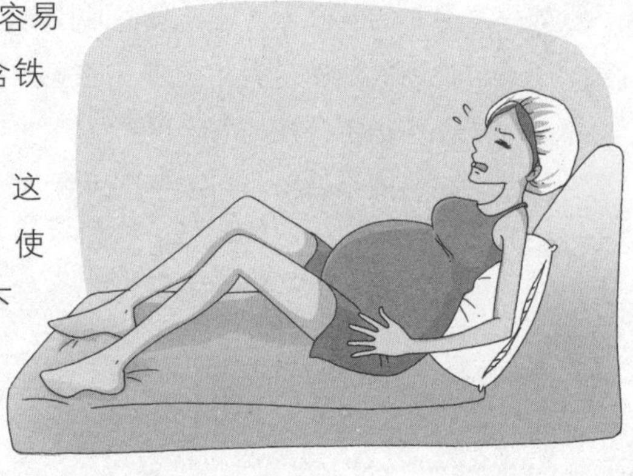

起心慌。这些症状通过血常规检查很容易发现。如果出现贫血，应该多吃富含铁的食物，有时可能还需要口服铁剂。

孕期还可能会出现低血压症状，这主要是因为增大的子宫压迫大静脉，使血液难以回到心脏，从而导致血压下降。孕妇仰卧着睡觉的时候，会觉得憋气，有时还会出冷汗。这时可以换成侧卧，最好是左侧卧位。如果进行健康检查时，仰卧着觉得痛苦，不妨告诉医生或者护士，让自己侧身躺着。

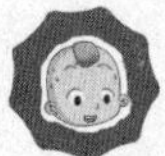 什么是衣原体感染

衣原体是一种介于一般细菌和病毒之间的微生物。妊娠期女性或围产期女性，如患有衣原体引起的泌尿生殖道感染，特别是宫颈炎，可以导致胎儿或新生宝宝先天性或围产期的衣原体感染，还可以造成以下情况的发生：早产、围产儿死亡、婴儿猝死综合征、支气管和肺发育不良、局灶性肺充气过度综合征、中耳炎、结膜炎、肺炎等。其中结膜炎和肺炎最为常见，分别约占患有衣原体感染母亲所生婴儿的25%和10%。早产本身就可使婴儿抵抗力低而易发生其他疾病，加之衣原体感染，易造成胎儿支气管和肺发育不良及局灶性肺充气过度综合征等病，可使婴儿日后发生慢性支气管炎和肺病，以致造成较为严重的后果。

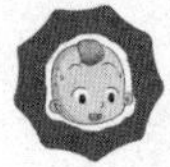 孕妇怎样预防衣原体感染

预防衣原体感染应做到以下几点：

- 女性在妊娠期或之前如被证实有衣原体感染，应及时进行特效治疗，以免感染胚胎或新生宝宝。
- 妊娠女性的丈夫如果有衣原体引起的尿道炎等感染，应进行彻底治疗。
- 避免乱性行为。
- 保证外阴部的清洁卫生。
- 采用一般的性卫生防病措施。

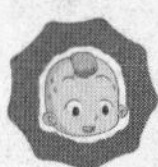

孕妇手脚麻木是正常现象吗

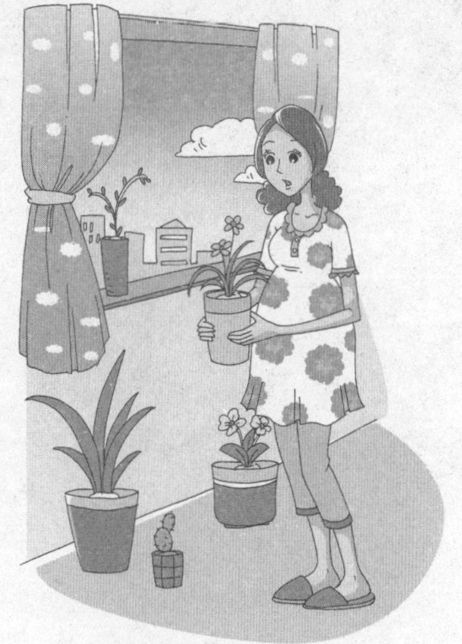

妊娠晚期，少数孕妇会感到单侧或双侧手部阵发性疼痛、麻木，有针刺或烧灼样的感觉，过于伸展、屈腕时症状加重。这可能是由于孕期中筋膜、肌腱及结缔组织的变化使腕管的软组织变紧而压迫正中神经所造成的，因而取名为“腕管综合征”。疼痛、麻木等异常感觉主要累及拇指、食指、中指及小指的侧方，致使手指的精细动作能力丧失，但无其他严重后果。抬高手臂，使手保持适中的位置，可减轻症状，一般无须特殊的治疗。孕妇分娩后，症状可逐渐减轻、消失，再次妊娠时不一定发生同样现象。

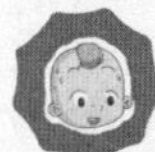

什么是围产期

我国的医学界一般将怀孕满28周（胎儿体重达到或超过1160克）至产后7天的这段时期称为围产期。这段时期对孕妇和胎儿来说是最危险的时期，很多孕妇可能出现某些并发症，威胁着自身及胎儿的安全，也可能影响胎儿的健康成长和发育，如果早期发现，及时治疗，一般可以安全度过这一时期。

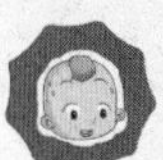

孕妇怎样进行围产期心肌病的防治

孕妇围产期心肌病是指原无心血管系统疾病史的孕产妇，于妊娠最后3个月首次发生的，以累及心肌为主的一种心脏病。临床上主要表现：心脏扩大，心肌肥厚，伴有心力衰竭的症状，孕妇死亡率较高。由于病情常较严重，因而必须住院治疗。除静养、增加营养外，可服用一些维生素类药、心肌营养药、抗心衰药等。因这类病人再次妊娠时病情可加重，故应劝导病人避免再次妊娠。

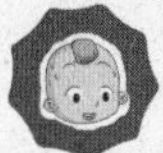

什么是高危儿

高危儿包括高危胎儿或高危新生宝宝，是指因本身有生理缺陷或病理改变，或因孕妇有高危因素而使生命受到严重威胁的胎儿（或新生宝宝）。

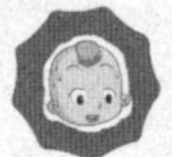

哪些情况下会出现高危儿

孕妇有下列问题时易出现高危儿：

妊娠高血压综合征（以下称妊高征）：孕妇病情越重，病程越长，对胎儿危害性越大，围产期死亡率越高。故应早期发现，早期治疗。

心脏病：心脏病伴随心力衰竭是致孕妇死亡的主要原因，孕妇心力衰竭往往可引起早产和胎儿缺氧，故应及时积极治疗。

糖尿病：孕妇患糖尿病，其胎儿畸形率增高，难产率高，胎儿围产期死亡率高。在新生儿期，宝宝易因早产、窒息、中枢神经创伤、新生宝宝肺透明膜病等死亡。宫内发育迟缓的胎儿，出生后精神和体格发育也多有异常。

血型不合：血型不合可引起胎儿和新生宝宝溶血病。若不及时治疗，多在围产期死亡，因此必须在胎儿期及早诊断。

肝内胆汁瘀积症：可导致早产及胎儿窘迫，增加围产期死亡率。

慢性疾病：孕妇患慢性疾病，如肾病、心血管病及结缔组织病时，胎儿在宫内生长发育会迟缓。

遗传性疾病：孕妇患有遗传性疾病时，约有25%的胚胎在16周内死亡。存活者中至少有5%异常，大部分流产和胎儿发育异常与先天性畸形有关。

营养不良：孕妇营养不良可使胎儿体重减轻，早产儿发生率增加及胎儿急性营养紊乱。在产程内缺氧、出生时瘦而长及宫内营养不良的胎儿，在围产期死亡率高，出生后精神运动发育受损和智力低下的发生率高。

贫血和出血：孕妇患有严重贫血，可使胎儿生长迟缓并会导致新生宝宝发生严重的窒息。孕早期子宫有严重出血或反复出血，可引起流产及早产。孕中与孕晚期子宫出血，多数是因为胎盘早期剥离或前置胎盘，围产期死亡率比同期高7倍。

早产、过期产、双胎：均可使胎儿围产期死亡率增加。宫内生长迟缓者，围产期死亡率高出正常儿10倍以上。

妊娠期感染：孕早期感染病毒性疾病时，大部分胎儿有畸形；妊娠期患传染性肝炎，早产儿发生率高。

孕妇使用某些药物和放射线照射：易致胎儿畸形，胎儿内分泌功能异常、乳齿发育异常、造血功能障碍及早产等。

孕妇年龄：孕妇年龄小于16岁，则易患妊娠期高血压、早产或因骨盆过小而难产。孕妇年龄超过35岁其胎儿易患遗传性畸形、产前及产程中出血或死胎。

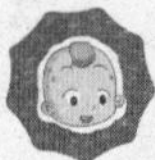

什么是尖锐湿疣

尖锐湿疣是由于人类乳头瘤病毒感染所致，此病主要通过性接触传播，一次接触后约65%的人会被传染。当然也有少部分人是由于在外住宿时，接触不洁的床单、毛巾或洗浴时传染上的。尖锐湿疣在孕期有加重现象，而产后又会减轻。

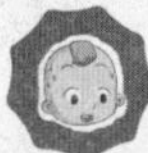

孕妇有尖锐湿疣怎么办

外阴湿疣常合并有阴道及宫颈湿疣，治疗起来比较复杂。若孕期单纯患有外阴湿疣，可进行电灼治疗；若同时有宫颈湿疣，由于宫颈极易充血且易出血，极难处理，所以可以留待产后再处理。

虽然此病有传给新生宝宝的可能，但可能性极小，因此，孕期宫颈湿疣可暂不处理。分娩时采取何种方式，可根据情况而定，若外阴湿疣、阴道湿疣及宫颈湿疣较大而阻碍了产道，则要进行剖宫产。有人主张为了避免病毒传给新生宝宝，凡有外阴湿疣的孕妇均应采取剖宫产，这是没必要的。

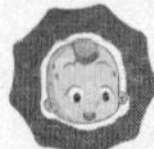

孕妇为什么会耻骨痛

骨盆由骶骨、尾骨、髂骨、坐骨、耻骨融合而成。左、右耻骨在骨盆前方连接，形成耻骨联合，其间有纤维软骨，上下附有耻骨韧带。妊娠后在激素的作用下，骨盆关节的韧带变得松弛，耻骨联合之间的缝隙可加宽0.3厘米~0.4厘米，使骨盆容积在分娩时略有增加，便于胎头通过。这本是正常现象。但如果韧带松弛超过限度，骨盆就会不稳定，孕妇坐、立或卧床翻身均感困难，走路时迈不开腿，用不上劲儿；若耻骨间隙能够插进指尖，说明耻骨联合分离，就不正常了。有时属合并纤维软骨炎，往往痛得很厉害，这种现象多出现在孕期最后1～2个月内。

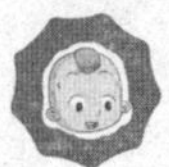

孕妇耻骨痛应怎样处理

出现耻骨痛的孕妇要减少活动，甚至卧床休息直到分娩，产前要估计胎儿大小，正常大小的胎儿可从阴道分娩，但要避免使用产钳、胎头吸引器等助产，以免耻骨联合组织在胎头娩出时承受过大的压力而加重分离；胎儿超过4千克或骨盆狭窄者，则应考虑剖宫产。产后因激素作用疼痛消退，韧带张力逐渐恢复，有的耻骨联合分离的产妇仍须卧床一两个月才能正常活动。用弹性腹带或弹性绷带固定骨盆对缓解耻骨痛有所帮助。

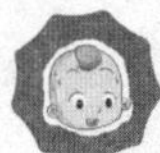

孕妇为什么易患胆囊炎

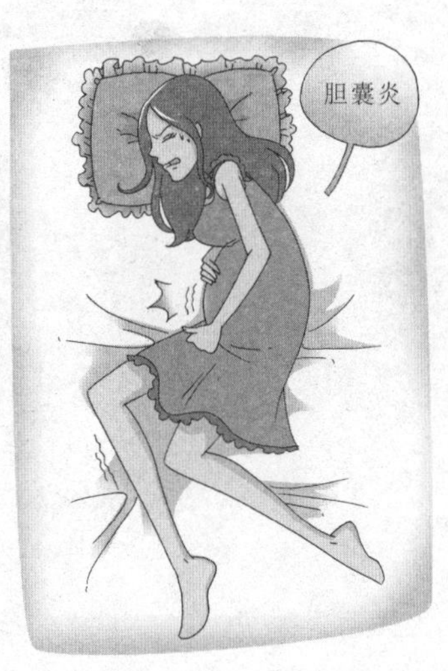

胆囊炎多数是由于胆囊结石而引起的，女性怀孕后，其血液和胆汁中的胆固醇增高，加之胆囊排空迟缓，易导致胆固醇与胆盐的比例改变，致胆固醇沉积而形成结石，所以，妊娠是形成胆结石及胆囊炎的诱因。

胆囊炎可发生于妊娠的任何阶段，多见于妊娠晚期和产褥期。怀孕前常因消化不良而被误认为“胃炎”或“胃溃疡”发作。临床主要表现为：发热、黄疸（有的则没有）、白细胞升高、胆囊部位有压痛，还有放射性疼痛等。

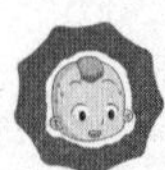

孕妇患了胆囊炎应该怎么办

妊娠期因子宫增大，胆囊不易暴露，一般不宜手术。但如果经内科处理后，症状仍不见改善，出现反复胆绞痛，有胆囊穿孔或弥漫性腹膜炎征兆时，应及时做手术。

当胆囊有炎症时，食物摄入不当，则会加重胆囊负担，使病情加重。孕妇患有胆囊炎时，在饮食上应注意：

- 蛋白质、糖类和维生素的供给要充足。
- 少吃多餐，以减轻胆囊的负担。

- 在发病时，食物宜少渣，以避免多渣食物对胆囊的刺激。
- 忌油腻食品，可适当食用植物油。
- 忌刺激性食品。

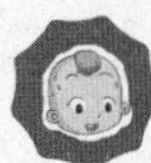 什么是新生宝宝溶血病

新生宝宝溶血病是指母婴血型不合引起的溶血（红细胞被破坏、溶解），其中ABO溶血最为常见。通常母亲是O型血，婴儿是A型或B型血。怀孕期间，胎儿血液少量进入母亲血液循环，刺激母体产生针对A型或B型血的抗体，也可以是母亲接触自然界中ABO血型物质（如细菌、寄生虫、植物中就含有血型样物质）产生了此类抗体，抗A型或B型血的抗体再通过胎盘进入胎儿体内，即可引起胎儿的溶血，当胎儿在母亲体内时，溶血产生的胆红素大部分由母亲的肝脏代谢，新生宝宝出生后，由于其肝脏不能承担溶血所产生的大量胆红素的代谢，就出现了以黄疸为主要临床症状的新生宝宝溶血病。

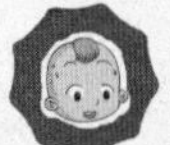 新生宝宝溶血病有哪些症状

新生宝宝溶血病的主要症状是新生宝宝在出生后24小时内出现黄疸，且逐渐加重，此外，患儿还可以出现精神萎靡、嗜睡、少吃不哭等症状。新生宝宝溶血病如果能及时发现，尽早给予光疗及药物治疗，疗效是令人满意的。少数患儿由于病情严重或治疗不及时，胆红素进入脑内，引起胆红素脑病，留下严重的后遗症。最后要说明的是，ABO血型不合的孕妇，产下的婴儿中发生溶血病的只占少数，所以，O型血的母亲大可不必担心。

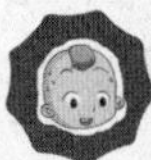 什么是胎头浮动

到妊娠末期时，特别是到预产期前两周时，胎头大都已进入骨盆。如果分娩前胎头尚未入盆者，即称为胎头浮动。

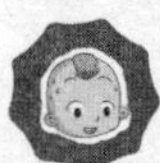

产前胎头浮动对胎儿有什么影响

发生胎头浮动后，虽然有些产妇可以自然分娩，但多数会有分娩困难，胎头浮动成为一个难产信号。

胎头发生浮动的原因有胎位异常、骨盆狭窄、骨盆畸形、脐带过短、头盆不称和前置胎盘等。

妊娠末期胎头浮动可引起过期妊娠，胎头浮动在分娩期可引起产程的潜伏期延长、宫颈扩张活跃期延长或阻滞。这样就会引起难产，产妇和胎儿的生命安全将会受到威胁，为了挽救母婴生命就必须进行手术，如剖宫产、会阴切开术、胎头吸引术或产钳术等。

产前胎头浮动对胎儿同样会造成不良影响。胎头浮动的少见原因为脐带过短，在分娩时会影响胎儿血流量，造成胎儿缺氧、发生宫内窘迫，给胎儿生命带来极大威胁。

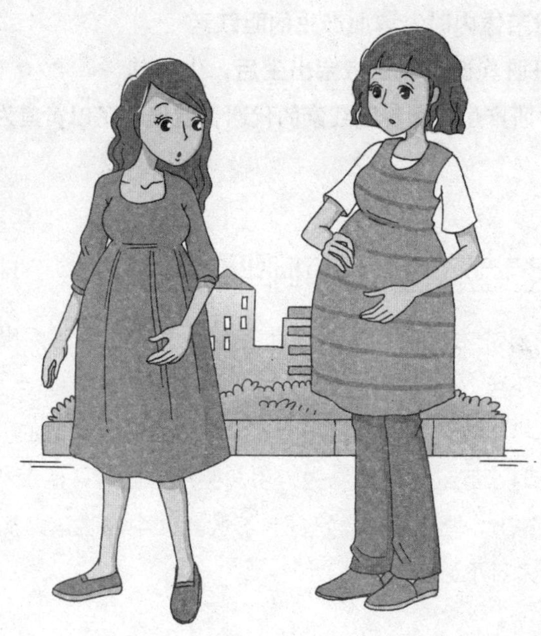

第三篇

健康分娩

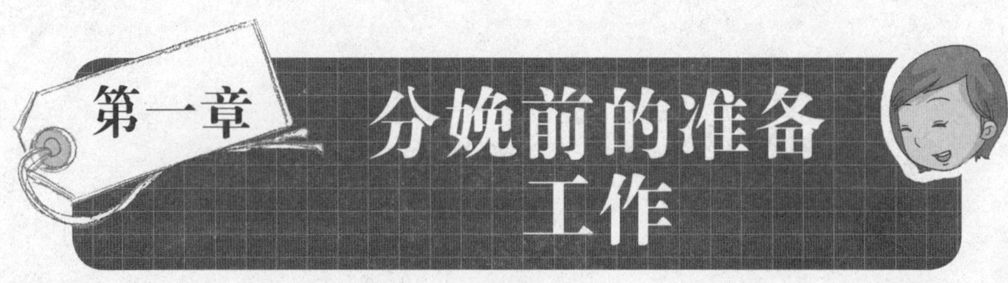

第一章 分娩前的准备工作

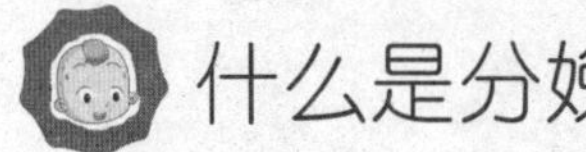

什么是分娩

妊娠满280天以后，胎儿及其附属物由母体娩出的过程，称为分娩。依据妊娠时间的不同，分娩可以分为早产、足月产和过期产。

什么是足月产

足月产是指孕38～42周内的分娩。在这个阶段内分娩的婴儿都是足月儿。在预产期当天分娩的只占5%～12%，有70%左右的产妇在37～42周内分娩。

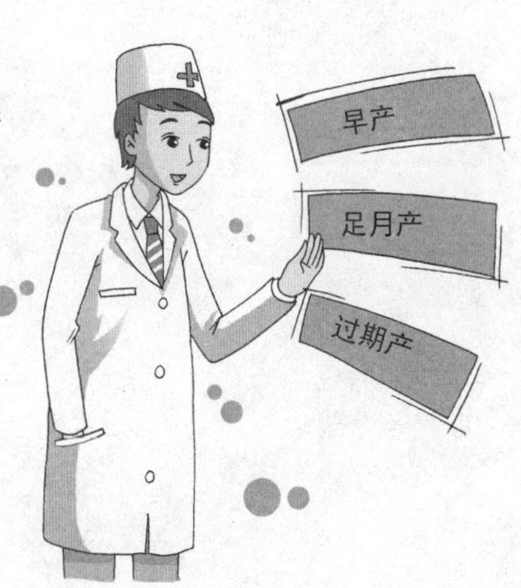

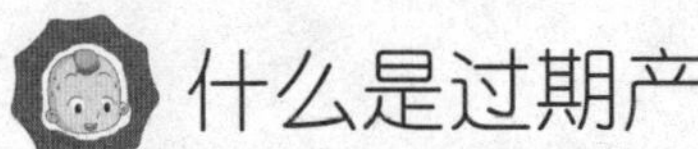

什么是过期产

妊娠42周以后分娩者称为过期分娩，有10%左右的产妇超过孕42周分娩。过期分娩过程中容易发生胎儿窘迫，需要预防。

什么是软产道

分娩时胎儿经子宫颈口穿过阴道降生。阴道壁由黏膜、肌层和外膜三层构成，阴道前邻尿道，后有直肠。为了固定骨盆中的这些器官（子宫、阴道、直肠等），在骨盆下方有骨盆底肌肉。由于妊娠激素的作用，临产时骨盆底肌肉组织变得松软，以便胎儿通过时不会被压迫而进入骨盆。也就是说，胎儿的必经之路就像一条管道，周围还环绕着多种器官，这是一条略有阻力而且富有弹性的通道，产科上称其为“软产道”。软产道主要包括子宫下段、宫颈、阴道及骨盆底软组织。位于软产道外侧和构成骨盆的骨骼，牢牢地包围、保护着软产道，以使其顺利完成重要的生殖任务。

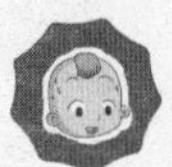

什么是软产道坚韧

一般来说，软产道是松软、有弹性且易于延伸的，但也有些产妇的软产道缺乏弹性，这种现象叫做软产道坚韧。在这种情况下，子宫口的扩张需要相当长的时间。有的宫口无论如何也开不全，此时必须采取剖宫产将胎儿取出。

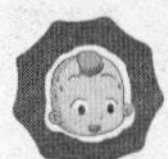

软产道哪些异常会影响顺利分娩

软产道异常可造成机械性阻力，从而使胎儿难以通过产道而发生难产。软产道异常有下列几种情况：

软产道瘢痕

宫颈、阴道、外阴都可能因创伤、手术等造成瘢痕，如果病变轻，妊娠后瘢痕可变软而不影响产道的扩张；病变严重者须施行剖宫产。

水肿

可因妊高征、妊娠合并心脏病或重度贫血等产生外阴水肿。对于外阴水肿，除积极进行治疗外，临产后可用硫酸镁热敷，或消毒后针刺放液。产程过长，胎头压迫宫颈，易发生宫颈水肿，使宫颈停止扩大。对此可予局部注射1%奴夫卡因；如仍无效，则需以剖宫产结束分娩。

子宫颈坚韧

多见于高龄初产妇。子宫颈组织弹性差或痉挛性收缩，致使宫颈口不开。对此可予局部注射奴夫卡因，以使局部组织放松，多可奏效；否则也需施行剖宫产。

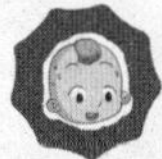

什么是产力

分娩时把胎儿往外逼迫的力量就是产力，其中一种是阵痛，所谓阵痛是指随着分娩开始，因子宫一阵一阵收缩而引起的疼痛。另一种是屏气使劲，也就是在腹肌、横膈膜收缩作用下，胎儿头部下滑到子宫颈附近，这时需要屏足气使劲。屏气使劲是受自己意志控制的，所以掌握好屏气使劲的技巧，可以促使生产顺利进行。

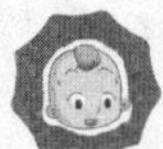 保护产力应从哪几方面着手

● 加强营养是保护产力的重要方法。孕期应多食用含蛋白质、维生素丰富的食物，如鸡、鱼、瘦肉、蔬菜、水果等。临近分娩期，要进食一些热量较多的食物，如大米、面粉、玉米、巧克力、红糖水等。

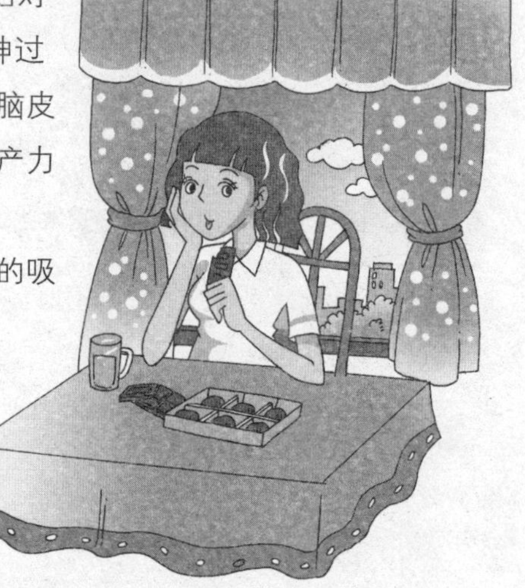

● 临产时保持精神愉快，不要紧张。产妇对分娩要有正确的认识，不要恐惧、忧虑。精神过度紧张会扰乱中枢神经系统的正常活动，使大脑皮质过度疲劳，因而影响正常的子宫收缩。这是产力不足和子宫收缩异常的重要原因之一。

● 产妇每次宫缩时要做深呼吸，增加氧气的吸入量，减少子宫的疲劳，减轻宫缩造成的腹痛。

● 在第二产程中，宫缩时深呼吸，然后自然屏气使劲，就像解大便一样长时间向肛门方向用力；宫缩间歇时，产妇全身放松。只有注意保护产力，才能顺利分娩。

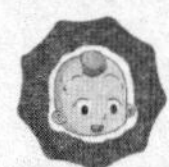 什么是骨产道

人体下腹部最下面的骨头是横着伸出来的，称为耻骨。耻骨由左右两个方向相对着结合在一起，叫做耻骨联合。仔细观察一下骨盆内部就可以发现，如将耻骨联合当作扇轴，尾骨与尾骨端部可绘成一个圆形，被耻骨联合和尾骨隔为左右两侧的骨骼呈弓状，它就是胎儿通过骨盆时的路径，称为骨产道。妊娠时，骨产道骨头与骨头之间的关节中有些结合部会略有松动，但骨产道基本没有伸缩性。

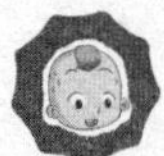 什么是骨盆狭窄

一般将骨产道窄的骨盆称为狭窄骨盆，被视为异常现象。但近年人们认为，骨盆狭窄应该是相对于胎头大小而言的，换句话说，即使是狭窄骨盆，如果胎儿较小，自然分娩也没有问题。按照“重视骨盆宽度与胎体最大处——头部大小是否相适应，以正确地诱导分娩”的观点，产前必须仔细检查胎头与骨盆是否相称。

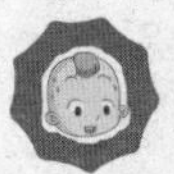 什么是胎头固定

初产妇在进入孕10月接近分娩时，胎头由骨盆入口下降至骨产道中，从外观上看，胎头入盆不动了，医生称这一状态为胎头固定。这就是说，胎儿能够顺利地通过骨盆入口，证明胎头适应骨盆入口。产科门诊经常发现胎头未下降至骨盆入口、浮动在外的现象。这种情况应检查头盆是否相称。医生将根据检查结果来决定采用哪种分娩方法。据临床调查，在1000名产妇中约有30例是剖宫产，但其中仅有5例是因为头盆不相称而必须实施剖宫产。

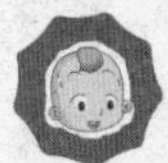 什么是面先露

面先露指的是在分娩时胎儿颜面先露，即胎头极度后仰，枕部与背相贴。这种胎位较少见。面先露以颏为指示点分为颏前、颏后、颏横位等。因为胎头极度仰伸，不能适应产道的弯度，所以这种胎位往往造成难产。如果骨盆正常，子宫收缩好，颏前位有可能自然分娩，但颏后位则常常不能自然分娩。因此，医生和产妇应高度重视，严密观察产程。颏前位时可等待宫口开放后给予助产；颏后位时多应考虑剖宫产。

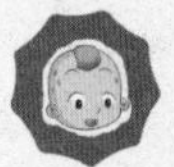 产妇的分娩心理对胎儿有什么影响

随着产期的临近，准妈妈的内心越发忐忑不安，想象分娩时的疼痛，担心分娩不顺利，忧虑胎儿是否正常，以及胎儿的性别和相貌是否理想等，存在许多这样那样的顾虑。甚至有一些准妈妈对自己的身体过分敏感，以致将一些诸如胎儿的蠕动、不规律的宫缩引起的轻微腹痛等正常现象误认为是分娩的开始而过分紧张。准妈妈的这种心态对于即将出世的胎儿是十分不利的。

一方面，准妈妈的焦虑不安将导致母体内部激素的改变，对胎儿产生不良的刺激；另一方面，伴随着焦虑和恐惧而引起的神经性紧张往往会产生许多不适的感觉，使准妈妈肌肉紧张、疲惫不堪，甚至会导致分娩时子宫收缩无力、产程延长及滞产等现象，有的还会造成难产，胎儿发生宫内窒息，对缺氧敏感的大脑细胞造成伤害，进而影响胎儿出生后的智力，甚至危及胎儿生命。

因此，孕妇在分娩前应做好心理准备，阅读一些有关分娩的书刊，了解分娩的过程，做到心中有数。要想到自己的情况并不特殊，一生中这样的机会不多，分娩

是个痛并快乐的过程。这种幸福和快乐的感觉将使准妈妈的身体和精神处于最佳状态。因此，不必紧张，也不必忧虑，要相信自己是能够胜任的。阵痛是腹内的小生命冲破阻力发出的求援信号："妈妈，我要出去。"准妈妈应该满怀信心地说："来吧，好孩子，别害怕，妈妈帮你!"

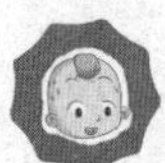 产妇在分娩时大声喊叫有哪些危害

有些产妇在分娩阵痛时大喊大叫，认为喊叫一下会舒服一些。其实，分娩时大声喊叫既消耗体力，又会使肠管胀气，不利于宫口扩张和胎儿下降。产妇要对分娩有正确的认识，消除精神紧张，抓紧宫缩间歇休息，按时进食、喝水，使身体有足够的能力和体力确保正常分娩。

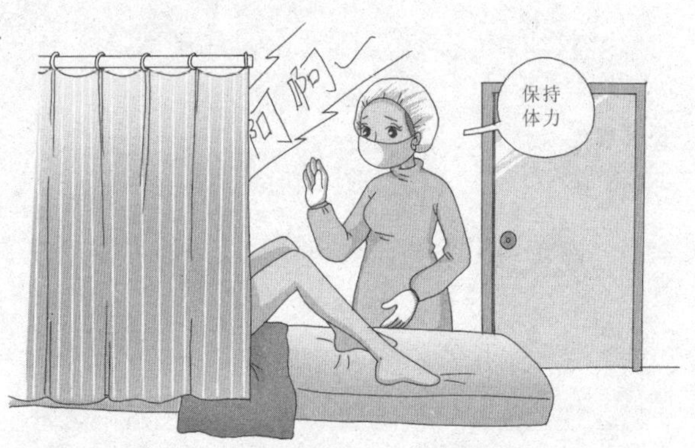

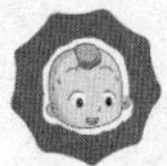 哪些方法可以减轻分娩时的疼痛

如果确实疼痛难忍，也可以做以下动作，以减轻疼痛：

- **深呼吸：**子宫收缩时，先用鼻子深深地吸一口气，然后慢慢用口呼出。每分钟做10次，宫缩间歇时暂停，休息片刻，下次宫缩时重复上述动作。
- **按摩：**深呼吸的同时，配合按摩效果更好。吸气时，双手从两侧下腹部向腹中央轻轻按摩；呼气时，从腹中央向两侧按摩。每分钟按摩次数与呼吸节奏相同，也可用手轻轻按摩不舒服之处，如腰部、耻骨联合处等。
- **压迫止痛：**在深呼吸的同时，用拳头压迫腰部或耻骨联合处。
- **适当走动：**产妇如一切正常，经医生同意后，可适当走动一下，或靠在椅子上休息，或站立一会儿，也可以缓解疼痛。

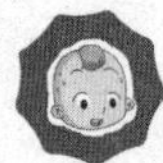 分娩有几种方式

总的来说，分娩方式有两种：经阴道分娩和剖宫产。阴道分娩又包括自然分娩

和仪器助产分娩。一个健康的产妇，如果骨盆大小正常、胎位正常、胎儿大小适中，没有各种不适合分娩的合并症和并发症，医生会鼓励产妇自然分娩。剖宫产作为一种手术，尽管现在已是一种非常成熟的技术，但同其他外科手术一样会有一定的风险和并发症，如麻醉意外、伤口感染、手术后盆腹腔内各脏器可能发生粘连等。所以，除非有医疗上的手术指征，否则医生不会建议产妇施行剖宫产。

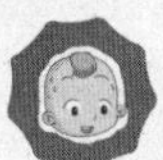

自然分娩的优点有哪些

胎儿在分娩过程中受到产力和产道的挤压，发生一系列形态变化，特别是适应功能方面的变化。胎头出现一定程度的充血、瘀血，使血中二氧化碳含量上升，处于一时性缺氧状态，因此呼吸中枢兴奋性增高；胎儿胸廓受到反复的宫缩挤压，使吸入呼吸道内的羊水、胎粪等异物被挤出，同时血液中的促肾上腺激素和肾上腺皮质激素以及生长激素水平提高，对于胎儿适应外界环境十分有益。以上因素均有利于产后新生儿迅速建立自主呼吸。另外，自然分娩产妇身体恢复得比较快，也比较好。

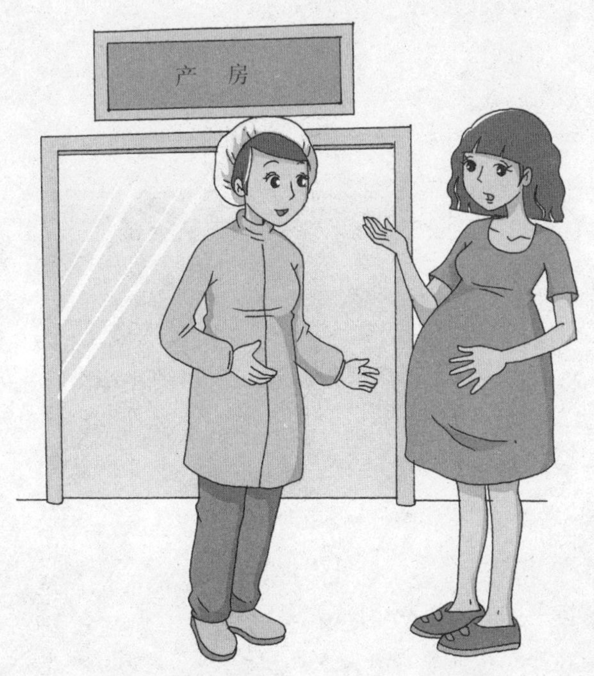

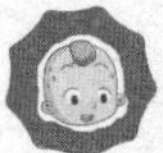 自然分娩的缺点有哪些

● 产程较长。

● 产前阵痛。

● 可能出现阴道松弛，子宫、膀胱脱垂后遗症，会阴损伤或感染、外阴血肿等。

● 有可能发生胎儿难产，或因产妇体力耗尽而以产钳或真空吸引协助生产，引起胎儿头部血肿。

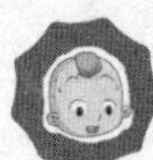 自然分娩要经过哪些过程

自然分娩的产程是指在规律的子宫收缩作用下，子宫颈口由闭合状态到完全扩张，胎儿及胎盘由子宫经产道娩出的过程。为便于观察产程进展情况，通常将它划分成三个时期：

第一产程又称为宫口扩张期。子宫颈口从闭合到完全张开，初产妇一般要经历12～16小时，经产妇6～8小时。胎膜破裂多发生在第一产程末，当位于胎先露前方的羊膜承受不了子宫收缩的压力时即发生破裂，羊水由产道流出，流出的羊水经过产道，有助于胎儿通过。

第二产程又称为胎儿娩出期。初产妇需1～2小时，经产妇约需1小时。此阶段胎儿在产道内继续下降的同时，还将完成一连串适应性的旋转动作，产妇随一阵阵宫缩会自发地想屏气用力，在非自主性子宫收缩力和产妇主动调控的腹肌、肛提肌收缩力的协同作用下，胎儿被推出母体，降临人世。

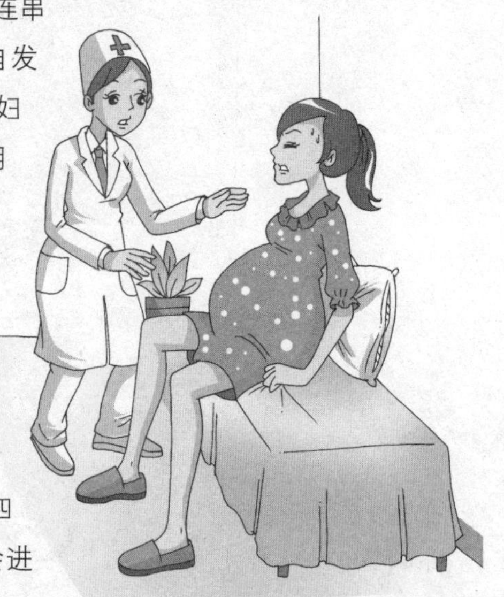

第三产程又称胎盘娩出期。从胎儿娩出后到胎盘娩出，一般不超过30分钟。

第一、二、三产程统称为总产程，初产妇不应超过24小时。因产后的最初2小时内是最易发生产后出血等严重产后并发症的时期，故也有将产后的最初2小时称为第四产程，产妇将留在产房里休息，医务人员会进行密切观察。

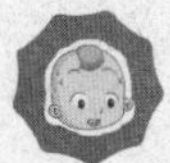

什么是剖宫产

剖宫产是指由于产妇及胎儿的原因无法使胎儿自然娩出而由医生采用的经腹部切开子宫、取出胎儿及其附属物的过程。剖宫产手术的实施降低了产妇及围产儿的死亡率，使产钳的使用及臀位产造成的创伤及新生儿并发症也明显减少。但剖宫产有弊也有利，在医学上有严格的适应证。

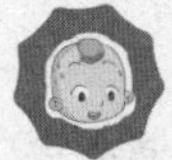

剖宫产的优点有哪些

产程较短，且胎儿娩出不需要经过骨盆。当胎儿宫内缺氧、巨大儿或产妇骨盆狭窄时，剖宫产更能显示出它的优越性。由于某种原因，绝对不可能从阴道分娩时，施行剖宫产可以挽救母婴的生命。剖宫产的手术指征明确，麻醉和手术一般都很顺利。如果施行选择性剖宫产，于宫缩尚未开始前就已施行手术，可以免去产妇遭受阵痛之苦。腹腔内如有其他疾病时，也可一并处理，如合并卵巢肿瘤或浆膜下子宫肌瘤，均可同时切除。做结扎手术也很方便。对不宜保留子宫的情况，如严重感染、子宫破裂、多发性子宫肌瘤等，也可同时切除子宫。近年由于剖宫产安全性的提高，许多因妊娠并发症和妊娠合并症而不得不终止的妊娠，临床医生大多选择剖宫产，减少了并发症和合并症对母婴的影响。

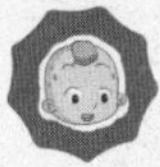

剖宫产的缺点有哪些

剖宫产手术对产妇的精神和肉体都是一种创伤。手术时麻醉意外虽然极少发生，但并非一定不会发生。手术时可能发生大出血，损伤腹内其他器官，术后也可能发生泌尿、心血管、呼吸等系统的合并症。术后子宫及全身的恢复都比自然分娩慢。还有可能发热，腹胀，伤口疼痛，腹壁切口愈合不良，患血栓性静脉炎、产后子宫迟缓性出血等。两年内再孕有子宫破裂的危险，避孕失败做人流时易发生子宫穿孔。

对婴儿来说，剖宫产没有经过产道的挤压，特别是肺部未得到锻炼，在出生后肺部就显得被动和不自然，这是非常不利的。据统计，剖宫产婴儿发生呼吸窘迫综合征、吸入性肺炎的概率明显高于自然分娩的婴儿。剖宫产手术还增加了婴儿感染的机会，使之患病率明显增加，甚至带来生命危险。

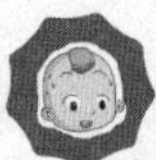

剖宫产的小孩更聪明吗

关于分娩方式的选择，社会上一度流行的一种观点是：认为剖宫产的孩子因出生时不受产道挤压，会更聪明。受这一观点影响的不少产妇即使有经阴道分娩的条件，也竭力要求剖宫产，宁可自己挨一刀，也要换取一个聪明的孩子，希望将来自己的孩子是个神童、天才。事实上，这种观点是不科学的。孩子是否聪明、其智商的高低，取决于遗传、脑神经发育的程度、后天的教育以及是否受到疾病的影响等因素，而与其出生方式无关。

实际上不管是剖宫产还是自然分娩，只要胎儿不发生缺氧、窒息或颅脑损伤等问题，其智力的发育都不会受到影响。

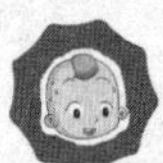

什么情况下应该选择剖宫产

产妇在产前检查时，如果各方面都正常，临产后产程进展顺利，胎儿则可自然娩出。若产前检查发现异常或临产后产程进展及胎心出现异常，自然分娩危及母婴生命时，则需行剖宫产结束分娩。行剖宫产需从以下三方面考虑：

母亲的原因

产前已发现明显异常，如骨盆狭窄、产道阻塞（子宫肌瘤、卵巢肿瘤）、瘢痕子宫、前置胎盘、胎盘早剥、高龄初产妇（35岁以上）、先兆子痫等。

胎儿的原因

各种原因发生的胎儿窘迫以及胎盘功能减退、脐带脱垂、胎儿过大、胎位异常不能纠正等。

产程出现异常

在分娩过程中发生问题，如产程停滞处理无效、先兆子宫破裂等。

以上情况均需行剖宫产，可以避免自然分娩对母婴造成的伤害。

剖宫产率为什么越来越高

目前，剖宫产指征已逐渐放宽，复杂的阴道助产已被废弃。最新的资料显示，在有些大城市的大医院，剖宫产率竟达到了50%。是什么原因使剖宫产率猛增呢？原因是多方面的：

剖宫产手术已是一种普及性手术，随着剖宫产手术的广泛开展和基层医院医疗条件的明显改善，麻醉技术的进步、输血、输液条件的改善及抗生素的广泛应用，使手术的安全性大大提高；且剖宫产时间大大短于自然分娩，术中采用硬膜外麻醉，产妇很少感到疼痛，使产妇和家属乐意接受这一手术。

随着现代医学的发展，产前监护手段越来越多，原来无法发现的胎儿异常情况得以早期发现，也成为剖宫产指征之一，如脐带绕颈。

受社会因素的影响。现代社会对分娩的要求越来越高，孕妇及其家属对分娩的要求是：对孩子好，又要产妇生得快，痛苦小，有利于体形的恢复；对于医生来说，剖宫产手术并不十分复杂，大多数可以顺利地完成。而自然分娩需要医生观察产程，既费时又费心。若经阴道试产不成功，还可能遭到产妇及其家属的责怪。特别是对于强烈要求剖宫产的产妇，在分娩过程中稍有异常，医生即想到以剖宫产结束分娩。

产妇及其家属要求做剖宫产。现在社会上流传一些不正确的说法，如剖宫产的孩子聪明，剖宫产不用“开骨缝”，体形恢复得好，剖宫产不受罪等，使剖宫产越来越受产妇青睐，故剖宫产率越来越高。

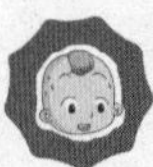

剖宫产后要注意什么问题

休息

由于手术创伤及麻醉药物的作用，术后产妇极度疲劳，此时应注意休息，不要和他人过多地交谈。

饮食

术后待肠胃恢复蠕动后可进一些流食，如小米粥、菜汤等，但不要喝加糖牛奶，因为牛奶及糖容易在肠道里产生气体，从而引起腹胀。饮食量不要太大。术后第三四天，肠蠕动恢复，肛门排气后可进一些半流质饮食，如面条、稀饭、蒸鸡蛋羹等。术后第五天以后，可恢复正常饮食，吃一些营养丰富、易消化、高蛋白的食物，以利于刀口愈合、机体恢复。

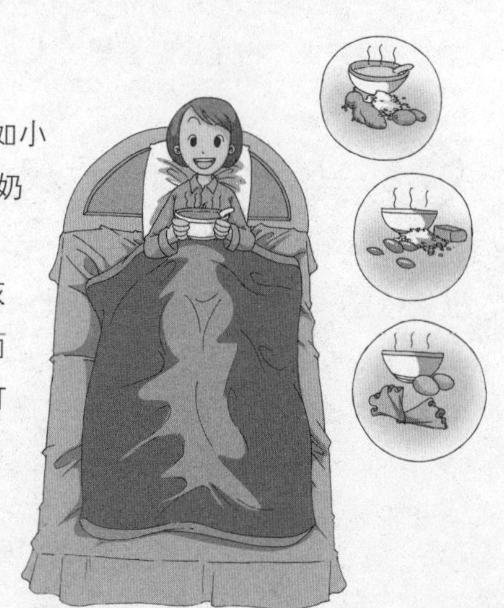

体位

剖宫产大多采用硬膜外麻醉，术后应采用去枕平卧位，大约6小时以后才能改为半卧位。

止痛药的应用

大多数产妇在术后用1次止痛药即可止住疼痛，只有极少数产妇需要用2～3次。有不少产妇及家属要求多用止痛药，以减轻刀口疼痛。常用的术后止痛药为哌替啶，属于麻醉药品，用量过大能成瘾，且不利于刀口愈合及胃肠道功能的恢复。所以，止痛药还是要尽量少用。

注意观察恶露情况

一般术后血性恶露自阴道排出，出血量与月经量接近。如果阴道流血过多，应及时向医护人员报告。

注意观察尿量和尿的颜色

术后常规留置导尿管，应注意观察尿量和尿的颜色。如果为血尿或尿量少，应及时向医护人员报告。

早下床活动

一般在术后第二天、拔尿管之后，即应下床，在床边活动以促进肠蠕动，预防肠粘连，并利于恶露的排出。

预防感染

由于手术创伤及体力消耗，产妇术后体质虚弱，抵抗力较弱，故应注意饮食卫生，避免受凉，避免接触患感冒的人或其他传染病人。

一次剖宫产下次还要做剖宫产吗

剖宫产时切开子宫的方式是很重要的，如果第一次是古典式剖宫产，即子宫切口的位置比较高，那么以后的妊娠经阴道分娩是不允许的，不过这种剖宫产方式目前已少用或不用。此外，如果第一次剖宫产的原因仍然存在，如产妇骨盆小而孩子相对较大或有妊娠合并症及并发症等，则下次仍然需要再做剖宫产。第二次剖宫产，一般不需要在腹部做另一个切口，而是以原手术瘢痕为中心，将腹部手术瘢痕呈梭形切去，术后腹部仍然只留下一条瘢痕。

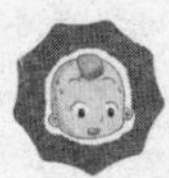 是否可以拒绝剖宫产

对于孕妇是否具备剖宫产的指征，多数情况下，医生是无法给予明确答复的。只有少数产妇，在临产前经过检查就发现存在绝对的剖宫产指征，如骨盆明显狭窄或骨盆畸形、横位、胎儿宫内窘迫等，已经预测到经阴道分娩比较困难，或对产妇和孩子有危险，医生才会向产妇说明需要做好剖宫产的准备。而对于大多数产妇来说，只有通过试产才能了解产力的强弱、胎头可塑性大小、骨盆软组织对分娩有无阻力以及产力、产道、胎头三方面是否协调，才能决定是否需要剖宫产。

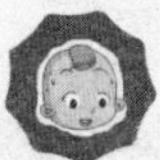 剖宫产能做几次

对于一个产妇来说，能做几次剖宫产没有确切的数字，国外曾有过一个产妇做过七次剖宫产手术的报道。但医生们建议剖宫产尽量不要超过3次。一般第二或第三次剖宫产后，医生就建议产妇做绝育术，因为3次或3次以上的剖宫产，其子宫上的瘢痕在妊娠后期有可能发生自发性子宫破裂，而临产后其危险性就更大了，所以，剖宫产次数一般不要超过3次。

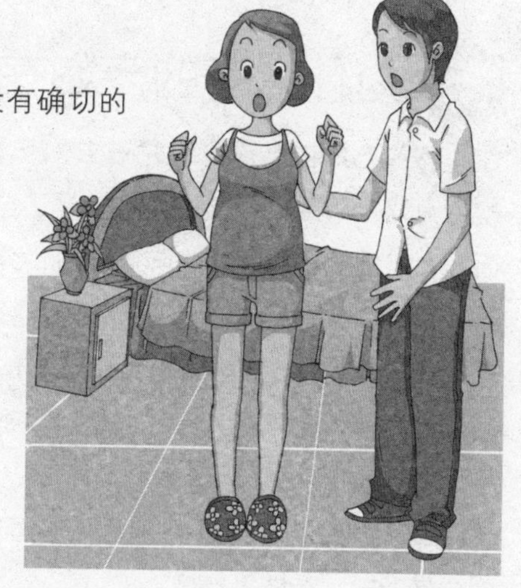

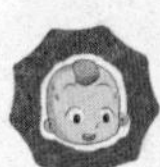 剖宫产过程中能放环吗

因剖宫产后再次怀孕做人工流产有一定困难，所以剖宫产后女性的避孕引起产科医生的注意。然而许多做过剖宫产的女性并不了解子宫上有瘢痕，术后对避孕不重视，甚至不避孕，结果很容易造成剖宫产后短期内怀孕。为了解决剖宫产后的避孕问题，也为了免去剖宫产术后6个月再放环的痛苦，有的医院试行在剖宫产中彻底清理宫腔后，在宫腔上部放入一个带肠线结的避孕环，或将避孕环用肠线在宫壁上缝一针，然后再缝合子宫切口，这样可以减少产后避孕的麻烦。

但在剖宫产过程中放环还有一些值得探讨的问题，如产后阴道出血较多，是宫缩乏力引起的，还是放环的原因？环的型号是否与复原后的宫腔大小合适？如果不合适的话，可能会造成带环妊娠或带环出血等。所以目前这种办法没有广泛应用。

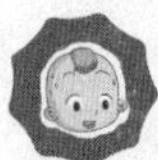

剖宫产时应选择什么样的麻醉方式

剖宫产既要求镇痛完善、肌肉松弛满意、对产妇的生理功能影响轻微，又要保证子宫、胎盘血流灌注不受影响，避免母体用药对胎儿产生不良影响。最常用的麻醉方法是硬膜外阻滞，其次是蛛网膜下腔阻滞，要从腰部穿刺、置管、注药，使手术区域无痛感而产妇处于清醒状态。全身麻醉使全身肌肉松弛，呼吸受到抑制，产妇失去意识，胃内容物有可能反流造成误吸，一般不作为首选麻醉方法。局部浸润麻醉操作简单，发挥作用快，但效果较差，镇痛不完善，肌肉不松弛，产妇痛苦大，仅在急症禁食时间不足时应用。

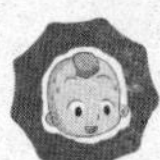

为什么有的产妇在自然分娩中又选择剖宫产

有的产妇在产前检查时被告知一切正常，临产后经初步检查可以经阴道试产，产妇也做好了自然分娩的准备。然而，在经历了一段时间的阵痛之后，分娩出现异常。理论上讲，每一位怀孕的女性都有可能经阴道顺产，而分娩能否顺利完成却受诸多因素影响，这些决定分娩的因素并非恒定不变。在经阴道分娩的过程中，难免出现难产的指征。

以下原因会导致不能继续采取阴道分娩的方式，需要借助剖宫产结束分娩：

- 产程中胎儿心率发生病理性改变，胎儿严重缺氧，以自然方法不能快速娩出；
- 子宫收缩力异常或子宫颈口扩张受阻，导致产程进展停滞，处理无效；
- 与胎儿大小相比较，产妇骨盆相对狭小或胎儿的姿态不适应产道，出现了头盆不称。

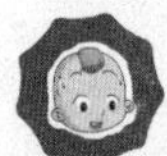

剖宫产会不会影响以后的性生活

不用担心，因为阴道在形态上完全没有改变，会和生育前一样。不过，若担心留下伤疤，也许在心理上多少会有影响的。也有些人会因术后子宫和腹肌发生粘连，而使子宫位置变高了，因而不免会在性生活中减少了一些快感。

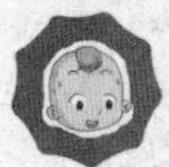 分娩有哪些新模式

当今，产时服务强调在现有的医疗技术条件下，在保证母婴安全的前提下，尽可能地在医院提供家庭式的分娩环境，医务人员尽量减少不必要的干预，给产妇提供尽可能多的生理、心理支持，提供对母婴无害的缓解产时疼痛的措施，促进自然分娩。在新的产时服务理念指导下，住院分娩模式正发生着变化，医院在营造温馨分娩环境、尊重产妇意愿方面做了相当多的探索，开设了导乐陪伴分娩、医务人员陪伴分娩和家属陪伴分娩，这些陪伴分娩模式正改变已往住院分娩中产妇更多地受到的是如同病人样的对待，使产妇在获得医疗服务的同时享受到人文关爱。

分娩时的阵痛过去被认为是不可避免的，是自然分娩过程中必须忍受的，这导致不少产妇因恐惧产时阵痛而选择剖宫产，现在已不再将产痛视为理所当然，医学研究逐渐认识到疼痛对产妇的心理健康不利，增加胎儿窘迫的可能。在分娩中一些减痛、镇痛措施被运用，促进了产妇的顺利分娩。

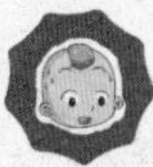 什么是导乐分娩

随着社会文明的进步，女性分娩的模式由在家靠家人帮助接生到由经过专职训练的接生员助产，再到如今的住院分娩，有高水平的专业医护人员、先进的技术作保证，母婴安全有了极大的保障。然而，伴随住院分娩而产生的是过多的医疗干预，产妇一进入待产室，围绕身边的多是陌生面孔的医师、护士，不利于产妇获得心理支持，舒缓紧张情绪，如此分娩缺少人性关爱。因此，医学界提出了改变产时服务模式的要求，美国一些医师开展的导乐式分娩取得了明显效果，我国也在20世纪90年代后期开始试行并正普及推广。

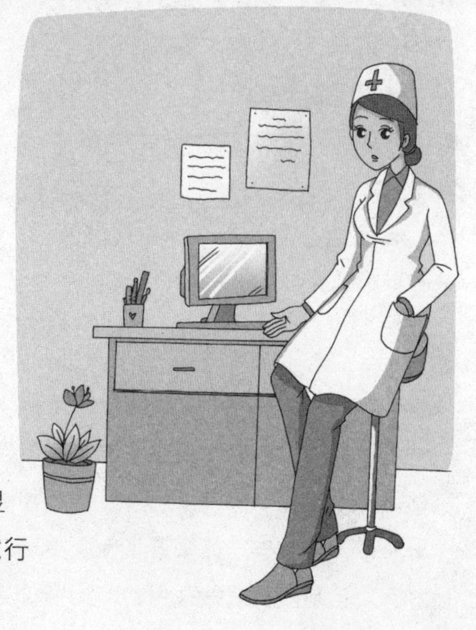

导乐陪伴分娩即由一位受过训练、精通妇产科知识的有生育经验的人员，在产前、产时及产后给予孕产妇生理上的支持帮助和精神上的安慰鼓励，使其顺利完成分娩过程。孕产妇可选择陪伴者，在孕期即与之交流，产妇对其有一定程度的信任感和亲近感。生产时，陪伴者以自己的爱心、责任心安慰鼓励产妇，帮助产妇树立自然分娩的信心；指导、帮助产妇放松，降低其对疼痛的敏感度，并能恰当地将医师检查和产程进展情况解释给产妇及家人听，指导家人帮助、安慰产妇。导乐陪伴分娩，有助于分娩顺利和母婴健康。

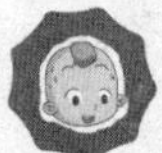

什么是无痛分娩

通常所说的无痛分娩法，多指非药物性的精神预防性无痛分娩法。其主要内容是：

- 给产妇及其家属讲解与妊娠和分娩有关的生理知识，使他们对分娩中所发生的阵痛有所了解，对分娩的安全产生信心。这对消除产妇恐惧、焦急心理，稳定大脑皮质功能，减轻疼痛都极为重要，也可促使产妇产生强有力的宫缩，从而有助于正常产程的进展。
- 指导产妇在进入产程的加速期后，每当宫缩时做缓慢的深呼吸动作，以减轻宫缩时的疼痛感。产妇本人、医护人员或家属可在阵痛时，用手以顺时针方向按摩腹部子宫区，或双手从腹中线用手掌向两侧平推，也可以用手指或手掌按压腰骶部酸胀处，以减轻疼痛感等。
- 提倡待产及分娩时有家属陪伴。因为亲人在旁，产妇会感到无限安慰；家属也可及时了解产妇的情况，不致牵挂；医务人员如发现新的情况，也能及时告知家属。
- 配合应用针刺疗法以及麻醉药，也有一定的止痛效果，针刺止痛对母婴皆无不利影响。

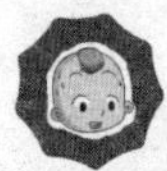

坐式分娩可能吗

决定分娩姿势的既不是医生，也不是产妇，更多的是产妇腹中的胎儿。产妇在分娩过程中想躺、想蹲、想坐，抑或想跪，无意识中都受到腹中宝宝的支配。通常在分娩中，只有当产妇采取了使腹中胎儿最容易通过产道的姿势时，自身的感觉才最舒适。目前多数医院采用的产妇卧位分娩，主要是源于医疗的需要而并非是最佳的分娩姿势。倡导人性化分娩就是要让分娩回归自然，分娩过程中不仅可以有亲人陪伴，产妇还可自由选择体位。

坐式分娩其实就是自由选择分娩体位的一种方式。当选择坐式分娩时，特制的产床可使产妇在分娩的过程中保持坐位。产妇采取坐位时，视野较躺着时更开阔，有助于减轻紧张不安的情绪，减轻产痛；坐着时产妇也更容易使得上劲儿，有利于胎儿下降，顺利分娩。当在阴道口看见胎儿的头，在宫缩的间歇不再回缩，即胎头"着冠"后，产床即被放平，胎儿仍在助产士的保护下出生，所以不必担心宝宝的安全。

当然，在选择舒适的体位分娩时，还得考虑产妇的身体状况是否适宜。由于妊娠中准妈妈或胎儿的一些特殊情况，并非每一位产妇都能如愿地自由选择分娩姿势，在有特殊情况时，还应听从医生的建议。

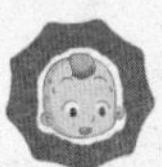

水中分娩是怎么回事

水中分娩在国外较为多见，近年来这项技术在国内许多医院也已经逐渐成熟，产妇又多了一种可选择的自然分娩方式。

在第一产程中，当宫颈口扩张到7～8厘米时，产妇就可以下水。水的浮力使产妇的肌肉得以放松，因水的温度略高于人体温度，温暖的水对产妇就如同镇静剂，舒缓身心，缓解产痛，有助于产程顺利进展，使母亲能更快地见到宝宝。

当然，选择水中分娩，产妇除应该具备阴道分娩的条件外，还需胎位正常，并且产妇还应对分娩的自然过程有足够多的了解，有充分的思想准备，产时很好地与医生配合，才有可能使水中分娩获得成功。

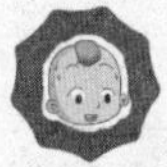

宝宝生在水中安全吗

我们说宝宝生在水中是安全的，当宝宝脱离母体来到水中时，在断脐前还可以继续通过脐带从母亲那里获得氧气和能量；新生的宝宝完全浸在水中，未与空气直接接触时，不会有自主呼吸活动，所以不存在呛水的可能。而且宝宝在经历通过产道的艰辛之后，又接触到他熟悉的水环境，为宝宝适应新世界提供了一段缓冲时间。

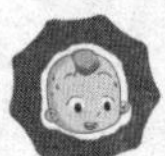 什么是引产

因某种原因而需采用医疗手段诱发子宫收缩终止妊娠的即为引产。根据引产时妊娠时间的不同，可分为妊娠中期引产和妊娠晚期引产。

引产是人为终止妊娠，有潜在的风险。是否引产应遵从医生建议，根据医学指征而定，不可为了选择宝宝的出生时间而实施引产。

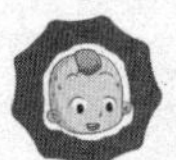 引产方法有哪些

针刺穴位引产、催产素静脉点滴引产、前列腺素引产、剥膜引产、人工破膜引产等都是常用的引产方法。这些方法只要使用正确，对母体和胎儿都比较安全。

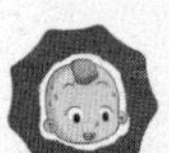 什么情况下需要引产

引产是应用药物或手术等人工方法引起子宫收缩而结束妊娠，多用于母体或胎儿方面有某些原因不能继续妊娠者。

多数妊娠在预产期前后2周左右会自然临产，不需人为干预。但有个别妊娠因发生特殊情况，继续妊娠可能危及母婴安全，此时就需要借助引产来适时地终止妊娠。常见的引产情况有：妊娠的某些合并症，如心脏病、糖尿病病情严重，不终止妊娠可能威胁母婴生命；妊娠并发症，如重度妊娠高血压综合征，经治疗病情无好转；胎膜早破，妊娠已足月或是近足月，胎儿出生后存活可能性大或胎膜破后出现了感染征兆，继续妊娠将发生宫内感染；过期妊娠等。

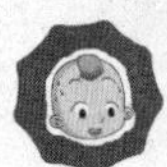 蓖麻油炒鸡蛋对引产管用吗

蓖麻油作为一种缓泻剂被广泛应用于临床，而蓖麻油炒鸡蛋作为妊娠晚期引产的方法之一，已应用于许多医院妇产科，因方法简单，效果可靠，可以重复应用，产妇乐意接受。

产妇食用后，在酶的作用下，蓖麻油被皂化而刺激小肠、增加肠蠕动，并引起子宫收缩。蛋黄中的钙离子促进子宫肌细胞的收缩；甘油磷酸酯在酶的作用下，分解出花生四烯酸，在前列腺素酶的作用下，转化为前列腺素或前列腺素样物质，促

进子宫收缩，并能使子宫颈变软并成熟，从而起到催产和引产的作用。

食用蓖麻油炒蛋催产或引产，虽然方法简单，但并不是每位产妇都可以随便应用的。医生在决定给产妇服蓖麻油炒鸡蛋催产或引产时都要对产妇及胎儿的情况进行仔细检查，看是否存在不适合引产的因素。如果检查后认为可以服用，那么医生必须在产妇服用后，严密观察宫缩情况，以及产程进展情况，发现异常及时处理，以保证母婴安全。

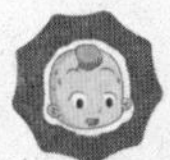 产前检查胎位正常都可以正常分娩吗

有的产妇产前检查一直正常，胎位也正常，但进入产程后却发现胎位出现异常。这是怎么回事呢？的确，在未临产之前，头位视为正常胎位。但临产以后，胎儿为了适应骨盆各个平面的形态和大小，要进行一系列适应性转动，如果在转动的过程中出现异常，就会造成胎位异常，在分娩过程中发生难产。这些在分娩开始前难以预料，只有通过观察产程、阴道检查才能发现。所以，头位并不意味着都能顺产，也不能怪医生产前检查没有发现。

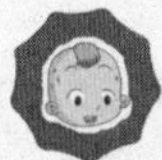 胎儿头位都是正常胎位吗

临产后，胎儿要想顺利娩出就必须适应骨盆腔的形状和大小，这就要求胎头通过骨盆腔时低头、旋转。如果胎儿不低头，医学上称为俯屈不良，就会发生难产；如果胎儿不能旋转，就会形成持续性枕后位或持续性枕横位，这都是不正常胎位。除此以外，头位中还有额先露（额头在前方，因此也称为额位）、面先露（胎儿下巴颏在前方，也称为颏位），这都是头位，但却是异常胎位。因此，到了分娩期，宫口开大后，经阴道检查，根据胎儿的先露部位、胎头的囟门及耳朵等仔细辨别，才能最终确认是什么胎位。实际上，只有枕先露并位于骨盆前方如左枕前或右枕前才是正常胎位，其他均属异常胎位。

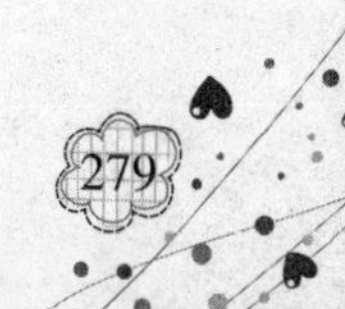

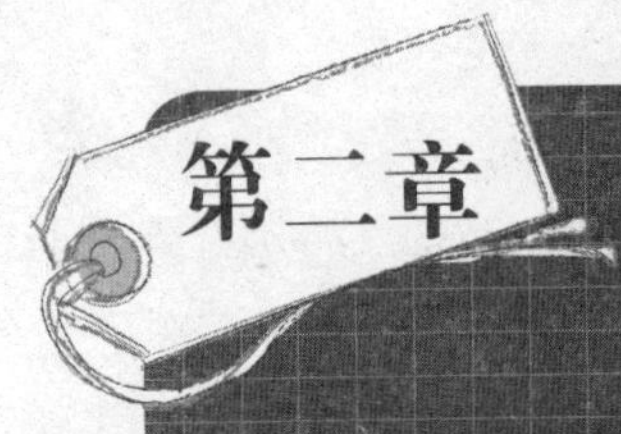

轻松分娩全过程

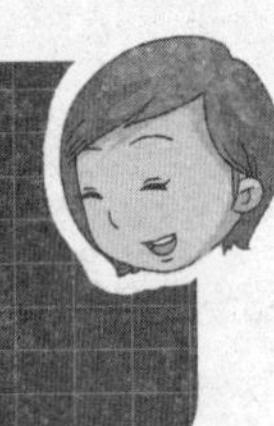

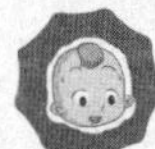

分娩时为什么要做会阴侧切

对于会阴侧切，不少产妇都会感到恐惧。其实，进行会阴侧切对产妇和胎儿有时是必需的。胎儿出生时要经过子宫口、阴道和会阴，会阴是产道的最后一关。子宫口与阴道需胎儿先露部分慢慢将其扩展，会阴也需要一定时间才能扩展。胎儿通过产道时间越长，缺氧的机会越多。所以，做侧切可扩大会阴，保护胎儿，使其尽快出生。资料证明，有侧切指征时，如果不做会阴侧切，会导致胎儿缺氧和新生儿窒息。在做侧切时一般要用少量麻醉药，产妇可无痛觉。胎儿娩出后，将侧切部分对齐缝好，5天后拆线便可恢复原样。

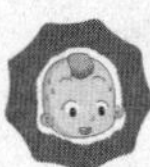

什么情况下做会阴侧切

产妇分娩时，通常有以下几种情况要做会阴侧切：

- 胎儿过大，第二产程延长，胎儿出现宫内窘迫。
- 施用产钳术、胎头吸引术、足月臀位或牵引术时。
- 产妇患有严禁加大腹压的心肺疾病。
- 产妇曾做过阴道损伤修补术及会阴发育不良。
- 会阴紧，不切开将发生会阴严重撕裂者。
- 早产（以减少颅内损伤）或胎儿须迅速娩出者。

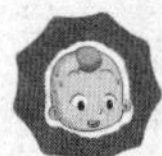

会阴侧切会很痛吗

因会阴侧切手术前要进行局部麻醉和会阴部神经阻滞麻醉，切开时是在宫缩时进行，所以大多数产妇不会感觉很痛。但当胎儿娩出后，强烈的宫缩得以缓解，会阴切口缝合时，产妇会感觉疼痛。术后产妇大多不用止痛药即能忍受会阴切口处的疼痛。如果有的产妇不能忍受，可以用一些止痛药，随着时间的推移，疼痛会越来越轻，一般4～5天拆线后，刀口会完全愈合。

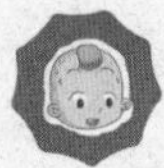

宫缩是怎么回事

宫缩是临产的主要标志。它具有以下特点：

节律性

临产时两次宫缩间隔5～6分钟，宫缩持续约30秒后逐渐减弱直至消失，间歇时子宫肌肉松弛。随着产程的进展，宫缩持续时间渐长，但不超过1分钟，间歇时间可缩短至1～2分钟，宫缩强度逐渐增加。

对称性

正常宫缩由两侧子宫角开始，先向子宫底中部集中，再向子宫下段扩散，收缩力以子宫底部为最强，是子宫下段的2倍。

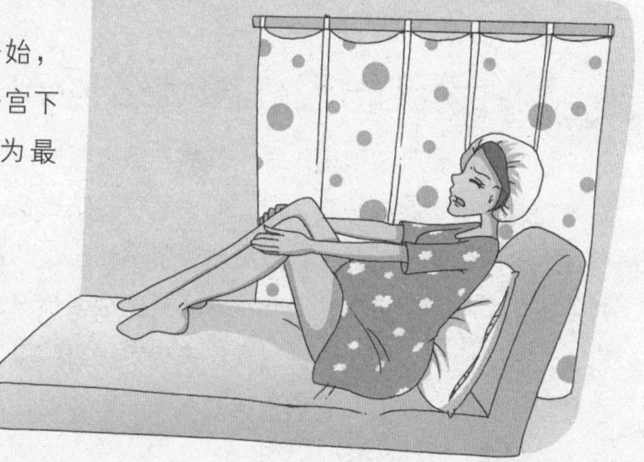

子宫缩复作用

每当宫缩时，子宫的肌纤维变得短而宽，间歇期肌肉松弛，又变长，但不能完全恢复至收缩前的长度而略短，即缩复作用。随着产程的进展，子宫上段越发变短而下段被拉长、变薄，子宫颈口开大，子宫容积逐渐缩小，使先露部不断下降，直至胎儿娩出。

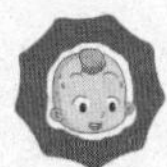

“开骨缝”是怎么回事

“开骨缝”就是医生所说的“宫口开大”或者“开宫口”。在临产前，子宫颈管形同圆柱状，长1厘米～2厘米。临产后，由于子宫的收缩牵拉子宫颈内口的子宫肌纤维，子宫内压力升高，胎儿先露部下降以及前羊膜囊的支撑，使子宫颈管越来越短，最后消失而展平。随着分娩活动的继续进展，子宫下段不断伸展，也波及子宫颈外口，使其不断扩张、开大，当子宫颈口扩张至10厘米时，就叫宫口开全。只有当宫口开全时，足月胎头才能顺利通过宫颈口。

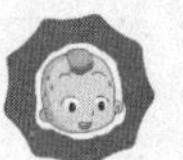

什么是破膜

当子宫收缩时，羊膜腔内压力增高，胎先露部下降，将羊水阻断为前后两部分，在先露部前面的羊水量不多，约100毫升，称前羊水，形成前羊水囊。宫缩继续增强，当羊膜腔内压力增到一定程度时，胎膜破裂，前羊水流出，称为破膜。

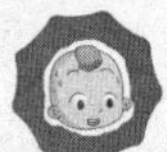

正常情况下什么时间破膜

在正常情况下，破膜多发生在宫口接近开全时，即第一产程末。产妇一旦发现阴道有液体流出，应立即告诉医生，以便医生进行观察、检查，从而及时发现问题，及早处理。

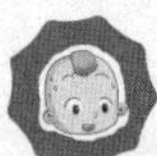

胎膜破后应注意什么问题

临产后，胎膜破裂属正常，多数自然破膜发生在第一产程末宫颈口近开全时。临产前若发生了胎膜破裂，应立即去医院。临产初破膜，如胎头先露尚未衔接或为臀位，这时需要产妇卧床，以免脐带脱垂受压，危及胎儿生命。胎头先露者，破膜时流出的羊水性状可反映胎儿在宫内有无缺氧情况，所以，如感到有液体自阴道流出，应告诉医生，医生会通过观察来确定是否破膜，并检查流出的羊水性状。有时在产程中为了了解胎儿宫内情况或刺激子宫收缩，加速产程进展，医生会经阴道进行人工破膜。

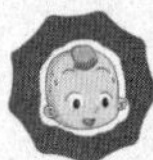

为什么有的产妇在产程中会感到剧烈疼痛

主要有以下几种原因：

宫缩过强

因临产后阵发性宫缩过强，或使用了宫缩剂致宫缩过强，出现剧烈腹痛。

胎盘早剥

胎儿娩出前胎盘部分或全部从子宫壁剥离而造成剧烈腹痛，持续时间长，伴恶心、呕吐，往往是一种严重的并发症。

子宫穿孔

多因瘢痕子宫破裂、妊娠子宫外伤、分娩时胎位不正、胎儿畸形、头盆不称而引起。多有破裂先兆，如不安、血尿等。破裂时出现剧烈腹痛，有撕裂感、血压下降、恶心、呕吐等。有时无明显症状。这是非常危险的，应及时抢救。

子宫扭转或嵌顿

卵巢囊肿

囊肿被妊娠子宫向上推，临产时体位急剧变动又可发生扭转而出现剧烈腹痛。

异位妊娠

因急性大量出血而变为全腹疼痛伴休克，相当危险，应立即抢救。

另外，孕妇如患有急性阑尾炎、肠梗阻，在临产时这些部位也可能出现疼痛。

什么是阵痛

分娩开始时会有阵痛，阵痛的特性是子宫肌肉发生规则性的强力收缩。阵痛的主要作用在于打开子宫口，以便胎儿能经子宫口生下来。阵痛是很有规律的，所以和产前假痛不同。如果子宫的收缩很有规律，就意味着将要临盆了。这种子宫肌肉规律性的强力收缩，在生产过程中越来越频繁，越来越剧烈。用双手按住腹部，会感觉到子宫肌肉的紧缩和松弛。

分娩开始时，产妇一般只觉得背部有胀痛或酸痛的感觉，这种感觉会慢慢地传遍腹部。有的产妇会感觉下腹部压力的增加，然后压力慢慢传到上腹部。阵痛开始时，可能1小时才痛一次，后来10～15分钟痛一次，越往后，疼痛的间隔越来越短，疼痛的时间越来越长。

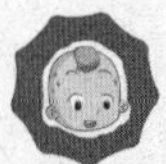

生孩子为什么会疼

分娩时子宫收缩使宝宝通过原本闭合的子宫颈口，经过产道脱离母体。其间伴随宫缩产生的疼痛是由于子宫颈、阴道和盆腔周围组织在子宫收缩时不断被伸展、扩张，胎先露下降对组织的挤压被组织的痛觉神经末梢感受，这种强大的刺激被诠释为疼痛。

分娩时的疼痛除了上述客观原因所致外，在很大程度上也由精神原因所致。对分娩过程缺乏了解，内心不安，精神焦虑、恐惧使得分娩时的疼痛被强化。宫缩痛是一种信号，当它带着特有的规律来临时，预示着一个新生命即将降生。

疼多久才会生

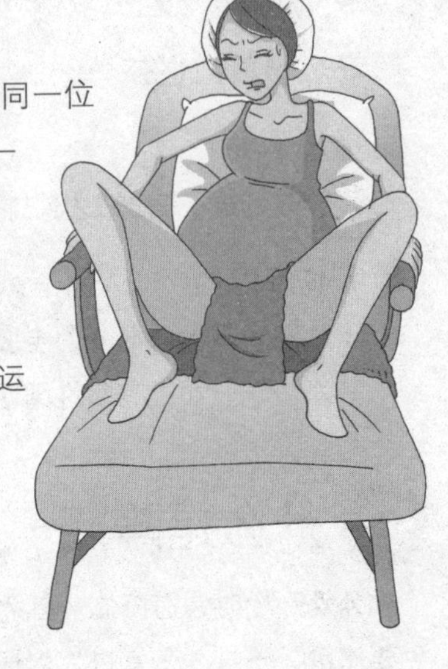

分娩时间的长短，每一位产妇都不相同。即使同一位产妇，她所怀的孩子，每一胎的分娩时间也都不一样。

大部分初产妇，平均要疼16～18小时才会娩出孩子，经产妇分娩的时间一般都少于8～10小时。医学界研究的结果表明，怀孕期间适宜的饮食和运动，可缩短分娩的时间，减少分娩的痛苦。产妇的态度对疼痛也有影响，如果对分娩没有恐惧心理，在阵痛间歇时又能好好地休息，那么分娩的时间就可能缩短。

分娩过程中要有多少次疼痛

生孩子时需要多少次阵痛？这是许多产妇及其家属经常提出的疑问，也是一个严肃的科学问题。根据国内外非常有经验的产科医师的观察和研究，初产妇分娩平均需要140次宫缩，经产妇分娩平均需要70次宫缩。这个问题看起来似乎是一个滑稽的问题，却被广大产妇和家属高度重视。这个数据是给产妇们提供一个参考，让产妇们对自己的产程有所了解，对分娩中出现的正常疼痛有充分的思想准备。当一个新生命在阵痛中降生时，是对产妇疼痛的最大慰藉。

产程中可以用镇痛药吗

分娩是一个生理过程，一般不需用镇痛药。但因每个产妇对宫缩疼痛的耐受力不同，尤其是初产妇对分娩有恐惧和紧张情绪，对宫缩耐受力差。针对这些现象，临产后可于合适的时间用些镇静、镇痛药，以协助产程的正常进展。

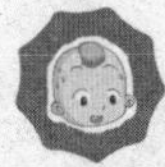

应该怎样选择镇痛药

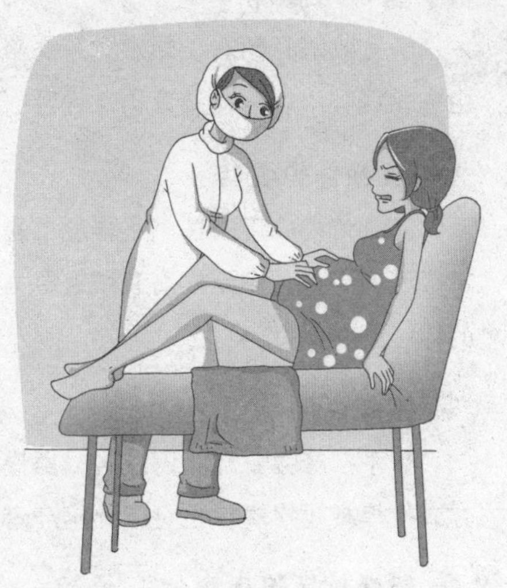

选择药物的原则如下：

- 减轻产妇的疼痛，使其得以安静；
- 药物作用快，持续时间勿过长；
- 对母体和胎儿均无害；
- 不影响子宫血液循环、不影响胎盘的血液灌注和胎儿营养的运输；
- 不影响子宫收缩；
- 对产程的进展有利；
- 用量勿过大。

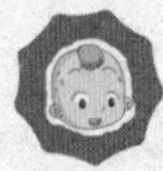

产程中常用的镇痛药有哪些

安定

可以使大脑对宫缩刺激的反应减弱，以减轻恐惧，放松精神。这种镇痛药有较强的肌肉松弛作用，又能止痛，会加快宫颈扩张，促进产程。用量为10毫克，静脉注射。

哌替啶

强镇痛药，可使产妇精神放松。当宫颈口开大3厘米～4厘米时，肌注100毫克，若估计在4小时内能结束分娩者勿用。哌替啶50毫克加异丙嗪25毫克肌肉注射，止痛、镇静效果更好。

其他

国外有快速全麻止痛方法，如氯胺酮、氧化亚氮气体吸入麻醉、连续硬膜外麻醉等。以上方法我国均不采用，连续硬膜外麻醉只作为剖宫产手术时采用。

使用镇痛药需由医生掌握。用药后，须严密观察产妇的血压、脉搏、呼吸、胎心、宫缩以及产程进展。

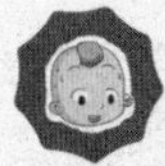

哪些技巧可以减轻分娩痛苦

学习掌握一些分娩减痛技巧，不亚于注射止痛药来抑制分娩阵痛的效果。

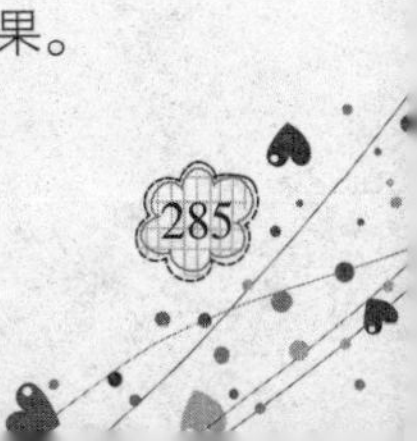

深呼吸减痛

子宫收缩开始时，即感觉阵痛来临时，缓慢且有节奏地经鼻深吸一口气，之后由嘴缓缓呼出。宫缩结束再次深呼吸，把全身累积的紧张都释放出来。

变换体位姿势

体位分娩的疼痛在一定程度上是可调整的，如感觉背部剧烈疼痛，这个信号提示应改变姿势，直到疼痛有所缓解为止。宫缩时随机变换体位姿势，找到减轻疼痛的体位。

按摩止痛

双手按摩腰骶部两侧或轻轻揉摸腹部，可以做水平式按摩，或在腹壁上以画圈方式抚摸减轻疼痛；也可以让陪产者按摩，能使身体处于放松、舒适的状态。

腰骶部压迫止痛

双手握拳压迫腰骶两侧部位

精神放松

精神放松进而肌肉放松，将有助于缓解不舒服的感觉。精神放松有赖于产妇对分娩疼痛的了解。了解了分娩阵痛的规律和特点，平心静气地面对分娩，相信自己会顺利分娩，有助于保持良好的情绪，对疼痛的感觉不会过度敏感。子宫肌肉的收缩虽然是不被个人意愿所控制的，但情绪会影响其协调性。放松的肌肉不易疲劳，因而对疼痛的耐受性会有所提高。

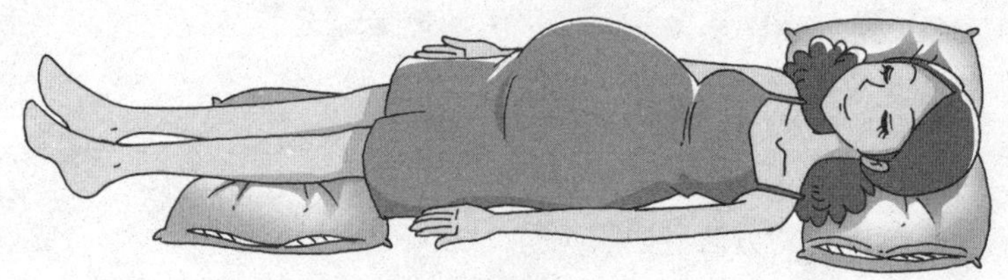

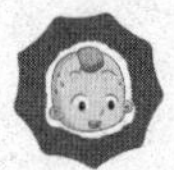

分娩时的呼吸技巧有哪几种

深呼吸

吸气时，感到肺内充满了空气，肋廓下部向外和向上扩张。如果孕妇舒适地坐着，让人把手放到背的下部，孕妇将能够通过吸入空气使其移开。这有点儿像叹气结束时的感觉，随之而来的是缓慢而深沉地将气呼出。这会产生一种镇静的效果，在子宫收缩的开始和结束时做上述呼吸是最理想的。

浅呼吸

只要使肺部的上部充气，这样胸部的上部和肩胛将会上升和扩大。呼吸应满而短促，嘴唇微微开启，通过喉部把气吸入。浅呼吸约10次之后就需做一次深呼吸，之后再做一次。当子宫收缩达到高点时，可采用这种浅呼吸。

浅表呼吸

分娩时最容易和最有用的方法就是喘气，这种方法就是进行浅表呼吸，类似于犬的喘气状。孕妇可把这种方法设想为喘气、呼气、吹气。分娩时，医生会要求产妇多次喘气，其中一次是在子宫颈全张开之前，在过渡到停止往下施加腹压期间进行的。医生会要求产妇在子宫收缩期间喘气，同样是有用的。为了防止过度换气，可喘息10～15次，然后屏住呼吸默数5下。

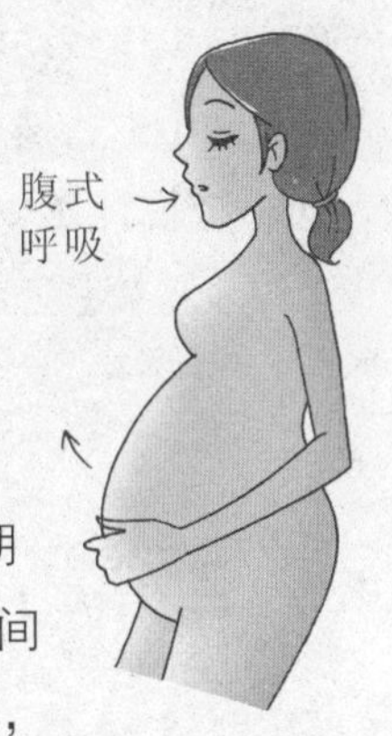

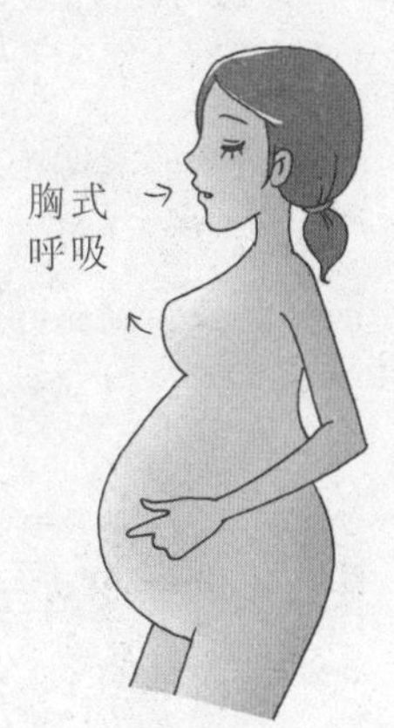

为什么不能滥用催产素引产

催产素的作用是选择性地兴奋子宫平滑肌，引起子宫收缩。分娩时适当地使用，可以起到良好的引产或加强子宫收缩的作用，也就是俗称的“催生”，在临床上应用也较为广泛。但应用催产素引产，必须严格掌握方法，否则会引起下列严重的后果：

子宫破裂

用药浓度过大或速度过快，易引起强直性或痉挛性子宫收缩，从而使子宫破裂，导致产妇大出血，胎儿缺氧，甚至母婴双亡。

急产

子宫超强收缩后分娩，会带来一系列严重后果，如因来不及消毒而引起的产褥感染，宫颈来不及完全打开而引起的宫颈及会阴部撕裂伤以及新生儿坠落伤等。

胎儿宫内缺氧

催产引起的宫缩持续时间过长、间歇时间过短会影响胎盘的血液循环，极易引起胎儿宫内急性缺氧，导致死产或新生儿窒息。

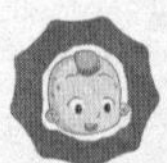

产妇临产前为什么要灌肠

准妈妈由于便秘而使肠管内经常有粪便堆积，肠内堆积大量的粪便，分娩时往往影响胎头的顺利下降及旋转，以致妨碍产程的进展。因此，一旦临产就应灌肠，以清除肠内粪便，减少产道的阻力，使产程顺利进行。此外，如不灌肠排空大便，于分娩期间不断排便，可造成粪便感染，容易发生产后感染。因此，在产程开始后，如果时间允许，又没有灌肠禁忌证的话，都应当灌肠，以清除积存在肠管内的粪便，这样对分娩十分有利。

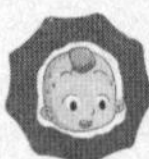

什么情况不宜灌肠

有以下几种情况不宜灌肠：

- 胎膜早破，灌肠能引起脐带脱垂。
- 胎儿先露部尚未衔接，胎位不正者，灌肠能引起胎膜早破。
- 有剖宫产史。
- 有急产史或估计1小时之内即将分娩者。
- 产妇患有心脏病或产前出血等妊娠并发症者。

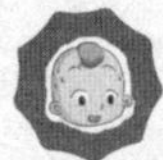

产妇分娩前为什么要刮掉阴毛

刮掉阴毛有两方面的好处：一方面，分娩前有利于外阴的消毒，使消毒更为彻底；另一方面，分娩后由于阴道排泄物增多，将阴毛黏在一起，使产妇感觉很不舒服。

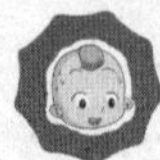

临产时饮食应该注意哪些问题

分娩需要消耗巨大的能量，因而，产妇必须有足够的能量供给，才能有良好的子宫收缩力，宫颈开全后，才能将孩子娩出。如果产妇在分娩时不好好进食、饮水，就容易造成脱水，引起全身循环血容量不足，供给胎盘的血量也会减少，容易使胎儿在宫内缺氧。

第一产程中，由于不需要产妇用力，所以产妇可以尽可能多吃些东西，以备在第二产程时有力气分娩。所吃的食物应以碳水化合物为主，因为它们很容易被消化吸收，在胃中停留时间比蛋白质和脂肪短，不会在宫缩强烈时引起产妇的恶心或呕吐。食物应稀软、清淡、易消化，如面条、稀饭等。

第二产程中，多数产妇不愿进食，此时可适当喝点儿果汁或菜汤，以补充因出汗而流失的水分。由于第二产程需要产妇不断用力，产妇应进食高能量、易消化的食物，如牛奶、粥、巧克力等。如果实在无法进食，也可通过输入葡萄糖、维生素来补充能量。

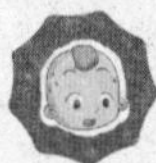 临产后饿了还可以吃东西吗

在分娩过程中，产妇的胃肠消化及吸收功能均减弱，食欲不好。随着产程的进展，宫缩越来越强，宫缩强烈时常常会引起恶心呕吐，以致产妇摄入的热量及水分不够，影响产程进展。如果出现上述情况，产妇不要再吃东西，以免引起误吸和加重恶心呕吐的程度。医生会通过静脉输液来补充产妇所需热量和水分。反之，如果在产程中产妇没有上述表现，在第一产程的宫缩间歇期，可以鼓励产妇少量多次进食，吃一些易消化的食物，并注意摄入足够的水分，以保证充沛的精力和体力，为第二产程做准备。

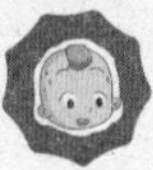 产程中为什么要做肛查

肛查是产程观察的重要手段之一，随着产程的进展，要定时做肛查。它可以了解子宫颈口扩张的情况，子宫颈成熟与否，胎膜是否存在，胎位、胎儿先露部高低，胎头与骨盆是否相称，胎头有无过分受挤压等。如阴道出血较多，怀疑有前置胎盘者，应禁止肛查，以免造成更多的出血。

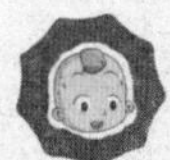 产程中哪些情况要做阴道检查

临产后要仔细观察产程，一般肛门检查可以了解宫颈口开大和胎头下降情况，但出现下列情况时，则需做阴道检查。

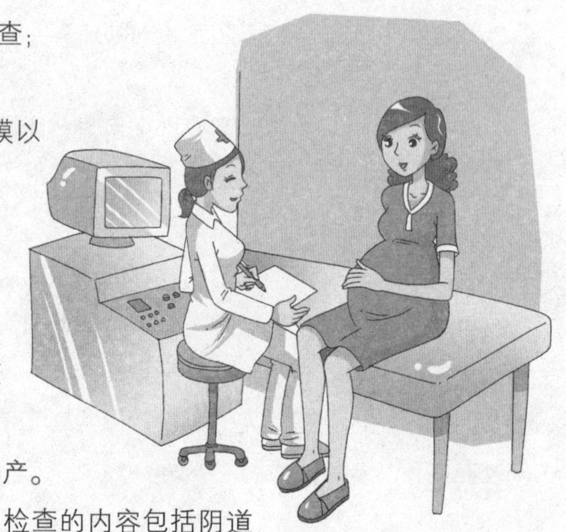

● 在肛查不清楚时，改用阴道检查；

● 胎位异常，需用人工转胎头；

● 需要人工剥离胎膜或人工破膜以促进产程；

● 需要进行骨盆内测量；

● 阴道出血需进一步查明原因（先配好血）；

● 第二产程进展较慢，需查清原因；

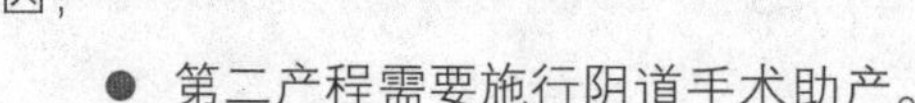

● 第二产程需要施行阴道手术助产。

阴道检查需在消毒情况下进行，检查的内容包括阴道结构，宫颈的性质（厚薄、软硬、水肿）、位置、开大程度，胎儿的先露部分，胎位，先露部高低，胎头有无水肿和血肿，有无颅骨重叠，胎膜是否破裂，羊水性状，有无胎便污染，有无脐带脱垂，有无阴道出血等。

临产后产妇小便要注意什么

临产后，产妇应注意排尿，一般每2～4小时就要排尿一次，以避免胀大的膀胱影响子宫收缩和胎儿先露部下降。如果产妇出现排尿困难，应及时告诉医生，不要因排尿困难而蹲的时间太长，以免发生宫颈水肿。医生要检查有无头盆不称的情况，必要时医生可以给予导尿管导尿。

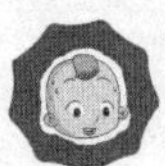

临产后产妇大便要注意什么

产程进展过程中，如果产妇宫缩时伴有大便感，应在征得医生同意后，在有人陪同的情况下去解大便，但要注意蹲的时间不宜过长，以免发生宫颈水肿。产妇千万不能自行下床解大便，以免发生危险。

如果在宫口未开全时，产妇有频频排便感，应通过医生检查寻找原因，看是肛查刺激所致，还是因为胎位不正所致。无论是哪一种原因引起，在宫口尚未开全时，都不要过早屏气，也不要下蹲，以免引起宫颈水肿，影响宫颈的扩张和产程的进展。

如果宫口已开全，产妇就要在医生的指导下，于宫缩期间屏气，像解大便一样向下用力。

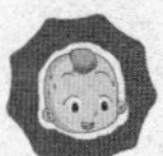 产程中的阴道黏液栓是怎么回事

第一产程主要表现为子宫收缩逐渐加强、间隔逐渐变短，子宫颈口逐渐开大。由于宫颈口开大，宫颈局部的毛细血管和小血管破裂，阴道可有少量出血，同时宫颈的黏液栓也随子宫颈口开大而排出。因此，产程开始后，阴道有少许血性黏液性分泌物流出（叫做“血先露”，即“见红”），随着产程的进展，可有中等量阴道血性黏液栓排出，这属于正常情况。此时配合肛诊：宫颈口至少开大约5厘米或以上，如宫缩强，估计2～3小时内子宫颈口即可开全，第一产程将结束。但是，如果阴道出血量多、血流速度快，有大血块，应考虑产间异常出血，与胎盘异常有关，如胎盘早期剥离、前置胎盘等，应给予及时处理。

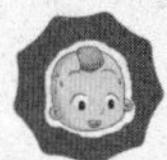 什么是持续性枕横位、枕后位

在分娩过程中，由于子宫收缩可使胎头从入骨盆时的枕横位或枕后位转为枕前位而顺利分娩。但当骨盆狭窄，胎儿在其中内旋转受阻时，胎儿头枕部就不能转向前方，成为持续性枕横位或枕后位，即胎儿枕骨位于母体骨盆侧方或后方。另外，胎头俯屈不良，也可以形成持续性枕横位或枕后位。其他如子宫收缩不好、胎儿过大等也可以影响胎头的旋转而形成持续性枕横位或枕后位。这种胎位常常影响胎头下降，伴有宫缩乏力、子宫颈口扩张慢，使产程延长，造成难产，从而对母体和胎儿造成损伤。

虽然未临产前有时也诊断为枕横位或枕后位，但多数能够自然转成枕前位，问题并不大。临产后，胎头已衔接时，此种胎位就必须高度重视。医生要严密观察产程进展及产妇的精神、饮食及休息。产妇应在思想上放松，不可过度紧张，并且不要过早用力。在第二产程医生做检查或助产时，产妇必须很好地配合。

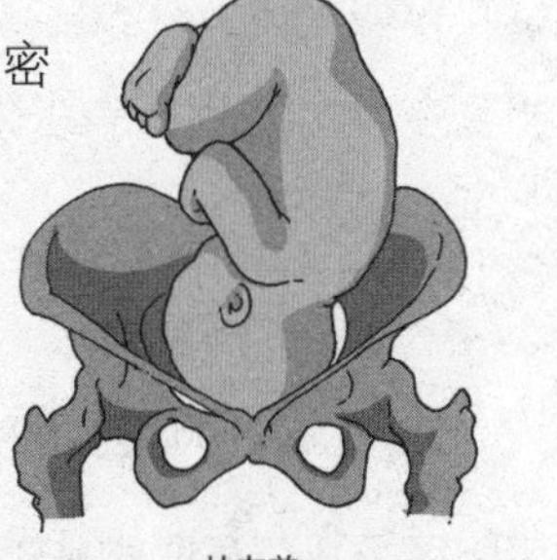

枕左前

枕右前

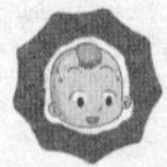

为什么会发生持续性枕后位

骨盆异常

骨盆入口平面前半部较狭窄，不适合胎头枕部衔接，后半部较宽，胎头容易以枕后位或枕横位衔接。这类骨盆常伴有中骨盆平面及骨盆出口平面狭窄，影响胎头在中骨盆平面向前旋转，为适应骨盆形态而成为持续性枕后位或持续性枕横位。由于扁平骨盆前后径短小，骨盆各径线均小，而骨盆入口横径最长，胎头常以枕横位入盆，胎头旋转困难，胎头便持续在枕横位。

胎头俯屈不良

若胎头以枕后位衔接，胎儿脊柱与母体脊柱接近，不利于胎头俯屈，胎头前囟成为胎头下降的最低部位，而最低点又常转向骨盆前方，当前囟转至前方或侧方时，胎头枕部转至后方或侧方，形成持续性枕后位或持续性枕横位。

子宫收缩乏力

子宫收缩乏力会影响胎头下降、俯屈及内旋转，容易造成持续性枕后位或枕横位。

头盆不称

头盆不称使胎头内旋转受阻，而呈持续性枕后位或枕横位。

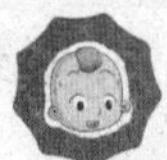

持续性枕后位在分娩时有何表现

临产后，胎头衔接较晚及俯屈不良，枕后位的胎先露部不易紧贴子宫下段及宫颈内口，常导致协调性宫缩乏力及宫口扩张缓慢。因枕骨持续位于骨盆后方压迫直肠，产妇自觉肛门坠胀及排便感，致使宫口尚未开全时过早使用腹压，容易导致宫颈前唇水肿和产妇疲劳，影响产程进展。持续性枕后位常致第二产程延长。若在阴道口虽已见到胎发，历经多次宫缩时屏气却不见胎头继续顺利下降时，就有可能是持续性枕后位。

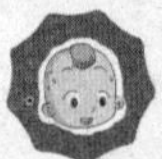

持续性枕后位有什么影响

持续性枕后位会使胎位异常，从而导致继发性宫缩乏力，使产程延长，常需手术助产，容易发生软产道损伤，增加产后出血及感染机会。若胎头长时间压迫软产道，可发生缺血坏死脱落，形成生殖道瘘。持续性枕后位使第二产程延长和手术助产机会增多，常出现胎儿窘迫和新生儿窒息，使围产儿死亡率增高。

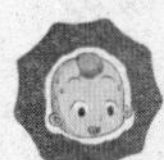

什么是颜面位

分娩过程中因胎头极度仰伸，使胎儿枕部与胎背接触，这就是颜面位，以颏左前及颏右后位较多见。经产妇多于初产妇。多在临产后发现。出现颜面位主要有以下原因：

- 骨盆狭窄。有可能阻碍胎头俯屈的因素均可能导致颜面位。
- 头盆不称。临产后胎头衔接受阻，造成胎头极度仰伸。
- 脐带过短或脐带绕颈，使胎头俯屈困难。

盘腿臀先露

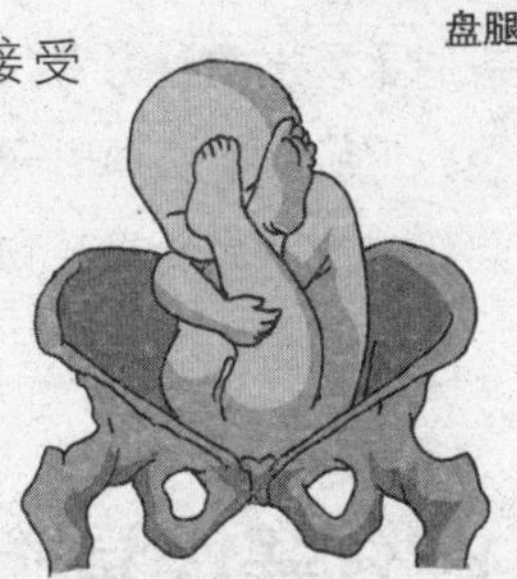

伸腿臀先露

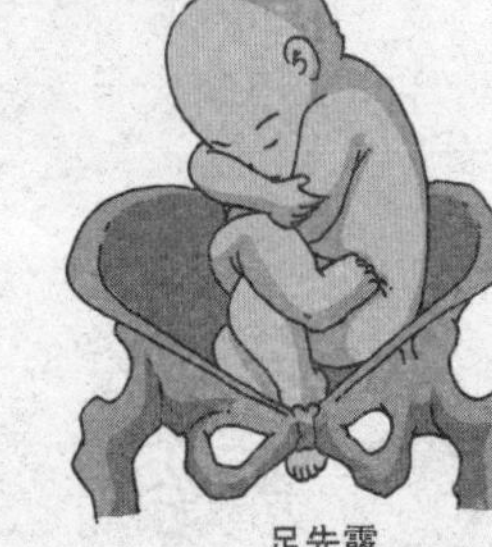

足先露

因胎头极度仰伸，入盆受阻，胎体伸直，宫底位置较高。颏前位时，在产妇腹前壁容易触及胎儿肢体，胎心由胸部传出。颏后位时，在产妇耻骨联合上方可触及胎儿枕骨隆突与胎背之间有明显凹沟，胎心远而弱。

颏前位时，因胎儿颜面部不能紧贴子宫下段及宫颈内口，常引起宫缩乏力，致使产程延长。颜面部骨质不能变形，容易发生会阴裂伤。颏后位时，导致梗阻性难产，若不及时处理，可造成子宫破裂，危及产妇生命。胎儿面部受压变形，颜面皮肤青紫、肿胀，尤以口唇为重，影响吸吮，严重时可发生咽喉水肿，影响吞咽。

什么是额位

当胎头呈不完全仰伸姿势时，额头部位将成为胎儿的先露部。其发生率占0.02%～0.03%，阴道内诊时可摸到胎儿的额头，有时也会发现有脐带绕颈或颈部有囊性淋巴瘤。

出现额位的原因主要有：

产妇骨盆狭小，胎头入不了盆。子宫形状异常。腹壁太松或羊水过多，胎儿在子宫里不受约束。

额位只有在分娩时才能发现，只要胎儿不是太大，一般可以经阴道分娩，但容易引起胎儿头部水肿，母亲会阴撕裂。

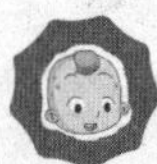 什么是复合位

胎先露部伴有肢体同时进入骨盆入口，称复合位。临床以一手或一前臂沿胎头脱出最常见，多发生于早产者。

胎先露部不能完全充填骨盆入口或在胎先露部周围有空隙时均可发生复合位。以经产妇腹壁松弛者、临产后胎头高浮、骨盆狭窄、胎膜早破、早产、双胎妊娠及羊水过多等为常见原因。

仅胎手露于胎头旁或胎足露于胎臀旁者，多能顺利经阴道分娩。如果破膜后上臂完全脱出则会阻碍分娩。下肢和胎头同时入盆，直伸的下肢也能阻碍胎头下降，若不及时处理，可致梗阻性难产，威胁母亲和胎儿生命。胎儿可因脐带脱垂死亡，也可因产程延长、缺氧造成胎儿窘迫，甚至死亡等。

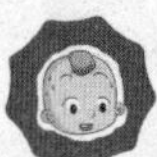 分娩时为什么要经常听胎心音

听胎心音是检查胎儿在子宫内情况的重要手段之一。每次产前检查都要听听胎心音是否正常，分娩开始后更要时时注意胎心音的变化，以便及时发现胎儿宫内窘迫。正常胎心率每分钟为120～160次。

当子宫收缩时，子宫壁的血管暂时受压，胎盘血循环暂时受阻，这时用听诊器往往听不清胎心音；宫缩过后就可以听到胎心音，但心率减慢；宫缩完全停止后15～20秒，胎心音次数又恢复正常。如果宫缩停止后胎心率久不恢复，或者虽恢复但跳得太快或太慢，都不正常。因此，在产程一开始就应当注意胎心音的变化。

在第一产程中，应当每隔1小时左右，在宫缩间歇期听1次胎心音；第二产程每隔5～10分钟听胎心音1次。听胎心音时，除注意胎心音次数是否过快或过慢外，还要注意胎心音是否由强转弱，是否不规律或快慢不均等，这些都反映胎儿发生宫内窘迫，应立即查找原因，及时处理。

用听诊器或听筒听胎心音已有悠久的历史，这种方法虽然有不足之处，但仍不失为简便易行的方法。对于高危妊娠往往采用胎儿监护仪来检测胎心，其监护内容除胎心率外，还可以知道胎心音基线率，宫缩时及宫缩后的胎心变化，以及胎动对

胎心音的影响等。医生再根据监护仪描记的曲线，综合起来分析，可以了解胎儿在子宫内的情况，比听诊器听诊更为精确。医生也可根据胎心音变化，作为处理分娩的依据之一。

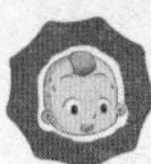

分娩期间为什么要注意胎动

注意胎动是为了了解胎儿在子宫内的安危。正常胎动每小时少于3次。如果12小时内的胎动数少于10次，提示胎儿在子宫内缺氧。胎儿在缺氧死亡前的12～48小时常有胎动明显减少和消失的现象，故妊娠中晚期应密切注意胎动情况。

一般说来，妊娠月份越大，胎动越活跃。妊娠晚期，由于胎头入盆，空间减小胎动反而减少。胎儿在分娩过程中，宫缩可影响胎盘血流量及供氧，尤其是高危妊娠，如高血压、妊娠高血压综合征、合并心脏病、糖尿病及胎位不正、多产、产后出血、过期妊娠等，对胎儿影响很大，有时有发生危险的可能，观察胎动有一定的意义。

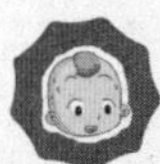

胎盘怎样从子宫剥离

胎盘剥离有两种方式：一种是胎盘由中央部先剥离，胎儿面先娩出，这种方式的胎盘娩出比较顺利，胎盘、胎膜较完整；另一种方式是胎盘由边缘先剥离，胎盘的母体面先娩出，这种方式的胎盘剥离，能使胎膜卷在胎盘组织之后被阴道挤压，加以牵拉之力，使胎膜撕裂成小片，容易残留在子宫腔内，造成胎膜滞留。所以在胎盘娩出遇到后一种情况时，接生者应将胎盘由母体面翻转成胎儿面，并仔细检查胎膜，以免滞留。胎儿娩出30分钟以上，胎盘尚未娩出者，叫做胎盘滞留。胎盘长时间不娩出，可引起产后出血多，对母体健康不利。有时虽然胎盘、胎膜滞留不多，也会引起产后大出血。所以，当胎盘娩出后，要仔细检查胎盘和胎膜，如发现滞留现象，不论大小，都必须清宫。

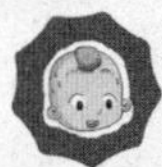

胎盘何时娩出

胎盘一般附着在子宫底部或子宫的前壁、后壁或两侧壁的蜕膜上，当胎儿娩出后，子宫明显缩小，而胎盘不能缩小。胎盘、胎膜一般于胎儿娩出5～10分钟内从子宫壁上逐渐分离下来，然后再由子宫收缩将其排出。对胎盘的娩出不应过早干预，也不应干预太晚。

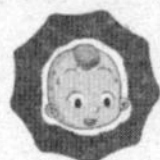胎盘已经剥离有什么征兆

胎儿娩出后，胎盘大多数在几分钟后开始剥离。胎盘剥离有一些征象：

- 子宫体变硬呈球形，宫底升高达脐上。
- 阴道口外露的脐带自行下降延长。
- 阴道有少量流血。
- 用手在耻骨联合上轻压子宫下段时，子宫体上升而外露的脐带不再回缩。

出现以上征象后，接生者可以右手轻拉脐带，左手轻压宫底，娩出胎盘。

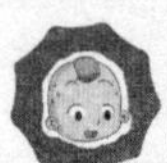如何娩出已剥离的胎盘

当处理完新生儿后，右手轻拉脐带，左手轻压子宫中段，若此时脐带下移，说明胎盘已剥离并降至子宫下段，然后左手下压子宫底（或由助手轻轻按压宫底），同时右手牵拉脐带，协助胎盘娩出。当胎盘娩出至阴道口时，接生者用双手捧住胎盘，向一个方向旋转并缓慢向外拉，协助胎膜完整剥离排出。在娩出胎盘时应注意：不要在胎盘尚未剥离之前，用手按揉、下压子宫底或牵拉脐带，以免引起胎盘部分剥离而出血或拉断脐带，甚至造成子宫外翻。

正确处理胎盘娩出，可以减少产后出血的发生率。

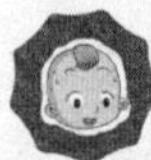分娩后为什么要在产房里停留一段时间

孩子出生以后，妈妈松了一大口气，但这并不意味着妈妈已经平安无事，可以放心地回病房休养。分娩后，产妇仍然应该留在产房观察1～2个小时，这样做主要是因为胎盘娩出后，子宫壁的胎盘附着部位仍然留有较大的创伤面，子宫必须经过有效收缩方可使创面的血止住。但是产妇在经历较长时间的分娩过程后，精神、体力消耗都较大，加上有些产妇合并其他并发症或产程中出现的异常等，会使子宫收缩乏力，子宫壁创面的血难以止住，甚至造成产后大量出血，严重时会危及产妇的生命。

如果分娩后把产妇直接送回病房休息，没有医护人员的细心观察，一旦出现产后大出血，再次返回产房急救处理，无论在时间上还是体力上都会给产妇带来很大

的损失，往返病房也会增加感染的机会。因此产妇分娩后在产房留观1～2小时是很有必要的。在产房中，医护人员会定期观察产妇的血压、心跳、脉搏、阴道出血情况，按摩子宫，以防止产后出血。

此外，对于妊娠合并其他疾患和产程中出现异常者，更应该对其进行针对性的观察，以防止意外发生，便于及时抢救治疗。

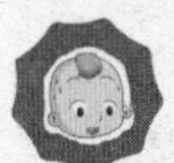

减轻手术瘢痕的有效方法有哪些

若产妇不得不采取剖宫产的生产方式，为减轻手术瘢痕，应该从孕期便开始预防，主要在营养方面入手。多吃瘦肉、蛋类、鱼类、奶制品及新鲜水果和蔬菜，会获得充足的优质的蛋白质、各种维生素和锌、铁、钙等微量元素，丰富均衡的营养会给伤口愈合创造最好的物质基础。若产妇患有贫血、糖尿病等症，一定要马上治疗，因为此类疾病不仅不利于伤口的愈合，而且还可能加重瘢痕。

产妇分娩后的术后护理也非常重要，必须及时换药，每天更换干净的内衣内裤，保持伤口及周围清洁干爽，千万不要让伤口发生感染。一旦感染，伤口难以愈合，通常会留下较大的瘢痕。卧床休息时注意体位，采取侧卧微屈身体的姿势较为适宜。照料婴儿时不要过于劳累，避免过于剧烈的动作和活动，以防腹壁张力增加而使伤口开裂。产妇伤口愈合后，可以使用弹力绷带加压包扎，对抑制瘢痕的形成很有效果。

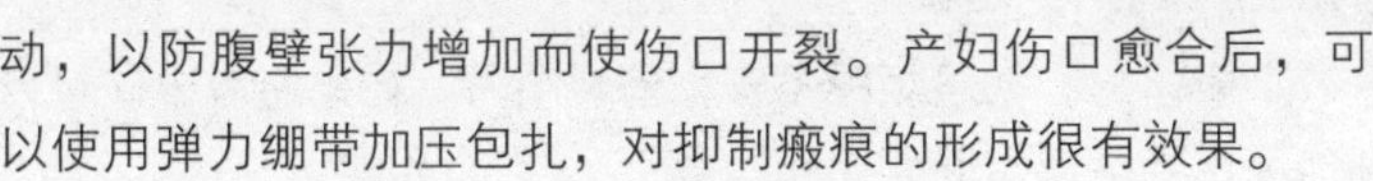

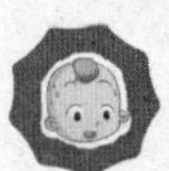

双胎分娩时有何特点

- 双胎由于子宫过度膨大，临产后容易发生宫缩乏力，常使产程延长。
- 双胎胎儿较小，常伴有胎位异常，故破膜后易发生脐带脱垂。第一个胎儿娩出后，由于宫腔容积较大，第二个胎儿活动加大，容易转成横位。第一个胎儿娩出后，由于子宫骤然缩小，可能发生胎盘剥离，直接威胁第二个胎儿的生命。

- 双胎分娩时除第二个胎儿容易转为横位外，一般都能经阴道分娩。
- 双胎分娩后由于子宫收缩常发生产后出血。

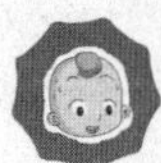

双胎分娩应注意什么

双胎分娩时，第一产程要注意子宫收缩情况，如发现宫缩乏力或产程延长，要给予催产素加强宫缩，必要时行剖宫产。第二产程，当第一个胎儿娩出后立即断脐，扎紧胎盘端脐带，防止第二个胎儿出血。同时，由助手固定第二个胎儿的胎位，使其保持纵产式，密切注意胎心音，注意阴道流血，及早发现胎盘早剥，并注意有无脐带脱垂。第三产程，为预防产后出血，须及早使用宫缩剂，第二个胎儿娩出后，腹部放置沙袋，防止腹压下降引起休克。另外，检查胎盘、胎膜是否完整，并判定是单卵双胎还是双卵双胎。

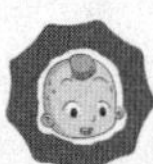

第一产程产妇应该怎样配合接生

分娩需要医生或助产人员帮忙，也需要产妇积极配合。

在分娩的第一阶段，宫口未开全，产妇用力是徒劳的，过早用力反而会使宫口肿胀、发紧，不易张开。此时产妇应做到以下几点：

思想放松，精神愉快

紧张的情绪会使食欲减退，引起疲劳、乏力，直接影响子宫收缩，影响产程进展。

注意休息，适当活动

利用宫缩间隙休息，节省体力，切忌烦躁不安，消耗精力。如果胎膜未破可以下床活动，适当的活动能促进宫缩，有利于胎头下降。

采取最佳的体位

除非是医生认为有必要，不要采取特定的体位。只要能使孕妇感觉阵痛减轻就是最佳的体位。

补充营养和水分

尽量吃些高热量的食物，如粥、牛奶、鸡蛋等，多饮汤水，以保证有足够的精力来承担分娩重任。

勤排小便

膨胀的膀胱有碍胎先露下降和子宫收缩，应在保证充分摄入水分的前提下，每2～4小时主动排尿1次。

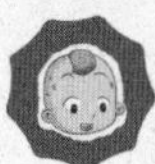

第二产程产妇应该怎样配合接生

在三个产程中，第二产程时间最短。宫口开全后，产妇要注意随着宫缩用力。宫缩间隙，要休息，放松，喝点儿水，准备下次用力。当胎头即将娩出时，产妇要密切配合接生人员，不要再向下用力，避免造成会阴严重裂伤。

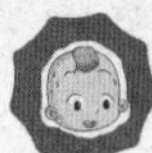

第三产程产妇应该怎样配合接生

在第三产程，产妇要保持情绪平稳。分娩结束后2小时内产妇应卧床休息，进食半流质饮食，补充消耗的能量。一般产后不会马上排便，如果产妇感觉肛门坠胀有排便感，要及时告诉医生，医生要排除软产道血肿的可能。如有头晕、眼花或胸闷等症状也要及时告诉医生，以及早发现异常并给予处理。

丈夫陪伴分娩有什么意义

丈夫陪伴分娩源于20世纪50年代初苏联开创的“精神预防性无痛分娩”。临床观察显示，产妇对分娩疼痛的反应强弱与其精神状态密切相关，恐惧、焦虑、疲惫和对自然分娩缺乏信心都会增强产妇对疼痛的反应。分娩时的阵痛为非条件反射的反应，程度不重，然而产妇主观对分娩疼痛的担忧以及环境中的不良刺激，如身体处于陌生的分娩环境，其他产妇的叫喊声，都会使产妇对轻微的刺激产生强烈的反应，增强宫缩的疼痛感。许多动物实验和临床观察发现，剧烈疼痛感和紧张情绪能导致血管收缩、胎儿窘迫、宫缩异常，影响产程的正常进行。由丈夫参与陪伴分娩，创造了一种新的家庭式分娩，是更人性化的生产方式。分娩时丈夫陪伴在妻子身边，能带给产妇精神安慰，对产妇来说，丈夫在场就是在困难时刻对她的最大帮助，增加了安全感，还可以转移她对分娩阵痛的注意力，驱散恐惧心理，使等待的时间容易度过，有助于实现自然分娩。所以，现在越来越多的医院提供了温馨的家庭式分娩环境，鼓励丈夫陪伴分娩。

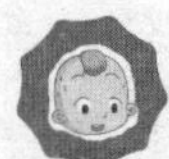 丈夫应怎样陪产

丈夫陪伴分娩能起到积极的助产作用。丈夫在妻子怀孕期间就要主动参加孕产知识学习，了解孕产妇心理和正常分娩过程，掌握一些助产减痛的方法。只有对分娩过程有了了解，在面对产妇对阵痛的恐惧、分娩的担忧等紧张情绪时，才能以较充分的心理准备适时地给予关怀、体贴，以良好的情绪感染产妇，使产妇获取安慰、鼓励，缓解紧张不安，减少对阵痛的恐惧。

丈夫在陪产时要鼓励产妇借助呼吸法来减痛，分散其对疼痛的注意力。同时可为妻子进行按摩，在带给妻子柔情的同时有助于减轻阵痛。陪产过程中，丈夫要有充分的心理准备，分娩中的妻子可能变得特别不领情、烦躁，孕期喜欢的触摸方式在产时可能变得不能接受，出现这种情况时要调整技巧，帮助妻子调整舒适的体位，提醒妻子放松、休息、小便，运用在孕妇学校学习的减痛技巧帮助妻子。

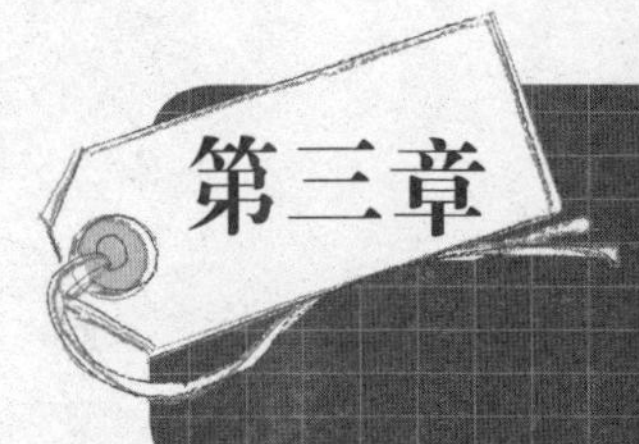

第三章 意外状况巧处理

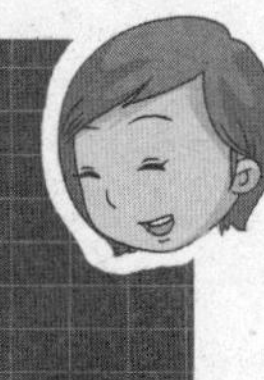

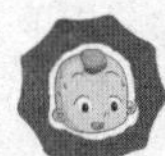 什么是早产

早产是指未足月分娩，即从末次月经第一天算起，妊娠28～37周时终止妊娠者称为早产。在此阶段内分娩的新生儿各器官的发育均不够成熟，体重小于2.5千克，称为低体重儿。

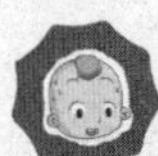 早产有什么征象

早产常有胎膜早破、羊水外流、腹痛阵阵、阴道少量流血等主要征象。痛觉敏感的产妇在妊娠晚期往往将子宫正常的收缩误认为临产宫缩，约有1/3的所谓先兆

早产病例，并非是真正临产，而是假临产。如果每5～10分钟内就发生一次宫缩，每次持续30秒以上，同时伴有阴道血性分泌物排出，并在观察过程中子宫颈口有进行性的扩张，且宫口已开大于2厘米者，应属于临产。如果子宫有规律性收缩，子宫颈口扩张至4厘米以上，或胎膜已破裂者，则早产不可避免。

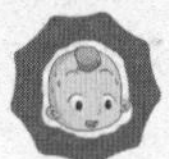

早产的原因是什么

造成早产的原因至今尚不清楚，但下列情况往往易导致早产：

● 产妇年龄过小（小于18岁）或过大（大于40岁），体重过轻（低于45千克），身材过矮（低于150厘米）；有吸烟、酗酒习惯者。

● 过去有流产、早产史者。

● 子宫畸形，如双角子宫、双子宫、子宫纵隔等。

● 产妇患有急性感染或慢性疾病，如肾盂肾炎、阑尾炎、慢性肾炎、贫血、心脏病、原发性高血压、甲状腺功能亢进等。

● 胎儿、胎盘因素，如双胎、羊水过多、胎位不正、胎膜早破、前置胎盘、胎盘早剥等。

● 医源性因素，产妇有内科、外科合并症或产科并发症，必须提前终止妊娠者。

● 产前3个月有房事活动者，亦容易发生早产。

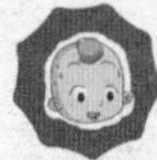

早产对婴儿有什么危害

妊娠28～37周分娩称早产，所生的新生儿叫早产儿。早产儿个子小，体重轻，低于2500克，身长低于45厘米，发育不成熟。近年来，虽有一些胎龄不满28周、体重低于1000克的胎儿娩出后经精心喂养存活下来，但早产儿的死亡率仍较高，占新生儿死亡率的75%，且易发生诸如肺透明膜病、颅出血、低血糖、硬肿症、败血症等。预防早产是降低新生儿死亡率和残疾儿发生率的重要环节。

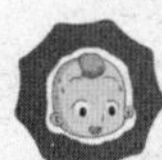

如何预防早产

早产的原因很多，大多是因为产妇患有妊娠中毒症、心脏病、肾脏病、胎盘疾患或怀有双胞胎而发生早产。产妇有腹痛和阴道流血（即早产先兆）的情况应卧床安静休息，必要时入院观察治疗。用哌替啶100毫克肌肉注射，或2%的普鲁卡因2毫升加上25%的葡萄糖液200毫升由静脉缓缓注入，是抑制宫缩、防止早产效果较好的方法。如果腹痛得厉害，出血很多，早产的可能性很大，应马上去医院做好分娩的准备。

预防早产除了进行疾病防治外，尤其应当注意避免意外伤害，因为这常是导致早产的重要原因，有许多早产的产妇就是在怀孕后期因不慎被挤、被撞或是跌倒引起早产的，也有些产妇是在孕晚期因过度劳累或抬拿重物出现早产的症状。因此，到了怀孕后期要注意休息，外出时一定要注意安全。乘公共汽车或火车时，要注意避开高峰期，上下车时要特别防护肚子不要被挤。去商店购物进出大门时要防止受挤，在柜台前选购时要侧身而不要正面向着柜台，以防后面突然受力挤着肚子。尽量减少外出和乘车的次数，不要到人多拥挤的地方去。若准备去外地分娩尽可能早一点儿动身，并慎重选择交通工具，一定要保证有座位，应优先考虑颠簸小和速度快的交通工具。

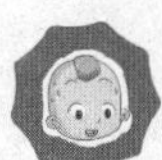

什么是急产

子宫收缩的节律性正常，但收缩力过强、过频，宫颈口在很短时间内迅速扩张，分娩在短时间内结束，总产程不足3小时者，称为急产。

急产有什么害处

急产多见于经产妇，它对母婴均不利。对母亲来说，由于宫缩频而强，产程过快，可致会阴、阴道，甚至子宫颈裂伤；来不及入院分娩而生在路途中可致产褥感染；分娩后子宫的缩复能力不良，可致胎盘滞留或产后出血。对胎儿来说，子宫连续不断的强收缩，使胎盘血液循环受阻，容易发生胎儿窘迫，新生儿窒息或死亡；胎儿娩出过快，易引起颅内出血；若来不及接生，新生儿坠地可致骨折、外伤等。所以，凡是有急产史的产妇应提前住院待产，临产后避免灌肠，密切观察宫缩情况，若产程进展快应做好接生准备，以防发生意外。

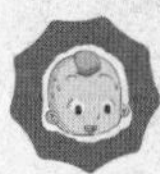

产妇一人在家发生急产怎么办

当产妇一人在家时发生急产，一定不要太紧张，要尽量使自己镇静，然后考虑一下自己怎样和别人取得联系。可以先给急救中心打电话请求帮助，再喊邻居过来帮忙。不要急于用力，找一个合适的地方将毯子或者毛巾被垫到臀下。如果在来人之前孩子就要出生，试着用自己的手轻轻推按，帮助胎儿娩出，用干净的毯子或者毛巾被将孩子包好，抱在自己怀里保暖，用干净柔软的布擦净婴儿口腔里的黏液。不要牵拉脐带，让胎盘自己娩出。注意自己和婴儿的保暖，等待医务人员的到来。

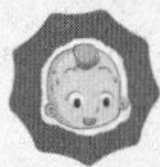

去医院的路上发生急产怎么办

首先应立即停车，打开车灯，将产妇放到后座上，垫上毯子或者毛巾被，不要让产妇急于屏气用力。当胎头娩出时，鼓励产妇大口喘气，不要屏气用力。轻轻按压胎头，帮助胎头娩出，不要用力牵拉胎头。当胎头娩出后，轻轻下压胎头，帮助前肩娩出，再轻轻上抬胎头，帮助后肩娩出。当后肩娩出后，胎体其余部分随之娩出。胎儿娩出后用毯子或被子包好以保暖。如果没有毯子或被子的话，用比较干净的东西保暖都可以。用干净柔软的布擦净婴儿口腔里的黏液。不要牵拉脐带，要等待其自然娩出。当胎盘娩出后，用干净的布或纸包起来，不需要断脐。将胎盘放到和婴儿一样高的位置或高于婴儿的位置，注意产妇及婴儿的保暖，然后驱车到医院。

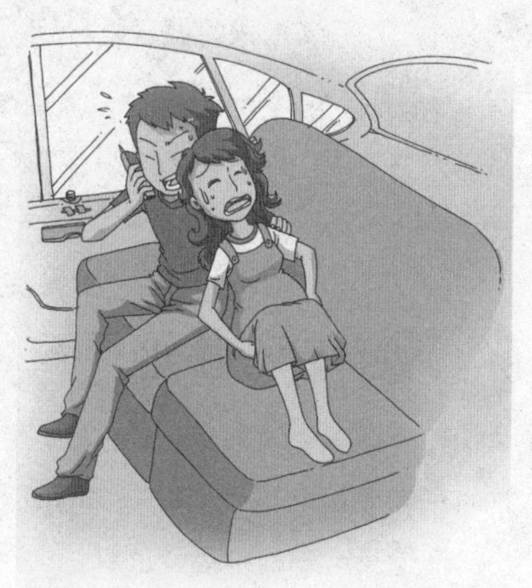

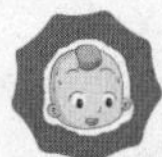

产妇在舟车上发生急产怎么办

有些产妇在预产期将到之前外出旅行或从甲地到乙地分娩，突然在途中急产，常常让人措手不及。为避免意外可以采取下列紧急措施：

● 请求列车员、服务员、乘务员协助，通过广播等手段尽可能找到舟车上同行的医务人员、助产士、接生员接生。如找不到上述人员，可由年纪较大的有生育经验的女性临时担任接生人员。准备一块干净的大油布或大塑料布、卫生纸1～2卷、剪刀一把、结扎脐带用的粗棉纱线一根、纱布若干块，酒精、碘酒备用。剪刀和棉线要煮沸消毒。如未带婴儿衣被，用干净的大人衣被代用。

● 在舟车内腾出一个小房间或一个角落，用幕布隔离。将产妇置于小床或长椅上，臀部垫以油布或塑料布，再加数层卫生纸。当胎头将要娩出时，外阴用温水揩干，再擦以碘酒、酒精接生。新生儿断脐后，断面涂以碘酒、酒精，然后加以包扎。如发生产后大出血或产道严重裂伤以及婴儿窒息时，应速将产妇、婴儿就近送往医院。

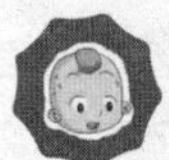

什么是难产

难产，医学术语叫做异常分娩。发生难产的原因很多，但不外乎产力、产道、胎儿这3个因素中任何一个或一个以上的因素异常，使分娩进程受阻而发生难产。顺产和难产在一定条件下可以互相转化，如果顺产处理不当可以变为难产；反之，难产处理及时也可能变为顺产。

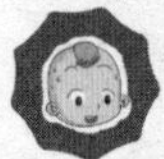

为什么会难产

分娩是一个动态变化的过程，包括宫颈口的扩大和胎儿先露部的下降。只有有效的子宫收缩才能使宫颈口如期扩张，使胎儿先露部如期下降。而子宫收缩受胎儿、产道及产妇精神因素的制约，产妇的精神因素可以直接影响产力，对分娩有顾虑和恐惧感的产妇，临产后吵闹不安，不能进食，往往在早期即出现产力异常（原发性宫缩乏力）。胎儿与骨盆不相称或胎儿位置异常的产妇常出现继发性宫缩乏力，二者均可使宫颈口开大缓慢，产程延长，发生难产。过强的宫缩可影响胎盘和胎儿的血液供应，使胎儿缺氧，出现胎儿窘迫征象，导致难产。另外，当产程中出现胎儿心率异常、胎儿先露部下降受阻时，也应警惕难产的发生。

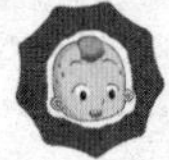

子宫和阴道异常会造成难产吗

除盆腔外，产道之中各类软体组织异常都会妨碍分娩过程的进行。这些情形包括卵巢生瘤而并未在怀孕期间及时发现；子宫颈或阴道特别狭窄而欠缺弹性；子宫长有肿瘤使胎儿的头部不能转到准备分娩的正常位置等。另外，除了产道的先天性异常外，阴道、子宫颈或子宫在接受手术后变得狭窄或畸形也同样可导致难产。其他软体组织异常引起难产的情形包括胎盘前置，会使产妇在分娩中大量失血。

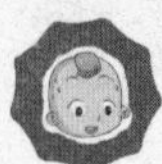

子宫收缩异常会造成难产吗

导致难产的主要原因还有子宫收缩不正常。在正常的分娩状态下，子宫会有规律地收缩，由开始时20分钟或30分钟出现1次短暂而无多大疼痛的收缩，进展至约隔10分钟1次。这时，产妇会感到些微疼痛，最后子宫收缩的密度增至每数十秒1次，疼痛一次比一次更猛烈，持续的时间也越来越长。然而，在子宫不正常的情况下，子宫收缩反复而欠缺规律，有时隔数分钟收缩1次，有时则20分钟或30分钟1次。子宫收缩不正常，导致在分娩中对婴儿的推动不稳定，分娩的进展便会受到影响。子宫收缩不正常与产妇的年龄也有关系，太年轻（如15～20岁）或年纪太大的产妇均易出现子宫收缩不正常的情况，并不仅限于第一胎。

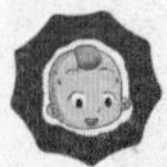

产妇盆腔狭窄会造成难产吗

产妇的盆腔狭窄以致生产困难，可能是先天而成，也可能是后天营养不良或盆骨受伤后畸形所致。当医生怀疑产妇的盆腔有异常情况时，会在产前了解产妇盆腔的大小，预测任何可能出现的危险及分娩能否顺利进行。

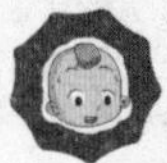

哪些难产的原因是胎儿本身造成的

胎儿本身造成难产的主要原因，最常见的情形是胎儿的头太大，以致难以娩出，也有少数是胎儿脑积水、身体部分生瘤、连体胎儿或胎儿横向、臀部向下、前额向下、后枕朝后等错误姿势而导致的分娩困难。

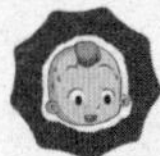

难产有多危险

难产对母亲或胎儿来说都是非常危险的。如果在分娩时，胎儿没有转到正确的位置，例如，横向着产道末端而姿势并无改变，则必须以剖宫产的方法取出胎儿。

假若胎盘前置的情况并不严重，胎儿的头部仍可以先露；但如果情况严重，则可能引起大量出血，胎盘先出会对胎儿的性命构成威胁。

虽然就胎儿头部过大的难产情况而言，大多数产妇最终都可以成功娩出胎儿，但在分娩过程中，胎儿的头部可能因受压导致内出血，而产妇的产道也可能因为胎儿头部过大而受到各种创伤，包括尿道、膀胱的损害及大量出血等。如果需以产钳或真空吸引术的方法取出胎儿，出现产后并发症的机会将较高。

如何才能避免难产

分娩的过程是一个动态变化的过程，胎儿能否顺利娩出有相当大的可变性。决定分娩能否顺利完成的因素，不仅存在于分娩过程中，也取决于孕期保健质量。所以，避免难产要从如下方面着手：

孕期定期接受产前检查

对于妊娠贫血、高血压、胎儿体重异常、胎位不正等妊娠异常情况，可及时进行治疗或纠正，避免成为影响分娩的潜在异常因素。

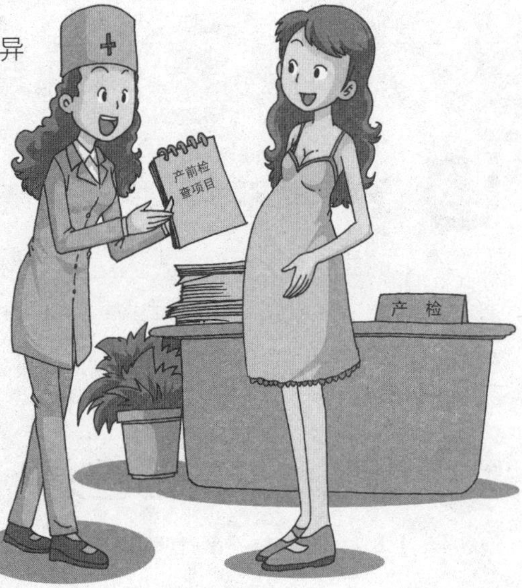

做好分娩准备

分娩是一项耗时耗体力的活动，既需要良好的身体状况，也要有充分的心理准备，同时产妇还应了解一定的分娩常识，掌握一些有助产程进展、缓解分娩阵痛的技巧。对分娩的理解越透彻，准备越充分，信心越足，分娩成功的可能性就越大。

与医生积极配合

产妇应凭着充分的信心和准备，做好自己应该做、能够做的事，自己左右不了的事交给医生解决。不要无谓地焦虑，只要尽自己所能主动参与分娩，发挥主观能动性，对分娩施以积极影响，即放松精神、保证良好的休息与进食，运用自己学到的助产和镇痛技巧，就为分娩成功增添了一份保障。

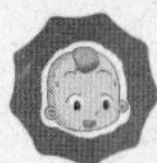 什么情况下需要产钳助产

通常在出现下面这些情况时会实施产钳助产：在产前检查中，知道有某种程度的异常；胎儿突然假死腹中；产妇在怀孕过程中什么问题也没有，在分娩时却突然发生子痫；胎盘早剥，在婴儿还不具备出生条件时，胎盘就剥离了。以上这些异常情况如果不能及时发现，胎儿会死亡，有时还会对母体产生影响。当发现这些异常时，必须尽快从体内将胎儿取出，为此要施行助产手术。如果胎儿已进入产道，可施行阴道胎头吸引分娩法或产钳分娩法。由于产钳助产会引起胎儿颅内出血或死亡，使胎儿发生智力障碍，或引起手脚麻痹，所以现在轻易不使用产钳分娩。

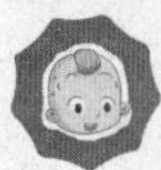 出现早破水对母儿有哪些影响

胎膜是胎儿的保护膜，如果胎膜早破，胎儿就将失去保护，对胎儿很不利。羊水外流致使子宫变小，刺激子宫产生收缩，如果破水时妊娠尚不足月，就会发生早产。早产儿体重轻，各器官功能不全，存活能力差，成活率低。

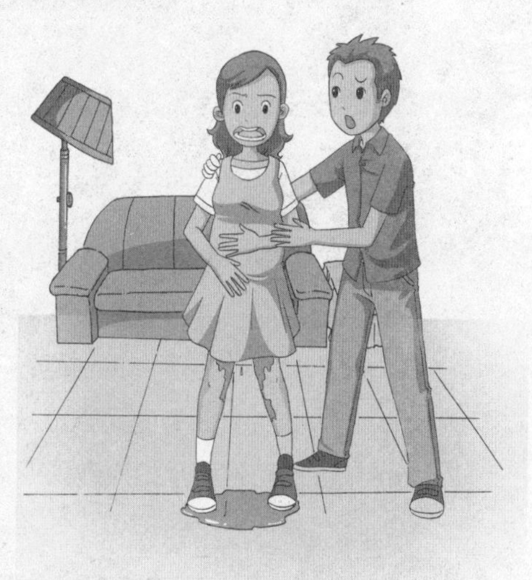

在未临产时破水，就失去了胎膜对胎儿的保护作用。如果妊娠已足月，胎先露已定，破水24小时内临产，多不影响产程进展；如胎先露部未定，脐带可随羊水流出而脱垂，引起胎儿宫内窘迫；羊水流出过多，子宫紧贴胎儿可引起不协调宫缩，从而影响产程进展和胎盘血循环，引起滞产和胎儿缺氧；胎膜破裂的时间越长，宫内感染机会增高，胎儿吸入感染的羊水可引起肺炎，产妇也容易发生产时感染或产褥感染。

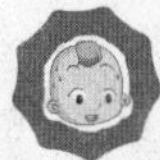 出现早破水怎么办

妊娠期间，任何时间发生阴道流水均应引起注意。流水的量少、时间短，流水可能是妊娠期宫颈的分泌物；阴道有中等量或大量液体外流，则要到医院急诊，此

时孕妇应保持臀部抬高卧位，以免脐带脱垂，并应保持会阴部清洁。

凡足月妊娠，在临产前持续或阵发大量阴道流水，要用试纸诊断法诊断，如试纸变为暗绿色，则可确诊为早破水，需要入院处理。如果破水12小时尚未自然临产者，应行引产，同时给予抗感染药，以预防感染。产程中要注意观察先露部分是否已定，有无胎儿缺氧或感染可能，如发现脐带脱垂、胎儿宫内窘迫，需紧急施行剖宫产，结束分娩。

妊娠尚未足月即发生破水时，可采用期待疗法，在加强监护措施情况下进行保胎，以期延迟分娩时间。

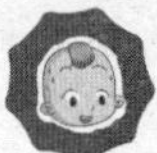

怎样防止早破水

在妊娠期间，任何时候都可以发生阴道流水的情况。防止早破水，要注意以下几点：

● 做好孕期保健，定期做产前检查。一般在妊娠5～7个月间，每个月应检查1次；妊娠7～9个月间，每半个月检查1次；妊娠9个月以上，每周检查1次。有特殊情况时应随时检查。

● 适当安排好孕期的生活和工作，加强孕期营养，孕妇心情要舒畅。

● 忌剧烈运动，忌提重物等，不走长路、不跑步。

● 孕期减少性生活，特别是怀孕早期的3个月和末期的3个月；尤其在怀孕最后1个月应禁止性交，否则易造成早破水，发生感染。

● 子宫颈松弛的孕妇应遵医嘱进行宫颈环扎术，于分娩前拆除缝线。

什么原因可导致胎膜早破

胎膜在临产前破裂称为胎膜早破。引起胎膜早破的原因有：

● 骨盆狭窄、骨盆畸形及胎位不正，骨盆入口不能恰好接纳先露部，使前羊膜囊压力不均导致早破膜。

● 腹部外伤、性交及其他机械性刺激，使腹压突然增加等，易引起早破膜。

● 孕妇营养不良及阴道炎症，可引起羊膜囊炎，使胎膜脆性增加，容易发生胎膜早破。

● 子宫颈病变，如子宫颈严重陈旧裂伤，宫颈内口松弛，使胎膜不能获得应有支持力。

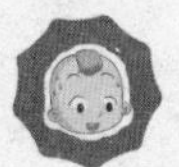 胎膜早破时该怎么办

胎膜早破可以引起宫内感染、脐带脱垂及早产。所以一旦破水，产妇要平卧，抬高臀部立即送往医院。如果破水超过12小时尚未临产应给予抗生素预防感染。若破膜超过24小时、孕龄已达38周且尚未临产者，要考虑引产。对于早破膜的产妇，要注意观察胎心及产程进展情况。

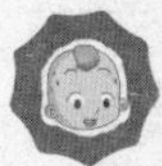 什么是脐带脱垂

脐带是联系母儿之间的纽带，胎儿通过脐带和胎盘与母体连接，进行营养和代谢物质的交换。如果脐带位于胎儿先露部以下，称为脐带先露，胎膜破裂时，脐带随即脱出子宫颈处或阴道口外，称为脐带脱垂。

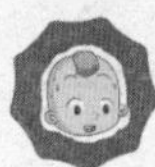 引起脐带脱垂的原因是什么

- 胎位异常。在胎位异常中以肩先露及臀位中的足先露为最常见，这些异常胎位会导致脐带脱垂。
- 头盆不称。胎头不能与骨盆入口衔接或衔接不良、胎头浮动，如胎膜破裂时，脐带即可随羊水流出。
- 其他如羊水过多、脐带过长，脐带附着接近宫颈口者，易发生脐带脱垂。

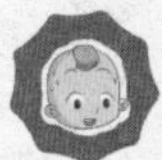 脐带脱垂有什么危害

脐带脱垂对胎儿生命的威胁很大，胎儿可在短时间内因脐带受压，血流受阻，发生窘迫甚至死亡。脐静脉较脐动脉更易受压，从而导致血容量不足而心率加快，因缺氧产生呼吸性和代谢性酸中毒，使胎心率过缓而死亡。脐带脱出阴道受寒冷和操作刺激，加重脐血管的收缩和痉挛，加重缺氧，使胎儿死亡。脐带脱垂对孕产妇也有不利影响，因要加速娩出胎

儿，所以剖宫产、产钳等手术率明显增多，从而导致感染机会增多。

一旦发生脐带脱垂，应立即处理，以最快的分娩方法使胎儿娩出，让胎儿尽快脱离险境，以保证胎儿的安全。

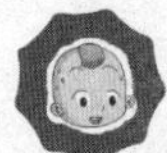 什么是羊水栓塞

羊水栓塞是指在分娩过程中羊水进入血液循环，引起肺栓塞、休克和弥散性血管内凝血所致的难以控制的出血等一系列严重症状的综合征，往往发病急、病情重，危及母子生命。本病多发生于第一、二产程中，由于宫缩过于剧烈，子宫胎盘附着部位的血窦开放或在中期引产分娩的过程中，因羊水进入血液循环引起肺心功能衰竭，脑缺氧和凝血功能障碍综合征。病人出现烦躁不安、寒战、呕吐，随之呛咳、胸闷，呼吸困难，口唇、皮肤发紫，心跳很快，血压下降，抽搐、昏迷等症状。休克短时间后可出现大量持续子宫出血，血液不凝，甚至全身皮肤、黏膜、伤口、泌尿系统出血。若分娩过程中出现羊水栓塞，应尽早组织抢救治疗，这是抢救存活的关键。

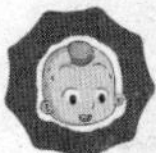 哪些情况容易引起羊水栓塞

以下几种情况能造成羊水进入血液循环：

- 经产妇较初产妇易发生；
- 多有胎膜早破或人工破膜；
- 曾使用催产素引产或加强宫缩史；
- 急产或宫缩过紧；
- 胎盘早剥：
- 胎儿宫内死亡；
- 早产或过期产者；
- 子宫破裂和手术产；
- 羊水混浊有胎粪者；
- 30岁以上的产妇等。

在临床上以胎膜早破、羊膜腔内压过高、子宫体或子宫颈弹力纤维发育不良或损伤等因素尤为重要。

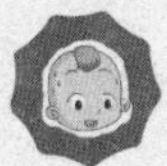

如何预防羊水栓塞

羊水栓塞很少见，但其死亡率高，故应尽力预防其发生。对分娩时宫缩过强，医生应给予抑制子宫收缩药；人工破膜要在宫缩间歇时进行；正确使用催产素；避免重度妊高征的发生；正确处理胎盘异常；行剖宫手术以预防子宫破裂等。

产妇在临产中出现胸闷、寒战、烦躁等症状，应及时向医护人员反映，以期及早进行处理。

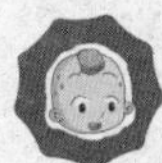

什么是会阴裂伤

会阴裂伤是指在分娩过程中造成的会阴部皮肤黏膜肌肉等的损伤。会阴裂伤按照其程度分为三种情况：

- **I度裂伤**。会阴皮肤、皮下组织及阴道黏膜的裂伤。
- **II度裂伤**。会阴皮肤、阴道黏膜、盆底肌肉及筋膜有裂伤，但未伤及肛门括约肌。
- **III度裂伤**。除会阴皮肤、肌层裂伤外，肛门括约肌部分或完全断裂，甚至伤及直肠。会阴III度裂伤因修补较困难，愈合不好，能引起严重的并发症，如大便失禁，甚至需要二次手术，所以助产者在助产过程中，如遇到胎儿过大、娩出过快、会阴过紧，估计在胎儿娩出过程中会发生会阴严重撕裂伤者，应行会阴切开术，以杜绝会阴III度裂伤的发生，以免留下终身遗憾。

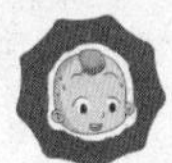

发生会阴裂伤怎么办

发生会阴裂伤后，不论程度轻重，均应立即修补、缝合。缝合时，一定要将创缘对合整齐，内边以处女膜为标志，由内向外，逐层缝合，组织间不留空隙。缝合时必须注意无菌操作及止血，避免发生血肿及感染。

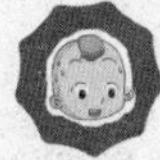

什么是子宫破裂

子宫破裂是在妊娠晚期或分娩中子宫体或子宫下段破裂。这是产科中极严重的并发症之一，如不及时发现并加以处理，往往造成母子死亡。

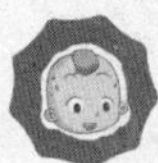

什么原因造成子宫破裂

分娩时，凡有使胎儿下降至骨盆受阻的因素，包括骨盆狭窄、胎头与骨盆不相称、胎位不正、巨大胎儿（体重等于或大于4000克）、脑积水或盆腔内有肿瘤阻塞产道等，都可使胎儿受压。一旦与分娩时强烈的子宫收缩力相对抗，便会使受力焦点的子宫下段肌肉变薄，甚至发生子宫壁破裂。

子宫体本身有病变或瘢痕，再次妊娠或分娩时容易发生破裂。如有剖宫产或子宫肌瘤剔除术史；子宫发育不良或畸形，以及人工流产次数过多或手术中发生穿孔；生育过多、过密等。

因产科手术或操作不恰当而造成子宫破裂。如在子宫口未开全的情况下做产钳或臀位牵引术等，可撕裂子宫颈或子宫下段。难产时施行其他阴道手术，机械性损伤波及子宫壁发生子宫破裂。

不恰当地使用催产素。合理地使用催产素可以使子宫肌肉收缩、子宫口开大，常用于引产或促进分娩。但必须严格掌握适应证，切忌滥用，如在先露部不能入盆的情况下切忌使用。

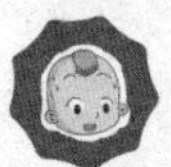

子宫破裂有哪些表现

先兆子宫破裂多见于宫缩频繁且强烈或强直性宫缩。一般产程长、下腹剧痛、焦躁不安、呼吸急促、膀胱受压后产生血尿。宫缩时子宫下段很薄、隆起，脐部有病理缩复环而致使子宫呈葫芦形。

子宫刚破裂时，产妇突然感觉撕裂性剧烈腹痛，随后宫缩停止，疼痛暂时缓解，但很快面色苍白、出冷汗，进入休克状态。胎心消失，胎体表浅，子宫缩小且偏在腹部一侧，全腹压痛，像木板一样硬。阴道检查摸到子宫破口与腹腔相连，为完全性子宫破裂；腹痛较轻，下腹局部有明显压痛，子宫未缩小的，为不完全破裂。

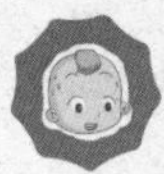

如何预防子宫破裂

子宫破裂是产科的严重并发症，如处理不及时，可使母儿死亡。我国自开展围产期保健以来，子宫破裂的情况已很少发生。

子宫破裂的原因大致有以下几种：

胎儿下降受阻。如骨盆狭窄、胎位不正、胎儿过大或脑积水、盆腔内有肿瘤阻塞、明显头盆不称等，都可使胎儿下降受阻。

子宫本身病变。过去有剖宫产史、子宫肌瘤摘除术、子宫穿孔等，再次妊娠分娩时瘢痕容易破裂。子宫畸形、子宫发育不良、多次分娩、多次人流刮宫，使肌肉弹性及扩张能力降低，子宫下段经不起宫缩的扩张而破裂。

滥用催产素。催产素常用于引产和催生，使用时须有一定的适应证及合理的方法，如果使用不当，药量过大或有头盆不称没有发觉，用药后可造成子宫破裂。

手术损伤。某些产科手术如臀牵引、产钳手术等，操作不当可损伤子宫。

以上各种原因造成的子宫破裂，几乎都可以预防。只要做好计划生育，避免多次妊娠、多次分娩、多次人流，瘢痕子宫者提前入院待产，严格掌握催产素使用指征，即可避免。如怀疑已有子宫先兆破裂，千万不可从阴道娩出胎儿，必须立即行剖宫产。

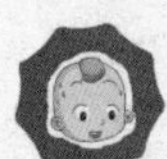

产妇为什么会出现休克

休克是由于血容量不足，重要脏器如脑、心、肾供血不足而引起的一种临床综合征，它可伴随多种疾病出现。产妇休克的主要原因是急性大出血引起的低血容量性休克。此外，也可因细菌感染引起感染性休克，妊娠高危症引起心源性休克以及羊水栓塞引起过敏性休克。

引起休克的原因虽然很多，但其病理过程基本上是一致的，那就是心脏排出的血量下降，小动脉痉挛，微循环灌注不足和血液瘀滞，使得人体组织和细胞有不同程度的缺血、缺氧，这就必然产生代谢紊乱，如果不能得到及时的治疗，病人很可能死亡。

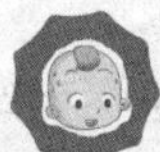

产妇休克怎么办

一旦发生休克，应当送医院积极抢救治疗。医生会仔细了解病史并进行全身和妇科检查，进行必要的化验检查，分析休克发生的原因及程度，立即使病人取平卧位吸氧、保暖，进行静脉输液、留置尿管，尽快补充血容量，最好及时监测中心静脉压，输入足量液体，如全血、血浆、晶体液或其他血浆代用品，维持重要器官组织的血液供应，改善微循环。在抢救休克病人的时候，还必须根据水电解质改变，使用碳酸氢钠纠正代谢性酸中毒以及可能发生的低血钾症，并适时应用抗生素及强心利尿等药物。

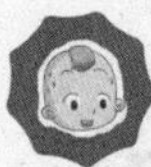

什么是不协调宫缩

不协调宫缩包括不协调性宫缩乏力和不协调性子宫收缩过强两种。

● 不协调性宫缩乏力是指宫缩的极性倒置，宫缩不是由双宫角对称的开始及传导，而是兴奋点可能各自在某一处或多处呈不协调节律，宫底部宫缩不强而中段及下段强。宫缩间歇时子宫不全放松，这样不能使宫颈口扩张和胎先露下降，导致滞产、胎儿宫内窘迫，手术创伤的机会也增加，产妇可因滞产引起局部组织（子宫、膀胱、尿道）压迫性坏死。

● 不协调性子宫收缩过强是指子宫某部分肌肉呈痉挛性、不协调收缩，形成环状狭窄，将胎儿身体的某部卡紧，使胎儿不能下降，宫颈口也不能开大及缩小，使产程停滞，时间久会产生胎儿宫内窘迫，新生儿窒息甚至死亡。

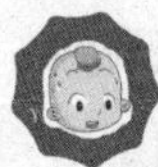

哪些因素会造成宫缩乏力

常见影响宫缩乏力的因素有以下几种：

● 头盆不称、胎位不正。多因骨盆小、胎儿大或胎位不正，使胎儿先露部不能与子宫下段贴紧产生强有力的宫缩。

● 精神紧张。产妇精神过于紧张，使大脑皮质处于抑制状态，从而导致宫缩乏力。

● 子宫因素。子宫发育畸形（双子宫等）、子宫过度扩张（双胎、羊水过多等），易产生宫缩不佳。

● 其他如服用镇静剂，内分泌不协调，临产时产妇休息不好、进食差，第一产程过早用力等，均可导致宫缩乏力。

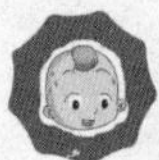

宫缩过强及其危害

宫缩过强是指子宫收缩的节律正常，但收缩力量过强，而且过频，以致在子宫收缩开始后不久，子宫口就已完全开大，在很短时间内结束了分娩。一般把子宫收缩过强，总产程不足3小时的，称为急产。从表面上来看，产程短，生得快，母亲少“遭罪”，是好事，但实际上，宫缩过强对母亲和胎儿是有一定危害的。

对母亲的影响

子宫收缩力过强，产程短，生得快，可能使子宫颈、阴道、会阴都未能很好扩展，而发生裂伤。生得太急，没有接生的准备，来不及消毒，容易发生产后感染。如果正在站立，来不及卧倒，胎儿就已生出，容易发生子宫内翻，第三产程也容易发生产后出血。

对胎儿的影响

由于子宫持续过强的收缩，胎盘血液循环受阻，胎儿在子宫内缺氧，容易发生胎儿宫内窘迫、新生儿窒息，严重时还可导致死亡。如果胎儿娩出过快，通过产道时的阻力及娩出后外界压力的突然变化，容易引起颅内血管破裂，发生颅内出血。更有甚者，娩出过急，来不及接生，使新生儿坠于地上，发生骨折和外伤。

有宫缩过强或急产史的产妇，由于有可能发生上述各种情况，因此在预产

期前1～2周就不宜外出，最好提前住院待产，以便及时做好预防产后出血及抢救新生儿窒息的各项准备。

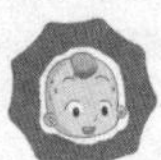

子宫翻出是怎么回事

引起子宫翻出主要是以下几个原因：

- 子宫体肌肉松弛且子宫壁薄，胎盘常附着在子宫底部。
- 子宫颈口开放。
- 胎盘未剥离即猛力牵引脐带或用力压迫宫底。因此，子宫翻出绝大多数是由于第三产程处理不当造成的。此外，脐带过短或脐带绕颈，在胎儿娩出时，由于牵动胎盘及其附着的子宫壁，也能造成子宫翻出。

根据其翻出的程度不同，可分为以下两种类型：翻出的子宫底部位于子宫下段或突出于子宫颈外口时，称为不全性子宫翻出；翻出的子宫内膜面全部突出于子宫颈外口时，称为完全性子宫翻出。

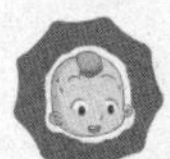

什么是胎盘早剥

怀孕20周后或分娩期，正常位置的胎盘在胎儿娩出前部分或全部从子宫壁剥离时，称为胎盘早剥。胎盘早剥是妊娠晚期的严重并发症，往往发病急，进展快，可危及母婴生命，其围产儿死亡率为20%～35%，较无胎盘早剥者高15倍。国内报道，胎盘早剥的发生率为0.46%～2.1%。另外，发病率的高低与分娩后是否仔细检查胎盘有关，轻度胎盘早剥临产前无明显症状，易被忽视。

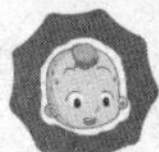

哪些因素可引起胎盘早剥

- **血管病变**。如妊娠高血压综合征、慢性高血压、慢性肾脏疾病等，可造成血管痉挛、硬化，使血管壁缺血坏死，血管破裂出血，最终发生胎盘早剥。
- **机械性外伤**。特别是腹部直接受到撞击、脐带过短、脐带绕颈等，均可造成胎盘早剥。
- **子宫体积骤然缩小**。如双胎妊娠第一胎娩出后，羊水过多，破膜后羊水流出过快，使子宫体积突然缩小，子宫收缩导致胎盘剥离。
- **子宫静脉压突然升高**。孕妇长时间取仰卧位，可造成子宫静脉瘀血，静脉压升高，导致胎盘下蜕膜静脉破裂而出血，发生胎盘早剥。

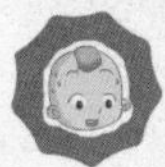

胎盘早剥有哪些并发症

胎盘早剥引起的并发症均可危及母婴生命，主要有以下几个方面：

弥漫性血管内凝血

重度胎盘早剥，特别是胎死宫内患者可能发生弥散性血管内凝血，出现皮下、黏膜、子宫及其他系统的广泛出血。

产后出血

胎盘早剥可致子宫肌层发生病理性改变，影响子宫收缩而导致产后出血。

急性肾功能衰竭

伴有妊娠高血压综合征的胎盘早剥，或失血过多以及休克等，均严重影响肾血流量，造成双侧肾小管或肾皮质坏死，出现急性肾功能衰竭。

胎儿宫内死亡

胎盘早剥面积超过胎盘面积的1/2时，胎儿可因缺氧而死亡。

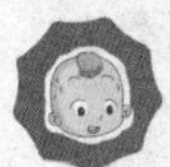

胎盘早剥有什么临床表现

发生胎盘早剥时，孕妇和胎儿可有下列临床表现：

- **出血**。阴道出血量可多可少，部分病人可发生隐性出血，即阴道出血量与实际失血量不成比例。
- **腹痛**。病情可较轻，可无腹痛，严重时剧烈腹痛，疼痛程度与胎盘后积血多少呈正相关。
- **子宫大小发生异常**。轻者子宫大小与妊娠周数相符，胎位清楚，腹部压痛不明显或仅有局部轻微压痛（胎盘剥离处）。重者子宫硬如板状，有压痛，以胎盘附着处最显著，子宫底升高。

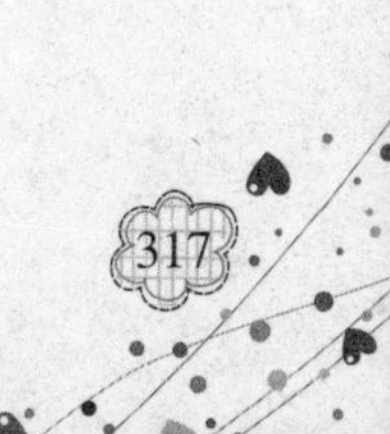

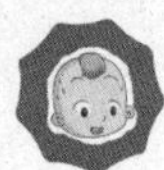

- **胎儿心率异常**。轻者胎心率正常，重者胎心音听不清，胎儿窘迫或死亡。

怎么预防胎盘早剥

预防胎盘早剥，应加强产前检查和预防各种疾病，积极防治妊娠高血压综合征、高血压、慢性肾炎，妊娠期避免长时间仰卧，避免遭受外伤，行外倒转术纠正胎位时，操作必须轻柔，不能强行倒转。对羊水过多或多胎妊娠分娩者，避免宫内压骤减。行羊膜腔穿刺前应做胎盘定位，穿刺时避开胎盘。人工破膜时，应选宫缩间歇期高位穿刺，缓慢地放出羊水。

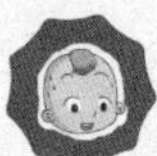

为什么会出现胎盘滞留

胎盘滞留是引起产后出血的重要原因之一，但是，如果胎盘未全部从宫壁剥离，虽然也是胎盘滞留，却无出血。常见的原因有：

胎盘剥离不全。胎盘仅部分与宫壁剥离。多见于子宫收缩乏力，或胎盘未剥离而过早地牵拉脐带或刺激子宫，使部分胎盘从宫壁上剥离，另一部分仍未剥离，影响子宫收缩，使剥离面血窦出血不止。

胎盘剥离后滞留。胎盘已剥离，但因子宫收缩乏力等因素，使胎盘不能排出，而影响子宫收缩。

胎盘嵌顿。某种原因使子宫收缩不协调，使子宫产生狭窄环，将已剥离的胎盘嵌于其狭窄环上，不能排出。

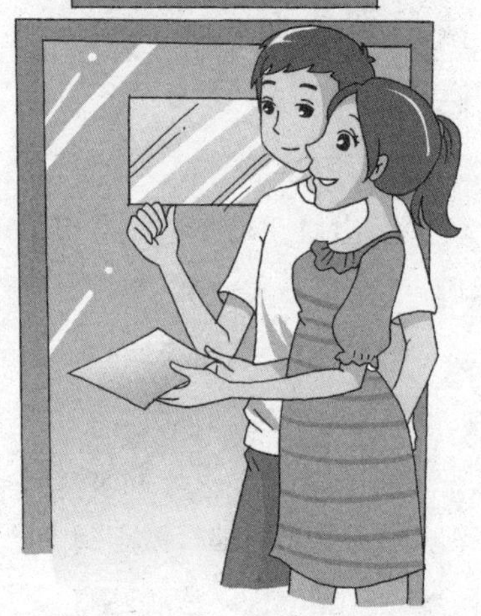

胎盘粘连。胎盘部分或全部与宫壁粘连，不能自行剥离。现在胎盘部分粘连较多见，主要是很多女性在要孩子之前不止一次地人工流产，造成子宫内膜的损伤，胎盘易于粘连，因此，婚后应严格避孕才是预防的关键。

胎盘植入。子宫蜕膜发育不良或完全缺损，胎盘绒毛植入子宫肌层。

胎盘残留。因部分胎盘小叶或胎膜残留于宫腔，影响子宫收缩，引起产后出血。

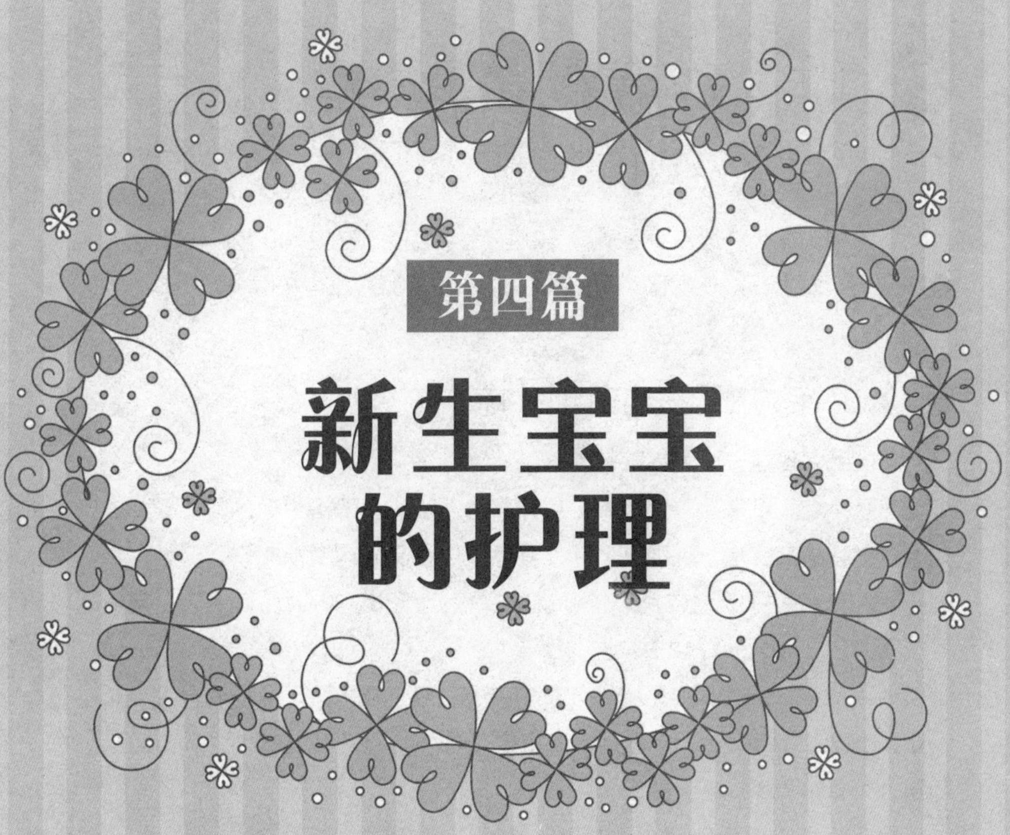

第四篇

新生宝宝的护理

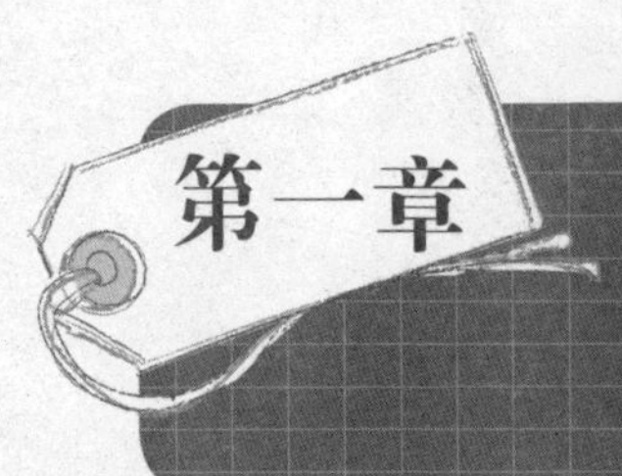

第一章 新生宝宝的身体发育

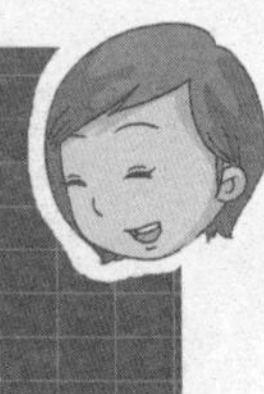

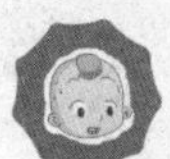

新生宝宝的身体形态是怎样的

从外观看，头比较大，头发多少不一，眼常定视。躯干长，四肢短小，呈外展和屈曲姿势。胸部窄小，其前后左右宽度几乎相等，呈筒状；腹膨隆，全身皮肤覆有一层胎脂。身长一般在46厘米～52厘米；体重一般在2500克～4000克；头围一般34厘米；胸围一般比头围小1厘米～2厘米，为31厘米～33厘米。

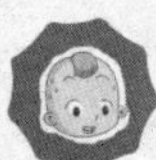

正常新生宝宝有何特点

新生宝宝生理方面有以下特点：

呼吸特点。正常新生宝宝出生后即开始呼吸。由于出生后的气温、体温及血氧的改变对新生宝宝是一种强刺激，使其呼吸中枢受到刺激而兴奋，开始了第一次的呼吸。新生宝宝呼吸比较浅，常不规律，每分钟35～45次，初生后头两周呼吸频率波动大，一般每分钟40次左右。

循环特点。新生宝宝血液的分布多集中于躯干及内脏，故皮肤易发凉，手足容易出现青紫，保暖后可消失。新生宝宝心率较快，每分钟120次。

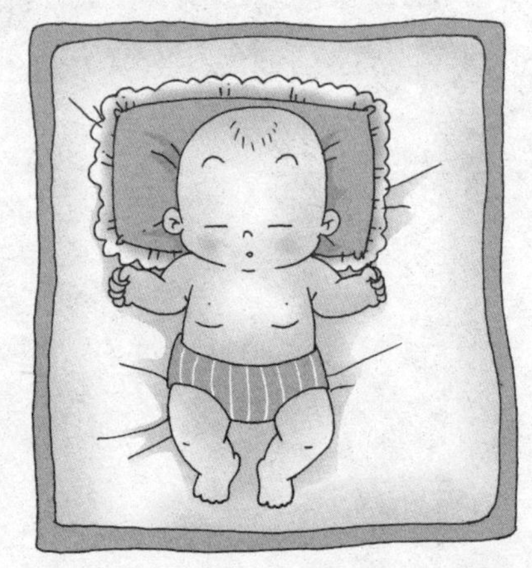

消化特点。新生宝宝出生后10～12小时开始排出墨绿色胎便，如应生后24小时未见胎便，应去医院检查是否有消化道畸形。新生宝宝消化道面积相对较大，能适应较大量的流质食物。味觉在出生时即已发达，吞咽功能良好，但因胃呈水平位，贲门括约肌发育弱，幽门括约肌较强，故易发生溢乳。

肾脏特点。新生宝宝多在出生后6小时排

尿，极个别在24小时后排尿，若48小时后仍未排尿，应立即就诊。最初几天由于吸奶量不足，每天排尿4～5次，1周后每天排尿可达20次左右。

体温调节特点。新生宝宝体温调节中枢的功能发育不够完善，皮下脂肪薄，体表面积相对较大易于散热，应注意保暖。

酶系统特点。肝内葡萄糖醛酰转移酶不足及出生后大量红细胞被破坏，多数新生宝宝出生第二天后，可出现不同程度的生理性黄疸。

神经系统特点。正常新生宝宝出生后有吞咽、吸吮、拥抱、握持等反射。除吞咽反射外，其他将随年龄增长而消失。触觉及温度觉灵敏，对疼痛反应迟钝。

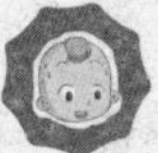

新生宝宝出生后有哪些健康标准

专家们经过研究认为，健康的新生宝宝应符合下列几个方面的标准：

● 新生宝宝降生后先啼哭数声，后开始用肺呼吸。头两周每分钟呼吸40～50次。

● 新生宝宝的脉搏以每分钟120～140次为正常。

● 新生宝宝的正常体重为3000克～4000克，低于2500克属于未成熟儿。

● 新生宝宝头两天大便呈墨绿色黏糊状，无气味。喂奶后逐渐转为黄色（金黄色或浅黄色）。

● 新生宝宝出生后24小时内开始排尿，如超过或第一周内每日排尿达30次以上，则为异常。

● 新生宝宝体温在37℃～37.5℃为正常。如不注意保暖，体温会降低到36℃以下。

● 多数新生宝宝出生后第2～3天，皮肤有轻微发黄，若在出生后黄疸不退或加深为病态。

● 新生宝宝出生后有觅食、吸吮、伸舌、吞咽及拥抱等反射。

● 给新生宝宝照射光可引起眼部的反应。自第二个月开始起，视线会追随活动的玩具。

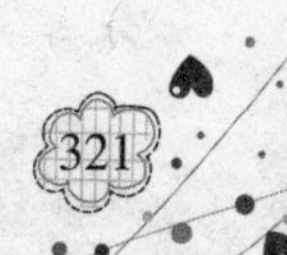

● 出生后3~7天，新生宝宝的听觉逐渐增强，听见响声可引起眨眼等动作。

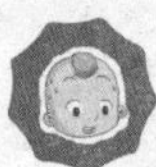

新生宝宝的大脑发育情况是怎样的

宝宝刚出生时，脑的重量仅有350克~400克，大约是成人脑重量的25%。此时，虽说在外形上已具备了成人脑的形状，也具备了成人脑的基本结构，但在功能上还远远不及成人。所以，宝宝刚生下来时，不会说话、不会自主活动，这些能力需要在日后脑发育的基础上才能逐渐具备。到了1岁时，脑的重量达到出生时的两倍，达到成人脑重的50%；2岁时为成人脑重的75%。从脑重量增长的速度可以看出，显然在最初的1~2年内其大脑发育是最快的，所以，也可以这么说，宝宝出生后头1~2年是脑发育的关键期。脑的发育会受到许多因素的影响，如遗传、环境、教育、营养与疾病等，家长要避免一些不利因素对儿童大脑发育的影响。在优生的基础上，为孩子创造良好的生活环境，给予丰富的环境刺激，有良好的教育、充足的营养，大脑就会健康地发育起来。

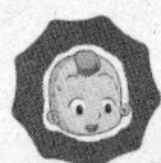

新生宝宝的视觉是怎样的

宝宝一出生就能区别光线的明暗，如果用亮光投射到宝宝脸上，他就会眯起眼睛。宝宝醒着时可以感觉到母亲的存在，但是无法凝视。然而，如果手持异物，在其眼前轻轻晃动，他就会随着异物的晃动而移动眼珠。

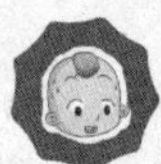

新生宝宝的听觉是怎样的

新生宝宝的耳朵构造与成人无异，只是外耳道较窄、塞满胎脂；其鼓室在胎内时也充满黏液，出生之后，空气进入鼓室，黏液自然消失。但是，外耳道的胎脂始终存在，这会阻碍婴儿的听力。但是有人认为，只要去除外耳道的胎脂，新生宝宝也能听得见。不过，在胎脂被除去之前，宝宝对较尖锐的声音也会显出收缩的身体反应。

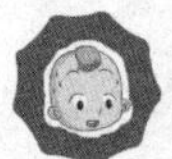

新生宝宝的味觉是怎样的

宝宝的味蕾可能在出生之前就已形成，因为喂新生儿甜汁时，他会高兴地喝，反之，若喂他咸汁或苦汁他会用舌头排斥，可见，新生宝宝有味觉。但是他也许无法区别咸、苦、酸等味道，只有喜欢与讨厌的感觉。

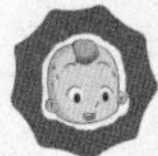

新生宝宝的触觉是怎样的

新生宝宝的触觉有高度的敏感性，尤其在眼、前额、口周、手掌、足底等部位，而大腿、前臂、躯干处就相对比较迟钝。比如，新生宝宝一哭，只要有人把他抱起来，搂在怀里，亲亲他、拍拍他，他很快会安静下来，这说明新生宝宝通过触觉感受到了大人给予的温暖，得到了安慰，得到了安全感，使自己安静下来。所以说，早期给予新生宝宝皮肤的触摸、抚摸有很多好处，不仅可以培养他良好的情绪，而且还能增加母子之间的早期交流，有助于尽快建立母子之间的感情。

新生宝宝的温度觉是怎样的

新生宝宝的温度觉也比较敏锐，他能区别出牛奶的温度，温度太高或太低他都会作出不愉快的反应，而母乳的温度是最适宜的，所以新生宝宝吃母奶时总会流露出愉快、满足的表情。新生宝宝对冷的刺激要比对热的刺激反应明显，说明其受环境温度的影响很大，需要给以适当的保暖。

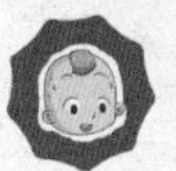

新生宝宝的痛觉是怎样的

新生宝宝的痛觉已经存在，但相对于触觉、温度觉来说不太敏感，尤其在躯干、腋下等部位。由于神经传导不够准确，疼痛刺激后会出现泛化现象，也就是说不能够准确感觉到疼痛的部位，表现出迟钝的反应。给新生宝宝打针时就能发现，孩子哭往往不是在针扎进去时，而是等针打完以后拔出来时，或者干脆就不哭，这时候家长往往会夸奖孩子勇敢，实际上是孩子对痛觉反应迟钝的表现。

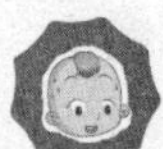 新生宝宝的心理特点是怎样的

新生宝宝出生后，除一般自然拥有的神经性或反射性行为（如觅食反射、拥抱反射、吸吮反射等）外，还有适应周围环境的能力。自出生后，即对客观事物有固定视觉的能力，特别对人脸感兴趣。

新生宝宝对环境变化所产生的某些反应性行为，称为“适应反应”。当一种新的刺激抵达听、视及其他感觉系统时，新生宝宝会变得较为警觉，此时头可向刺激方向转动，并伴有心率加快等生理方面的改变。当对这种刺激逐渐适应时，心率会减慢。

新生宝宝最大的特点是：心理现象的发生与发展都极为迅速。婴儿在出生后1个月只有两种反应：一种是获得满足与舒适感后的愉快情绪；另一种是饥饿、寒冷、尿布潮湿等引起的不愉快情绪。3个月的新生宝宝即可有喜悦、厌恶、愤怒、惊恐、烦闷等情绪反应。

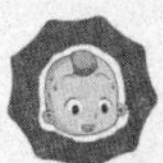 宝宝的脐带何时脱落

胎儿出生后，脐带在离肚脐1厘米～2厘米处被结扎，盖上纱布，拿开纱布会看见脐带变黑，且有难闻的气味。出生后一般7～9天，脐带自行脱落，如时间稍长几天，只要没有炎症，就属于正常现象，无须处理。过去有人在脐带脱落后撒上黄色消炎药，这会使药物残留刺激皮肤，影响脐带干燥，所以最好什么也不撒。

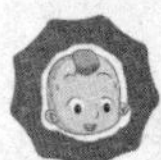 什么是新生宝宝脐茸

宝宝出生后，脐带被剪断，几个小时后脐带的残端变成棕色，逐渐干枯、发黑，至7～9天从脐根部自然脱落。脐带脱落后，根部往往湿乎乎的，这是正常现象，可以用消毒棉蘸75%酒精将脐根擦净，很快就会干燥。

如果新生宝宝脐带脱落后，脐部总是不干燥，呈粉红色，犹如葡萄串，表面常有渗液，甚至有脓液，这就是脐茸。遇到这种情况应尽快请医生诊治。

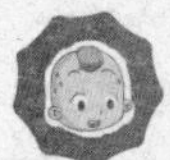 宝宝的生殖器看起来正常吗

男孩阴囊大小不等，往往有轻度鞘膜积水，好像有些水肿，这会自然消失。睾丸可降至阴囊内，也可停留在腹股沟处。阴茎龟头和包皮可有轻微的粘连。女孩小阴唇相对有粘连、相对较大，大阴唇发育不够完善，不能遮盖小阴唇，处女膜突出。常见到女孩阴道口有粉红色的黏膜突出，这是处女膜突出，以后会自然收缩。

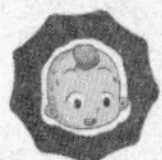 宝宝的呼吸为什么会不规律

新生宝宝的鼻腔、咽、气管和支气管均较狭小，胸腔小而且呼吸肌又较弱，所以新生宝宝主要靠膈肌呼吸，再加上调节呼吸的机制不够成熟，所以新生宝宝呼吸较浅，常不规律，正常新生宝宝每分钟呼吸35～40次。新生宝宝以腹式呼吸为主，因此，妈妈不要将新生宝宝腹部束缚过紧，以免妨碍呼吸。

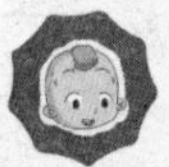 你了解宝宝的囟门吗

人的颅骨由6块骨头组成，宝宝出生后，由于颅骨尚未发育完全，骨与骨之间会存在缝隙，并在头的顶部和枕后部形成两个没有骨头覆盖的区域，分别称为前囟门和后囟门。

沿着头顶的中线前后触摸宝宝，会发现宝宝的头骨在前后各有一个开口，摸起来软软的，前端的称为前囟门，呈菱形。它是头颅上最大的骨缝交点，因为此处并无骨块存在，较其他部分略凹陷、柔软，摸上去会有轻微搏动。宝宝出生6个月后，前囟门随着颅骨缝逐渐骨化而面积变小，到1周岁，最迟不超过18个月闭合，为骨质所取代。

后囟门位于宝宝的脑后方，枕骨与两块顶骨之间的骨缝交点，尺寸较小，有时甚至不易摸到。后囟门在宝宝出生时已接近闭合，或仅可容纳指尖，在出生后2～4个月闭合。

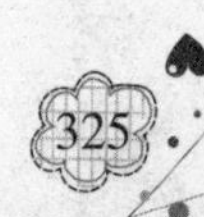

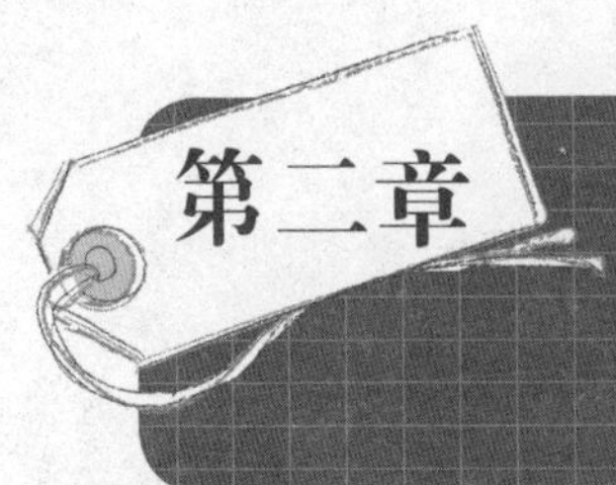

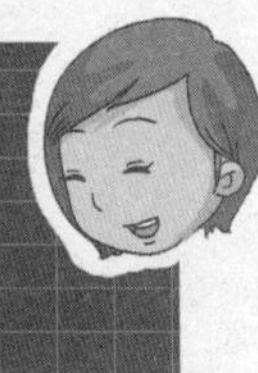

第二章 新生宝宝的饮食护理

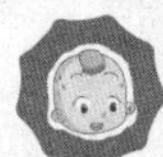

新生宝宝应怎样护理

胎儿自母体娩出，对外界环境的适应需要一个过程，因此为初生婴儿创造一个良好的环境是非常重要的。

宝宝出生后，首先要注意为其保暖；医护人员及家属接触宝宝时应先洗手，防止细菌感染婴儿；要密切注意其体温变化、呼吸节律及吸吮能力；观察其面色和精神状态、哭声及对外界的反应等；注意保持宝宝的五官清洁，脐部的干燥清洁；喂养方面要注意多让婴儿吸吮；主要观察其排尿和排便次数，颜色性质正常与否，有异常情况应及时就诊。

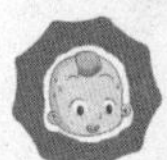

新生宝宝每天需要多少营养素

婴幼儿一旦某些营养素摄入量不足或过量，短时间内就可明显影响其发育的进程。

热量：婴儿初生时需要的热卡为每日每千克体重100千卡～120千卡（418千焦～502千焦），以后随月龄的增加逐渐减少，在1岁左右时为80千卡～100千卡（335千焦～418千焦）。

蛋白质：母乳喂养时，蛋白质需要量为每日每千克体重2克；牛奶喂养时为3.5克；主要以大豆及谷类蛋白供给时则为4克。

脂肪：初生时脂肪占总热量的45%，随月龄的增加，逐渐减少到占总热量的30%～40%。脂肪酸提供的热量不应低于总热量的1%～3%。

碳水化合物：婴幼儿期碳水化合物以占总热量的50%～55%为宜。新生宝宝除淀粉外，对其他糖类（乳糖、葡萄糖、蔗糖）都能消化。

矿物质：4个月以前的宝宝应限制钠的摄入，以免增加其肾的负荷并诱发成年后的高血压。宝宝出生时体内的铁储存量大致与出生体重所需要量成正比。铁缺乏是婴儿最常见的营养缺乏症。

维生素：母乳喂养的宝宝，除维生素D供给量会偏低外，正常母乳含有婴儿所需的各种维生素。我国规定：1岁以内婴儿维生素A的供给量为每天200微克。维生素B_1、维生素B_2和烟酸的量是随热能供给量而变化的，每摄取1000千卡热能，供给维生素B_1和维生素B_2分别0.5毫克，烟酸的供给量为其10倍，即每千卡热量提供5毫克。

水：正常婴儿建议每日每千克体重供给水150毫升。

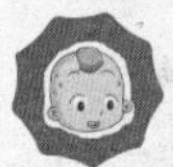 乳房大小会影响产乳量吗

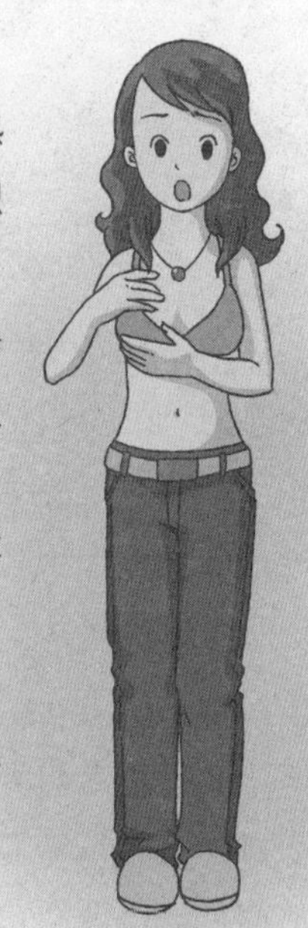

女性在妊娠后乳腺发育会更为迅速，除乳腺组织发育成熟外，局部脂肪沉着增加、血管增生、血流量增多，此时乳房体积明显增大，形态也有改变。然而，乳房的大小、形态因人而异，个体差异较大。从乳房形态看，有盘形、半球形、圆锥形、悬垂形等；而大小则取决于乳房所含脂肪的多少，如妊娠期脂肪沉积较多，则乳房体积较大。

有的孕妇因自己乳房小而担心产后没奶，这种顾虑是不必要的。因为乳房的大小只表示其所含脂肪及结缔组织的多少，而产后有无乳汁分泌和产奶的多少，其决定性因素只与乳腺是否充分发育和宝宝吸吮刺激的频度有关。据专家的研究证明，每个乳房不论大小都有数十个乳小叶和数百万个乳腺腺泡。所以说，所有孕妇都具有泌乳的功能。产后让宝宝尽早地、频繁地吸吮乳头是刺激乳汁分泌的动力，而吸吮次数、强度以及持续时间与奶量分泌多少有密切关系。乳汁是边吸边分泌，而且是越吸越多。孕妇懂得了这个道理，就会建立起哺喂宝宝的信心，千万不要因乳房小些就怀疑无奶而放弃母乳喂养。

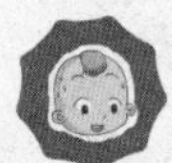 喝催乳汤有何学问

为了尽快下乳，许多地方都有给产妇喝催乳汤的习惯。但是，产后什么时候开

始喝催乳汤和喝多少催乳汤都是有讲究的。

过早喝催乳汤，乳汁下来过快过多，新生宝宝又吃不了那么多，容易造成浪费，还会使产妇乳管堵塞而出现乳房胀痛。若喝催乳汤过迟，乳汁下来过慢过少，也会使产妇因无奶而心情紧张，分泌乳量会进一步减少，形成恶性循环。

因此，产后喝催乳汤一般要遵循以下两点：

第一，掌握乳腺的分泌规律。一般来说，宝宝生下来后头7天内乳腺分泌的乳汁比较黏稠，略带黄色，这就是初乳。初乳进入宝宝体内，使宝宝体内产生免疫球蛋白A，可以保护宝宝免受病菌的侵害。初乳的分泌量不是很多，应让宝宝反复吮吸乳头以促使多分泌。大约在产后的第8天，乳腺开始分泌真正的乳汁。一般在分娩后的第3天开始可给产妇喝鲤鱼汤、猪蹄汤之类下奶的食物。

第二，注意产妇身体状况。若是身体健壮、营养好、初乳分泌量较多的产妇，可适当推迟喝催乳汤的时间，喝的量也可相对减少，以免乳房过度充盈，从而引起不适。

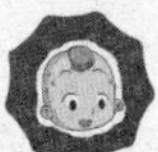

初乳对新生宝宝有何益处

产妇在产后最初几天分泌的乳汁叫初乳，呈淡黄色。初乳的量很少，但与成熟乳汁相比，初乳中富含抗体、蛋白质、胡萝卜素及宝宝所需要的各种酶类、碳水化合物等，这些都是其他任何食物都无法提供的。

新生宝宝可以从初乳中得到母体的免疫物质，其中的免疫球蛋白A，宝宝吃后可以黏附在胃肠道的黏膜上，帮助抵抗和杀死各种细菌，从而防止宝宝发生消化道、呼吸道的感染性疾病。此外，初乳中的巨噬细胞、T淋巴细胞和B淋巴细胞可吞噬有害细菌，具有杀菌和免疫作用，所以，初乳被人们称为第一次免疫，对宝宝的生长发育具有重要意义，是任何营养保健品都无法替代的。

初乳还有促进脂类排泄作用，可以减少黄疸的发生。妈妈一定要珍惜自己的初乳，一旦错过，对孩子将是巨大的损失。

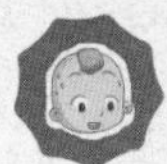

如何判断母乳是否充足

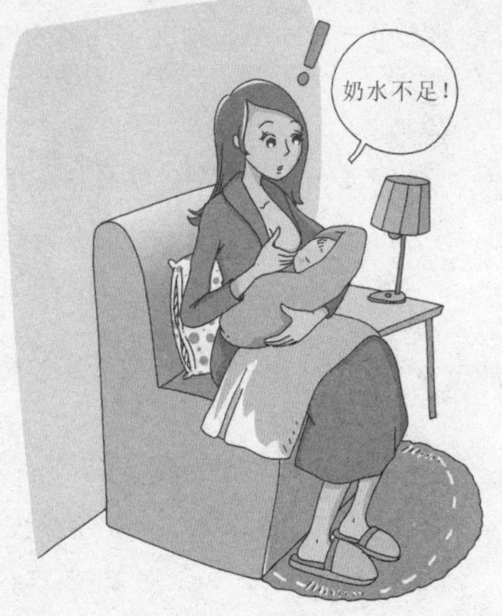

很多母亲担心自己的奶水不够，怕宝宝吃不饱，那么怎样知道母乳是否够吃呢？

观察宝宝能否吃饱。如果婴儿吃饱了，会自动吐出奶头，并安静入睡3～4小时，每天大便2～3次，大便呈金黄色，稠粥样。如果宝宝刚睡了1小时左右，就醒来哭闹，喂奶后又入睡，反复多次，大便量少，甚至便秘，说明宝宝没吃饱。

每天换尿布少于8次，大便次数少于1次，说明母乳不足。

称宝宝体重。宝宝在出生后1周至10天的时间内，尚处于生理性体重减轻阶段，10天以后宝宝体重就会增加。因此，10天以后起，每周可为宝宝称重一次，将增加的体重除以7，如果得到的数值在20克以下，则表明母乳不足。

哺乳时间长短。如果哺乳时间超过20分钟，甚至超过30分钟，宝宝吃奶时总是吃吃停停，而且吃到最后还不肯松开奶头，则可断定奶水不足。

哺乳间隔时间长短。出生2周后，哺乳间隔仍然很短，吃奶后才1个小时左右又闹着要吃，也可断定母乳不足。

乳房胀否。产后2周左右，乳房很胀，则表明母乳充足。

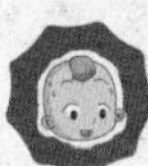

新生宝宝吐奶是怎么回事

哺乳后宝宝吐奶是因为小儿在吸吮乳汁的同时也吸入了一些空气，胃中空气沿食道上涌即造成吐奶。所以每次喂奶后，应将宝宝抱起、头伏在母亲肩上，母亲轻拍宝宝背部，直至小儿打出气嗝，将吸入胃内的空气排出，可避免吐奶。

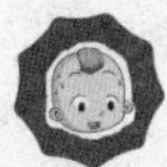

什么是按需哺乳

按需哺乳，顾名思义，是指哺乳时不要限定间隔时间，宝宝饿了或母亲感到奶胀了，就可以喂奶。新生宝宝的胃容量小，胃排空时间短，因此，喂奶的间隔就短。按需哺乳，可以使婴儿获得充足的乳汁，并且有效地刺激泌乳。当宝宝睡眠时间长而妈妈乳房胀时，可用冷的湿毛巾擦婴儿额头，以唤醒宝宝并喂奶。新生儿期，夜间不应停止哺乳，只要妈妈与宝宝同吃同睡，就不会感到累。

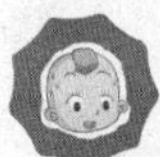 妈妈患感冒能喂奶吗

上呼吸道感染是很常见的疾病，空气中就有许多致病菌，当我们的抵抗力下降时，就会得病。妈妈患感冒时，早已通过接触把病原带给了孩子，即便是停止哺乳也可能会使宝宝得病。相反，坚持哺乳，反而会使宝宝从母乳中获得相应的疾病抗体，增强抵抗力。

当然，妈妈感冒很重时，应尽量减少与婴儿面对面的接触，可以戴口罩，以防呼出的病原体直接进入宝宝的呼吸道。如果妈妈感冒不重，可以多喝开水或服用板蓝根、感冒清热冲剂。如果病情较重，需要服用其他药物，应该按医生处方，以防止某些药物进入母乳而影响婴儿健康。

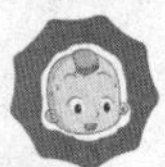 妈妈乳头破裂怎么办

乳头破裂多半是因为喂奶过程中哺喂姿势不正确引起的，哺喂时，一定要将乳头和乳晕一起送入婴儿的口中，特别是乳头凹陷刚刚纠正的母亲，娇嫩的乳头表面被婴儿频繁地吸吮和湿润的口腔浸泡，很容易发生乳头破裂。一旦乳头裂伤，喂奶时会疼痛难忍，甚至可能会出血。而且破裂的乳头易被细菌侵入，引起乳腺炎。这样一来，许多妈妈就会丧失母乳喂养的信心。

因此要学会正确的哺乳姿势，每次喂奶时可先用没有破裂的一侧乳房哺乳，然后用破裂的一侧乳房哺乳。也可将乳汁挤在消毒奶瓶中，再喂宝宝。每次哺乳前要做乳房按摩，用温开水清洗乳房，哺乳后可挤出一滴乳汁涂在破裂乳头的表面，或用熟的植物油涂抹，有助于破裂乳头很快愈合。

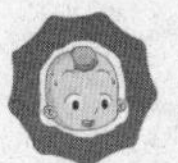

宝宝为什么不喜欢吃母乳

在小宝宝刚刚出生的时候，如果妈妈没有及时给宝宝喂母乳，而是先喂了牛奶，那么小宝宝很快（一般也就是3天左右）就会适应牛奶的口味。而且橡胶的奶嘴又柔软，孔口又大，宝宝吃起来又快又省力；牛奶的糖分比母乳高，甜甜的，让小宝宝觉得好喝极了。如果等宝宝适应了牛奶，再让他回过头来改吃母乳，且不说气味上又腥又咸，那些偏细的乳腺管就让宝宝费尽了力气。吃一顿奶还要累出一身汗，这样小宝宝自然会不喜欢母乳。

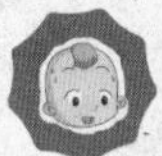

怎样对早产宝宝进行母乳喂养

早产儿的生存能力较差，抵抗力较低，各个器官系统都不成熟，周数愈小的婴儿愈严重。刚出生时，往往其吸吮能力也差，如果妈妈把乳头送入宝宝口中，宝宝不会吸吮，可将乳汁挤出或用吸奶器吸出，装在消毒过的杯中，用小勺慢慢喂他。如是特别不成熟的婴儿，要住儿科ICU病房，即高危儿集中管理病房，进行特护。对吸吮能力很弱的婴儿，将通过留置鼻饲管将乳汁用空针注入其胃里喂养，或采用静脉输注营养。可以经常用乳头刺激婴儿的觅食反射，让他主动地吸吮奶头，如坚持锻炼宝宝的吸吮能力，随着宝宝渐渐成熟，他也会像正常孩子一样吸吮。

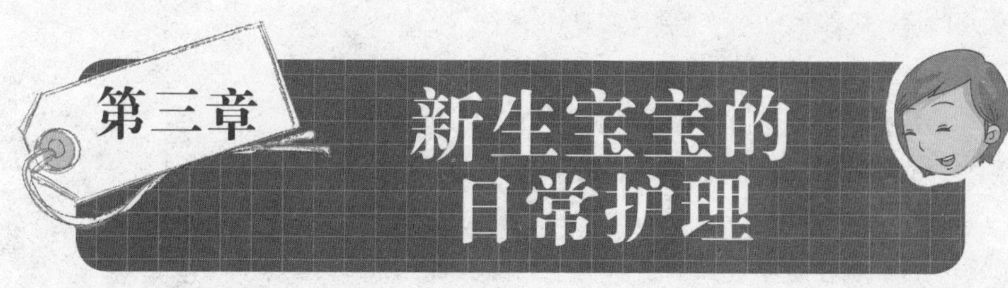

第三章 新生宝宝的日常护理

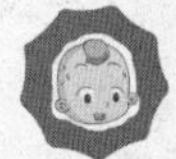

为什么要让刚出生的宝宝大哭

新生宝宝娩出后，助产士首先要为新生宝宝清理呼吸道，及时用吸痰管清除新生宝宝口腔及鼻腔的黏液和羊水，并促使他哭出声来，以免发生吸入性肺炎。当确定呼吸道黏液和羊水已吸净而仍无哭声时，可用手轻拍新生宝宝足底，促其啼哭。

新生宝宝大声啼哭，是新生宝宝出生后的第一次呼吸，表示呼吸道已通畅，呼吸系统已经正常工作，能够提供自身需要的氧气。哭也使新生宝宝肺部得以扩张，吸入大量氧气，降低了肺循环的阻力。

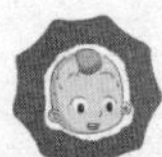 宝宝娩出后不哭怎么办

新生宝宝出生后，若经吸痰、清理呼吸道、轻拍足底后，仍不能大声啼哭，同时伴有皮肤苍白、肌张力差等，表示新生宝宝有缺氧的情况。临床上通常以出生后1～5分钟的新生宝宝心率、呼吸、肌张力、喉反射及皮肤颜色5项体征为依据进行评分，来判断新生宝宝缺氧的程度，即新生宝宝窒息的程度。正常新生宝宝满分为10分，7分以上只需一般处理，4～7分为轻度窒息，需要清理呼吸道、人工呼吸、吸氧，静脉推注小苏打、葡萄糖酸钙等。0～3分为重度窒息，需要立即行气管插管、给药等紧急抢救。

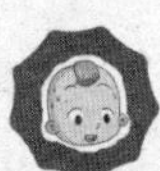 怎样护理新生宝宝的皮肤

正常新生宝宝的皮肤柔嫩，表面的角质层薄，皮层下毛细血管丰富，因此皮肤呈玫瑰红色。出生时，新生宝宝皮肤表面覆盖着一层灰白色的胎脂，是由皮脂腺分泌的皮脂等组成的，具有保护皮肤、防止感染等作用。出生后数小时，胎脂开始逐渐被皮肤吸收，一般不用人为地用水洗去或用纱布等东西将它擦去。如果头顶部胎脂较厚可搽一点植物油待其润透后脱落即可。有的新生宝宝出生时脸好像有些肿，数小时后，脸部水肿一般都会消失。

新生宝宝皮肤很娇嫩，局部防御功能差，故很容易受损伤，且受伤处也容易成为细菌入侵的门户，轻则引起局部感染发炎，重则可能扩散至全身。

因此，新生宝宝皮肤的清洁卫生很重要，头、颈、腋窝、会阴部及其他皮肤皱褶处应勤洗并保持干燥，以免糜烂。每次换尿布后，特别是在大便后应以婴儿护肤柔湿巾清洁臀部，再用护臀霜涂抹，以防发生尿布疹。

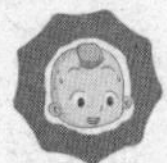

怎样清洁宝宝的眼睛

取药用棉签在温开水中略微蘸湿，轻轻地帮宝宝擦拭眼睛，要按照从内眼角到外眼角的顺序。为避免交叉感染，每只眼睛用一根药用棉签来擦拭，千万不要重复使用。

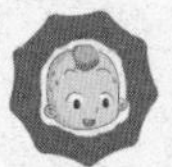

怎样清洁宝宝的耳朵

取药用棉签在温开水中略微蘸湿，轻轻擦拭宝宝的外耳部位。爸爸妈妈在清洁宝宝的耳朵时，为了避免交叉感染，每侧耳朵用一根棉签，不要重复使用。

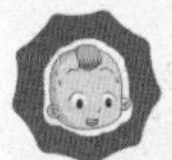

怎样清洁宝宝的口腔

将纱布蘸湿，裹在手指上，轻轻帮宝宝擦拭舌头和牙龈。当宝宝喝完奶后，可以让他喝一点开水来清洁口腔。如果小宝宝不愿意喝开水，则可以利用纱布帮宝宝清洁口腔。需要特别提醒爸爸妈妈的是，清洁时手不要太深地放入宝宝的口中，以免引起宝宝的不适。

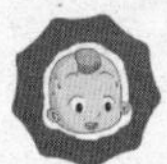

怎样清洁宝宝的鼻子

清洁宝宝的鼻子，只需要用方巾擦拭宝宝的鼻腔外侧就可以了。如果宝宝的外鼻孔道出现鼻屎，则可以用细棉棒在宝宝的鼻孔外侧稍微转一下，若担心宝宝感到疼痛，可以在棉棒上蘸一点水。宝宝外鼻孔内的分泌物，大都会随着打喷嚏而排出。一般来说，爸爸妈妈会感觉清洁宝宝的鼻子比较困难，因为宝宝的鼻孔很小。通常鼻孔不用特别的方法去处理，只需要时常清洁宝宝的鼻孔外侧就可以了。

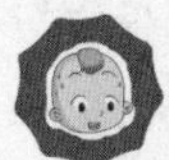

新生宝宝的脐部应该如何护理

妊娠期间，脐带是母婴联系的唯一通道，分娩后脐带就完成了它的使命，需要立即剪断结扎。脐带内的血管和新生宝宝的血液直接相通，所以断脐时要严格消毒。宝宝出生后，要观察其脐部有无渗血，每日用浓度为75%的酒精消毒脐带断端及周围皮肤，以保持皮肤的清洁干燥，3～7天后脐带会自行脱落。脐带脱落后根部会有少许黏糊糊的渗出物，遇到这种情况不必着急，这是正常现象。可用无菌棉签蘸浓度为75%的酒精将脐部擦净，很快就会干燥，最好不用甲紫，原因是其颜色会影响对脐部的观察。一旦脐部有脓性发臭分泌物、皮肤发红、宝宝全身有发热症状，多半是脐炎，要去医院处理，防止发生败血症。平时给婴儿洗澡或换尿布时，要特别注意脐部的清洁干燥。

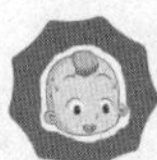

新生宝宝的头发为什么很少

宝宝的头发少，一方面可能是由于遗传的因素，头发的多少、色泽、曲直与父母遗传有一定关系。如父母发质好，则孩子的发质也较好，父母头发差，孩子的发质也差；另一方面，人出生时头发多少和今后头发的多少无关。婴儿头发的生长和身体长高一样，有早有迟，有快有慢。大部分孩子随着身体的发育，头发会渐渐由稀到密，由黄到黑。大量事实表明，头发稀少的小宝宝1～2岁时，头发已和其他孩子没什么两样了。

当然，也有些宝宝的头发少是与疾病有关。如佝偻病、某些稀有元素的缺乏和过剩、有遗传代谢疾病等，患儿都会表现为头发稀疏。如果宝宝1岁左右，头发仍无明显改善，可去医院做微量元素和其他相关检查。

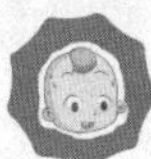

新生宝宝的指甲能剪吗

因为新生宝宝的皮肤黏膜较娇嫩，指甲过长容易划破皮肤黏膜，手指上的细菌就会乘机进入伤口，引起发炎，甚至引起败血症等较重疾病。所以，保持新生宝宝手的清洁，尤其是指甲卫生很重要。家长要经常给宝宝修剪指甲，避免宝宝指甲过长。可以趁宝宝睡眠时剪，这样比较安全。指甲不能剪得过短，以免产生不必要的痛苦，妨碍宝宝正常活动。

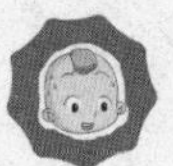

新生宝宝的胎垢能洗掉吗

有些宝宝特别是较胖的宝宝在生下来不久，头顶前囟门的部位有黑色或褐色鳞片状融合在一起的皮痂，且不易洗掉，俗称“胎垢”。这是皮脂腺所分泌的油脂和灰尘等组成的，一般不痒，对宝宝健康无明显影响。但是显得很脏，应该洗掉。“胎垢”不容易洗掉，有些家长用肥皂、香皂反复清洗，都无济于事，反而还会刺激宝宝的娇嫩皮肤。最好的办法是用消毒后的植物油（加热后冷却）或液状石蜡局部擦拭，或涂抹0.5%的金霉素软膏，24小时后用小梳子轻轻梳理几下，即可使其一点点地掉落。

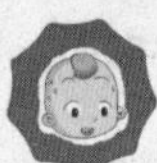

怎样观察新生宝宝的小便

新生宝宝在出生过程中或出生后会立即排尿1次。90%的宝宝在出生后24小时内排尿，有的可延至48小时排尿，这均为正常的生理现象。如新生宝宝超过48小时仍无尿，须查找原因。

刚刚出生几天的宝宝因吃得少，加之皮肤和呼吸可蒸发水分，每日仅排尿3～4次。宝宝出生6～10天后因吃奶量增加，而膀胱容量小，每天排尿次数可达20～30次。

新生宝宝的尿液呈淡黄色且透明，但有时排出的尿会呈红褐色，稍混浊，这是因为尿中的尿酸盐结晶所致，2～3天后会消失。

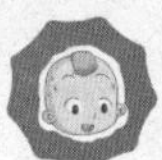

怎样观察新生宝宝的大便

宝宝出生后头3～4天内排出的大便呈墨绿色，稍黏稠，量不多，无粪臭。如宝宝出生后24小时未有胎便排出，或4天后仍未有胎便排出，均须向医生询问。

母乳喂养的宝宝大便呈金黄色、糊状、有酸味、无臭味、无奶瓣，每日排便1～4次，若每日大便7～8次，婴儿吃奶正常，体重增加，也属正常。

人工喂养的宝宝大便呈淡黄色，粪便较干，稍有臭味，每日1～2次，有便秘倾向。有的小儿大便呈淡绿色，家长不必惊慌，可能是以下原因造成的：

- 配方奶中含有较丰富的铁，未能完全吸收，从大便中排出，使大便呈绿色。

● 有的配方奶中优质脂肪容易消化，在此过程中消耗胆汁较少，多余的胆汁则从大便中排出，使大便呈绿色。

● 肠道有炎症或肠蠕动过快，在肠道中的胆红素尚未转换就从大便中排出，使大便呈绿色。

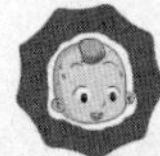

怎样防止新生宝宝睡偏头

宝宝出生后如不及时注意其睡眠姿势，头部长期偏向一侧，时间久了，头部会变得左右不对称，俗称“睡偏头”，影响外观形象。

预防和纠正这种“睡偏头”的方法很简单，即不要让婴儿的头部长期处于一种姿势，应定期改变其睡眠姿势，或在宝宝的身体一侧放上较软的枕头，使头部不能随意偏向该侧，如此双侧交替进行，不久即能起到防治睡偏头作用。

新生宝宝的被褥怎样选择

新生宝宝的被褥应单独准备1～2套，适合于小床使用，被子应选用浅色纯棉布来制作，棉胎应用新棉花，因旧棉花不保暖也不卫生，最好不使用旧棉胎改制。棉被不宜过厚过大，一般每条一斤左右即可，尺寸应与小床相匹配，需准备两条，便于洗换，又可随季节变化而增减，春、秋季节可盖一条，冬季盖两条。也可准备2～3床小被套，最好是用纯棉布制作，便于换洗。有条件的话，再准备两条小毛毯，随气温变化相应增减，因毛毯较薄，保暖性又好，也可在妈妈给新生宝宝喂奶时包裹婴儿用。

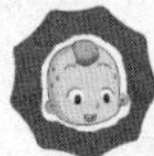

新生宝宝的垫被怎样选择

新生宝宝的垫被也非常重要。小床上的垫子不能太软，最好用旧棉絮折叠起来做成床垫，上面再铺一层薄的棉絮就可以了。因为新生宝宝骨骼较柔软，正处于发育生长阶段，如果床垫太软，可使宝宝的脊柱经常处于弯曲状态，而容易引起脊柱变形，甚至发生驼背，并且不利于新生宝宝活动，影响其骨骼、肌肉的发育。

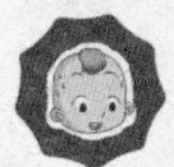 新生宝宝的枕头应怎样选择

宝宝的枕头过高或过低，都会影响其呼吸通畅和颈部的血液循环，影响睡眠的质量和白天的精神状态。

月子里的宝宝，脊柱基本是直的，头相对较大，几乎与肩同宽，平卧时，后脑勺和背部处于同一平面，因此，没有必要使用枕头，也可用成人洗脸的毛巾叠成四折当枕头用。

宝宝的枕头软硬度也要合适。过硬易造成扁头、偏脸等畸形，还会把枕部的一圈头发磨掉而出现枕秃，家长可能还误认为宝宝患了佝偻病；过于松软的大枕头，会使宝宝特别是新生宝宝有发生窒息的危险。枕芯一般以荞麦皮或泡过茶后晒干的茶叶为好，不但软硬合适，吸湿性及透气性强，且能清洗。其他如稗草籽等类似物品填塞的枕头也可以。

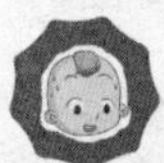 对宝宝可有哪些抱法

对新生宝宝的抱法大都采用手托法和腕托法两种：手托法是用左手托住宝宝的背、脖子和头，用右手托住宝宝的屁股和腰部。腕托法是轻轻地将宝宝的头放在左胳膊弯中，左小臂护住宝宝的头部，左腕和左手护住背部和腰部，右小臂护住宝宝的腿部，右手护住宝宝的屁股和腰部。

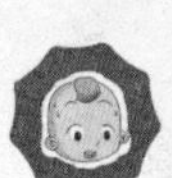 怎样给宝宝测量体温

给新生宝宝测量体温，应在宝宝完全安静状态下测量，即在不哭闹、无过度活动时。测前先把体温表的水银柱甩到刻度35℃以下，用棉花蘸酒精擦拭消毒后使用。测腋窝时，应先轻轻擦干腋窝的汗，再将体温表水银头放入腋窝中央夹紧，5分钟后取出读数。看体温表的数字时，应该右手拇指、食指及中指横持体温表，取水平位置观察，以温度计上白色不透明部分作为背景，前后转动体温表，以便清晰地看到银色的水银柱线。

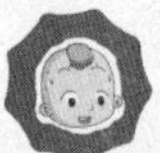

怎样给新生宝宝取暖

给新生宝宝保暖的方法很多，最简单的是为他们准备好适宜的衣服。因为新生宝宝身体与衣服之间的间隙温度保持在30℃～34℃之间最适宜，可防止其身体散热过度，维持新生宝宝的体温。因此，新生宝宝的衣服过于宽松或紧身，都不利于保持体温。有的家长喜欢给新生宝宝穿上很多层衣服，感觉是很暖和了，其实保暖效果不一定好。最好在内衣外面穿一件背心，再穿一件棉袄，保证身体与衣服之间有一定间隙，上面再盖上小棉被或毛毯就可以了。

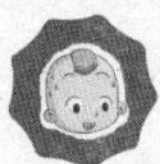

新生宝宝的居室温度以多少为宜

新生宝宝出生后，环境温度一般会比母亲子宫内温度要低，因而出生后，新生宝宝的体温会明显下降。一小时内可降低2.5℃，如果环境温度适中，新生宝宝的体温可逐渐回升，达到36℃～37℃。这种最适宜的环境温度，通常称为“适中温度”或“中性温度”，这种环境温度可保持新生宝宝的正常体温，使其消耗的氧气也最少，新陈代谢率最正常，热量消耗也少，可使营养素和热能均以最大限度用于身体的生长发育。因此，适中的温度环境，不但可预防婴儿疾病的发生，其体重增长也快。新生宝宝期的适中温度与新生宝宝的成熟程度和月龄有关。例如，正常新生宝宝出生后第一天的“适中温度”为33℃～35℃，第二天以后逐渐降至22℃～26℃。早产儿的室温要求比正常儿的高一些。一般新生宝宝出生后3～5天才从医院回到家中，这时将新生宝宝房间的温度保持在20℃～22℃为宜。室温过高对新生宝宝不利，可引起新生宝宝皮肤蒸发大量汗液而散热，使婴儿呼吸增快，带走水分，会使体内水分不足、血液浓缩，而易引起发热，即俗称“脱水热”；如室温过低，可使新生宝宝体温不升，皮肤及皮下脂肪变硬，发生新生宝宝硬肿症，而影响其四肢的活动和吸吮能力。因此，适宜的环境温度是新生宝宝健康的最基本保证。

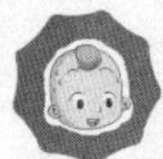

新生宝宝需要晒太阳吗

新生宝宝要不要晒太阳呢？答案是肯定的！其实，新生宝宝也非常需要户外活动并晒太阳。在夏秋季节出生的新生宝宝，在出生后半个月即可开始短时间、间断地在户外晒晒太阳，接触一下大自然，呼吸一些新鲜空气，对新生宝宝的生长发育和健康都有一定的好处。满月后再逐渐增加户外活动的时间。

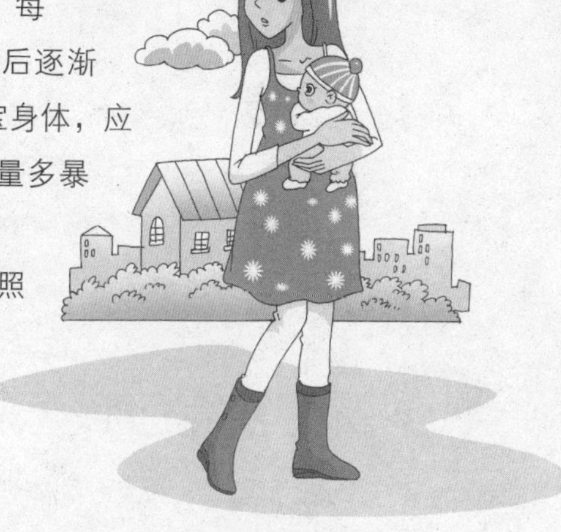

开始到户外时，可选择风和日丽的天气，每次活动的时间可稍短一些，待新生宝宝适应后逐渐增加时间和次数。在夏季不要让太阳直射宝宝身体，应在风小的地方晒太阳，能暴露的皮肤部位尽量多暴露，但不要使新生宝宝受凉。

在室内可将新生宝宝的小床放在太阳能照到的地方，打开窗户，让阳光照到新生宝宝身上，并可使室内的空气流通、保持新鲜，这是非常有益于新生宝宝健康的。

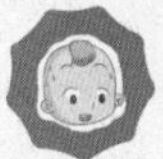 给新生宝宝洗澡时应注意什么问题

给新生宝宝洗澡应注意以下几点：动作要轻柔、敏捷，洗澡应在喂奶后1～2小时后进行，以免引起吐奶。洗澡时室温最好保持在24℃～26℃，水温在38℃～40℃，大人用手背测试，感觉温暖不烫即可。可先将宝宝皮肤浸湿，用婴儿皂或浴液少许涂在手心或质地柔软的毛巾上，再擦拭宝宝身上，然后用水洗净擦干。注意面部不要涂抹肥皂，耳朵不要进水，皮肤皱褶处要洗干净。

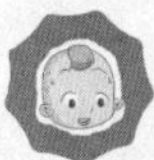 新生宝宝的衣着应怎样选择

新生宝宝一天内要换多次衣服，所以要为宝宝准备足够多的衣服。

如果衣物上有大小号的说明，一定要选择能保证宝宝至少可以穿两个月而不会变小的衣服。宝宝不会在意略大一些的衣物，实际上，略大一些的衣物更为合适，因为孩子在很短的时间里就会长大。

购买可水洗的、不褪色的棉质衣服。

保证所购买的衣服穿后不影响尿布的更换，换尿布时不用脱下很多的衣服。

宝宝出生后一段时间内，最好先给其穿睡袍，这样换衣服时只需把衣服掀起来就可以了。

最好穿对襟衣服，因为宝宝不喜欢穿套头衫时被领子卡住面部。

对襟的衣服，方便穿脱，无须在换衣时让宝宝翻身。

衣服的材料应柔软、舒适、缝合处不能太坚硬。购买前，要检查领口的大小和腰围。给宝宝买襁褓巾时，最好买棉质的，一定要保证质地柔软、舒适。

不宜购买带有花边的衣服，宝宝可能会把手指插到其中的孔中导致手指被勒住而受伤。

注意婴儿裤腿、领口和袖口的大小，计划好下次买衣服的尺寸。妈妈很快能学会如何测量宝宝衣服的尺寸。如果弄不准该买什么尺寸的衣服，最好按孩子的身高与体重标准买衣服，而不要按宝宝的年龄买衣服。不清楚尺寸时，要向售货员问清楚。如果给宝宝买套头衫，一定要注意买领口大一些的，这样穿脱方便。

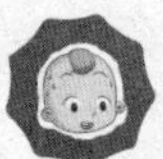

新生宝宝应该怎样平安度夏

夏天炎热潮湿，新生宝宝身体适应能力很低，要使宝宝平安度过炎热的夏天，需要做到：

室温适宜

由于新生婴儿体温调节功能尚不完善，因此要注意外界温度对他的影响。室内温度最好保持在22℃～24℃，通风要良好，只要没有穿堂风，就不会受凉。室温太高时，可用电扇对墙吹降温，也可往地板上洒些凉水，要改变过去那种产妇住房密不通风的习惯。

衣被不宜太厚

要给新生宝宝穿盖松软、肥大、易于散热的衣被，密不透气的衣服不适于夏季穿，不要用毛毯等包新生宝宝，只要盖一布单或用布包着下半身，早晚根据室温加一条薄夹被或小毛毯即可。

注意皮肤的护理

每天用温水给宝宝洗澡1～2次，擦干后在颈、腋、大腿根部拍一些痱子粉。

注意喂水

尤其喝牛奶的宝宝，要勤喂糖水，中午、下午气温较高时，要及时补充水分。另外，不要让宝宝过分哭闹，免得长痱子。如果宝宝发热，不要越发热越捂着，要解开衣服，如有异常情况，要及时到医院就诊。

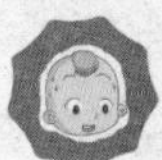 冬季养育宝宝有哪些注意事项

新生宝宝各种生理功能尚未健全，体温调节很不稳定，对外界适应能力差，稍不注意就容易患病。为了使新生宝宝安全过冬，宝宝降生后应注意以下三点：

● **注意保温：**胎儿在母体被温暖的羊水包围着，体温恒定，出生时浑身湿湿的，由于新生宝宝皮下脂肪层较薄，热量散失很快，如不注意保暖，体温就会很快下降，容易发生皮下组织硬肿和出血等生理状态紊乱现象，危及小生命。

● **注意宝宝衣被的保暖性：**冬天门窗紧闭，易造成室内新鲜空气不足，导致宝宝发育不良。因此，首先要注意开窗通气，宝宝的衣服应以保暖、柔软舒适、简单、厚薄适度为原则。其次，腰带也不宜系得过紧，不然会妨碍新生宝宝呼吸。

● **注意提高适应能力：**不要总把宝宝捂得严严的，3周以内的宝宝可在室内进行空气浴，每次1～2分钟，但室温不应低于20℃。有条件的最好进行水浴，水浴时室温应在18℃～20℃之间，水温应在35℃～36℃之间，最好用澡盆给新生宝宝洗澡，且动作要迅速，洗好后把婴儿放在大毛巾被上边擦边包裹，然后穿好衣服。

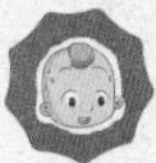 怎样给宝宝喂药

给新生宝宝喂药比给大一点儿的宝宝喂药容易，因为新生宝宝味觉反射尚未成熟，所以对各种饮食的味道不太敏感。尽管给新生宝宝喂药较容易，但在喂药时也应该慎重对待。

当新生宝宝病情较轻时，可将宝宝的头和手固定，然后用小匙将药液放到舌根部，使之自然吞下，切勿捏鼻灌药，以防呛入气管。也可使用奶瓶让宝宝自己吸吮而服下，但要注意把沾在奶瓶内的药液用少许开水涮净服下，否则无法保证足够的药量。如果患儿病情较重，可用滴管或塑料软管吸满药液后，将管口放在患儿口腔颊黏膜和牙床间慢慢滴入，并要按吞咽的速度进行。第一管药服后再喂第二管。如果发生呛咳应立即停止挤滴，并抱起患儿轻轻拍后背，严防药液呛入气管。

喂中药汤剂时，煎的药量要少些，以半茶盅为宜。一日可分3～6次喂完，加糖调匀后倒入奶瓶喂用，注意中药宜温服。需要注意的是，不要用乳汁冲服药液，因为乳汁的蛋白质能与许多药物发生作用，可能出现凝结或者降低药物的治疗作用，甚至影响食欲。当喂一些浓度比较大，味道比较苦、酸的液体药物时，可适当加一些水，使浓度小一些，或适当加些白糖，这样有利于孩子服药。在用药以后，要注意观察新生宝宝对药物的一些特殊反应，以免发生意外。另外，一定要按时按量服药，不要随便减少或增加药物的数量与服药次数。

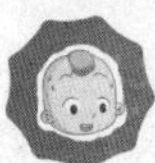

为什么不宜给宝宝使用电热毯

电热毯对成人来说是很好的取暖方式，但不适用于新生宝宝。因电热毯的温度难以控制，往往会过热，而使新生宝宝体温升高，发生“脱水热”。另外，新生宝宝的小便也多，万一弄湿电热毯导致传电，也是非常危险的。因此，最好不用电热毯给新生宝宝取暖。

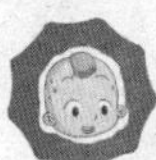

为什么不能用闪光灯给新生宝宝拍照

宝宝出生后，父母都想给心爱的小宝宝拍些照片作为永久纪念。由于产房或室内光线较弱，影响拍摄效果，有人便想到了借助电子闪光灯来提高照明度，殊不知这样做是有危险的，对新生宝宝危害很大。

宝宝在出生前经过了9个月漫长的子宫中“暗室”的生活，因此对光的刺激非常敏感。出生以后，宝宝多以睡眠的方式来逐渐适应这突如其来的急剧变化。而且，人们还发现，刚出生的宝宝白天睡眠比夜间多，这是对外界环境尚不适应的表现。

新生宝宝眼睛受到较强光线的刺激时还不善于调节，同时由于视网膜发育还不完善，强光可能会使视网膜神经细胞发生化学变化，所以用闪光灯拍照可能引起新生宝宝眼底及角膜烧伤，甚至导致失明。

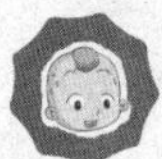

为什么不宜随便抚摸宝宝的头

婴幼儿颅骨的结构在前囟门处最弱，没有骨片的保护，而大脑组织就在其正下方；前囟门凸出时可以用手感觉到颅内有跳动的情形，这反映出脑内动脉的振动波；还可以感觉到好似有凹凸不平的东西在下面，这就是大脑表面的脑面。妈妈们要注意；不要让别人随意摸宝宝的头，千万不能用力压，否则有可能会对大脑造成损伤。

正确观察囟门的姿势是将宝宝抱起呈直立的状态，且最好是在睡觉、吃奶或安静的时候。饱满而突出的囟门表示其脑压有上升的现象，应多加小心。

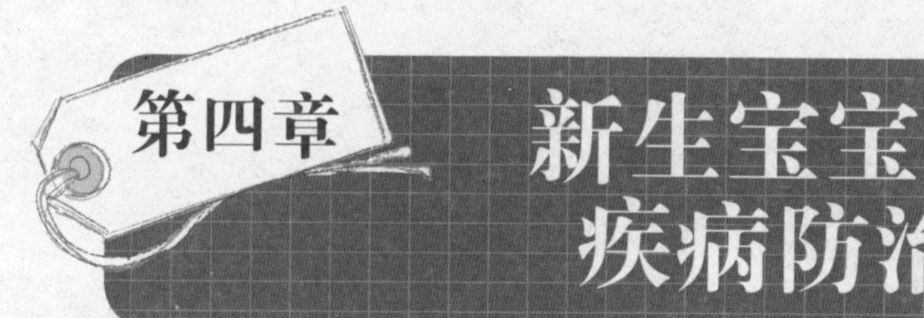

第四章 新生宝宝的疾病防治

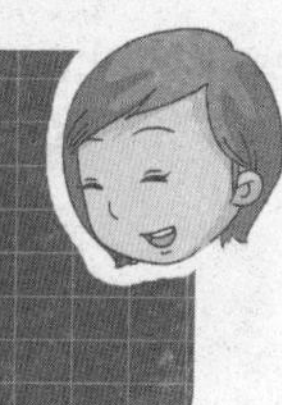

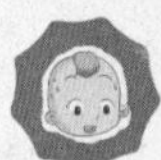

怎样知道新生宝宝是否生病

大孩子患病，自己能说出身体有何不舒服，这样可以引起大人注意，而新生宝宝则不同，生病时反而会显得更安静，表现为不吃、不哭、不动、无反应、体温不升。刺激新生宝宝耳朵、鼻子、足底，不动、不哭、对刺激无反应。喂奶不肯吃，长时间不喂也不会因饥饿而啼哭、吵闹，手足冰凉。若新生宝宝出现上述情况，表示病得较重，就应赶快看医生。

以下种种表现往往提示新生宝宝有病，应引起注意：

- 新生宝宝出生后48小时内无尿，36小时无大便。
- 黄疸超过半个月。
- 心跳快慢不齐。
- 下肢呈屈曲，拉直时哭闹。
- 小儿眼神发直。
- 体温正常却时常发惊。
- 前囟凸起，有腹泻、呕吐。

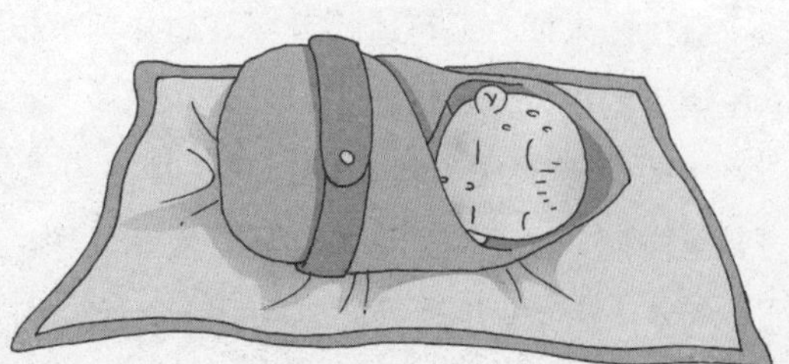

● 哭声发直发尖。

● 安静状态下呼吸急促等。

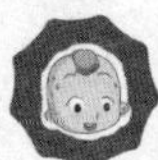 为什么要及时接种卡介苗

婴儿接种卡介苗，能增强对结核病的抵抗力，是预防结核病的有效措施。婴儿的免疫能力较差，如果感染结核，特别容易患较严重的粟粒型肺结核及结核性脑膜炎，并容易留有后遗症，因此，婴儿要接种卡介苗。

卡介苗是一种减毒活疫苗，它已无致病力，但仍保留着产生免疫力的抗原性。人体接种卡介苗后，可产生对结核菌的特异性抗体，这种抗体可抵御结核菌的感染，从而起到预防结核病的作用。

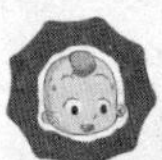 为什么要接种乙肝疫苗

注射乙肝疫苗是为了预防乙型肝炎。接种的方法是，出生后24小时内接种第一次，30～40天接种第二次（满1个月时），5～8个月（一般在6个月时）接种第三次。

乙肝疫苗是提纯的乙肝表面抗原，是死疫苗，接种第一针乙肝疫苗后，只有30%的人产生乙肝表面抗体，而且抗体效果很不稳定；接种第二针后，有90%的人产生抗体；接种第三针后抗体的阳性率可达96%以上，而且抗体效果持续维持在较高的水平。所以，家长必须记住给小婴儿接种三次乙肝疫苗，尤其第三针间隔时间较长，千万不要忘记。

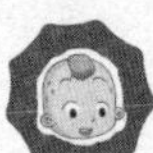 怎样判断新生宝宝视力是否正常

新生宝宝的视力发育特点是有光感，可注视眼前33厘米左右较明显的目标。在新生儿末期，还可追随目标移动片刻。根据这些特点，可用下面的简单方法对新生宝宝的视力作定性检查：

● 可在新生儿睡着时，突然用手电光晃他的眼睛，如引起皱眉，身体扭动，甚至觉醒，说明有光感；如反复检查几次，新生儿均无任何反应，应引起注意。

● 在新生儿满月时，可用1个直径约10厘米的红绒球放在他眼前约33厘米

处，他可注视红球，并可随球的移动跟随片刻。此检查应在新生儿觉醒不哭时做，并应反复做几次。

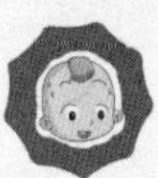

怎样防治新生宝宝出现眼炎

新生宝宝通过产道时，眼睛可能被产道的病原体感染。为了防止发生眼炎，出生后立即给宝宝滴上眼药水。以后每日洗脸时用棉球或软毛巾蘸温开水或2%的硼酸水，从内侧向外侧擦洗眼睛周围，持续点眼药水2～3天。常用的眼药有0.1%的利福平、0.25%的氯霉素等。如果分泌物多，应请医生治疗。

新生宝宝为什么会患泪囊炎

新生宝宝泪囊炎是一种较常见的眼病，表现为眼睛总是泪汪汪的，甚至有淡黄色脓液流出。凡是宝宝得了这种病，家长都很焦急，会问这究竟是什么病，有没有大问题？

其实，新生宝宝泪囊炎的发生是由鼻泪管堵塞造成的。通常新生宝宝鼻泪管的出口处都有膜状物封闭，大多数新生宝宝在产生泪水的同时膜状物就会自动破裂，泪道开始畅通。但有少数新生宝宝封闭的膜状物较厚，或由于鼻泪管部先天性狭窄或鼻中隔畸形，造成泪道阻塞，泪水就会潴留在泪囊内。泪囊内湿度最适宜细菌生长繁殖，泪囊一旦被感染，泪水即变成了脓液。

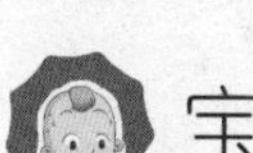

宝宝患了泪囊炎应该怎么办

宝宝如果患上泪囊炎，家长应每天在孩子患眼的鼻梁侧（医学上称内眦部），以由上向下的顺序进行适度的泪囊区按摩，按摩时手指不要在皮肤上滑动或搓动，而是用拇指紧贴皮肤，将力施于皮下的泪囊区，使之由上而下地按摩。这样的按摩每天可进行2～4次。同时，应配合点用抗生素眼药水，每天用3～4次，每次1～2滴。滴药水前应用棉签将泪液擦拭干净。

如按摩不见效，还可以到医院让眼科医生为宝宝反复进行泪管冲洗，如果仍未奏效，则应尽早行泪管探通术，否则有可能引起泪囊周围组织发炎，或形成泪囊瘘，并影响容貌的美观。

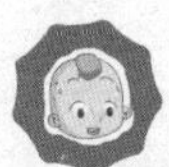

泪道不通有哪些表现

泪道不通的早期表现主要是泪液流通不畅。新生宝宝出生1～2周，即使在不哭时也眼泪汪汪，不停地流泪。继而出现结膜炎，并会在鼻梁根部的泪囊处出现肿块，压迫时有黏液自内眼角流出。

泪道不通是眼部潜在的病灶，易继发感染，导致严重的后果。因此，应及时治疗。已有感染者，可先用抗生素眼药水控制感染，然后由眼科医生行泪道探通。

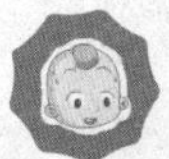

怎样判断新生宝宝听力是否正常

新生宝宝在3～7天时开始出现明显的听觉。如果仔细观察，就会发现正常新生宝宝在日常生活中有一些听觉反应。

一个正在睡眠中的新生宝宝，当突然有大的声响出现时，会随之有皱眉、两眼睁开、全身轻微抖动或全身惊跳。宝宝清醒时，听到突然响声会眨眼或闭眼，或眼睛或头轻轻转向声响方向。如果用一个小铃铛或拨浪鼓放在宝宝耳边摇，他也会皱一皱眉或者微微转一下头，表示听到声音了。

新生宝宝不仅愿意听到声音，而且偏爱柔和、缓慢的声音，听到后表现为安静、微笑。他对于有节律的声音就更为敏感，在宝宝哭闹时，如将母亲心跳的声音放大后给宝宝听，他会很快安静下来。

正常的新生宝宝对声音有以上的反应。但如遇到新生宝宝过分安静，睡觉不怕大声吵闹，对大人的招呼、逗引声音毫无反应，而只是用眼注视大人的面部表情和举止动作，那就说明宝宝的听力可能有问题，应及时到医院做进一步检查。

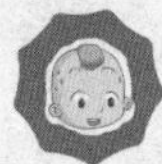 患结膜炎的原因主要有哪些

患结膜炎的原因主要有：

- 新生宝宝免疫力低下，对病菌的抵抗力很弱，那些对成人和大一些儿童不会致病的细菌，但可能让他们遭受感染。
- 新生宝宝泪腺尚未发育完善，因而眼泪较少，不易将侵入的病菌冲洗掉，而使它们在眼部繁殖，发生结膜炎。
- 出生时，宝宝的头部要经过妈妈的子宫颈和阴道，眼部很容易因这些部位有病菌侵入而被感染。如妈妈阴道的衣原体检查为阳性，从阴道分娩的宝宝70%都可能被感染，其中18%～50%会发生新生宝宝衣原体结膜炎。

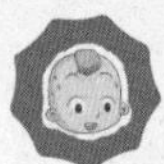 新生宝宝患结膜炎有哪些表现

新生宝宝一般多在出生后5～14天发生结膜炎，表现为眼睑肿胀，睑结膜发红、水肿，同时伴有分泌物，初为白色，但可能很快转为脓性，继而出现黄白色带脓性的分泌物。发病伊始可能是一侧眼部，但随着病情发展，可使另一侧眼睛受到累及，如未及时护理治疗，炎症可侵犯角膜。有的宝宝还会产生远期眼部不良后遗症，如视力受影响。

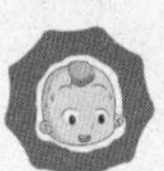 新生宝宝结膜炎应怎样预防和护理

- 孕妇如果患淋病或非淋菌性尿道炎、阴道炎，一定要及时看医生，选用红霉素、多西环素等抗菌药物进行治疗。
- 婴儿出生后即用0.5%的红霉素眼膏涂抹结膜，或使用眼药水滴眼作为预防。
- 妈妈在照料宝宝时，双手及衣服一定要保持清洁，千万不能用不干净的手帕擦洗宝宝的脸和眼睛。
- 如果宝宝眼部有分泌物，或是已患上结膜炎，请做如下护理：

每次清除宝宝眼部分泌物时，切记要先用流动的清水将手洗净。将消毒棉签在温开水中浸湿，轻轻擦洗眼部分泌物。如果睫毛上粘着较多分泌物时，可用消毒棉球浸上温开水湿敷一会儿，再换湿棉球从眼内侧向眼外侧轻轻擦拭，一次用一个棉球，用过的就不能再用，直到擦干净为止。然后用抗生素眼药水滴眼。妈妈手持眼

药瓶，将药水滴入宝宝的外眼角，不要滴在黑眼珠上或让药瓶口碰触眼睫毛，瓶口与眼睛要保持2厘米的距离，每次2～3滴即可。滴后松开手指，用拇指和食指轻轻提上眼皮，以防药水流进鼻腔。若双眼均需滴药，应先滴病变较轻的一侧，然后再滴较重侧，中间最好间隔3～5分钟。对宝宝用过的物品，特别是毛巾、手帕要进行消毒。

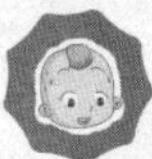哪些新生宝宝易患耳聋

人群中耳聋的发生率约为千分之一，而大多数发生于新生宝宝和婴幼儿时期。因此，有如下情况出现时就应引起重视，为孩子早做检查：家族中有儿童期便发生耳聋的人；母亲先天性宫内感染（如弓形虫、巨细胞病毒、风疹病毒、单纯性疱疹等）；婴儿头、颈部（包括脸和耳）有先天畸形；新生宝宝出生时体重低于1500克；高胆红素血症；产时严重窒息；婴儿患有化脓性脑膜炎；三级重症监护室住院时间超过48小时的新生宝宝。

此外，母亲孕期或新生宝宝使用氨基糖甙类抗生素在1周以上或严重低体温（硬肿症）者，也应列为耳聋高危因素。

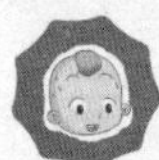尿布疹由哪些原因引起

发生尿布疹的诱因如下：

尿布不勤换

宝宝尿后没有及时换尿布，特别是夜间不换尿布，或用一次性尿不湿一夜到天亮。长时间不换尿布，尿液可对臀部皮肤产生刺激。

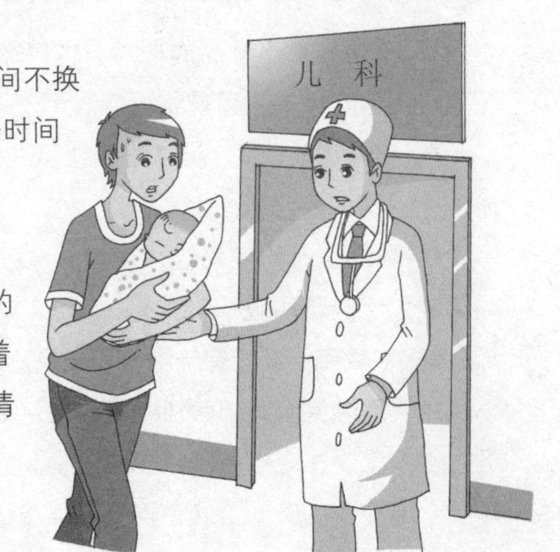

便后不清洗

新生宝宝的大便稀、量多，母乳喂养的新生宝宝一天通常有4～5次大便。因兜着尿布，大便常沾满了整个臀部，如不及时清洗，其潮湿环境易引发红臀。

臀部潮湿

许多父母对宝宝的护理特别仔细、精

心，不仅大便后将宝宝的臀部洗得干干净净，而且每次小便后都清洗臀部。夏季时一天洗2～3次澡，冬天也几乎天天洗澡，每次洗完臀部或洗澡后还在臀部拍上一层粉。清洗后换上干净的尿不湿，将宝宝整理得很干净。可是宝宝还是发生了红臀，这是因为新生宝宝臀部皮肤皱褶多，清洗臀部后水不易擦干，马上包上尿不湿，使臀部不透气；而潮湿的臀部拍上粉，似乎是使臀部皮肤干燥，但实际上粉吸水变成块，不仅臀部仍然潮湿，而且粉对皮肤也形成刺激。

尿布粗糙吸水性差

有些父母没有认识到宝宝的皮肤特别娇嫩，所准备的尿布粗糙，或是用化纤布做成的，吸水性能特别差，使臀部皮肤更潮湿；在擦拭宝宝臀部时，由于动作粗暴及尿布粗硬，使其皮肤受损伤，继而在潮湿刺激的环境下便容易引发红臀。

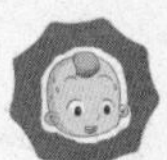

怎样预防尿布疹

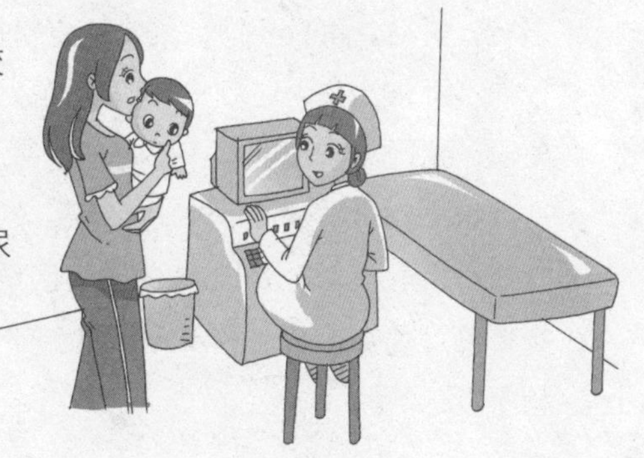

尿布疹又叫臀红，由于婴幼儿皮肤比较柔嫩，受潮湿尿布长期浸泡，容易造成臀部皮肤发红及皮疹，严重时出现溃烂。所以，在婴儿大小便后，要勤换尿布，减少潮湿尿布对婴儿皮肤的刺激，保持臀部清洁及干燥，洗净后臀部可涂鞣酸软膏或植物油，尿布用后要用肥皂清洗并在阳光下晒干。

新生宝宝尿少正常吗

新生宝宝无尿或尿少不一定是由疾病所致。因为新生宝宝出生后不久，饮水与吃奶量极少，加上新生宝宝脱离母体后，通过皮肤出汗及呼吸蒸发水分，使体内水分消耗增多，导致尿量减少或一时无尿，这属于正常生理现象。

大多数新生宝宝在出生后一周内尿量少，每日3～4次；一周后可增至20～30次；6个月后，尿量又会逐渐减少。

新生宝宝刚出生前两天如无尿或尿少，不必惊慌失措，应先给新生宝宝喝点葡萄糖水，尽早喂奶。如果出生后48小时以上仍无尿者，就要请医生检查，看是否为肾脏畸形或其他肾脏疾病所致。

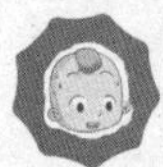

脐炎有哪些症状

脐带是胎儿在母体内由母亲供给胎儿营养和胎儿排泄废物的通道，胎儿出生后，脐带就失去了它的生理作用。被结扎的脐带一般在出生后3~7天（或更长一些，依断脐方法不同而不同）就会自然脱落，脐带初掉时创面发红，稍湿润，几天后就痊愈了，形成脐窝，如新生宝宝脐部有黏液、脓性分泌物，并带有臭味或脐窝周围皮肤发红的，称为脐炎。轻症者除脐部有异常外，体温及食欲均正常，重症者则有发热及吃奶少等表现，脐炎很危险，可致新生宝宝死亡，故要立刻去看医生。

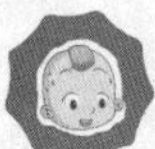

应如何防治新生宝宝脐炎

一般来说，新生宝宝出生后第二天就应把包扎脐部的纱布取掉，不用再包扎，可换用无菌纱布轻轻覆盖，每日更换，经常注意臀部的清洁、干燥、不被污染，特别应及时更换尿布，以免尿、便污染脐部，并于每日晨起淋浴后，用消毒纱布轻轻将脐部的水沾干，然后用手将脐带轻轻提起，用75%的酒精围绕脐带的根部进行消毒，将血块及分泌物全部擦掉，直到脐带脱落。

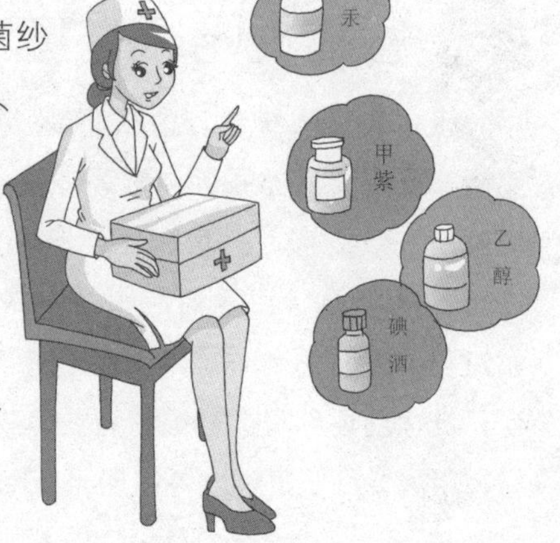

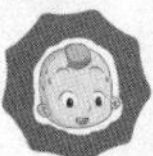

什么是新生宝宝破伤风

新生宝宝破伤风是由破伤风杆菌侵入脐部而引起的一种急性感染性疾病。因大多在出生后六七天发病，故民间又称“四六风”或“七日风”。又因细菌是经脐部侵入且首先出现的症状是口紧闭，故又名“脐风”及“锁口风”。目前，全国已基本消灭本病，但有些地区仍有发病，值得重视。本病是由于接生时，脐部消毒处理不当所致。如用未经消毒的剪刀断脐或用不洁的布料包裹脐端，破伤风杆菌就可在脐部生长繁殖并产生外毒素，外毒素毒力很强，对神经组织具有很大毒害作用，可引起全身肌肉痉挛，亦可造成组织局部坏死和心肌损害。

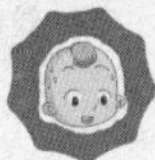

新生宝宝破伤风有哪些症状

新生宝宝破伤风的早期症状是：宝宝睡不安稳，烦躁多哭，吸奶不畅，逐渐发展到牙关紧闭，吸吮、吞咽困难，舌头僵直，出现苦笑面容，头向后仰，腰向后弯，拳头紧握，脚跟后收，全身肌肉强直抽搐。轻微刺激即可增加抽搐的次数。抽搐由两三天至一周即达高峰。这种病往往由于反复抽搐，使患儿体力衰竭，呼吸停止或并发肺炎而死亡。发现新生宝宝得了这种病，一定要及早医治。

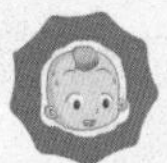

新生宝宝的头部血肿怎样处理

宝宝出生后2～3天，细心的家长有时会发现：在新生宝宝头顶的一侧或双侧有肿块，其大小不一，有的小如枣，也有的像核桃或鸡蛋大小，更有甚者大如苹果。这就是我们常说的头部血肿。临床上称之为颅骨骨膜下出血。这是分娩过程中骨膜下血管破裂出血所致。在分娩过程中，产道压迫会使颅骨重叠，这时有可能导致部分血管受伤而出血。不过这种出血量不会很大，因为骨膜和颅骨间的空间是有限的，血出至一定量自然会压迫血管达到止血的目的。这种血块一般通过一两个月也就吸收了，时间长者三四个月甚至半年也就消失了。

头部血肿禁止用注射器去穿刺抽血，因为不去动它，它会在无菌情况下慢慢地被吸收；而如果用针去抽则可能带入细菌造成感染，一个无菌的血肿可能变成有菌的脓肿，其后果则严重多了。所谓感染，无外乎红、肿、热、痛、功能障碍，因此，家长一旦发现血肿部位突然增大、发红或宝宝出现全身不适、发热，就要及时上医院，因为这是继发感染的征兆。

头部血肿在骨膜下、颅骨外，不会对脑实质发生压迫，因此不会遗留后遗症；同时在血肿外有头皮和皮下组织的保护，家长可以正常地保持孩子头部清洁，手法轻柔地给宝宝洗头、洗澡是允许的。应注意的仅仅是不要用手去搓揉宝宝头部的肿块，不要去做冷敷、热敷等不当的处理。

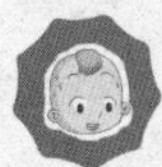

新生宝宝颅内出血的原因是什么

新生宝宝颅内出血是常见的一种脑损伤，系由产伤和缺氧引起，预后较差。

一切在产前、产程中和产后可以引起胎儿或新生宝宝缺氧、缺血的因素都可导致颅内出血，早产儿多见。因胎儿头过大、头盆不称、急产、臀位产、高位产钳和多次吸引器助产使胎儿头部受挤压，亦可造成产伤性颅内出血，足月儿多见。此外，快速输注高渗液体、机械通气不当等也可致医源性颅内出血；早产儿因颅骨较软，在使用面罩加压给氧、头皮静脉穿刺或气管插管时常将头部固定于仰卧位，可因此压迫枕骨而造成小脑出血；母亲有原发性血小板减少性紫癜病史，或孕期使用抗惊厥药、抗结核药者，亦可引起胎儿或新生宝宝颅内出血。新生宝宝肝功能不成熟、凝血因子不足，也是引起出血的一个原因。

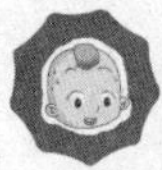

新生宝宝颅内出血有哪些表现

新生宝宝颅内出血的症状和体征与出血部位及出血量有关，常见者包括：

意识状态改变。如易被激惹、过度兴奋、反应淡漠、嗜睡、昏迷等；

眼症状。凝视、斜视、眼球上转困难、眼球震颤等；

颅内压增高表现。脑性尖叫、前囟隆起、角弓反张、惊厥等；

呼吸改变。增快或缓慢、不规则或呼吸暂停等；

肌张力。早期增高，以后减低；

瞳孔。不对称、对光反应不良，固定和散大；

其他。无原因可解释的黄疸和贫血。

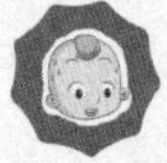

新生宝宝呼吸道感染有哪些症状

新生宝宝在患呼吸道感染时，一些症状和幼儿一样，如常见的鼻塞、咳嗽、呼吸急促。但由于生理结构的特殊性，又有其特殊的表现，如新生宝宝患肺炎时就可以不出现咳嗽，而表现为鼻塞、吐奶、口吐白沫，甚至仅表现为口吐白沫。发热则因患儿体质及反应的不同而可有可无，有的可高热，有的可体温不升。呼吸变化除呼吸急促外，可有呼吸变慢（30次/分），呼吸暂停（这在早产儿及低体重儿较多见）。由于表现不典型，又不易发现，这就要求家长们在护理新生宝宝时仔细观察，发现上述症状时，则应尽快去看医生。

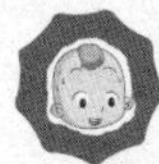

宝宝为什么会出现短暂的窒息

刚出生的宝宝呼吸的唯一通道是鼻子，虽然有较高位置的喉头，保证了吸奶时不会意外地呛着，但也造成了他无法用嘴呼吸的生理特点。此外，由于宝宝的肺部还没有发育成熟，有时会有10秒钟左右的“窒息”。不过，6个月后就会正常起来。

需要注意的是，宝宝睡觉时，不要捂住他的鼻子，鼻孔堵塞时，应及时疏通，不然，会引发窒息。

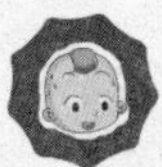 怎样预防宝宝窒息

预防宝宝窒息，平时最好养成让宝宝独自睡觉的习惯，不要含着奶头睡觉。如果妈妈让宝宝和自己睡在一个被窝里并躺着给孩子喂奶，待疲劳的妈妈熟睡后，充盈的乳房会堵住宝宝的口鼻，枕头和棉被也会阻塞宝宝的呼吸，造成窒息事故。

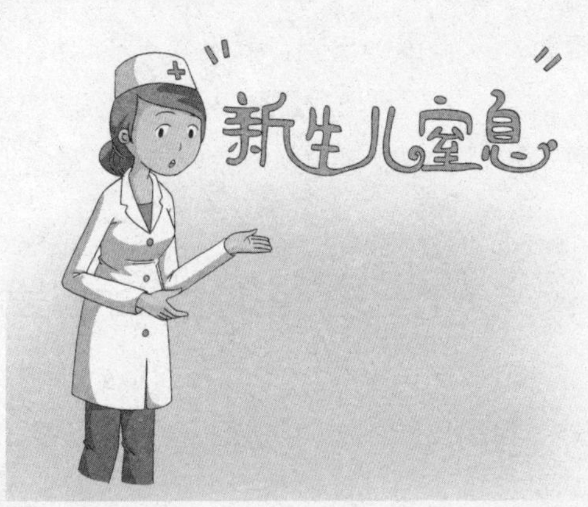

喂奶的姿势要正确，最好抱起喂，使头部略抬高，不致使奶液返溢入气管。橡皮奶头孔不宜过大，奶瓶的倾斜度以吸不进空气为宜。喂完后应将宝宝竖抱起，轻拍其背部，待打嗝后再放回床上，并要让宝宝头向右侧卧，以免溢奶时奶液被吸入气管。

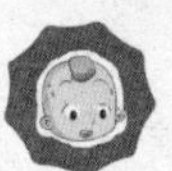 宝宝的生殖器为什么会有液体流出

刚出生的小宝宝的生殖器会显得较大，女孩的阴道里还会流出液体，这是妈妈体内激素作用的结果。这种现象一般不久就会消失。男孩的睾丸会停留在腹股沟处，但不久就会降落下来。如发现宝宝的生殖器分泌物较多，可用稀释的高锰酸钾溶液清洗。

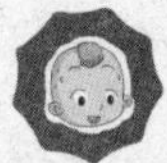 新生宝宝肛门周围感染有哪些表现

肛门周围感染虽在新生儿期是一种较常见的疾病，但往往由于临床症状不严重，易被忽视或处理不当形成肛瘘。

发病开始，患儿表现为大便时哭闹，在肛门处可摸到有花生米大的硬块，红肿、中心发软，数日可破溃并流出少量脓液，只有少数患儿可自愈，而大部分患儿可留有小瘢痕，偶尔流出少量分泌物，并逐渐形成炎症，如果炎症不能及时治愈，反复发作，就会造成肛瘘。

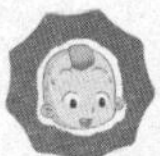

新生宝宝肛门周围感染应该怎样预防

新生宝宝肛门周围感染治疗的关键在于预防，不要用质地粗硬的尿布擦新生宝宝肛门及周围的皮肤，要用温水冲洗肛门，并以软布轻轻沾干。腹泻或已有臀红时，要在每次排便后用肥皂水和温水冲洗肛门，保持其清洁干燥。如已发现肛门周围有脓肿，应及早切开排脓，排脓后要定时排便，每次排便后用温水清洗。

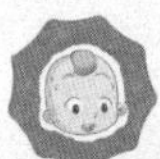

新生宝宝为什么会出现红斑

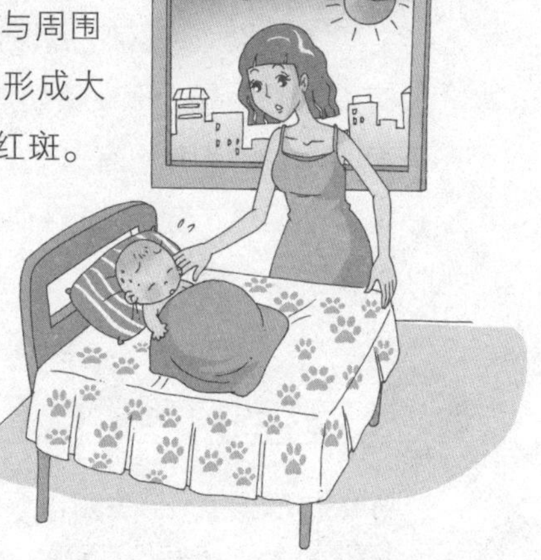

刚出生的新生宝宝面色粉红，皮肤娇嫩并弹性良好。但因皮肤表面角质层发育尚未完善，出生后与周围环境接触，面部等皮肤会受到刺激而发生充血，形成大小不等、形状不一的红色斑疹，这就是新生宝宝红斑。一般持续1～2天后便会逐渐消退，退后偶有糠皮样脱屑。

此外，还有约半数新生宝宝在出生后一周内可出现如豌豆大小的红斑，其中间有白色丘疹，称中毒性红斑。目前认为此斑与妈妈的胎盘毒素或内分泌等因素引起的皮肤过敏反应有关，经1～2天便会自行消退，无须处理。

新生宝宝皮肤有青斑正常吗

有些新生宝宝出生后其背部、腰骶尾部及臀部皮肤有浅灰蓝色或暗褐色色素斑，多为圆形或不规则形状，边缘明显，不高出皮肤表面，压之不褪色。这是由于局部特殊的色素细胞沉着所致，一般见于黄种人或黑种人的孩子。随着年龄的增长，特殊色素细胞会沉着减少，最后消失，大多数在2～6岁自行消失，不留瘢痕，极少数可持续到成年。多数可自然消退，所以不需要治疗。

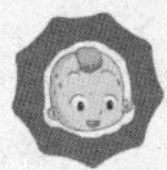

为什么宝宝会脱皮

在给宝宝洗澡或换衣服的时候，常会发现有薄而软的白色小片皮屑脱落，特别多见于手指及脚趾部位。家长会担心宝宝得了皮肤病，其实这是正常现象。新生宝宝皮肤最外面的一层叫表皮的角化层，由于发育不完善，因此很薄，容易脱落。皮肤里面的一层叫真皮，表皮和真皮之间有基底膜相联系。新生宝宝基底膜不够发达，细嫩松软，使表皮和真皮连接不紧密，表皮脱落机会就更多。何况新生宝宝出生前是处在温暖的羊水中，出生后受寒冷和干燥空气的刺激，皮肤收缩，也更容易脱皮。家长只要注意对新生宝宝皮肤的清洁护理，避免外来的感染和损伤就可以了，不必为此而感到惊慌。

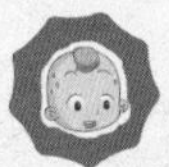

新生宝宝黄疸分哪两类

生理性黄疸

出生后2～3天，一些新生宝宝的皮肤会出现发黄的现象，到出生第七天时，发黄最明显，这叫新生宝宝生理性黄疸。

病理性黄疸

如果新生宝宝的黄疸出现的时间早，在生理性黄疸减退后又重新出现，而且颜色加深，同时伴有其他症状，就可能是病理性黄疸。它的症状为皮肤发黄、白眼球、泪水和尿液有时也呈黄色，如果新生宝宝精神倦怠、哭声无力、不吃奶，应尽快去医院检查。

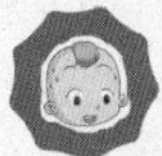

为什么新生宝宝会出现黄疸

这是因为在胎儿期，胎儿靠胎盘供应血和氧气，但是体内为低氧环境，必须有更多的红细胞携带氧气供给胎儿，才能满足胎儿的需要。出生后，新生宝宝必须用自己的肺呼吸直接获得氧气，体内的低氧环境改变，红细胞的需求量减少，于是大量的红细胞被破坏，分解产生胆红素。这时新生宝宝的肝功能不完善，酶系统发育不成熟，不能把过多的胆红素处理后排出体外，只能堆积在血液中。这种胆红素像

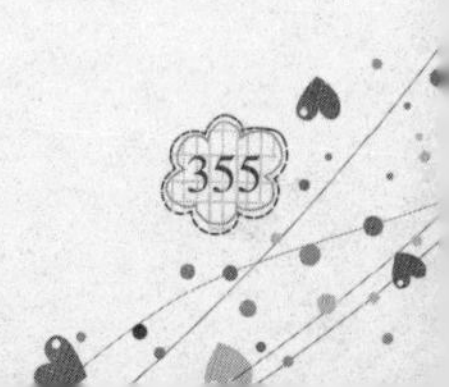

黄色的染料一样，随着血液的流动，把新生宝宝的皮肤和巩膜染成黄色，出现新生宝宝黄疸。

新生宝宝黄疸一般很轻微，如果宝宝的精神很好，吃奶也正常，那么这属于正常的生理现象，不需要治疗，一般8～10天会自行消退。

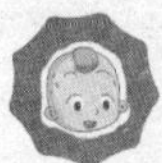

鹅口疮怎样预防

鹅口疮是小儿常见口腔炎症，多见于新生宝宝。

鹅口疮出现前，口腔黏膜会有充血水肿现象，并伴有灼热和刺痛感。经过1～2天后，出现散在的小型雪白斑点，略微突起如奶瓣状。尔后，小白点逐渐扩大为斑片，最后融合成大片状，覆盖整个舌面，甚至整个口腔。

注意新生儿的口腔卫生。母亲在哺乳前应用温水洗净乳房及乳头。新生儿的食具和用具要经常煮沸消毒。

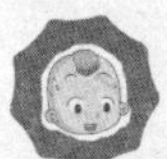

新生宝宝脓疱疮应如何治疗

新生宝宝患脓疱疮，一经发现应立即隔离和就医。病情轻者可以肌注青霉素或口服抗生素；病情重者可静脉滴入抗生素并配合全身支持疗法，局部常外敷1%～3%的小檗碱或0.5%的新霉素软膏，或1%甲紫溶液，并在患处四周正常皮肤上每隔2～3小时涂50%酒精，以减少自然接触传染的机会。较重的脓疱疮，大多在头面、胸背和四肢皮肤上，有豌豆大小的疱疹，内含微浑液体，疱疹膨胀到一定程度时可自行溃破。处理时除局部皮肤患处涂药外，还应肌肉注射青霉素，并给宝宝提供充足的营养和水分。

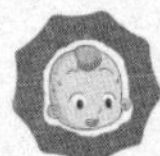

怎样防止新生宝宝出现脓疱疮

为了防止新生宝宝脓疱疮的发生，平时宜避免损伤宝宝皮肤，勤给宝宝洗澡、勤换衣裤。出汗多的要随时用干毛巾或手帕吸干，使皮肤保持干燥清洁。有人主张用0.5%新霉素油膏或杆菌肽油膏（每克内含400单位～500单位）敷于新生宝宝脐周围，可以预防皮肤感染。妈妈抱孩子前必须洗手，洗手时可采用含3%六氯酚的肥皂。

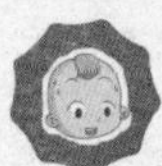

什么是新生宝宝惊厥

新生宝宝惊厥（俗称抽风）是由多种疾病引起的中枢神经系统功能紊乱的一种常见症状，多发生在生后10天内，尤其头3天最多见。新生宝宝惊厥的表现很不规律，常常是局部的轻微发作，不易引起人的注意而延误诊断。有时难以与正常活动相区别。有的不表现为肢体的抽动或强直性抽筋，而反复出现某一种动作，例如：眼球发直、斜视、眼睑反复抽动、眨眼、吸吮、咀嚼或嘴角抽动，某一肢体震颤或固定在某一姿势，以及呼吸暂停等表现。

上述这些是新生宝宝惊厥最常见的发作形式。只要提高警惕，仔细观察就能发现。新生宝宝惊厥发作常表示病情十分严重，一旦发现，应给予应急处理，首先针刺或用手指压迫刺激人中、合谷，同时注意将头部略后仰，保持呼吸道通畅，再去医院。

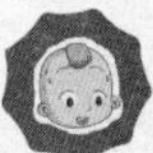

新生宝宝斜颈是怎么回事

有的新生宝宝出生时好端端的，但在生后10～20天常常出现脖子歪向一侧现象，细心的妈妈会发现孩子的病侧颈部有一个圆形或椭圆形的肿块，直径2厘米～3厘米，质地较硬，可以移动，触之不痛，表面皮肤正常，扰之不热。宝宝的头向有肿块的一侧倾斜，病侧耳接近锁骨，颜面不正，下颌及面部转向无肿块的一侧，形成斜颈。

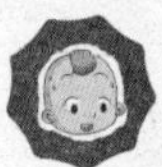

引起斜颈的原因有哪些

引起斜颈的病因是多方面的，有先天遗传因素，有接生手法不当，大多属肌肉病变的结果。斜颈的病理变化为病侧胸锁乳突肌挛缩所致。分娩过程中由于胎儿的位置不正常，如一侧颈肌特别是胸锁乳突肌在出生时可因胎儿的位置不正常，致肌组织呈结缔组织化、缩短而不能伸展，或由于胸锁乳突肌在分娩时受强烈牵引损伤而发生血肿。多见于臀位分娩或分娩时肩娩出困难。

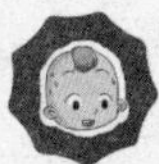

新生宝宝发热时该怎么办

有些缺乏医学知识的家长错误地认为，宝宝发热是风寒所致，于是就层层加被，甚至暖在怀里。这种“火上浇油”的做法极易导致“热极生风”，百害而无一利。遇此情况，父母应针对婴儿病因进行处理。适当降低环境温度，调好温度，必要时室内放置冰块、电风扇，但应避免直吹患儿。用冰袋或冷水袋在宝宝额头或腋窝等处降温，或用温热水擦浴。要给宝宝多喂水，有助于降低体温。

通常不用阿司匹林之类的退热药，因新生宝宝体温调节中枢发育不成熟，对退热药不敏感，且耐受性低，易产生副作用。现实生活中，误给宝宝服用超剂量退热药，导致宝宝中毒死亡的实例，并不罕见。因此，宝宝发热后，家长千万不要自作主张，随意用药，应及时就医，查明原因。

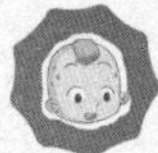

什么是新生宝宝腹胀

正常的新生宝宝，尤其是早产儿，在喂奶后常可见到轻度或较明显的腹部隆起，有时还有溢乳，但宝宝安静，腹部柔软，摸不到肿块，排便正常，生长发育良好，这是通常所说的“生理性腹胀”。这是由于新生宝宝腹壁肌肉薄，张力低下，且消化道产气较多所致。

但如果腹胀明显，伴有频繁呕吐，宝宝精神差、不吃奶，腹壁较硬、发亮、发红，有的可见到小血管显露（医学上称为静脉曲张）、可摸到肿块；有的伴有黄疸，解白色大便、血便、柏油样大便，发热等症状，这些都是疾病的表现，严重而顽固的腹胀往往表示病情危重，应尽快到医院诊治。

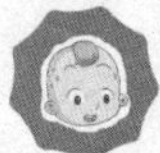

新生宝宝为什么会出现腹泻

新生宝宝腹泻的原因可分为肠道内感染、肠道外感染和非感染性腹泻三大类。肠道内感染主要发生在人工喂养或混合喂养的新生宝宝身上，常常发生在医院里的新生宝宝室，病菌经过母亲产道时传给新生宝宝，然后由医护人员的手将细菌扩散开去。此病潜伏期短、症状重，婴儿开始时厌食、吐奶、腹胀，继之腹泻，排出呈黄绿色水样大便，有击拍声，腥气奇臭，一天大便次数可达10次左右，很快出现脱水症状。

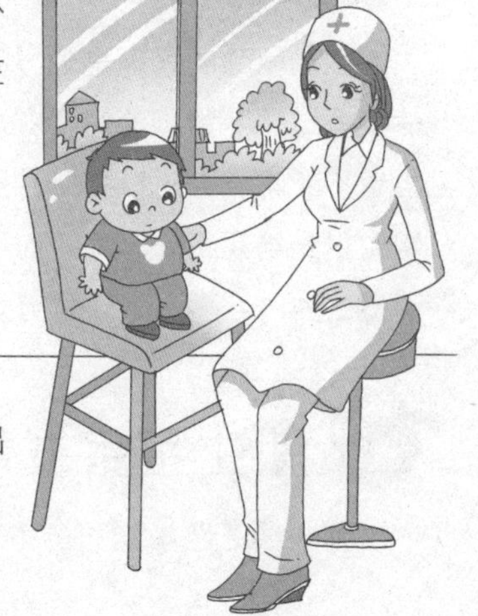

肠道外感染主要是由于病原体毒素的影响或神经

系统发育不健全，致使消化系统功能紊乱、肠蠕动增加而引起腹泻。这种腹泻一般无黏液、脓血和奇臭，次数较少。在新生宝宝患肺炎和败血症时，细菌有时也可从肠道外或血液中透过肠壁，渗入肠道内，引起肠炎。

非感染性腹泻多数因喂养不当引起，喂养不当造成吸收不良，大便次数增加，有不消化奶块或呈蛋花汤样粪便。一般也无黏液或奇臭，这类腹泻祛除病因即可自愈。

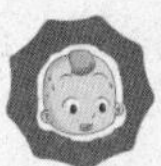

新生宝宝腹泻有哪些症状

腹泻轻者大便每天10次左右，呈黄绿色，带少量黏液，有酸臭，蛋花汤样或薄糊状，脱水症状不明显。腹泻重的多数是肠道内感染所造成，大便每天10～20次或更多，黄绿色水样带黏液、伴呕吐及发热、脱水症状明显、面色发灰、哭声低弱、精神萎靡、体重锐减、尿少等，很快会出现水与电解质紊乱和酸中毒等严重症状。

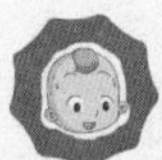

新生宝宝皮下坏疽应怎样防治

新生宝宝皮下坏疽是新生儿时期特有的一种常见皮下感染，以冬季发病较多，北方寒冷地区发病率较高，可见发病与气候及衣着等有关。

此病主要的病理变化是皮下组织的广泛坏死，病原菌多为金黄色葡萄球菌，病变多见于身体受压部分，如臀部、背部。由于新生宝宝的皮肤在形态学上是不成熟的，极为娇嫩，局部免疫力不足，淋巴结的屏障功能不全，同时患儿经常仰卧，很少改变体位，背部、臀部、骶尾部、枕部因受压造成瘀血及局部营养障碍；此外，宝宝哭闹时也可能增加这些部位与衣服、尿布间的摩擦，以致皮肤磨破，加上大小便浸渍，即可造成感染。而新生宝宝对炎症缺乏免疫能力，一旦感染易出现广泛坏死，起病急，蔓延迅速，如不及时医治，死亡率较高。

因此，对此病主要应积极做好预防工作，做好产婴室消毒隔离，减少新生宝宝皮损，切断感染途径，减少发病率。

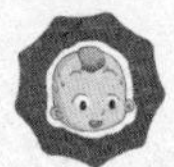

什么是新生宝宝脱水热

宝宝出生后2～3天，往往体温骤然上升，可高达39℃～40℃，发热一般持续数小时或1～2天，便自然恢复。发热期间，宝宝一般状况良好，能吃奶，精神状态也好。个别宝宝有轻度烦渴、不安、尿少。一般无须特殊治疗，仅多喂几次葡萄糖水或白开水即可。如仍不退热者，可以用温水擦腋、颈或大腿根部血管，热即可退。这种现象叫“新生宝宝脱水热”，是正常的生理现象。

如果宝宝生理性体重下降超过出生体重的10%，而且回升较缓慢，则是不正常的，应查明原因，及时予以治疗。

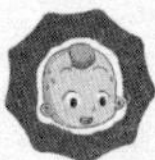

什么是新生宝宝败血症

败血症并非一开始就来势汹汹，只有少数宝宝起病急，多数宝宝在病初起时症状常不明显，家长只是隐约地感到宝宝与平时不一样，面色没有原先那么好看，有无法解释的哭闹或多睡，吃奶少并且呕吐，肢体的肌力不像原来那么有力、体温不正常、黄疸加深、呼吸窘迫、腹胀等。若宝宝有面色苍白、青紫、呻吟、呼吸困难或皮肤出现花纹、硬肿等症状时，往往病程已经不是早期了。

鉴于败血症的早期症状不明显，凡新生宝宝有不正常现象而又不能用其他原因解释时，都要考虑败血症的可能。要及时请医生诊治，一旦怀疑是败血症，要抽血两次做细菌培养，作出诊断，以便选择适宜的药物治疗。血培养检查的抽血量不多，不会对宝宝造成危害，家长对此不必顾虑。

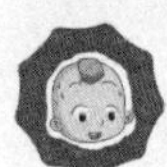

为什么新生宝宝不宜用中草药制剂

不少年轻父母都以为中草药的副作用小，就连刚刚出生的小宝宝生病，也常常要求医生选用板蓝根、鱼腥草、蒲公英、板蓝根等中药针剂。其实，这些针剂并不全是无毒的。

临床上应用的不少中草药针剂，在制剂过程中加上了一种叫苯甲醇的药物。这是一种常用的局部止痛药，进入人体后，经肝脏氧化，代谢产物再由肾排出体外。

但由于新生宝宝各种生理功能尚未健全，肝脏缺乏氧化反应所必需的催化酶，难以对苯甲醇进行分解，容易积蓄造成中毒。国外有资料报道：16名体重不足2500克的新生宝宝，因使用含有0.9%苯甲醇和生理盐水冲洗过的血管插管，或注射了用含有苯甲醇的灭菌注射用水溶化的药液，导致死亡。而临床上使用的不少中草药注射液含苯甲醇达1%～2%，如果以每天注射两次，每次0.5毫升～1毫升计算，其含量明显超过国外所报道的药剂量。因此，新生宝宝不宜用中草药针剂。

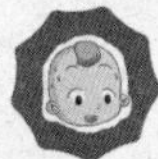 怎样发现新生宝宝甲状腺功能低下

甲状腺功能低下，又称为呆小病。发病原因为先天无甲状腺、甲状腺发育不全或自身免疫反应、孕妇缺碘、母亲在孕期做了不当的甲状腺治疗等，致使胎儿甲状腺激素不足。此病是从新生儿期开始逐渐加重的，最终可造成宝宝智力迟钝，生长发育迟缓，以致终身残疾或者死亡。如果早期发现，及时治疗，不少患儿可发育成为近似正常的儿童。

甲状腺功能低下主要是从新生宝宝表现上观察。最突出的症状是：腹胀、便秘、脐疝、嗜睡、少哭、吃奶困难、生理黄疸延长、体温常在35℃以下等，发现上述症状需进一步检查。

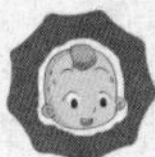 什么是克汀病

克汀病是一种呆小症，其发病原因是小儿甲状腺功能不足。克汀病可分两种：

地方性克汀病。这是由于某一地区的食物、饮水中缺乏微量元素——碘，影响人体甲状腺素的合成，引起“大粗脖”，多见于山区。母亲缺碘患这种病后，供应胎儿的碘就会不足，致胎儿期甲状腺激素合成不足，可影响胎儿和新生宝宝的发育，尤其是影响脑组织发育，所以生下来的可能是傻孩子。

散发性克汀病。其原因主要是由于某种因素所致的先天性甲状腺功能不足。

甲状腺素是人体生长发育所必需的一种内分泌激素，如果宝宝缺乏这种激素，可直接影响宝宝脑组织和骨骼的发育。若在出生后到1岁以内不能早期发现、早期治疗，则会造成宝宝终生智力低下及身材矮小，如能早期诊断并及时给甲状腺素口服，则生长发育可完全正常。

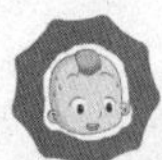

怎样发现克汀病

宝宝离开母体后的3～4天，出现皮肤、面部、眼白发黄，这是正常的生理现象，医学上称生理性黄疸，一般在一周内能不治而退尽。值得警惕的是，满月后黄疸迟迟不退，又有哭声嘶哑、奶头吮不紧、含在嘴里打滑的现象，孩子不会笑，呆头呆脑，肚子胀却又不大便，厚嘴唇，皮肤粗糙且湿凉，2个月后仍不会抬头。若发现孩子有这些症状中的任何2～3种，都应速去医院检查，很可能是患了婴儿期克汀病。

克汀病在出生后3个月内及时治疗，恢复体内甲状腺激素的含量，孩子的智力有可能恢复正常。

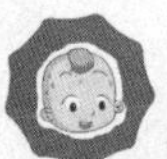

什么是新生宝宝硬肿症

新生宝宝硬肿症，是以体温低下、皮下脂肪变硬，以及生存能力降低为特征的一种婴儿全身性疾病。多发生于寒冷季节或室温过低、保温不良的新生宝宝或未成熟儿，常并发感染或在感染、窒息、产伤之后发生。

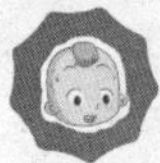

怎样防止新生宝宝低血糖

低血糖可发生在任何年龄，尤其在新生宝宝期更为常见。由于新生宝宝对一些病症反应不敏感，发生低血糖后，往往表现不出典型症状，常被忽视。由于会影响智力，需要引起重视。

引起新生宝宝低血糖的原因很多，主要有肝糖原储存不足，胰岛素分泌过多，某些药物引起的葡萄糖消耗增加，代谢缺陷病等。还有一些目前还找不出原因的低血糖，医学上称为特发性低血糖，各种不同原因引起的新生宝宝低血糖，大多发生在出生后1周内，以出生后头3天最多见，轻则可出现面色苍白、出冷汗、精神紧张、哭闹不安、全身软弱无力，并有明显的饥饿感；重则可出现反射亢进、嗜睡、抽风甚至昏迷。

及时哺乳是预防发生低血糖的重要措施。对足月儿，一般生后半小时母亲即可哺乳，如无奶需多吸吮，或给糖水以使其维持正常血糖水平。对半乳糖血症新生儿，应停止给乳类食品，而给予不含乳糖饮食。对亮氨酸敏感的新生儿，应限制其对蛋白质的摄入，对先天性果糖不耐受症的婴儿，应限制蔗糖。对有糖原代谢病的婴儿，可坚持喂奶，以保证营养与能量的供应。

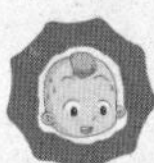 怎样防治新生宝宝智力出现障碍

注意孕期保健

防止孕妇营养不良，定期进行产前检查，及时治疗妊娠并发症，避免使用对胎儿有害的药物，避免近亲结婚。

加强产前遗传病的诊断

通过羊水检查可发现某些遗传性疾病及畸形儿，在妊娠早期接受过射线、吃过某些致畸药物、病毒感染、高龄产妇等，都应做产前检查。

早期发现，早期治疗

如果新生宝宝患甲状腺功能低下、苯丙酮尿症，都可以通过新生宝宝筛查而发现这种病，对其均有治疗办法，如苯丙酮尿症在生后2个月内即开始给予低苯丙氨酸饮食，患儿会趋于正常；若6个月以上才治疗，则有1/3患儿智力低下。若甲状腺功能低下，则应在出生后1个月以内开始给予甲状腺素的长期替代疗法。对于半乳糖血症应限制乳类食品，对于黄疸应早期控制，完全可以预防该病。由于染色体改变而引起的智力低下，目前还无理想的治疗方法。

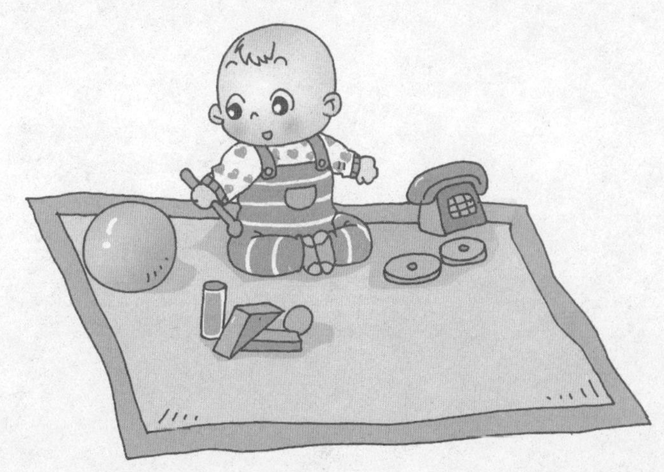